住院医师规范化培训辅导教材

康复医学临床手册

Rehab Clinical Pocket Guide

原　著　Kimberly A. Sackheim
主　译　周谋望
副主译　刘　楠

译者名单（以姓氏拼音为序）

谷　莉　喇高燕　李　涛　李筱雯
刘京宇　刘　楠　刘小燮　卢　瑶
祁文静　王梦媛　张　娜　张元鸣飞
邢华医　杨延砚　周谋望

北京大学医学出版社

KANGFU YIXUE LINCHUANG SHOUCE

图书在版编目（CIP）数据

康复医学临床手册 /（美）金伯利 • 沙克海姆 (Kimberly A. Sackheim) 著；周谋望主译 . -- 北京：北京大学医学出版社，2019.1

书名原文：Rehab Clinical Pocket Guide

ISBN 978-7-5659-1912-1

Ⅰ．①康… Ⅱ．①金… ②周… Ⅲ．①康复医学—手册 Ⅳ．① R49-62

中国版本图书馆 CIP 数据核字 (2018) 第 266340 号

北京市版权局著作权合同登记号：图字：01-2016-0297

Translation from English language edition:
Rehab Clinical Pocket Guide
by **Kimberly A. Sackheim**

康复医学临床手册

主　　译：周谋望
出版发行：北京大学医学出版社
地　　址：（100191）北京市海淀区学院路 38 号　北京大学医学部院内
电　　话：发行部 010-82802230；图书邮购 010-82802495
网　　址：http：//www.pumpress.com.cn
E－mail：booksale@bjmu.edu.cn
印　　刷：北京信彩瑞禾印刷厂
经　　销：新华书店
责任编辑：刘　燕　　**责任校对**：金彤文　　**责任印制**：李　啸
开　　本：889 mm × 1194 mm　1/32　　**印张**：23.625　**字数**：678 千字
版　　次：2019 年 1 月第 1 版　2019 年 1 月第 1 次印刷
书　　号：ISBN 978-7-5659-1912-1
定　　价：118.00 元

译者前言

本书以口袋书的形式全面介绍了康复医学领域内常见疾病的知识和临床问题的处理原则，对疾病的诊断、康复评定及治疗给出了简明的指导。本书还用专门的章节介绍了物理治疗、康复营养、康复辅具、电诊断技术以及常用药物等的临床应用。本书基本上涵盖了康复医学门诊及病房临床实践中可能涉及的知识点，内容简洁，实用性强。同时，本书章节安排合理，条理清晰，便于快速查阅。相信它不仅可以作为康复医师的工具书，还可以为治疗师和营养师等相关专业人士和医学生提供学习资料，为他们的临床实践工作提供高效、便捷的帮助。

周谋望

2019 年元旦月

原著前言

作为作者之一，我非常重视临床手册的全面性和实用性。住院医师在处理患者时往往须要努力寻找合适的参考资料。尽管本书不能代替康复医学教科书，但可作为学习的补充教材，为康复医学科住院医师提供专业上的聚焦强化指导。

Dr. Sackheim 针对物理医学与康复学领域住院医师面临的重大挑战，编写了本手册。毫无疑问，本书将会吸引更广泛的读者，因为她并不仅仅局限于关注住院医师的需求。本书的每一章均由相应领域的专家撰写，以诊断为基础，并详细描述了相关的解剖、症状、诊断学和所需的治疗。本书内容包括了详细的康复治疗处方、住院患者的入院医嘱和康复医学急症的治疗方案。为了方便起见，本书还介绍了药物的具体剂量。但是，为了提供最恰当的医疗护理服务，我们强烈建议读者结合患者的实际情况和病史，为每一位患者确定药物剂量。

我相信这本手册将很快成为康复医学科住院医师在其培训过程中不可缺少的组成部分，并且在他们的职业生涯中持续提供有用的帮助，从而在工作实践中继续证明本书的实用性。

Dr. Joseph E. Herrera
Department of Rehabilitation Medicine,
Mount Sinai Medical Center,
New York, NY, USA

献给我的父母，感谢他们多年来对我的爱和支持！

也献给我的丈夫，没有你，我将一事无成！

原著序言

在康复医学住院医师培训期间，我经常发现自己须要在许多繁琐的教科书章节中寻找恰当的患者所需要的信息。这些教科书尽管是由各自领域的专家所撰写的，但是对于我手头的工作而言，往往提供了过于详细的信息。因此，我往往不能确定对于每个患者来说什么是重点，以及哪种资源是正确的。随着每个月在不同的科室间轮转，我逐渐发现目前没有一本便携式的简明指南能够包含我在康复医学科病房所需要的所有相关临床信息。在完成培训后，尽管我成绩优秀，但是我仍感觉不足以轻松地应对康复治疗患者在夜间出现的紧急情况。所有这些，加上我在最后时刻作出的进入康复医学领域的决定，加重了原本就已充满压力和超负荷的职业经历。我的最终目标是在这个领域中脱颖而出，并且成为优秀医生，而我对简单有序的临床方法的求之不得使得这一愿望蒙上了阴影。

为了应对这些挑战，我开始将信息收集到随身携带的小本中。起初，我努力从讲座、查房和书籍中获得成功完成轮转所需要的信息。这些记录的篇幅随着我开始添加药物剂量、会诊建议、具体的康复目标和治疗，以及每种疾病的费用细节而逐渐增加。由于认识到这些信息在住院医师培训起始阶段的实用性，我决定分享这些信息，以帮助其他处于相似情况的人更容易地在康复医学领域获得成功。

本书提供的均为实用的临床资料，使您能够准确地治疗患者，并在物理医学和康复领域出类拔萃。这本手册适合各个医疗相关专业的从业人员，包括治疗师、营养学家、医学生和医师使用。它将会是您日常临床实践中不可缺少的组成部分。希望本书能够有助于缓解您在住院医师培训期间的压力。至少，我相信本书将会帮助您集中注意力，给您的患者和上级医生留下深刻的印象，并进一步超越您的同事。

我们致力于追求卓越，所以如果您有任何意见，请发电子邮件至：rehabclinicalpocketguide@gmail.com。

Dr. Kimberly A. Sackheim
Department of Rehabilitation Medicine,
Department of Pain Medicine and Palliative Care,
Beth Israel Medical Center,
New York, NY, USA

致　谢

我要感谢那些在培训过程中促使我追求卓越的人们。我真诚地感谢 Dr. Jerry Weissman 对物理医学和康复领域教学所作出的贡献。此外，我还要感谢所有杰出作者的辛勤工作，帮助本书从梦想成为现实。

目　录

第一部分
住院患者的临床护理

第 1 章　颅脑损伤

Jason W. Siefferman, Rosanna C. Sabini

颅脑损伤的四种形式

Ⅰ. 颅内出血

脑组织内或脑周围组织的出血（颅内出血，intracranial hemorrhage，ICH）可以是原发疾病，也可以是继发性损伤。根据出血的部位可以分为：

1. 硬膜外出血——出血位于硬膜与颅骨之间

病因

- 原发性创伤（机动车交通事故、高处坠落或暴力袭击）。
- 85% 为动脉出血（如脑膜中动脉），75% ~ 95% 伴有颅骨骨折，1% ~ 4% 的创伤性头部外伤患者会发生硬膜外出血。
- 平均年龄为 20 ~ 30 岁，50 岁以上罕见[1-2]。

临床表现："中间清醒期"——意识恢复后血肿仍然在继续扩大，也称"说话–行走–死亡综合征"。

影像学检查

- CT：显示梭形或双面凸形病灶。出血聚集的范围受到颅骨吻合处硬膜附着点的限制[3]。

2. 硬膜下出血——出血位于硬膜与蛛网膜之间

病因 [3-5]

- 脑表面和硬膜窦桥接静脉的撕裂伤。
- 20% ~ 30% 为皮质动脉损伤导致的动脉出血。
- 颅内压降低可导致支持结构受到牵拉。

危险因素：脑萎缩（多见于老年人）、酒精滥用以及应用抗血栓药物（华法林 > 阿司匹林 > 肝素）[4, 6]。

病程分期

- 急性期（发病后 1 ~ 2 天）。
- 亚急性期（发病后 3 ~ 14 天）。
- 慢性期（发病后 15 天以上）。

临床表现：典型表现为意识改变，但可能在发病后数天至数周内缓慢持续进展 [4]。

影像学检查

- CT：为新月形病灶，不受硬膜颅骨附着点的限制 [3]。

3. 蛛网膜下腔出血——出血位于蛛网膜与软脑膜之间，漏入脑脊液 [7]

病因

- 囊状动脉瘤破裂。
- 创伤。
- 动静脉畸形（arteriovenous malformations，AVM）。
- 应用某些药物 [7]。

危险因素：吸烟、高血压、酒精滥用、遗传 / 家族史、应用拟交感药物、雌激素缺乏、应用抗血栓药物及他汀类药物。

临床表现

- 脑膜刺激征——头痛、畏光、癫痫发作、恶心/呕吐及颈背部疼痛。
- 死亡率=51%[8]。

并发症： 再出血（73% 发生于初次出血后 72 h 内）[9]、血管痉挛/缺血、脑积水、颅内压增高、癫痫、低钠血症、心律失常及下丘脑/垂体功能障碍[7]。

影像学检查

- CT：92% 的患者在发病 24 h 内可见蛛网膜下腔内血液信号。20%～40% 的病例可出现脑体积增大[10]。

4. 脑内或实质内出血——神经组织内出血

病因

- 高血压性血管病变。
- 淀粉样血管病。
- 血管畸形。
- 脓毒性栓塞。
- 肿瘤。
- 出、凝血障碍。
- 血管炎。
- 应用兴奋性药物。
- 缺血性卒中转化[11]。

危险因素： 高血压、高龄、酒精滥用、男性、非洲裔美国人群及低胆固醇/三酰甘油（也称甘油三酯）[12-13]。

临床表现： 在数分钟至数小时内逐渐出现神经症状，包括头痛、呕吐、意识改变、癫痫发作和心律失常等[11]。

影像学检查

- MRI 检查的敏感度可达 100%，对于慢性出血的诊断优于 CT[11]。

Ⅱ. 脑卒中

有两种类型：

1. 出血性卒中

- 约占卒中病例的 20%[14]。
- 参见脑内和蛛网膜下腔出血。

2. 缺血性卒中

- 约占卒中病例的 80%[14]。
- 有三类常见原因：

（1）血栓性——血栓形成引起的局灶性损伤。

（2）栓塞性——一处或多发损伤，心源性栓塞是最主要的原因（心房颤动）。

（3）系统性低灌注——分水岭区域最易受累。

①前循环→肢体近端无力（肩周、髋周和大腿）。

②后循环→皮质盲或视力丧失。

③也有可能引起意识状态改变或短期记忆障碍。

影像学检查

- 发病 6 h 内 CT 敏感度为 61% ± 21%。CT 上较早出现异常征象提示功能预后较差[15]。
- MRI 弥散加权像（diffusion-weighted imaging，DWI）对于缺血性卒中发病 12 h 内的早期诊断优于 CT。

Ⅲ. 占位性疾病

可包括：

- 原发性脑肿瘤。

- 转移瘤。
- 感染性疾病（如脓肿和脑囊尾蚴病）。

临床表现：患者可出现头痛、局灶性神经症状、认知损害、意识状态改变和（或）癫痫发作。进一步检查时，除了病变外，还可发现病灶部位的出血和周围组织水肿。由于患者多接受化疗、抗生素治疗、放疗、糖皮质激素抑制血管源性水肿，并可能出现手术后并发症，因此病情多较复杂。

影像学检查

- MRI 增强扫描的诊断效果优于 CT[17]。

Ⅳ. 创伤性颅脑损伤

分类依据：

1. 损伤机制　可分为钝器伤、穿通性头外伤和爆震伤等。
2. 针对损伤严重程度，进一步可根据以下方法分类[18]：
   (a) 格拉斯哥昏迷评分（Glasgow Coma Scale，GCS）。
   (b) 意识丧失持续时间（duration of loss of consciousness，LOC）。
   (c) 损伤后失忆持续时间（duration of posttraumatic amnesia，PTA），见表 1.1。

表 1.1　创伤性颅脑损伤的严重程度[18]

轻度	中度	重度
意识改变或 LOC 时间 <30 min	LOC>30 min	LOC>24 h
GCS 13～15 分	GCS 9～12 分	GCS 3～8 分
PTA<24 h	PTA>24 h	PTA>7 天

病理生理学及临床表现：

1. **弥漫性轴索损伤**（diffuse axonal injury，DAI）　当冲击速度发生剧烈变化或产生旋转力时，由于白质和灰质组织的密度不同，引起灰白质交界处轴索的剪切性损伤。

临床表现：昏迷、意识改变、失忆、失用、低唤起状态、注意力涣散、睡眠障碍、眩晕及失嗅。

影像学检查

- MRI 弥散张量成像可出现轴浆运输损害表现[19]。
- CT 检查可见脑组织内多发斑片状出血，以白质为主。

2. **脑挫裂伤：**冲击伤及对冲伤，发生于急剧加速或减速时，主要累及眶额叶和前颞叶。

临床表现：局灶性神经障碍、额叶体征（去抑制）、颞叶体征（癫痫发作、眩晕及情感障碍）和视觉异常。

影像学检查

- CT 上可发现面积较大的挫伤和出血灶。
- MRI：对点状出血的显示更加清晰。

3. **穿通性损伤：**枪伤或其他异物。

临床表现：若未合并其他机制引起的损伤，可表现为受累区域损伤的相应症状。应注意癫痫发作（极高危）和出血的存在。

影像学检查

- 首选 CT 检查，当残留异物为金属时禁忌行 MRI 检查。

4. **低氧 / 缺氧性损伤**　通常继发于其他创伤性因素、颅内压长期增高、心肌梗死或巨大血栓 / 栓塞。

临床表现：意识水平低、定向障碍、短期记忆丧失及动作计划障碍。由于缺氧效应影响广泛，因此难以预测神经损伤程度。病情较重者可出现昏迷、四肢瘫及痉挛等。

影像学检查

- 主要用于除外继发性病变，对诊断的帮助有限[20]。

流行病学

- 美国每年有 17 万新发病例。
- 78% 的患者仅在急诊接受治疗，15% 的患者住院进行治疗，死亡率为 3%[21-22]。
- 有 1.1% 的美国人存在由创伤性颅脑损伤（traumatic brain injury，TBI）造成的长期残疾[23]。

损伤机制：跌倒（主要见于老年人）> 机动车交通事故 > 撞击 > 暴力袭击。

危险因素

- 年龄 0～4 岁，15～24 岁及 65 岁以上。
- 男性（各种损伤类型）。
- 社会经济地位较低[21]。

颅脑损伤的评估

Ⅰ. 患者 / 家属访谈和病历回顾

现病史

对于创伤性损伤

- 损伤发生的过程和机制（发生损伤的详细经过）。
- 采取的预防性措施（安全带或头盔等）。
- 混杂影响因素（物质滥用如酒精滥用、既往 TBI 史、精神病史及救治时间延迟）。
- 并发损伤，如骨髓损伤、骨折及呼吸功能障碍（可导致缺氧）。

对于非创伤性损伤

- 损伤机制。
- 伴随因素（抗凝剂的使用、高血压控制不良及既往卒中病史）。
- 是否存在继发性创伤（如跌倒引起的骨折和血肿等）。
- 损伤后患者的第一主诉是什么？
- LOC 的持续时间？
- 意识改变（alteration of consciousness，AOC）的持续时间？
- PTA（损伤发生后的记忆丧失）的持续时间？
- 损伤发生前的记忆（逆行性记忆），以及损伤发生后的记忆（顺行性记忆）。
- 接受治疗的过程，包括首次到达急诊时的表现、初次 GCS 得分、采取的干预措施如气管插管 / 镇静和（或）手术治疗。
- 目前存在的问题：
  1. 局灶性运动或感觉障碍。
  2. 疼痛——可能同时存在多种，包括头痛（评估每种疼痛的部位、性质、程度、是否放射以及加重 / 缓解因素）。
  3. 痉挛——部位、程度、之前和目前正在进行的治疗、对睡眠和功能的影响。
  4. 头晕——程度和加重因素（体位性眩晕 vs 中枢性眩晕 ）。
  5. 听力——耳鸣或听力减退。
  6. 视觉——双眼视野是否完整，是否有视物模糊、复视、失明、眼震、调节反射或辐辏反射异常。
  7. 嗅觉或味觉改变。
  8. 平衡障碍。
  9. 饮食——例如吞咽困难，接受过经皮内镜下胃造口术或胃造瘘留置 G 管，目前的特殊饮食要求如流质饮食等。
  10. 呼吸——须要采取机械通气或有机械通气病史，气管插管型号，最后一次更换的时间，降级通气，脱机试验，发声瓣膜试验。

11. 注意力、记忆力和专注力——茫然凝视，注意力无法集中，反应延迟，注意力容易被打断或分散，完成任务的能力下降等。
12. 沟通障碍——找词困难，言语不清，声音嘶哑，阅读困难。
13. 精神症状——适应困难或创伤后应激症症状，如事件闪回、噩梦、焦虑、抑郁和易醒。
14. 行为——激越、易怒、意识模糊、反应过激、淡漠及抑郁。
15. 睡眠——入睡困难、睡眠时间缩短或延长、频繁惊醒、多梦或噩梦（可能为 PTSD 引起）。

既往史：包括所有的危险因素，如既往发生卒中或创伤性颅脑损伤的病史，当时就诊的社区医疗机构和专科医师的联系方式。

手术史：包括手术日期、手术医师及医院名称等信息，如颅骨切除术、分流术（脑室腹膜分流）和气管切开等。

用药史及药物过敏史

个人史

- 与何人同住？
- 家庭环境无障碍化情况（住宅类型、入口台阶、电梯及轮椅无障碍通道等）。
- 社会支持——是否有人在家中提供辅助和照护，或提供经济支持。
- 受教育程度。
- 受伤前的工作情况。
- 物质滥用情况。
- 业余爱好。

之前的功能情况

- 行动能力——如可以借助助行器、拐杖或轮椅步行多远的距离

（三个街区，还是仅能在家中活动）？

- ADLs——是否能够自理，或是否需要他人帮助？
  - 哪些方面需要帮助（进食、沐浴、穿衣、梳洗和如厕）？
  - 由谁来提供帮助（家庭成员或家庭医疗服务）？

目前（入院时）功能状况：（进行功能评定结果时最好由最近为患者做过治疗的物理治疗师和作业治疗师提供）。

系统回顾：对其他所有器官系统进行回顾，重点询问恶心 / 呕吐和肠道 / 膀胱功能障碍的相关症状。

Ⅱ. 体格检查

除了一般的全身体格检查外，颅脑损伤患者的体格检查内容还应包含以下部分：

意识状态：GCS（适用时进行评分，表 1.2）。

精神功能：简易精神状态检查（Mini Mental Status Exam，MMSE）、定向力日志（O-Log）或蒙特利尔认知评估量表（Montreal Cognitive Assessment，MoCA）。

言语：构音障碍、发音困难、失语（表达性或感受性）、命名和重复。

头、眼及耳鼻喉：眼球运动、视野、下颌关节活动度，以及是否存在鼻漏液（须除外脑脊液漏）。

肌张力：痉挛，利用改良 Ashworth 分级（modified Ashworth scale，MAS，表 1.3）进行分级。

肌力：进行徒手肌力检查，关节主动活动度及被动活动度检查，观察是否存在肌萎缩或双侧不对称现象（表 1.4）。

感觉：轻触觉、针刺觉、震动觉、本体感觉及两点辨别觉。

神经系统检查：脑神经（特别是第一对脑神经检查，以发现是否存在嗅觉受损）。

反射：肱二头肌腱反射、膝腱反射、跟腱反射；巴宾斯基征及霍夫曼征；必要时进行原始反射检查。

共济：指鼻试验、跟膝胫试验、快速轮替运动、Romberg 征、旋前肌偏移试验，鉴别共济障碍与平衡异常。

皮肤：观察是否存在破损（肩胛骨、骶骨、足跟、枕部、髋部和肘部等）或感染，评估手术切口、留置导管、缝线、气管切开部位和鼻饲管。

表 1.2　格拉斯哥昏迷评分（GCS）[24]

得分	运动反应	言语反应	睁眼反应
6	能执行简单的命令	—	—
5	对疼痛刺激有定位反应	能正确对话	—
4	对疼痛刺激有全身反应	言语错乱	自发睁眼
3	给予疼痛刺激时出现去皮质强直反应（屈肌强直）	说话能被理解，但无意义	给予言语刺激时睁眼
2	给予疼痛刺激时出现去大脑强直反应（伸肌强直）	能发出声音但不构成言语	给予疼痛刺激时睁眼
1	对疼痛刺激无反应	不发声	不能睁眼

表 1.3　改良 Ashworth 分级（MAS）[25]

0 级	无肌张力增加
1 级	肌张力稍增加，被动活动受累肢体时开始有轻微僵硬感，随后缓解；或被动活动到关节活动范围终末端时有轻微阻力
1 + 级	肌张力稍增加，被动活动受累肢体时有轻微僵硬感，在关节活动范围的后 1/2 有轻微阻力
2 级	大部分关节活动范围内可感受到阻力，但被动活动受累肢体时仍不费力
3 级	肌张力明显增加，肢体被动活动困难
4 级	受累肢体呈屈曲或伸直位强直

表 1.4 徒手肌力检查分级（manual muscle testing，MMT）

0 级	完全瘫痪——无任何主动收缩
1 级	有可触及或视觉可见的肌肉收缩
2 级	在去重力条件下可以进行全关节范围内的主动运动
3 级	可以抗重力进行全关节范围内的主动运动
4 级	可以抗重力及部分阻力进行全关节范围内的主动运动
5 级	可以抗重力及充分阻力进行全关节范围内的主动运动

功能：床上活动、坐位 / 立位平衡及转移能力（如果情况允许）。

入院医嘱

入院科室：康复科住院部。

转诊医师：姓名、所在医疗机构及联系方式。

诊断：颅脑损伤的类型（创伤性、非创伤性和卒中）。

病情：平稳 / 尚可。

预后：好 / 可 / 差。

护理

- 生命体征：每次交接班时进行检查。如果生命体征不稳定，则须要进行更加频繁的检查。
- 如果患者无法自己翻身，应每 2 h 为患者翻身一次。
- 如果为全肠外营养、使用糖皮质激素或已知患有糖尿病，应监测指尖血糖。
- 气管切开护理医嘱（如用过氧化氢及生理盐水依次冲洗气管切开部位）。
- 必要时经气管切开处吸痰，胸部物理治疗白天每 6 h 进行一次。
- 经皮内镜胃造瘘或其他类型胃管的护理医嘱（如给药前后分别用 30 ml 水冲洗，每日清洁插管部位）。如果完全不经口进食水，应保证足够的液体入量，每 4～6 h 入量为 250 ml。

观察

- 易冲动的患者存在坠床和跌倒的风险，必要时应按 1:1 的比例配备人员进行监护。在条件允许的情况下可使用有围栏的床。
- 有频繁需求的患者必要时应每 15 min 观察一次。

限制

- 对有妨碍治疗工作行为的患者（如拔出气管插管、输液针、经皮内镜胃造瘘管或 Foley 尿管），除严密观察外，还应使其佩戴连指手套。
- 由于存在认知和运动功能等方面的不良反应，通常不鼓励使用药物对患者的行为进行限制。

饮食

- 除非出现胃肠道功能恶化，否则应延续之前的饮食方案。
- 推荐每日 5 餐，顿给。持续给养治疗期间会引起多种问题，因此应尽量避免。营养师应协助为患者提供足够的能量摄入。
- 部分患者可能对饮食有特殊需求，如需要不含麦麸的食物或特殊的宗教限制。
- 如果怀疑存在吞咽障碍且未做过言语评估，在进行明确的评估前应考虑禁止经口进食水。

过敏史：环境因素（如乳胶）、药物或食物过敏。

用药

- 体温高于 38 ℃或有轻度疼痛时，给予对乙酰氨基酚 650 mg 口服每 4～6 h 或需要时随时给药（注意检查肝功能）。
- 根据病史或检查结果，有适应证时可于睡前给予曲唑酮 25～50 mg 口服以改善睡眠。避免用于患有心脏疾病的患者，因为这一药物可能导致 QT 间期延长。

- 必要时给予多库酯钠，每日 2～3 次。睡前给予番泻叶，以改善便秘。
- 在排除禁忌证的前提下（与神经科及神经外科医师沟通），采取预防深静脉血栓形成（deep venous thrombosis，DVT）措施，包括卧床期间穿压力靴，以及白天穿梯度加压弹力袜等。
- 预防癫痫（在 TBI 发生后的前 7 天内给予苯妥英钠）[26]。

膀胱管理

- 尽早停止留置导尿，以促进膀胱功能恢复并降低感染的风险。
- 通过膀胱扫描或间歇性导尿检查排尿后残余尿量，以确保膀胱完全排空。
- 若连续 24 h 残余尿 <200 ml，可使用 Texas 尿管（针对男性患者）、尿垫或在马桶上排尿。
- 若残余尿量 >400 ml，须每 4～6 h 进行一次间歇性导尿，或给予药物治疗。
- 开始膀胱训练——每 2 h 及睡前、餐后进行，可根据患者的需要适当调整。

预防 DVT

- 不同颅脑损伤的患者需要接受的 DVT 预防措施有所不同（详见 DVT 相关章节）。
- 推荐入院时进行下肢血管超声检查，以明确是否存在 DVT 形成。
- 若不存在下肢创伤或 DVT，可应用连续加压装置（sequential compression devices，SCDs）。
- 许多创伤患者已经放置过下腔静脉滤网，可以起到一定的预防肺栓塞的作用，但仍然须要进行 DVT 预防。
- 在应用阿司匹林、华法林、肝素或低分子肝素前应与神经科或神经外科医师共同协商决定。

皮肤：翻身每 2 h 一次，进行伤口管理。伤口愈合不良时可考虑锌剂外用，补充维生素 C 及复合维生素。

实验室检查：每周进行血常规、基本生化指标及肝功能检查，必要时可以增加检查次数。还可行血维生素 B_{12}（若存在酒精滥用史）、促甲状腺素（thyroid stimulating hormone，TSH）及血药浓度（苯妥英钠和丙戊酸盐）检测。前白蛋白可反映患者的营养状况。进行尿常规及尿培养检查，尤其是留置尿管的患者。

影像学检查

- 获取已经做过的诊断影像学检查资料，包括头部 CT、MRI 及下肢血管超声检查（最好以 CD 光盘形式存储，以便与未来的影像学资料进行对比）。
- 头部 CT 基线检查及其他损伤 / 骨折的影像学检查。
- 进行下肢血管超声检查以除外 DVT（除非已经做过这一检查且结果为阴性）。

治疗

- **注意事项：**颅骨切除术（在除卧床以外的其他时间必须时刻穿戴防护帽）、跌倒、支具佩戴计划（预防皮肤破损）及负重情况。注意监测心率及血压。
- **远期目标：**确定目标出院日期和具体的时间计划，并制订出院前可能达到的功能独立性水平目标。
- **近期目标：**按计划住院长度的一半制订时间计划。

物理治疗：下肢力量、关节活动度训练，床上活动、转移、行动（步行 vs 轮椅）训练。制订具体的训练距离，配备必要的辅助装置。

作业治疗：上肢力量、关节活动度训练、张力诱发技术、日常生活活动训练、功能转移、运动及功能任务训练、代偿装置评估、家庭环境评估，以及视觉和感觉评定及训练。

言语：吞咽障碍及隐性误吸的评估，认知重建和沟通工具的选择。

营养：颅脑损伤后急性期内的热量需求会有所增加，故应合理制订肠内营养计划。

心理 / 神经心理学干预

- 为患者及其家庭提供相关的评估和支持性治疗，发现亚临床心理障碍。
- 评估创伤后失忆、认知功能检查及代偿措施（建立日程计划等）。

文娱和职业治疗：帮助患者重返社区，联系门诊医疗服务以便使患者重返工作，建立支持小组。

社工 / 个案管理员：评估目前的生活环境和支持服务，为患者出院制订相应的规划，包括家庭卫生护理费用的第三方报销，家访护士和家庭物理治疗师、作业治疗师、言语或神经心理治疗师等。

颅脑损伤的后遗症和并发症

意识障碍

临床表现

1. **昏迷**——由脑干、中脑或双侧大脑半球损伤所致[27]。

- 丧失觉醒和睡眠——脑电图（electroencephalogram，EEG）无觉醒周期，持续闭眼状态。
- 无自发的有目的运动或丧失对有害刺激进行定位的能力。
- 无法对言语进行理解和表达。

2. **植物状态**——由广泛皮质损伤所致，常同时伴有双侧丘脑损害，多为低氧引起的继发性损伤[20, 27]。

- 有睡眠——EEG 存在觉醒周期。
- 可自发睁眼或在受到有害刺激时睁眼。
- 可存在惊吓反应，但无法对刺激进行定位。

- 脑神经和脊髓反射表现各异。

3. 最低意识状态（minimally conscious state，MCS）——未达到植物状态诊断标准的患者[20,27]。

- 有自发觉醒或受到环境刺激时觉醒。
- 出现有目的的、可持续重复的行为，如对是非判断或简单的指令做出反应。
- 不同患者的反应形式各异，但同一患者的反应形式通常保持稳定，并且不是无意识行为。
- 脱离 MCS 的征象包括：能够稳定地服从指令、交流并完成功能任务。

意识的标准化评估

- JFK 昏迷恢复量表（coma recovery scale，CRS）。
- 西部神经感觉刺激简表（Western neuro-sensory stimulation profile）。
- 昏迷 / 近昏迷量表（昏迷严重程度量表）。
- 感觉模式评定康复技术（sensory modality assessment rehabilitation technique，SMART）。
- Wessex 脑损伤矩阵量表（Wessex head injury matrix）。

需要警惕的重要问题：当出现临床症状恶化时，即使程度轻微，也往往提示存在并发症（如泌尿系感染），应及时给予相应的处理。

处理

1. **治疗**——为患者恢复的各个阶段带来获益。

- 转入急性期康复机构后的早期康复有助于改善患者的预后。
- 预防继发性并发症：挛缩、皮肤破损、异位骨化、心肺并发症（水肿、肺不张和肺炎）。
  - 通过体位牵伸维持关节活动度。

– 须经常监测和调整治疗计划，包括应用支具以减少痉挛和挛缩的发生。
– 为患者选择合适的轮椅。
– 利用站立架、斜床、人工辅助、膝踝足支具及减重步态训练装置以提高患者对坐 / 立位的耐受性。
– 感觉刺激可能对网状激活系统产生影响，并改善患者的唤起和注意力（有争议，尚无循证医学依据）。
– 触觉、听觉、视觉、前庭觉、味觉及嗅觉刺激。
– 对患者家庭和护理人员进行关于关节活动度、体位和支具应用计划的宣教，并提供书面指导。

2. **药物**——神经兴奋性药物有可能改善患者的认知和行为反应。

- **多巴胺受体激动剂**
  - **金刚烷胺**——100 mg 口服，每日 1 次。若能够耐受，可加量至 100 mg，可每日 2 次。约 1 周起效，随后可加至 200 mg，每日 2 次（为最大剂量）。
  - **溴隐亭**——1.25 mg 口服，每日 2 次。根据患者的反应情况，可每 3 ~ 5 天增加 1.25 mg。最大剂量 10 mg/d。
  - **哌甲酯**——5 mg 口服，每日 2 次，7 am 及中午各一次。根据患者的反应情况，可每天增加 5 mg。若加至 20 mg 每日 2 次时仍未见疗效，则表明患者对该药不敏感。最大剂量为 60 mg/d，或出现心动过速或高血压时停止加量。

不良反应：可降低癫痫发作的阈值，增加心率失常的风险——有相关病史者慎用。

- **乙酰胆碱再摄取抑制剂**
  - **多奈哌齐**——5 mg 口服，每日 1 次，1 ~ 2 周后可加量至 10 mg（为最大剂量）。

不良反应：恶心、呕吐或胃肠道不耐受。

- **其他兴奋性药物**
  - **莫达非尼**——100 mg 口服，每日 1 次，上午服用。可每隔几日增加 100 mg，最大剂量 400 mg/d。

  不良反应：可降低癫痫发作的阈值，增加心率失常的风险——有相关病史者慎用。

颅内压增高

病理生理特点：固定的有限空间内物质体积增大，引起空间内压力增高及脑灌注压（cerebral perfusion pressure，CPP）降低。颅内压增高可见于：

- 脑水肿。
- 占位性病变或出血。
- 脑脊液引流受阻。
- 高血压、程度过于剧烈的运动疗法、胸部理疗及仰卧位。
- 发热、高血糖、低钠血症及癫痫发作。
- 吸痰、转头（向左侧转时的风险 > 向右侧转）及高分贝噪声。

临床表现

- 头痛、恶心和呕吐。
- 意识模糊、嗜睡及 GCS 降低。
- 癫痫发作。
- 局灶性神经功能障碍（视觉及肌力）。
- 角膜反射及头眼反射消失。
- 呼吸改变（呼吸过缓及病理性呼吸模式）。
- 视盘水肿——更多见于慢性期，水肿常见于双侧。

评价标准（通过颅内监测进行）

- 正常颅内压：2 ~ 5 mmHg，如 <15 mmHg 可认为无害。
- 颅内压升高：>20 mmHg，持续超过 5 min。

– 颅内压 >40 mmHg——神经功能障碍及损害。
– 颅内压 >60 mmHg——组织形变、移位、疝出、缺血、组织损伤及坏死。

- CPP=MAP–ICP（5 ~ 15 mmHg）。
- 应维持 CPP>60 mmHg，MAP 位于 70 ~ 90 mmHg。

并发症：颞叶（钩回）小脑幕裂孔疝，内侧颞叶经小脑幕裂孔疝出。

- 第三对脑神经麻痹——同侧瞳孔扩大、上睑下垂及眼肌麻痹。
- 同侧半身轻瘫——对侧皮质脑干束受压。
- 对侧半身轻瘫——占位效应累及同侧中央前回运动皮质。

诊断方法

CT 扫描

- 应在患者的血流动力学稳定时尽快进行。
- 能够判断严重程度，决定是否须要采取手术治疗。
- 可能发现导致颅内压增高的原发病。

MRI

- 能更好地判断损伤的性质，但由于检查所需时间较长，故对早期诊疗决策的制订帮助较小。
- 矢状位快速稳态进动采集序列（fast imaging employing steady-state acquisition，FIESTA）成像进行脑脊液引流研究有可能对梗阻部位进行定位。
- 腰椎穿刺（lumbar puncture，LP）只有在 CT 排除占位性病变或脑脊液引流梗阻后才能进行，因为这种情况下进行腰椎穿刺可引起脑疝。

处理

1. 与神经外科医师沟通，将患者转入监护病房。
2. 降低颅内压

(a) 将床头抬高 30°。

(b) 纠正高血压。

(c) 处理所有可能存在的上述诱因。

(d) 应用渗透剂或利尿剂［甘露醇、高张盐水或呋塞米（速尿）］。

(i) 通过利尿和液体转移减轻水肿。

3. 提高脑代谢活性或需氧量

(a) 气管插管——只有在急性期可进行短时间的过度通气治疗，因为持续过度通气会降低 PCO_2，引起血管收缩，使脑灌注减少。

(b) 诱导巴比妥（硫喷妥钠）昏迷

(i) 可迅速降低颅内压，抑制脑内电活动，降低代谢水平以减少脑损伤。

(c) 低温疗法。

4. 脑室引流（ventricular drainage，endoventricular drain，EVD）/神经外科手术减压（颅骨切除术）。

5. 除非存在脓肿或肿瘤相关的血管源性水肿，否则应用糖皮质激素药物并无益处。

脑积水

病因学特点

- 非交通性脑积水：
  – 脑室系统梗阻。
- 交通性脑积水：
  – 蛛网膜绒毛对脑脊液的再吸收减少，更多见于 TBI。
- 创伤后脑积水：
  – 最早于伤后 2 周就可出现，最晚可出现于伤后 2 年[28]。

流行病学特点

- 发病率：3.9%～8%。
  - 急性期发病率为1.6%，在严重TBI患者中发病率更高[29]。
  - 在颅脑损伤患者中发病率为45%，在严重TBI患者中发病率更高[30]。
  - 5%的严重TBI患者须要进行分流。

临床特点

- 意识状态改变，情绪改变，认知功能下降。
- 癫痫发作，呕吐。
- 头痛、失禁、共济失调，痉挛程度加重。
- 若伴有颅内压增高，可出现视盘水肿。

影像学检查

- CT：脑室系统广泛扩张，程度较均一，脑室旁可见透明带。
- MRI：可能发现脑脊液引流受阻，需要特殊序列扫描。

处理

- 与神经外科医师沟通。
- 腰椎穿刺（首先排除禁忌证）。
- 放置分流。
- 见颅内压增高的相关章节。

创伤后癫痫

指TBI后初发或复发的癫痫发作，并且未找到其他可能引起发作的明显原因。

病因学特点

- 脑损伤或其他结构性异常。

- 电解质异常（Na^{+}、Ca^{2+}，Mg^{2+}）。
- 遗传因素，原有潜在的临床前期表现。
- 停药反应：酒精、抗癫痫药物、苯二氮䓬类药物或巴氯芬。
- 脑血管疾病，脑内或脑肿瘤内出血。
- 降低癫痫发作阈值的各类因素：
  - 低血糖，感染。
  - 失眠。
  - 药物因素：
    - 神经兴奋性药物（哌甲酯、安非他命、三环类抗抑郁药物及多巴胺受体激动剂）。
    - 抗生素（氟喹诺酮类）。

病理生理特点

- 氯化铁模型：铁盐和血红蛋白对神经组织具有刺激作用。
- 引燃物假说：对受损神经元的刺激可引起神经系统超敏和癫痫发作阈值的降低。
- 突触重塑：邻近轴突的代偿性出芽可导致神经元过度兴奋。

病程分期

- 超急性期 / 发作期：最初 24 h，多见于儿童。
- 早期：超过 24 h，7 天以内。
- 晚期：超过 7 天。

流行病学特点 [31]

- 在闭合性头外伤患者中发病率为 5%。
- 在开放性头外伤患者中发病率为 30% ~ 50%，在轻度 TBI 及脑震荡患者中发病率相对较低，但仍有发病的可能（风险高于一般人群）。

危险因素[32]

- 穿通性头外伤。
- 颅内血肿。
- 癫痫发作出现较早。
- 颅骨凹陷性骨折。
- 昏迷或 PTA 时间较长（>24 h）。
- 硬膜撕裂。
- 存在异物（金属或碎骨片）。
- 有局灶体征如失语和偏瘫等。
- 年龄（年轻患者）。
- 酒精滥用史。
- CT 异常表现。

临床特点——癫痫的分型

- 部分性（TBI 后更常见）：
  - 单纯部分发作：
    1. 无意识丧失。
    2. 累及大脑的某一特定部位——解剖定位决定临床表现。
  - 复杂部分发作：
    1. 有意识改变或意识丧失。
    2. 症状包括肌肉抽搐、重复性动作及“白日梦”现象。
- 全身性：
  - 累及全脑并可引起意识丧失。
  - 症状包括茫然凝视、跌倒、颤抖和肌肉的反复强直收缩和放松。
  - 部分性发作可演变为全身性发作。
- 全身惊厥性癫痫持续状态：
  - 癫痫发作持续 >5 min，或意识恢复至基线状态未超过 30 min 时再次发作。

– 整体死亡率为 20%（与潜在的病理变化相关）。
– 须要急症处理、气管插管并进行监护。

并发症

- 发热。
- 酸中毒。
- 呼吸衰竭。
- 横纹肌溶解症。
- 误吸。

诊断方法

- EEG（标准模式、睡眠剥夺模式或 24 h 动态模式）。
  – 有可能捕捉到癫痫活动并进行局部定位。
  – 能够预示发作的严重程度。
- 催乳素水平（血清）。
  – 如升高则提示发作刚刚结束。但如为正常，也不能排除癫痫诊断。
- SPET 检查。

处理

预防

预防癫痫的早期出现。

- **损伤后给予苯妥英钠治疗 7 天** [26]。
  – 起始剂量为 100 mg 口服，每日 3 次，监测血药浓度，目标水平为 10 ~ 20 mg/ml。
  – 用药超过 7 天并不能预防迟发性癫痫的发生，并且会延迟运动和认知功能的恢复 [26]。
  – **不良反应：**迟发性过敏反应、眼球震颤、眩晕、中枢抑制、肝功能异常及高钠血症。

活动性癫痫

- 呼叫特定代码并开始计时。
- 多数发作持续时间为 30 s 至 2 min。
- 核心问题——患者的安全。
  - 将患者摆放成安全的体位，适当改变周围环境以预防损伤。
  - 维持气道通畅，口中不应放置任何物体。
  - 不要对患者的身体进行限制。
- **劳拉西泮**：起始剂量 2 mg，静脉注射或肌内注射，若 3 ~ 5 min 内癫痫发作无停止可重复给药。
  - $GABA_A$ 受体激动剂可能造成中枢神经系统整体水平的全面抑制，包括边缘系统和网状结构。
- **苯妥英钠**：负荷剂量 100 mg，静脉注射，随后按 100 mg 每日 3 次给药，根据血药浓度适当调整用量（目标血药浓度为 10 ~ 20 mg/ml）。

创伤后癫痫（post-traumatic seizures，PTS）

一旦出现迟发性癫痫发作，通常可给予抗惊厥药物。

- 对于 TBI 患者，通常首选卡马西平（部分发作）和丙戊酸（全身发作）。
- 癫痫的治疗非常重要，因为癫痫发作将减少患者的就业机会，增加医疗相关的花费，降低生活质量[33]，并对预后产生负面影响[34-35]。
- PTS 与认知功能下降有关[36]。
- 应连续治疗 1 ~ 2 年，随后可尝试停药，以观察是否须要继续治疗。

常用药物简介

- **苯妥英钠**：
  - 300 ~ 900 mg/d，目标血药浓度为 10 ~ 20 mg/ml。
  - 血药浓度容易快速升高（1000 mg 肌内注射）。

– 长期应用可能会引起认知方面的不良反应[26]。
– **不良反应：**
  ○ 小脑和前庭功能障碍（眼球震颤、共济失调及眩晕）。
  ○ 视觉异常（瞳孔扩大、复视及眼肌麻痹）。
  ○ 行为改变（过度兴奋、意识模糊及幻觉）。
  ○ 胃肠道症状、牙龈增生、骨软化症及巨幼细胞性贫血。
  ○ 一过性肝功能异常，抗利尿激素水平降低（高钠血症）。
  ○ Steven-Johnson 综合征、狼疮、中性粒细胞减少、粒细胞缺乏、血小板减少及淋巴结病。

- **卡马西平**
  – 600 ~ 1200 mg/d，起始剂量 200 mg 口服，每日 2 次。根据需要可每隔 7 天按 200 mg/d 的幅度逐渐增加剂量。
  – 为部分性发作的首选药物。
  – **附加获益：**可以稳定情绪，对神经病理性疼痛也有一定的疗效。
  – **不良反应：**镇静、共济失调、复视、再生障碍性贫血、恶心、呕吐、肝功能异常及抗利尿激素分泌异常综合征。

- **丙戊酸**
  – 起始剂量为 250 ~ 500 mg，每日 3 次。目标血药浓度为 50 ~ 100 mg/ml。
  – 最大剂量 =60 mg/（kg · d）。
  – 为全身性发作的首选药物。
  – **附加获益：**可以稳定情绪，治疗偏头痛。
  – **不良反应：**
    ○ 胃肠道：厌食、恶心、呕吐及食欲增加。
    ○ 镇静、共济失调、皮疹、脱发、肝功能异常、急性胰腺炎及高血氨症。

- **加巴喷丁**
  - 起始剂量 100 ~ 300 mg，每日 3 次，每 5 ~ 7 天可按 300 mg/d 的幅度加量。
  - 最大剂量 =3600 mg/d（理论剂量）。
  - 可用于部分性发作。
  - **附加获益**：可以稳定情绪、抗焦虑、改善睡眠结构以及缓解神经病理性疼痛和痉挛。
  - **不良反应**：疲劳、头晕及共济失调。

- **拉莫三嗪**
  - 最初的 2 周内每天 25 mg 口服，在未联合应用其他药物的情况下，可根据病情从第 3 周开始调整剂量。
  - 最大剂量 =400 mg/d。
  - **附加获益**：为较强效的情绪稳定剂，可用于治疗神经病理性疼痛。
  - **不良反应**：头晕、共济失调、视物模糊或视物成双、恶心 / 呕吐、皮疹、Stevens-Johnson 综合征及弥散性血管内凝血（disseminated intravascular coagulation，DIC）。

- **托吡酯**
  - 起始剂量为 25 mg，睡前服用或每日 3 次。在能够耐受的情况下可以加量至 100 ~ 200 mg，每日 2 次。
  - 最大剂量 =800 mg。
  - **附加获益**：可用于治疗头痛、偏头痛及神经病理性疼痛。
  - **不良反应**：意识模糊、镇静及食欲减退。

痉挛

肌张力：肌肉对跨关节被动牵伸的抵抗。

痉挛：速度依赖性的牵张反射亢进（上运动神经元）。

强直：非速度依赖性的肌张力增高（基底节）。

治疗目的

- 治疗适应证或目标：
  - 改善功能、行动能力、平衡、日常生活活动能力、体位摆放及个人卫生。
  - 缓解疼痛。
  - 预防挛缩。
- 首先解除加剧痉挛的因素：
  - 感染、疼痛、便秘和尿潴留。
- 痉挛的治疗根据其严重程度、部位（全身性 vs 局灶性）、年龄、依从性及合并症的不同而有所区别。一般治疗原则为：
  - 局部痉挛局部治疗（如肉毒毒素注射、经皮神经电刺激及矫形器）。
  - 对于超过一个肢体的多个肌群痉挛，在局部治疗的基础上可考虑口服药物治疗。

治疗

- 正确摆放体位，正确使用夹板、石膏及降低肌张力的支具。
- 牵伸，关节活动度练习。
- 物理因子治疗（TENS，FES）。

口服药物

- **巴氯芬**：为 $GABA_B$ 受体激动剂，对突触前及突触后均有作用。
  - 起始剂量 10 mg 口服，每日 2～3 次，根据病情需要可以按 10 mg 的幅度逐渐加量，最大剂量 80 mg/d（理论剂量）。
  - **不良反应**：镇静，可突然终止的癫痫。

- **替扎尼定**：为 α_2 受体激动剂，抑制脊髓中间神经元。

- 起始剂量为 2 mg，每日 3～4 次，根据病情需要可以按 2 mg 的幅度逐渐加量，最大剂量 36 mg/d。
- **不良反应**：镇静、口干、体位性低血压及肝功能异常。

- **丹曲林钠**：阻断 Ca^{2+} 从肌质网中释放。
  - 起始剂量为 25 mg，每日 1 次。根据病情需要每隔 4～7 天增加每日用药次数，可加至每日 3～4 次，最大剂量 400 mg/d。
  - 无镇静作用及对认知的不良影响，因此可以作为首选药物。
  - **不良反应**：可疑肝毒性——须经常监测肝功能。

- 苯二氮䓬类——$GABA_A$ 受体激动剂。
  - 镇静作用和对认知功能的不良影响使其应用受限。

介入治疗

- **利用苯酚或乙醇进行化学法神经消融术。**
  - 疗效可持续 6～9 个月，价格便宜。
  - **不良反应**：感觉障碍。
- **A 型及 B 型肉毒毒素。**
  - 用于部位明确的痉挛肌群。
  - 2～3 天起效，2～3 周达峰，疗效可持续 3 个月。
  - **不良反应**：吞咽困难、呼吸困难、乏力、疲劳及上呼吸道感染。
- **鞘内巴氯芬泵（intrathecal baclofen pump，ITB）。**
  - 对于痉挛导致日常生活活动产生明显受限且口服药物疗效不佳（张力降低不明显）的患者，包括偏身痉挛的患者，可考虑进行这一治疗。
  - 对上肢痉挛的疗效相对不明显。
  - **不良反应**：同前，并且存在置泵失败的可能。

激越

为谵妄的一种特殊形式，仅见于伴有创伤后遗忘症的 TBI 患者。

病理生理特点

- 神经递质：去甲肾上腺素↑，多巴胺↑，血清素↓。

危险因素

- 结构损害：下丘脑、边缘系统（杏仁核）及额叶皮质。
- 亚临床抑郁状态或社交障碍。
- 酒精或药物滥用，低龄。
- 异域环境。
- 临床并发症：
  - 感染 / 代谢紊乱。
  - 癫痫 / 癫痫发作后。
  - 精神疾病 / 焦虑 / 抑郁 / 日落现象。
  - 药物或酒精撤退反应。
  - 失眠。

临床表现

- 暴发式的动作或语言发作，情绪不稳定。
- 精神运动活性提高，易冲动，思维紊乱。
- 破坏 / 挑衅行为。

保守及起始治疗

1. 控制局面并使患者保持镇静，明确引起激越的原因。
2. 辨别须要控制的行为，并给予对症处理。
3. 去除任何可能潜在的诱发或加重因素（如疼痛及感染等）。
4. 对医护人员和患者家庭进行宣教。

   (a) 通过改变环境及医护人员和患者家庭的某些行为，可以有效地控制发作症状。

(b) 一个经常犯的错误是将 TBI 患者的行为误认为是个人情绪问题。

5. 在条件允许的情况下，对患者的烦躁不安持宽容态度。

(a) 允许患者在有专人监护的情况下在病房内散步。

(b) 允许意识模糊的患者有不恰当的言语，但可以用平静的方式纠正。

6. 维持病房环境的安全、结构化和低刺激。

(a) 保持安静，光线偏暗，有足够的私密空间（不配备电视及收音机等）。

(b) 去除可能有害的刺激源（试管、导尿管及束缚带等）。

(c) 限制访客人数以及与患者进行交谈的时间。

(d) 在患者自己的房间里提供治疗，每个患者配备固定的治疗师。

7. 将意识模糊程度尽量降到最低。

(a) 每次与患者接触时均给予明确的定向指引。

(b) 经常向患者说明你是谁以及为何你会在这里。

(c) 一次只与一个人交谈。

8. 注意保护患者，预防自伤或伤人。

(a) 如果条件允许，每位患者应有 1～2 名专人观察陪护，预防跌倒。

(b) 使用地铺（Craig 床）或有缓冲软垫的矮床。

(c) 避免将患者带出病房，病房大门应上锁。

9. 尽量避免使用限制措施，除非以下情形之一：

(a) 有危害自身的风险（如拔出尿管、经皮胃造瘘管及输液器等行为）。

(b) 有危害他人的风险。

(c) 某些限制措施（如连指手套）具有药物治疗所不具备的优

越性，如不会产生认知方面的不良反应等。

药物处理：从小量起始，缓慢增加。

1. 恢复睡眠 - 觉醒周期
   - 曲唑酮 25 mg，睡前口服。根据需要，可逐渐加量至 200 mg，睡前服用。
   - 记录睡眠日志，养成良好的睡眠卫生习惯。
2. 尽可能减少暴力发作
   - 亲脂性 β 受体阻滞剂。
     - 普萘洛尔 10 mg，每日 3 次。根据病情需要，可按每日增加 10 mg 的幅度逐渐加量 [37]。
     - 监测血压及脉搏。
3. 稳定情绪
   - 抗抑郁药物 [38]：
   - 西酞普兰 10 mg 口服，每日 1 次，每过 1 周可每日增加 10 mg，最大用量为每日 40 mg。
   - 抗癫痫药物：
     - 丙戊酸 500 mg 口服，每日 3 次。根据效果可适当增加或减少用量，监测血药浓度，以免引起毒性作用，血药浓度上限为 100 mg/ml。
4. 改善注意 / 认知功能，将意识模糊程度尽量降到最低。
   - 神经兴奋性药物：
     - 金刚烷胺 100 mg 口服，每日 1 次，随后改为每日 2 次，根据需要可进一步加量至 200 mg，每日 2 次 [39-40]。
     - 哌甲酯 5 mg 口服，每日 2 次，时间分别为 7a.m. 及 12 p.m.。根据需要可按每日 5 mg 的幅度加量，最大剂量为 30 mg，每日 2 次。

   不良反应：降低癫痫发作阈值，可能诱发心律失常，故应慎用。

- 乙酰胆碱再摄取抑制剂：
  - 多奈哌齐：5 mg 口服，每日 1 次，1 ~ 2 周后可加量至 10 mg（为最大剂量）。

  不良反应：恶心 / 呕吐 / 胃肠道不耐受。

5. 抑制思维紊乱 / 幻觉，或给予镇静措施：
   - 非典型抗精神病药物：由于具有认知相关的不良反应，一般不考虑使用。
     - 喹硫平 25 mg，需要时服用，根据病情需要可加量至 100 mg。
   - 苯二氮䓬类：由于具有认知相关的不良反应，不推荐使用，但在患者的行为难以控制时可以适当应用。
     - 劳拉西泮或氯硝西泮 0.25 ~ 1 mg，每日 2 ~ 3 次，或需要时服用。

睡眠障碍

失眠

- 入睡困难（入睡时间超过 30 min）。
- 睡眠维持困难（夜间觉醒超过 30 min）。
- 每周至少出现 3 次。
- 对白天的功能活动造成不良影响。

流行病学特点

- TBI 患者中睡眠障碍的患病率比一般人群高 3 倍。
- 30% ~ 81% 的住院和门诊患者经历过睡眠障碍 [41]。
- 根据脑损伤的程度不同，睡眠障碍的发生率也各不相同 [42-44]。
  - 在程度较轻的 TBI 患者中发生率较高，在严重的 TBI 患者中发生率相对较低（可能是由于其存在记忆和认知功能障碍，患者自己无法意识到睡眠问题的存在）。

- TBI 患者的睡眠障碍普遍未受到足够的重视，因为：
  - 患者忽视：患者可能不记得自身的睡眠时间或睡眠质量。
  - 家庭 / 朋友忽视：在夜间陪护患者时整夜未醒。
  - 康复医学专业人士忽视：对睡眠情况的报告仅限于每小时进行简单的周期性观察（可能观察本身就会将患者唤醒）。
- 难以评估同时存在的认知和行为问题。

危险因素

- 亚临床睡眠障碍。
- 下丘脑（调节睡眠 - 觉醒周期）损伤。
- 松果体损伤（影响褪黑素的分泌）。
- 心理应激：抑郁、焦虑、意识模糊、家庭压力、疼痛及创伤后应激障碍等。
- 药物的不良反应。

临床特点

- 疲劳及唤起困难。
- 认知功能障碍、意识模糊、记忆障碍及遗忘。
- 易怒、激越、抑郁及精神病症状。

并发症

- 异常睡眠模式可严重影响恢复进程。
  - 警觉性、注意力及参与度下降。
  - 激越及行为异常增加。
  - 学习新知识的能力下降。
- 伴有睡眠障碍的 TBI 患者神经心理学测试结果将更差，注意力更难以集中，短期记忆力下降[45]。
- 及早发现和评估睡眠障碍，并进行适当的环境及药物干预，可以有效地减少认知行为后遗症的发生。

诊断方法

主观评价

- 问卷（失眠严重程度指数、Epworth 睡眠量表及匹兹堡睡眠质量指数）。
- 睡眠日志 / 日记。
- 睡眠相关既往史（患者的家庭可协助提供相关信息）：
  - 睡眠时间长度如何？睡眠深度如何？
  - 白天的疲劳程度如何？
  - 同床者对患者的评价如何？
  - 入睡过程及睡眠维持状态如何？
  - TBI 发生前的既往史，如哮喘、COPD、胃食管反流病、失禁、前列腺良性增生、焦虑、抑郁及疼痛？
  - 香烟、咖啡因及酒精应用史？
  - 目前用药（非处方药、减肥药、含咖啡因成分的药物、抗过敏药物如伪麻黄碱、处方药）？

客观评价

- 夜间多导睡眠记录（nocturnal polysomnography，NPSG，睡眠研究）——金标准
  - 记录脑电图、眼球运动、呼吸频率、心率 / 心律、肌肉活动（肌电图）及血氧水平。
  - 腕带活动记录——为一种可穿戴在手臂、腿或腰部的设备。
  - 睡眠评估——觉醒模式、昼夜节律及治疗措施的效果。
  - 测量活动或运动情况，可以评价患者是否存在运动功能损害（脊髓损伤和心脑血管意外）及行为障碍。

处理——行为治疗

睡眠卫生

- 保持固定的睡眠时间计划。

- 避免白天瞌睡。
- 睡前 4～6 h 禁止摄入咖啡因。
- 避免尼古丁（具有神经兴奋性）和酒精摄入。
- 睡前避免饮水（起夜）。
- 改善环境，尽量减少光线和噪声，维持适宜的温度。
- 如果卧床 30 min 后仍未能入睡，应离开卧室→保持觉醒→出现睡意→重回床上。

认知行为治疗

能够对睡眠的行为、感知和感觉引起正向影响的心理治疗。

- 需要患者的依从和完全配合。
- 需要进行较频繁的治疗。
- 可能比药物更有效。

时间疗法

- 调整患者的睡眠时间计划。
- 规定在床上度过的时间的确切小时数，并且仅限用于睡眠。
- 连续多个夜晚逐渐增加规定的小时数。

放松疗法

- 呼吸练习、意向引导。

光线疗法

- 使用可以发射出特定波长光线的灯具，以模拟日光。
- 晨间使用，用于帮助患者觉醒。
- 可能导致眼疲劳及头痛。

处理——药物治疗

抗抑郁药物

- **曲唑酮：**25 mg 睡前口服，可每晚将剂量倍增，最大用量为 200 mg。
  - **副作用：**低血压，QT 间期延长，与单胺氧化酶抑制剂

（monoamine oxidase inhibitor，MAOI）产生药物相互作用，有注意或认知损害。

- **去甲替林**：起始剂量 10 ~ 25 mg，睡前服用，每隔 3 ~ 5 天可增加 25 mg，最大用量 150 mg。
  - **副作用**：心律失常、激越、共济失调、意识模糊、癫痫发作及便秘。
- **米氮平**：起始剂量 7.5 mg，睡前服用，可每过 1 周增加 7.5 mg，最大用量 45 mg。
  - **副作用**：刺激食欲、便秘及头晕。

褪黑素受体激动剂

- **雷美替胺**：4 ~ 8 mg 睡前口服。
  - 减少睡眠潜伏期，延长睡眠总时间。
  - **副作用**：头晕、疲劳及失眠加重。

  非苯二氮䓬类药物（“Z 类”药物）。

  亦为中枢神经系统抑制剂，但副作用较苯二氮䓬类少。
- **唑吡坦**（安必恩及安必恩缓释剂）：起始剂量 5 mg，睡前服用，可加量至 10 mg。
- **扎来普隆**（索纳塔）：起始剂量 5 mg，睡前服用，可以 5 mg 的幅度逐渐加量至 20 mg（最大剂量）。
- **佐匹克隆**（鲁尼斯塔）：起始剂量 1 mg，睡前服用，可以 1 mg 的幅度逐渐加量至 3 mg（最大剂量）。
  - 半衰期短，次日的后遗效应较轻。
  - **副作用**：头痛、幻觉及遗忘，跌倒风险增高。

避免使用

- 苯二氮䓬类药物：
  - 影响水肿的消退，减少神经失能。
  - 阻碍去掩蔽、再学习及长时程增长效应。

– 反弹性失眠，药物依赖，停药反应。

- 苯海拉明：

– 意识模糊、白天精力疲乏、口干、尿潴留及便秘。

言语

颅脑损伤引起的言语流利性、理解、重复及命名等方面的功能损害均可导致交流困难。此外，阅读、书写、非言语性手势及问题解决能力也可能受到影响。

失语的分类见表 1.5。

表 1.5　失语的分类

失语	言语流利性	理解	重复	命名	受累部位
正常	+	+	+	+	N/A
命名性失语	+	+	+	–	颞顶叶，角回
传导性失语	+	+	–	N/A	顶叶岛盖（弓状束）或岛叶
经皮质感觉性失语	+	–	+	N/A	颞叶后下部分水岭区
韦尼克失语症（接受性失语）	+	–	–	N/A	优势侧（左[a]）颞上回后部
经皮质运动性失语	–	+	+	N/A	额叶
布罗卡失语症（表达性失语）	–	+	–	N/A	优势侧（左[a]）额叶后下部
经皮质混合性失语	–	–	+	N/A	额顶颞叶交界区
半球性失语	–	–	–	N/A	外侧裂（由大脑中动脉支配）

[a]95% 的人以左侧半球为优势侧

其他定义

失语法：语法结构丧失。

失用：无法根据语言命令完成相应的任务。

自发性言语：频繁使用简单的词组来代偿或掩饰找词困难 / 理

解力下降（多见于痴呆）。

赘述：用复杂的描述性语言代替某个忘记的单词。

模仿言语：重复他人的话语。

自创新词：患者自创的新词，只有患者本人理解其意义。

言语错乱：将词语进行错误的替换（两者可能具有相近的发音或写法）。

刻板语言：机械性重复某个单词或无意义的音节，见于表达性失语。

恢复

- 卒中患者多在发病后 2～3 个月内出现改善，最迟可在发病后 6 个月内改善。
- 尽管有报道称经过治疗后，发病 1 年以上的患者也可出现改善，但总体上发病 1 年后改善的空间非常有限。

颅脑损伤后疼痛

颅脑损伤本身即可导致疼痛。许多镇痛药物会对认知功能产生明显的副作用，因此，用药时应严密监测。用药的基本原则是“小量起始，缓慢增加”。同时注意利用许多药物的多种药理作用：例如，丙戊酸盐对于神经病理性疼痛、头痛、情绪及癫痫发作均有疗效。三环类抗抑郁药对于睡眠、情绪、神经病理性及慢性肌肉骨骼疼痛均有帮助。

原发性疼痛举例

头痛（创伤后头痛、偏头痛及紧张性疼痛）。

丘脑痛综合征。

纤维肌痛。

继发性疼痛举例

肩关节半脱位、撞击综合征及肩袖肌腱变性。

复杂性区域疼痛综合征 I 型（包括肩手综合征）。

异位骨化。

神经卡压。

丘脑痛综合征 [46-47]

病理生理特点

- 丘脑负责对来自脊髓的上行感觉信号进行处理，并与脑内其他中枢建立纤维联系。因此，丘脑任何区域的损伤均会导致疼痛信号处理异常。
- 尽管通过神经重塑可以得到部分恢复，但这种修复往往准确性较差且适应不良。在这种情况下，负责感知疼痛的大脑区域就会被虚假的疼痛信号激活。
- 来自其他感觉形式的信号，如轻触觉或温度觉，也有可能被错误地处理为疼痛信号，引起触觉诱发痛或温度觉过敏。

临床表现

发病：损伤后数月，最迟可在损伤后 2 年时发生。

症状：

- 感觉缺失、感觉减退、触觉诱发痛及痛觉过敏。
- 疼痛的性质可以为烧灼样、刀割样、压榨性或冻伤样。
- 根据损伤所在的部位，疼痛出现的部位也各不相同。

处理

三环类抗抑郁药——阿米替林或去甲替林。

- 起始剂量 10 ~ 25 mg，睡前服用，每 3 ~ 5 天可增加 25 mg，最大用量 150 mg。

抗癫痫药

- 加巴喷丁 100 mg 口服，每日 3 次，可逐渐加量至 3600 mg/d。
- 托吡酯 25 mg 睡前服用。若患者能够耐受，可逐渐加量至 100 ~ 200 mg 每日 2 次。

副作用：意识模糊、镇静及食欲减退。

美西律（监测心脏情况）。

脊髓刺激。

头痛

TBI 后常见——74% 的轻度 TBI 患者出现头痛，45% 的患者被诊断为偏头痛，20% 的患者有每日发生的慢性头痛[48]。

诊断方法

- 详细询问病史（头痛的具体部位、起病时间、性质、变化、持续时间、伴随症状及加重 / 缓解因素）。
- 脑部影像学检查：除怀疑有急性进展的情况以外，首选 MRI，其次为 CT。

头痛的类型

• 创伤后头痛

临床表现：非特异性，但通常可具有偏头痛的某些特点（畏光及眩晕），或紧张性头痛的特点（疼痛位于双侧额部、颞部或枕部）。

治疗：对乙酰氨基酚或 NSAIDs。若疗效不佳，可改为托吡酯或其他抗癫痫药，也可以考虑在疼痛部位局部注射肉毒毒素。

• 偏头痛

临床表现：为单侧跳痛，通常具有先兆，如畏光及恶心，可伴有动眼神经功能障碍。

治疗：参考神经科医师的建议。出现先兆时即给予对乙酰氨基酚或 NSAIDs、曲普坦类药物。若疼痛转为慢性，可给予普萘洛尔，每次 10 mg，每日 3 次，也可应用抗癫痫药如丙戊酸盐或托吡酯等。

• 紧张性头痛

临床表现：通常为双侧枕部或颞部疼痛，为持续性钝痛，不伴先兆和畏光等，与肩胛稳定肌群、颈部肌群和（或）颞肌紧张有关。

可与颞下颌关节紊乱或创伤性骨关节炎合并存在。

治疗：对乙酰氨基酚或 NSAIDs，物理治疗 / 每日牵伸，也可考虑进行扳机点注射肉毒毒素。肌松药物可能具有一定疗效，但对于颅脑损伤患者应慎重考虑这类药物对认知功能的副作用。

- **其他须要考虑到的头痛原因**
  - 蛛网膜下腔出血：血液对脑膜组织产生毒性刺激→脑膜刺激征。
  - 颅内压降低及可能存在的脑脊液漏：仰卧位出现→坐位加重。
  - 颞下颌关节损伤：评估双侧颞下颌关节的对称性、关节活动度及压痛。
  - 枕神经痛（枕大神经损伤）：疼痛分布于枕颞部。
  - 在乳突与枕骨粗隆连线之间检查 Tinel 征。
  - 三叉神经痛：通常累及上颌支或下颌支，疼痛呈枪击样、酸痛或烧灼样。
  - 三叉自主神经性头痛（trigeminal autonomic cephalalgias，TAC），包括丛集性头痛、伴有结膜充血和流泪的单侧短暂性神经痛样头痛、伴有颅自主症状的单侧短暂性神经痛样头痛、阵发性单侧脑神经痛。可伴有自主神经功能异常表现（流泪、巩膜充血和出汗等，症状多为单侧）。

复杂性区域疼痛综合征，I 型

由于交感神经系统调节异常引起的疼痛、自主神经功能改变（血运异常、水肿及温度改变）及结构改变（皮质骨损伤、毛发脱落及皮肤蜡样外观）所致 [49]。

临床特点：神经病理性疼痛（烧灼样、跳痛，伴有触觉诱发痛及痛觉过敏）、水肿、血管运动或汗腺分泌活动改变。随着病情的慢性持续发展，受累区域可逐渐扩大，并累及对侧。存在皮肤、指甲、毛发及骨骼营养不良，以及关节活动度受限。

治疗：急性期：口服泼尼松 1 mg/（kg · d），停药时需要 2 周的时间逐渐减量。氯胺酮外用，NSAIDs。

亚急性期 / 慢性期：三环类抗抑郁药，5- 羟色胺及去甲肾上腺素再摄取抑制剂，抗癫痫药，星形神经节阻滞，麻醉剂硬膜外注射，氯胺酮静脉输注。

慢性期：脊髓刺激。

脑神经功能障碍

☑ CN Ⅰ（嗅神经）→失嗅，食欲减退

病理生理特点：筛板处神经纤维撕裂伤。

- 可由任何形式的损伤引起，但更多地见于钝性创伤，枕叶＞额叶。

恢复：1/3 的患者可完全恢复，1/3 的患者可部分恢复，1/3 的患者无法恢复。

☑ CN Ⅱ（视神经）→视物模糊、同向偏盲、失明

- 检查同感性光反射。

☑ CN Ⅳ＞CN Ⅲ >CN Ⅵ→复视、斜视、距离辨别觉损害及平衡障碍

治疗：须佩戴眼罩。

☑ CN Ⅶ（面神经）→部分或全部面下垂，味觉改变

- 神经传导检查可能有助于指导康复治疗。

☑ CN Ⅷ（前庭蜗神经）→听力丧失、平衡障碍及眩晕

治疗：前庭功能康复训练或抗胆碱能药物。

- 应用抗胆碱能药物后前庭训练的作用将减弱。
- 美克洛嗪 12.5 mg 口服，每日 3 次。若无效，1 日后可加量至 25 mg。
- 注意中枢神经系统抑制情况、便秘及口干等副作用。
- 若美克洛嗪有效，可改为东莨菪碱 72 h 贴剂，以便简化给药方式并稳定持续给药。

中枢性自主神经功能障碍

阵发性自主神经功能紊乱伴肌张力障碍综合征（paroxysmal autonomic instability and dystonia，PAID）

病因：循环中儿茶酚胺水平阵发性激增。

危险因素：缺氧 > 创伤性颅脑损伤。若损伤后 2 周内即出现，提示预后较差。

临床特点

- 体温升高，出汗。
- 血压升高，心动过速。
- 呼吸加快。
- 肌强直。
- 可持续数小时，可反复发作。

中枢性发热

- 体温调节功能完好，但体温调定点升高。

中枢性体温升高

- 体温调节功能障碍，体温调定点正常。

病因：调节中枢的直接创伤：丘脑和（或）皮质。

病理生理学

- 丘脑头端区域的直接损伤引起温度自动调节机制的改变。

– 额叶的直接损伤破坏了对丘脑的下行抑制通路。
– 轴突牵拉导致多巴胺释放受到抑制。

处理

– 降温毯，经鼻饲管洗胃。
– NSAIDs（吲哚美辛），对乙酰氨基酚。
– 亲脂性 β 受体阻滞剂，以缓解高血压及心动过速。
  ○ 普萘洛尔：10 mg 每日 3 次，需要时可按每次增加 10 mg 的幅度逐渐加量。
– 丹曲林钠，用于帮助肌肉松弛。
  ○ 起始剂量 25 mg，每日 1 次，需要时可每 4 ~ 7 天按 3 ~ 4 倍的剂量增加，最大剂量 400 mg/d。
– 多巴胺受体激动剂：
  ○ 金刚烷胺：100 mg 口服，每日 1 次。若耐受，可增加为每日 2 次。起效时间大概需要 1 周，随后可逐渐加量至 200 mg 每日 2 次（为最大剂量）。
  ○ 溴隐亭：1.25 mg 口服，每日 2 次，可根据疗效每 3 ~ 5 天增加 1.25 mg。最大剂量 10 mg/d。
– α_2 受体激动剂：可乐定，起始剂量 0.1 mg，每 8 h 一次。

心脏并发症

即使不存在原发性心脏疾病，脑损伤也可导致心电图改变。

- 窦性心动过缓。
- 室上性心动过速。
- ST 段改变，T 波倒置。
- P 波增高。
- QRS 波群、QT 间期延长，或心脏传导阻滞。

TBI 后心脏改变

- 心肌病。
- 高血压。
- 心动过速。

  流行病学： 发病率为 11% ~ 25%。

  病因

  – 儿茶酚胺水平升高 / 交感神经过度兴奋。

  – 自主神经功能紊乱 / 心率变异性增高。

  治疗

  – 通常为自限性。

  – 普萘洛尔 10 mg 口服，每日 3 次。根据需要，可每日增加 10 mg，最大剂量取决于患者对疗效的反应及副作用。

静脉血栓栓塞性疾病

深静脉血栓形成（deep vein thrombosis，DVT）及肺栓塞（pulmonary embolism，PE）。

- 为 TBI 致死的最重要原因之一。
- 临床表现通常较隐匿，70% ~ 80% 的患者第一症状即为肺栓塞导致的突发死亡。

DVT 的流行病学特点

- 创伤：50% ~ 99%。
- 脑肿瘤：28% ~ 43%。
- TBI：急性期约为 54%。

危险因素

从 TBI 发生后的第 1 天起即存在 DVT 风险。

- 制动，瘫痪。

- 骨折或软组织损伤。
- 凝血和纤溶机制破坏。
- 年龄 >40 岁。

Virchow 三联征：静脉淤血、血管壁（内皮）损伤及高凝状态。

临床表现

- 体格检查罕有阳性发现。
- 双侧小腿围度不等、水肿、压痛及 Homan 征。

并发症

- 肺栓塞。
- 可无明显的临床症状及体征，也可出现呼吸困难 / 氧饱和度下降、疲劳、心动过速、心电图改变、突发性肺水肿、胸痛、低氧性癫痫发作或猝死。
- 血栓后综合征。
- 其他部位的 DVT。

诊断方法

- 下肢超声检查。
  - 诊断标准检查。
  - 可对所有的入院患者进行下肢超声筛查，以除外 DVT。
  - 敏感性不够高，但为无创检查。
  - 若准备为除外肺栓塞而进行胸部 CTA 检查，应考虑同时进行下肢静脉成像。

DVT 的预防

应用任何抗凝药物时均须要权衡其风险与获益。

- 预防措施的选择应个体化，综合考虑目前存在的合并症、近期手术 / 创伤史，并与参与患者治疗的神经外科医师或神经科医师共同探讨。

- 对于接收了开颅手术或存在血肿的患者，不宜使用抗凝药物。
- 预防措施应尽早开始，从一入院即开始进行预防为佳。

机械性预防

首先必须除外已经发生的 DVT。

- 弹力袜。
- 梯度加压设备。

处理

- 发现后的最初 24 h 应卧床。
- 停止气压驱动治疗。
- 联合应用立即起效的抗凝药物 + 华法林，须排除禁忌证：
  - 肝素静脉滴注（与临床药师和神经外科医师共同商定治疗目标）。或低分子肝素（low molecular weight heparin，LMWH）如依诺肝素 1 mg/kg 体重，每 12 h 应用一次。
  - 华法林 5 mg 口服，每日 1 次，目标 INR 值为 2 ~ 3。
- 治疗应持续 3 ~ 6 个月，具体疗程可与临床药师共同商定。
- 当存在抗凝药物禁忌证时应放置下腔静脉滤网。
  - 即使已经放置滤网，也应在条件允许的情况下尽早开始应用抗凝药物[50]。

化学药物预防

- 未分段肝素（unfractionated heparin，UH）：5000 U 皮下注射，每 8 h 或每 12 h 应用一次。
  - 激活抗凝血酶Ⅲ，将活化的 X 因子 / Ⅱ因子及血小板灭活。
  - 有效、可逆及价廉。
- 低分子肝素：如依诺肝素 40 mg 皮下注射，每日一次。
  - 更低的剂量即可得到更好的生物利用度。
  - 具有更好的可预测性。
  - 半衰期更长。

– 并发症更少，如血小板减少症。
– 价格较贵。

- 口服抗凝药物：
  – 华法林[53]。
  – 阿司匹林：获益有限。

外科预防

- 下腔静脉滤网[50-52]。
  – 对于存在 DVT/PE 高危因素，一旦发生 DVT/PE 而又无法应用抗凝药物的患者，应尽早放置下腔静脉滤网。
  – 属于有创治疗，由血管外科或介入放射科操作。
  – 可取出滤网（直到 6 个月后再取出）。
  – 无法预防来自上肢 DVT 或滤网本身引起的血凝块导致的肺栓塞。
  – 滤网本身可能引起血栓形成，阻塞下腔静脉。
  – 无法预防血栓后疾病。
  – 对已经放置了下腔静脉滤网的患者，仍应尽早开始进行药物抗凝治疗。

内分泌功能异常

- 血清 Na^+ 水平是最常受累的指标，但任何垂体或下丘脑功能紊乱都有可能出现。
- 被认为继发于弥漫性轴索损伤和下丘脑及垂体柄的剪切性损伤。
- 可见于 10% 的 TBI 患者。

诊断方法

- 与内分泌专科医师沟通。
- 进行血清化学检查。

- 血清皮质醇水平：8 a.m.。
- TSH、游离 T_3 及 T_4。
- FSH、LH、睾酮及催乳素。
- IGF，IGF-2。
- 维生素 D 水平。

脑性耗盐（cerebral salt wasting，CSW）

病因

- 神经调控对肾小管功能的直接影响。
- 引起尿液中的 Na^+ 流失及低钠血症。
- 触发 ADH 分泌↑（正常机制）。

危险因素：蛛网膜下腔出血及 TBI。

临床表现

- 多尿、体重减轻及脱水。
- 低血压，体位性晕厥。
- 低容量性低钠血症。

处理

- 补液（0.9% NS），监测尿素氮 / 肌酐。
- 可能须口服 NaCl、起始剂量为 1 g，每日 2 次，每日根据血清 Na^+ 水平调整剂量。

抗利尿激素分泌不当综合征（syndrome of inappropriate anti-diuretic hormone secretion，SIADH）

病因

- 抗利尿激素（anti-diuretic hormone，ADH）的过度分泌［神经垂体（垂体后叶）］。
- 集合管内 H_2O 被重吸收，Na^+ 被分泌。

危险因素

- 中枢神经系统创伤及蛛网膜下腔出血。
- 恶性肿瘤（以小细胞肺癌最为常见）。
- 药物因素：卡马西平、SSRI、三环类抗抑郁药、头孢类抗生素及尼古丁。

临床表现

- 意识状态改变、嗜睡及昏迷。
- 食欲不振、恶心 / 呕吐。
- 癫痫发作。
- 低钠血症及浓缩尿（>300 mOs）。
- 等容性低钠血症。

处理

- 若出现癫痫发作或严重的意识状态改变，应立即转入 ICU，除此以外的情况下：
- 维持等容状态（尿素氮 / 肌酐比值 <20）。
- 限制液体入量在 1 ~ 1.5 L/d，并严格记录液体出入量。
- 每 24 h Na^+ 更新量 <15 mEq（预防脑桥中央髓鞘溶解）。
  - NaCl 1 g 口服，每日 2 ~ 3 次，根据血清 Na^+ 水平可按每日 1 ~ 2 g 的幅度调整剂量。
  - 0.9% 生理盐水结合袢利尿剂（排水多于排 Na^+）。
- 若症状转为慢性，可开始给予地美环素 13 ~ 15 mg/（kg · d），分 3 ~ 4 次给药，每隔 6 ~ 8 h 给药一次。

尿崩症（diabetes insipidus，DI）

病因

- ADH 分泌不足 / 作用减弱，水在集合管内无法被充分重吸收。

危险因素

- 严重的头部损伤。
- 蝶鞍或其邻近部位的骨折导致腺垂体柄撕裂。
- 缺氧。
- 垂体手术。

临床表现

- 多尿。
- 乏力、发热、精神异常、虚脱及死亡。
- Na^+ 水平正常或升高的低容量血症。
- 尿液 Na^+ 渗透压 < 血清 Na^+ 渗透压。

处理

- 低钠、低蛋白饮食（减少溶质分泌）。
- 去氨加压素 0.05 mg 口服，每日 2 次，可根据需要加量至 0.1 ~ 1.2 mg/d。
- 多饮水，或饮低张盐水。

泌尿生殖系统并发症

尿道狭窄 / 糜烂

- 尽量减少 Foley 尿管的使用。

泌尿系感染

临床表现

- 行为或意识状态改变，疲劳。
- 治疗的参与度 / 完成度下降。
- 痉挛加重。

处理

- 入院时进行尿常规检查，拔除 Foley 尿管，尝试自主排尿。若排尿后残余尿量 >400 ml，则进行导尿；若残余尿量 <250 ml 且能够保持 >24 h，可停止残余尿的测量。
- 根据致病菌的敏感性使用抗生素（遵守所在医疗机构的推荐）。
  – 氟喹诺酮类有降低癫痫发作阈值的风险。

逼尿肌反射亢进

临床表现

- 颅脑损伤后最常见的膀胱功能障碍是继发于转移能力障碍。
- 神经源性（痉挛性）膀胱，伴有无法抑制的逼尿肌反射（收缩）。
  – 失禁，尿量少，残余尿量正常（ <200 ml ）。
- 逼尿肌 - 括约肌协同失调可见于脑桥损伤患者。

处理

- 按时执行排尿计划（按照一定规律的时间间隔给予小便器或马桶）。
  – 不用辅助工具自主排尿，白天每 2 h 及睡前进行。
- 若无法排尿或排便，可考虑间歇性导尿，每 6 ~ 8 h 进行一次，每次导出尿量 <500 ml 为宜。
- 可考虑使用尿垫或阴茎套式导尿管。
- 给予抗胆碱能药物（膀胱容量↑，减少收缩）。
  – 托特罗定 1 ~ 2 mg，每日两次，可加量至 4 mg/d。
  – 奥昔布宁 5 mg，每日 2 ~ 4 次，可加量至 30 mg/d。
    副作用：镇静、口干、轻度记忆损害、意识模糊及激越。

异位骨化

- 指软组织内形成成熟的板层状骨结构。
- 发病率：在 TBI 患者中为 11% ~ 76%，其中 10% ~ 20% 具有临床

意义[54]。
- 损伤后 3 ~ 4 个月为风险最高的时期。

危险因素
- 昏迷时间长（>2 周）。
- 制动。
- 肢体痉挛 / 张力增高（可出现受累肢体内的异位骨化）。
- 长骨骨折。
- 褥疮。
- 水肿。

临床表现
- 疼痛及 ROM ↓。
- 局部肿胀、红斑及关节处皮温升高。
- 肌卫现象，低热。
- 最常受累的关节：髋关节 > 肘 / 肩关节 > 膝关节。
- 并发症：骨性关节强直、周围神经卡压、血管卡压及淋巴水肿。

诊断方法
- 实验室检查：
  - 血清碱性磷酸酶（serum alkaline phosphatase，SAP）。
    - 出现变化最早，价格最低廉。
    - 特异性较差（骨折患者均可出现升高）。
  - 红细胞沉降率（erythrocyte sedimentation rate，ESR）。
    - 早期炎症反应标志，非特异性。
- X 线平片：
  - 需 2 ~ 3 周才能显示成熟的骨组织。
  - 较早期可见软组织水肿。
- 骨扫描：
  - 早期诊断敏感性高。

– TBI 后 2 ~ 4 周即可在 I 期（血流灌注相）发现异常。

处理

- 双膦酸盐类［依替膦酸钠 20 mg/（kg · d），分 2 次服用］。
  – 抑制骨生长，但不能逆转或消退已经形成的骨化。
- NSAIDs（吲哚美辛 25 mg，每日 3 次）。
- 进行关节活动度训练以避免关节强直（动作轻柔）。
- 手术治疗：楔形切除术。
  – 必须明确手术目标：健康需求、体位、ADLs 及疼痛。
  – 骨化完全成熟（水肿消退，在实验室检查示指标恢复正常）后 12 ~ 18 个月进行（有争议）。
- 治疗：
  – 存在争议：剧烈的被动关节活动度训练可能导致横行微骨折。但是，当急性炎症反应的表现消退后，积极的被动关节活动度训练和持续活动有助于维持 ROM。

（邢华医　周谋望）

参考文献

1. Bullock MR, et al. Surgical management of acute epidural hematomas. Neurosurgery. 2006; 58(3 Suppl):S7-15. discussion Si-iv.
2. Mayer S, Rowland L, Mayer S, Rowland L. Head injury. In: Rowland L, editor. Merritt's neurology. Philadelphia: Lippincott Williams & Wilkins; 2000. p. 401.
3. Besenski N. Traumatic injuries: imaging of head injuries. Eur Radiol. 2002; 12(6):1237-1252.
4. Victor M, Ropper A, Victor M, Ropper A. Craniocerebral trauma. In: Victor M, Ropper A, editors. Adams and victor's principles of neurology. 7th ed. New York: McGraw-Hill; 2001. p. 925.
5. Gennarelli T, Thibault L. Biomechanics of acute subdural hematoma. J

Trauma. 1982; 22(8):680.

6. Reymond M, et al. Aspirin as a risk factor for hemorrhage in patients with head injuries. Neurosurg Rev. 1992; 15(1):21-25.
7. Singer RJ, Ogilvy CS, Rordorf G. Etiology, clinical manifestations, and diagnosis of aneurysmal subarachnoid hemorrhage, in Up To Date, D. Basow, Editor. 2012, Up To Date: Waltham, MA.
8. Hop JW, et al. Case-fatality rates and functional outcome after subarachnoid hemorrhage: a systematic review. Stroke. 1997; 28(3):660-664.
9. Naidech AM, et al. Predictors and impact of aneurysm rebleeding after subarachnoid hemorrhage. Arch Neurol. 2005; 62(3):410-416.
10. Latchaw RE, Silva P, Falcone SF. The role of CT following aneurysmal rupture. Neuroimaging Clin N Am. 1997; 7(4):693-708.
11. Rordorf G, McDonald C. Spontaneous intracerebral hemorrhage: pathogenesis, clinical features, and diagnosis. In: Basow D, editor. UpToDate. Waltham, MA: UpToDate; 2011.
12. Ariesen MJ, et al. Risk factors for intracerebral hemorrhage in the general population: a systematic review. Stroke. 2003; 34(8):2060-2065.
13. Sturgeon JD, et al. Risk factors for intracerebral hemorrhage in a pooled prospective study. Stroke. 2007; 38(10):2718-2725.
14. Caplan LR. Etiology and classi fi cation of stroke. In: Basow D, editor. UpToDate. Waltham, MA: UpToDate; 2011.
15. Wardlaw JM, Mielke O. Early signs of brain infarction at CT: observer reliability and outcome after thrombolytic treatment-systematic review. Radiology. 2005; 235(2):444-453.
16. Schellinger PD, et al. Evidence-based guideline: the role of diffusion and perfusion MRI for the diagnosis of acute ischemic stroke: report of the Therapeutics and Technology Assessment Subcommittee of the American Academy of Neurology. Neurology. 2010; 75(2):177-185.
17. Davis PC, et al. Diagnosis of cerebral metastases: double-dose delayed CT vs. contrast-enhanced MR imaging. AJNR Am J Neuroradiol. 1991; 12(2): 293-300.
18. Brodd E, et al. Epidemiology and the nature of traumatic brain injuries. In: Vanderploeg R, editor. Traumatic brain injury. Washington, DC: Department of Veterans Affairs; 2004. p. 5.
19. Hunter JV, et al. Emerging imaging tools for use with traumatic brain injury

research. J Neurotrauma. 2012; 29(4):654-671.
20. Weinhouse GL, Young GB. Hypoxic-ischemic brain injury. In: Basow D, editor. UpToDate. Waltham, MA: UpToDate; 2011.
21. Rutland-Brown W, et al. Incidence of traumatic brain injury in the United States, 2003. J Head Trauma Rehabil. 2006;21(6):544-548.
22. Faul M, et al. Traumatic brain injury in the United States: emergency department visits, hospitalizations, and deaths. Atlanta: NCfIPaC Centers for Disease Control and Prevention; 2010.
23. Zaloshnja E, et al. Prevalence of long-term disability from traumatic brain injury in the civilian population of the United States, 2005. J Head Trauma Rehabil. 2008; 23(6):394-400.
24. Teasdale G, Jennett B. Assessment of coma and impaired consciousness. A practical scale. Lancet. 1974; 2(7872):81-84.
25. Bohannon RW, Smith MB. Interrater reliability of a modi fi ed Ashworth scale of muscle spasticity. Phys Ther. 1987; 67(2):206-207.
26. Temkin NR, et al. A randomized, double-blind study of phenytoin for the prevention of post-traumatic seizures. N Engl J Med. 1990; 323(8):497-502.
27. Elovic E, et al. Traumatic brain injury. In: Cuccurullo SJ, editor. Physical medicine and rehabilitation board review. New York: Demos Medical Publishing; 2010. p. 55.
28. Bontke CF, et al. Medical complications and associated injuries of persons treated in the traumatic brain injury model systems programs. J Head Trauma Rehabil. 1993; 8(2):34-46.
29. Phuenpathom N, et al. Post-traumatic hydrocephalus: experience in 17 consecutive cases. J Med Assoc Thai. 1999; 82(1):46-53.
30. Mazzini L, et al. Posttraumatic hydrocephalus: a clinical, neuroradiologic, and neuropsychologic assessment of long-term outcome. Arch Phys Med Rehabil. 2003; 84(11):1637-1641.
31. Annegers JF, et al. A population-based study of seizures after traumatic brain injuries. N Engl J Med. 1998; 338(1):20-24.
32. Yablon SA. Posttraumatic seizures. Arch Phys Med Rehabil. 1993; 74(9): 983-1001.
33. van Hout B, et al. Relationship between seizure frequency and costs and quality of life of outpatients with partial epilepsy in France, Germany, and the United Kingdom. Epilepsia. 1997; 38(11):1221-1226.

34. Barlow KM, Spowart JJ, Minns RA. Early posttraumatic seizures in nonaccidental head injury: relation to outcome. Dev Med Child Neurol. 2000; 42(9):591-594.
35. Schwab K, et al. Residual impairments and work status 15 years after penetrating head injury: report from the Vietnam head injury study. Neurology. 1993; 43(1):95-103.
36. Grafman J, Jonas B, Salazar A. Epilepsy following penetrating head injury to the frontal lobes. Effects on cognition. Adv Neurol. 1992; 57:369-378.
37. Brooke MM, et al. The treatment of agitation during initial hospitalization after traumatic brain injury. Arch Phys Med Rehabil. 1992; 73(10):917-921.
38. Deb S, Crownshaw T. The role of pharmacotherapy in the management of behaviour disorders in traumatic brain injury patients. Brain Inj. 2004; 18(1):1-31.
39. Nickels JL, et al. Clinical use of amantadine in brain injury rehabilitation. Brain Inj. 1994; 8(8):709-718.
40. Leone H, Polsonetti BW. Amantadine for traumatic brain injury: does it improve cognition and reduce agitation? J Clin Pharm Ther. 2005; 30(2):101-104.
41. Zollman FS, Cyborski C, Duraski SA. Actigraphy for assessment of sleep in traumatic brain injury: case series, review of the literature and proposed criteria for use. Brain Inj. 2010; 24(5):748-754.
42. Beetar JT, Guilmette TJ, Sparadeo FR. Sleep and pain complaints in symptomatic traumatic brain injury and neurologic populations. Arch Phys Med Rehabil. 1996; 77(12):1298-1302.
43. Clinchot DM, et al. De fi ning sleep disturbance after brain injury. Am J Phys Med Rehabil. 1998; 77(4):291-295.
44. Mahmood O, et al. Neuropsychological performance and sleep disturbance following traumatic brain injury. J Head Trauma Rehabil. 2004; 19(5):378-390.
45. Wilde MC, et al. Cognitive impairment in patients with traumatic brain injury and obstructive sleep apnea. Arch Phys Med Rehabil. 2007; 88(10):1284-1288.
46. Schott GD. From thalamic syndrome to central poststroke pain. J Neurol Neurosurg Psychiatry. 1996; 61(6):560-564.
47. Bowsher D. Central post-stroke（“thalamic syndrome”）and other central

pains. Am J Hosp Palliat Care. 1999; 16(4):593-597.
48. Patil VK, et al. Prevalence and treatment of headaches in veterans with mild traumatic brain injury. Headache. 2011; 51(7):1112-1121.
49. Chae J. Poststroke complex regional pain syndrome. Top Stroke Rehabil. 2010; 17(3):151-162.
50. Baglin TP, Brush J, Streiff M. Guidelines on use of vena cava fi lters. Br J Haematol. 2006; 134(6):590-595.
51. Becker DM, Philbrick JT, Selby JB. Inferior vena cava fi lters. Indications, safety, effectiveness. Arch Intern Med. 1992; 152(10):1985-1994.
52. Giannoudis PV, et al. Safety and ef fi cacy of vena cava fi lters in trauma patients. Injury. 2007; 38(1):7-18.
53. Ansell J, et al. Pharmacology and management of the vitamin K antagonists: American College of Chest Physicians Evidence-Based Clinical Practice Guidelines, 8th ed. Chest. 2008; 133(6 Suppl):160S-98.
54. Melamed E, et al. Brain injury-related heterotopic bone formation: treatment strategy and results. Am J Phys Med Rehabil. 2002; 81(9):670-674.

第 2 章　脊髓损伤

Jason W. Siefferman, Christopher Sahler, Donna G. D'Alessio, Yolanda Scott, Avniel Shetreat-Klein

脊髓损伤的流行病学 [1]

发病率：美国 12 000 例 / 年。

患病率：美国大约 265 000 例。

损伤时年龄

- 平均年龄 40.7 岁。
- 双峰分布在 16 ~ 30 岁和 65 岁以上。

性别：男性占 80.7%。

种族 / 民族

- 66.5% 为白种人。
- 26.8% 为非洲裔美国人。
- 8.3% 为西班牙裔。
- 0.9% 为亚裔。

病因

- 40.4% 为机动车交通事故。
- 27.9% 为跌倒。
- 15% 为暴力。
- 8% 为体育运动。

神经损伤平面和程度

- 39.5% 为不完全性四肢瘫。
- 22.1% 为完全性截瘫。
- 21.7% 为不完全性截瘫。
- 16.3% 完全性四肢瘫。

婚姻状况：脊髓损伤患者中 51.9% 在损伤时为单身。

脊髓损伤综合征

中央索综合征

为主要累及中央传导束的颈脊髓损伤。

流行病学：最常见，大约 50% 为不完全性损伤，占创伤性脊髓损伤的 9%[2-3]。

病理生理学

- 在已经发生椎管狭窄的基础上，颈部过伸损伤过程中黄韧带前部卷曲造成脊髓受压[4]。
- 受累传导束传递的神经纤维主要支配上肢肌肉（双手功能缺陷更显著）[5]。

危险因素：颈椎管狭窄和过伸损伤。

临床表现

- 上肢无力较下肢重。
- 常见于患有颈椎病的老年患者。
- 通常由跌倒引起[4]。

预后

- 功能恢复预后良好，特别是最初分级为 AIS D 级的患者[6]。
- 通常最初出现双下肢恢复，然后是肠道/膀胱功能、双上肢和双手。

– 年轻患者较年老患者的预后更好[7]。
  - 独立步行（87%～97% vs 31%～41%）。
  - 膀胱功能（83% vs 29%）。
  - 穿衣（77% vs 12%）。

脊髓半切综合征（Brown-Sequard syndrome，BSS）

脊髓侧向半切

流行病学：占全部创伤性脊髓损伤的 2%～4%[8-10]。

病因

– 传统意义上与刀伤相关。
– 可能有多种病因，包括伴或不伴脊椎骨折的闭合脊髓损伤[11-12]。

临床表现

在损伤平面：丧失全部感觉模式，弛缓性瘫痪——下运动神经元（lower motor neuron，LMN）损伤。

在损伤平面以下：

– 身体同侧振动觉及本体感觉丧失，痉挛性瘫痪——上运动神经元（upper motor neuron，UMN）损伤。
– 身体对侧痛觉 / 温度觉丧失。

预后[9-11]

– 在不完全性脊髓损伤综合征中功能结果预后最佳。
– 75%～90% 的患者在康复治疗出院时可独立步行。
– 70% 的患者可独立进行日常生活活动（activities of daily livings，ADLs）。

前索综合征

损伤脊髓前部 2/3，后索未受损。

流行病学： 占全部创伤性脊髓损伤的 2.7%[9]。

病理生理学 [9, 13]

- 为屈曲性损伤、骨性碎片或椎间盘压迫造成的直接损害。
- 脊髓前动脉闭塞引起的血管功能不全。

临床表现

- 双侧运动和痛觉 / 温度觉丧失。
- 轻触觉及本体感觉相对未受损。

预后： 运动恢复的可能性为 10% ~ 20%[14]。

后索综合征

脊髓后索损伤，脊髓前部 2/3 相对未受损。

流行病学： 在不完全性损伤中最少见，发病率 <1%[2, 9]。

病因

- 过度伸展性损伤。
- 脊髓后动脉闭塞。
- 肿瘤。
- 维生素 B_{12} 缺乏。

临床表现

- 本体感觉和振动觉丧失。
- 运动和痛觉 / 温度觉保留。

预后： 由于本体感觉缺陷，步行预后差。

脊髓圆锥综合征和马尾综合征

- 脊髓圆锥损伤累及脊髓终末端和腰神经根，导致上运动神经元和下运动神经元损伤。
- 马尾损伤仅累及神经根 [腰神经根和（或）骶神经根]，因此为下运动神经元损伤。

流行病学 [2]
- 马尾综合征：占脊髓损伤的 5.2%。
- 脊髓圆锥综合征：占脊髓损伤的 1.7%。

病因
- 创伤、骨折、肿瘤、腰椎骨关节病、脓肿、血肿、脊柱裂及缺血。

临床表现——马尾综合征
- 下肢反射、肛周反射和球海绵体反射丧失。
- 双下肢弛缓性瘫痪和肌肉萎缩。
- 弛缓性肠道和膀胱、性无能（如果仅腰神经根受累，可保留性功能）。
- 鞍区感觉消失。

临床表现——脊髓圆锥综合征
- 根据损伤节段，表现为上运动神经元损伤与下运动神经元损伤的组合。
- 反射可能未受损或活跃。
- 骶部肌肉可能出现痉挛。
- 可出现痉挛性膀胱。
- 鞍区感觉消失（痛觉 / 温度觉丧失）。

预后
- 脊髓圆锥综合征的恢复与其他上运动神经元脊髓损伤相似。
- 马尾综合征可表现为神经失用或轴索断裂，提示进行性恢复。
- 及早诊断和手术减压的结果更好 [15]。

脊髓损伤的评定

转诊医师：姓名、医院和联系信息。

现病史

- 清晰地描述最初损伤的机制。
- 判断是否存在次要创伤（颅脑损伤、骨折、失血及呼吸衰竭等）。
- 如果适用，记录患者是否佩戴头盔或座椅安全带。
- 患者伤后即刻的感受如何？是立即丧失感觉和（或）运动控制，还是逐渐进展？
- 描述最初的治疗过程（即气管插管、使用糖皮质激素及急诊外科手术）。
- 详细记录迄今为止的住院过程和任何并发症（皮肤破溃、感染、深静脉血栓形成、实验室或影像学检查阳性结果）。
- 如果进行手术（脊柱固定、胃造瘘管、气管造口术包括插管的类型及是否带有套囊，是否有下腔静脉滤器植入以及是否可以取出），详细记录日期和手术者姓名。

目前的问题

- 神经系统：主观感觉和运动缺陷。
- 稳定性：需要支具或手术固定的脊柱结构性损伤。
- 疼痛：可能存在多种类型的疼痛。对于每一种类型，记录部位、性质、强度、放射、加重/缓解因素。记录用于疼痛的药物及其疗效。
- 膀胱：是否有随意排尿？是否有尿失禁？生殖器部位有何感觉？使用间歇导尿（intermittent catheterization，IC）还是Foley导尿管？
- 肠道：直肠或排便有何感觉？是否有随意排便或肠道管理方案？是否有大便失禁？
- 痉挛：部位、频率及严重程度，是否引起疼痛、睡眠差或干扰功能？

- 呼吸：是否有随意呼吸、呼吸短促或运动性呼吸困难？是否有使用呼吸机或使用呼吸机病史？是否须要处理呼吸道分泌物？
- 皮肤破溃：记录部位、分期以及是否定时对患者进行翻身。记录患者使用床垫的类型。
- 心理：是否有适应期或创伤后应激障碍症状、对受伤事件的闪回、噩梦、焦虑及睡眠中断？
- 心血管：是否有立位晕厥症状（头晕及晕厥发作）或自主神经反射异常（头痛、出汗及潮红）？
- 饮食：是否之前存在吞咽困难情况？如果患者接受颈前路固定，可能引起迷走神经 / 喉返神经损伤，应给予特别关注。是否有胃造瘘管？

既往史

- 包括完整的既往史。
- 任何之前存在的先天性或获得性脊柱疾病（即脊柱裂和椎管狭窄）。
- 亦可限制功能或须要在康复中心处理的所有疾病（即周围神经病、退行性关节病、哮喘 / 慢性阻塞性肺病）。

既往手术史：包括手术日期。

用药史

- 列出家庭用药，包括中草药和补充药物。
- 之前住院期间使用的药物。
- 确保列出重要的药物（如糖皮质激素和抗生素），即使患者在出院至康复中心时不再服用。

过敏史：列出药物和环境过敏史。

社会史

- 住房类型和家庭通道的障碍（单层住房或三层公寓、狭窄的门厅或狭小的浴室）。
- 患者与谁在一起居住？
- 支持系统（近亲属或朋友）。
- 就业史和教育水平。
- 爱好。
- 药物滥用史。

之前的功能史
- 步行：是独立步行还是使用辅助装置？
- 运动耐量及受限原因（疼痛或呼吸短促）？
- 日常生活活动：是独立进行还是需要适应性装置或辅助？
- 患者是否有家庭健康辅助人员？

目前（入院时）的功能水平
- 近期 PT 及 OT 记录中记载的功能情况。
- 注意任何移动限制 / 注意事项或佩带支具的指令。

系统回顾：完整的系统回顾。

体格检查：除了标准的全身体格检查外，对脊髓损伤患者进行体格检查时应强调以下内容：
- **生命体征：**低氧、呼吸急促、心动过速或心动过缓、高血压或低血压。
- **关节活动度：**主动及被动。
- **肌张力：**以不同的速度被动活动关节，使用改良 Ashworth 分级（modified Ashworth scale，MAS）（表 2.1）[16] 进行分级。
- **肌力：**检查关键肌（表 2.2），分级为 0 ~ 5 级（表 2.3）。
- **感觉：**在所有皮节（表 2.4）使用棉签检查轻触觉，检查针刺觉，分级为 0 ~ 2 级（表 2.5）。也要检查本体感觉。

表 2.1 改良 Ashworth 分级（MAS）[16]

分级	描述
0	肌张力没有增加
1	肌张力轻度增加，表现为受累部分屈伸活动时关节终末端出现锁定和解锁感，或出现轻微阻力
1+	肌张力轻度增加，表现为关节活动范围剩余部分（少于 1/2）的锁定感，随后始终存在轻微阻力
2	关节活动范围大部分肌张力较明显增加，但受累部分容易转移
3	肌张力显著增加，被动活动困难
4	受累部分屈伸活动时僵直

表 2.2 关键肌（肌节）

节段	肌群
C5	肘屈肌
C6	腕伸肌
C7	肘伸肌
C8	指深屈肌
T1	小指外展肌
L2	髋屈肌
L3	膝伸肌
L4	踝背屈肌
L5	拇长伸肌
S1	跖屈

表 2.3 徒手肌力检查（manual muscle testing，MMT）

0	完全瘫痪
1	可触及或可见肌肉收缩
2	在无重力的情况下，可全关节活动范围主动运动
3	在对抗重力的情况下，可全关节活动范围主动运动
4	在对抗重力和一定阻力的情况下，全关节活动范围主动运动
5	在对抗重力和正常阻力的情况下，全关节活动范围主动运动
5*	在不存在可识别抑制因素的情况下，检查者判断肌肉收缩可对抗充分的阻力，视为正常
NT	患者不能可靠地使肌肉收缩；或由于制动、收缩时疼痛或挛缩，肌肉不能进行检查

肌力分级为 0 级至 5 级，不使用 + 或 –

- **反射**：肱二头肌反射、肱三头肌反射、膝腱反射、跟腱反射、巴宾斯基征和霍夫曼征。
- **皮肤**：检查皮肤破溃（肩胛骨、坐骨、骶骨及足跟）和感染，并注意导管、尿管或气管套管的部位。
- **直肠**：注意随意和非随意肛门括约肌张力，以及直肠穹窿中是否有大便。
- **功能**：床上活动（滚动、桥式运动）、仰卧位 - 坐位 - 站位转移、坐位和站位平衡，以及步行（如果能够步行）。

ASIA 体格检查和分类

根据脊髓损伤神经学分类国际标准，可以通过 ASIA 损伤分级（ASIA Impairment Scale，AIS）对患者的损伤进行分类。该分类可以促进科学研究与医护人员的沟通，并对判断患者的预后具有价值。

- **运动平面**：肌力为 3 级或 3 级以上的最远端平面，其近端所有节段的肌力均为正常（5 级）。
- **运动指数评分**：通过将每块关键肌的肌力评分相加计算，总分为 100 分。
- **感觉平面**：身体两侧针刺觉和轻触觉都正常的最远端皮节。
- **感觉指数评分**：通过将每个皮节的评分相加计算，针刺觉和轻触觉的总分均为 112 分。
- **神经损伤平面**：运动和感觉功能均未受损的最远端节段。
- **完全性损伤**：最低骶髓节段感觉和运动功能丧失（AIS A 级）。
- **不完全性损伤**：在神经损伤平面以下，包括最低骶髓节段保留感觉和运动功能（AIS B 级、C 级、D 级及 E 级）。
- **骨骼平面**：通过 X 线检查发现的脊椎损伤最严重的节段。
- **部分保留区**（zone of partial preservation，ZPP）：仅用于完全性损伤，指神经损伤平面以下保留部分神经支配的节段。通过存在部分感觉和（或）运动功能的最低节段界定。

表 2.4　感觉关键点（皮节）

节段	感觉点
C2	颅底枕骨隆突外侧 1 cm
C3	在锁骨上窝与锁骨中线交点
C4	肩锁关节表面
C5	肘关节近端肘窝外侧
C6	拇指近节指骨背侧面
C7	中指近节指骨背侧面
C8	小指近节指骨背侧面
T1	肱骨内上髁近端肘窝内侧
T2	腋窝顶点
T3	锁骨中线第 3 肋间隙
T4	锁骨中线第 4 肋间隙，位于乳头水平
T5	锁骨中线第 5 肋间隙，位于乳头水平和剑突水平的中点
T6	锁骨中线，位于剑突水平
T7	锁骨中线，位于剑突水平和脐水平的上 1/4
T8	锁骨中线，位于剑突水平和脐水平的中点
T9	锁骨中线，位于剑突水平和脐水平的下 1/4
T10	锁骨中线，位于脐水平
T11	锁骨中线，位于脐水平和腹股沟韧带的中点
T12	锁骨中线，腹股沟韧带中点
L1	T12 感觉关键点和 L2 感觉关键点之间的中点
L2	大腿前内侧，腹股沟韧带中点（T12）与股骨内侧髁连线的中点
L3	膝关节上方股骨内侧髁
L4	内踝表面
L5	足背第 3 跖趾关节
S1	跟骨外侧
S2	腘窝中点
S3	坐骨结节或臀下皱襞表面
S4 ~ S5	肛周区域，皮肤黏膜交界处外 1 cm 以内

表 2.5　感觉分级

0	消失
1	受损（减退或增强）
2	正常
NT	无法检查

脊髓损伤患者的入院处理

住院康复

诊断：脊髓损伤的类型、平面及病因。

一般状况：稳定 / 尚可。

过敏史

生命体征：定时监测，直至病情稳定。病情不稳定时须要更频繁地监测生命体征，包括对使用呼吸机、气管切开或存在呼吸障碍的患者进行脉搏血氧测定。

诊断：脊髓损伤，详细说明损伤平面和 AIS 分类。美国脊柱损伤协会损伤分级见表 2.6。

心血管系统：脊髓损伤患者可能存在新发的基础血压降低，往往为相对低血压（SBP 为 90 ~ 110 mmHg），因此易出现症状性直立性低血压。

– 离床时佩戴加压弹力袜和腹带，防止立位晕厥。
– 确保适当的液体入量。

表 2.6　美国脊柱损伤协会损伤分级 [17]

ASIA 损伤分级	说明
A 级	最低骶髓节段无感觉和运动功能保留
B 级	S4 ~ S5 皮节保留感觉功能和（或）存在直肠深压觉 运动平面以下超过 3 个节段无随意肌肉收缩
C 级	S4 ~ S5 皮节保留感觉功能和（或）存在直肠深压觉 运动平面以下超过 3 个节段有随意肌肉收缩 神经损伤平面以下超过一半的关键肌肌力小于 3 级
D 级	S4 ~ S5 皮节保留感觉功能和（或）存在直肠深压觉 神经损伤平面以下一半或以上关键肌的肌力 ≥3 级
E 级	所有的节段神经功能均正常，尽管之前存在功能障碍

呼吸系统（使用呼吸机）[18]

- 记录院外的呼吸机设置，入院时继续使用同样的设置。
- 如果不清楚呼吸机设置，并且没有实质性肺损伤，开始时使用 CMV 模式，潮气量为 10 ~ 15 ml/kg 理想体重（大约 1 L），速率设置为 12，PEEP 设置为 5，逐渐增加 FiO_2，使 SPO_2>92%。
- 检查动脉血气。
- 每日测定肺活量（vital capacity，VC）。
- 参见本章后续部分和呼吸章节，以获得更多信息。

呼吸系统（存在气管切开）

- 每 6 h 进行一次胸部物理治疗，治疗时使用吹入吹出装置。
- 胸部 X 线检查（评估肺炎或气胸）。
- 检查肺功能：（FEV_1、肺活量及负吸气力）。
- 沙丁胺醇和异丙托铵雾化吸入，每 6 h 一次，需要时改为每 4 h 一次。
- 需要时，抽吸痰液。
- 气管造口术护理医嘱：用过氧化氢清洁气管造口部位，然后使用生理盐水清洗。
- 使用 Passey-muir 瓣膜的患者，言语治疗会诊。

使用 Foley 导尿管的患者：拔除导尿管，观察 3 h，插入 Foley 导尿管。检查尿常规和尿培养，参见膀胱管理部分的进一步治疗。

不使用 Foley 导尿管的患者

- 检查尿常规和尿培养。
- 最初 24 h 每次排尿后使用直导尿管或膀胱扫描检查排尿后残余尿量。
  - 如果残余尿量 <200 ml，并且患者可以控制排尿，允许患者排尿。
  - 如果残余尿量 >200 ml，或者患者不能控制排尿，留置 Foley 导尿管，参见膀胱管理部分的进一步治疗。

肠道（上运动神经元）

– 多库酯钠 100 mg，口服，tid。
– 进行肠道日常管理前 8 h 口服番泻叶浓缩物片剂 2 片。如果需要，每日最大量可以增加至 6 片。
– 餐后 30 min 使用小号灌肠剂或栓剂进行肠道日常管理（手指刺激）。
– 如果出现腹胀或意外情况，考虑行 KUB 平片检查以评估结肠内的大便量。

肠道（下运动神经元）

– 须要每天早饭后用手解除大便嵌塞。
– 如果可能，让患者坐在大便椅中。
– 通过肠道药物调整大便的硬度，减少意外情况，以便于解除大便嵌塞。
– 如果出现腹胀或意外情况，考虑行 KUB 平片检查以评估结肠内的大便量。

疼痛

– 肌肉骨骼疼痛：泰诺林，650 mg，q6 h，需要时，轻度疼痛。
– 羟考酮，5 ~ 10 mg，口服，需要时，中重度疼痛。
– 神经病理性疼痛：加巴喷丁，300 mg，tid 或 qid；和（或）去甲替林，25 mg，睡前。

DVT 预防 [19-20]

如果近期有手术史或出血史，药物预防可能存在禁忌证。

– 检查下肢多普勒彩超，用于未明确诊断的 DVT。
    - 如果为阴性，使用序贯气压式压力设备（sequential pneumatic compression devices，SCD）。
– AIS D 级：依诺肝素，40 mg，皮下注射，每日 1 次，直至康复治疗出院。

- AIS C 级：依诺肝素，40 mg，皮下注射，每日 1 次，持续 8 周。
- AIS A 级或 AIS B 级：依诺肝素，40 mg，皮下注射，每日 1 次，持续 8 周。
  - 如果病情复杂（下肢骨折、有血栓病史、肿瘤、心力衰竭、肥胖或年龄 >70 岁），须要持续至 12 周。

皮肤

- 卧床时每 2 h 翻身一次，以预防皮肤破溃。
- 穿保护靴，预防足跟 / 小腿皮肤破溃和挛缩。
- 如果患者已经出现皮肤破溃：
  - 记录（照相、测量及分期）。
  - 开始伤口护理方案（参见伤口护理部分）。
- 如果使用 HALO 支具或外固定架，进行钉道护理（不同的外科医师的指令可能不同）。

痉挛

- 记录现在肌张力的水平，与之前出院时的体格检查进行比较。
  - 肌张力突然增加可能表明存在未明确诊断的感染、骨折或其他疾病。
  - 考虑进行影像学检查以及检查全血细胞计数、尿常规和尿培养、红细胞沉降率（erythrocyte sedimentation rate，ESR）和 C 反应蛋白（C-reactive protein，CRP）及碱性磷酸酶。

饮食

- 奥美拉唑，40 mg，每日 1 次（受伤后使用超过 2 周，以预防消化道应激性溃疡）。
- 鼻饲：
  - 热量转换 / 配置为 16 h 或 18 h 通宵方案。
  - 每 8 h 增加速度 10 ml，直至最佳的目标速度。
  - 营养科会诊，以达到最佳的蛋白质摄入。

– 经口进食：
  - 如果怀疑存在吞咽困难，则进行言语和吞咽评估。对使用颈托的患者而言这是一个好主意。
  - 继续之前的饮食，除非怀疑存在误吸。
– 入院时测量患者的体重，每周再次测量。

活动

– 列出注意和限制事项、肢体负重情况。
– 支具类型和佩戴说明（持续佩戴还是仅离床时佩戴）。

实验室检查

– 全血细胞计数、血生化、肝功能、PT/PTT、尿常规和尿培养、促甲状腺激素（thyrotropin thyroid stimulating hormone，TSH）、25-(OH) Vit D 和 1, 25-$(OH)_2$ Vit D。
– 每周进行全血细胞计数和血生化检查，除非另有其他情况。

影像学检查

– 如果有肺部疾病或机械通气史，进行胸部 X 线检查。
– 如果肠道情况不明，进行 KUB 平片检查。
– 对骨科手术部位行 X 线检查。
– 考虑进行下肢多普勒彩超，用于诊断 DVT。如果 72 h 没有进行 DVT 预防，则须要在使用气压式压力设备前进行[19]。

会诊

– 言语治疗：评估误吸情况，决定适合的饮食。
– 如果依赖机械通气，指导患者舌咽（蛙式）呼吸。
– 在呼吸机或气管造口的情况下使用讲话瓣膜时，进行发声训练。

营养：改善营养状况，决定适合的饮食。

社会工作：评估目前的生活环境和可获得的社会 / 经济支持，用于制订出院计划。

心理：评估适应障碍，并持续予以治疗；提供家庭咨询。

文娱疗法和职业治疗：用于重返社会、门诊治疗以重返工作、支持小组。

治疗

- **诊断：**四肢瘫 / 截瘫，临床诊断。
- **发病日期**。
- **注意事项：**活动限制（即持续使用脊柱预防措施或颈托）、心脏（立位晕厥）、呼吸（呼吸频率 12 ~ 20 次）、感觉减退、自主神经反射异常、皮肤破溃、抗凝及低血糖等。
- **负重状况：**四肢在能够耐受的情况下负重（除非存在骨折）。
- **短期目标：**根据患者的功能障碍、损伤平面和合并症，在出院时达成。
- **长期目标：**根据患者的损伤平面和合并症，在理想状态下使功能达到最佳。

物理治疗处方

- 评估。
- 双下肢主动 / 主动辅助下 / 被动关节活动度练习。如果需要，则进行牵伸。
- 降低肌张力技术。
- 双下肢肌力练习。
- 垫上活动。
- 转移。
- 坐位 / 站位平衡。
- 本体感觉练习。
- 使用辅助装置渐进步行。

- 在能够耐受的情况下进行台阶练习。
- 家庭运动计划。
- 尝试 TENS、FES。
- 需要时，冰敷 20 min。
- 如果需要，使用夹板或支具。

作业治疗处方

- 评估。
- 双上肢主动 / 主动辅助下 / 被动关节活动度练习。如果需要，进行牵伸。
- 日常生活活动训练。
- 精细运动协调性。
- 神经肌肉再教育。
- 降低肌张力技术。
- 双上肢肌力练习。
- 使夹板固定于中立位，或用于肌腱固定术。
- 功能性转移。
- 简化工作 / 能量保存。
- 适应装置评估。
- 耐用医疗设备（durable medical equipment，DME）评估。
- 进行家庭评估，以判断无障碍性和需要的装置。
- 尝试 TENS、FES。
- 需要时，冰敷或微热板 20 min。

轮椅处方

- 带有头部、下颚或呼吸控制的电动靠背倾斜和（或）空间倾斜轮椅。
- 压力缓解坐垫。
- 姿势支持。
- 安全带。

适应性装置 / 可能需要的家庭装置

- 带有侧面护栏和头低脚高位的全电动病床。
- 转移板。
- 带有 U 形吊索的电动或手动 Hoyer 升降机。
- 洗发水托架。
- 手提式淋浴。
- 软垫靠背倾斜的轮椅淋浴或带安全带的大便椅。

脊髓损伤后遗症及并发症

神经功能的预后

预期寿命

伤后第 1 年内的死亡率最高[1]（表 2.7）。

第 1 年内的死亡原因[21]

- 28% 为呼吸系统疾病。
- 23% 为缺血性 / 高血压心脏病。
- 9.3% 为肺栓塞。
- 7.5% 为败血症。

表 2.7 对于伤后 24 h 后存活的患者，根据损伤严重程度和损伤时年龄计算的损伤后预期寿命（年）[1]

损伤时年龄	无脊髓损伤人群	任意节段损伤，存在功能性运动	截瘫	低位四肢瘫（C5～C8）	高位四肢瘫（C1～C4）	呼吸机依赖
20	58.6	52.6	45.2	40.0	35.7	17.1
40	39.4	34.1	27.6	23.3	19.9	7.3
60	22.4	17.7	12.8	9.9	7.7	1.5

功能结果 [22-23]

C1 ~ C4

- 呼吸：完全性或部分膈神经麻痹，最初需要机械通气。
- 清理呼吸道分泌物：依赖。

– ADL 和转移：依赖。

– 压力缓解：使用空间倾斜轮椅，可独立进行。

– 转移：独立使用带有头部阵列或吸气吹气功能的电动轮椅。

C5

– **进食**：装备适应性装置后中等程度独立，包括带有器皿夹具或通用护腕的腕关节夹板、弯曲的叉子或勺子、防滑垫、保护板及可能需要移动手臂支撑装置。

– **修饰**：装备适应性装置后最低程度辅助。

– **穿衣**：穿上半身衣服需要辅助，穿下半身衣服依赖。

– **刷牙**：装备腕托和器皿夹具后最低程度辅助。

– **床上活动和转移**：需要辅助。

– **肠道 / 膀胱**：依赖。

– **驾驶**：改造后独立使用。

C6

– 如果有意愿，可以独立生活的完全性损伤患者的最高平面。

– **进食**：独立或中等程度独立。

– **修饰**：辅助至中等程度独立。

– **穿衣**：穿上半身衣服独立，穿下半身衣服辅助。

– **沐浴**：使用洗浴手套、手提式淋浴、U 形套袖、杠杆式水龙头、抓握杆和淋浴椅，辅助至中等程度独立。

– **床上活动**：辅助至独立。

– **转移**：使用转移板在平整表面转移，辅助至中等程度独立。在不平整表面可能需要更多的辅助。

- **压力缓解**：使用电动或手动轮椅，可独立进行。
- **膀胱**：
  - 女性：最常使用的为持续留置 Foley 导尿管。对使用腹部造瘘口进入膀胱的可控尿流改道的患者，可在中等程度独立下进行自我间歇导尿。
  - 男性：可在中等程度独立下进行间歇导尿。
- **肠道**：
  - 转移和准备倾斜靠背马桶，需要辅助。
  - 使用栓剂插入器和反馈镜指导的直肠刺激进行肠道日常管理方案，可能达到中等程度独立。
  - 清洗时需要辅助。
- **转移**：
  - 独立驾驶带有轮椅升降机和固定轮椅手控装置的厢式车。
  - 独立使用带有标准手臂控制装置的电动轮椅。
  - 可在室内独立使用带有改良手推缘的手动轮椅。电动辅助车轮可能有帮助。

C7：**此平面损伤通常能够功能独立。**

- ADL：辅助至中等程度独立。
- **床上活动**：最低程度辅助至独立。
- **转移**：使用转移板，中等程度独立。
- **膀胱**：
  - 女性：可能独立进行自我间歇导尿，但技术上存在困难。
  - 男性：进行间歇导尿，中等程度独立。
- **肠道**：使用栓剂插入器和反馈镜指导的直肠刺激，进行肠道日常管理方案，中等程度独立。
- **移动**：
  - 独立驾驶带有手控装置的汽车或厢式车。

- 独立使用电动轮椅。
- 独立使用带有改良手推缘的超轻手动轮椅，除了在跨越路阶和不平整的地面时。电动辅助车轮可能有帮助。

– **打字**：最低程度辅助至中等程度独立（打字夹板）使用电话和键盘。

T2 ~ T9

– **ADL**：独立。

– **转移**：独立，包括地面至椅子转移。

– 肠道/膀胱：独立。

– **移动**：

- 独立使用手动轮椅，包括进行自行车前轮离地平衡和跨越路阶。
- 使用双侧膝踝足矫形器和肘杖或助行器，练习性步行中等程度独立。

T10 至腰髓

– **轮椅**：独立使用手动轮椅，可能包括上下楼梯和扶梯。

– **步行**：使用双侧膝踝足矫形器和助行器或手杖，使用摇过步态（能量消耗高），步行中等程度独立。更多地用于练习，而不是功能性移动。

神经系统并发症

脊髓空洞症（创伤后囊性脊髓病）

– 接近损伤平面部位灰质内囊腔形成。

– **发生率**：8%，始自损伤后 2 个月 [2,3]。

– **病因**：不明。

- 血肿伴酶裂解？
- 瘢痕形成伴脑脊液流动受阻？

- **临床表现：**
  - 做 Valsalva 动作时疼痛加重。
  - 反射丧失平面上移。
  - 披肩样分布感觉丧失上移。
  - 痉挛改变。
  - 姿势改变。
- **检查：**增强 MRI。
- **治疗：**
  - 避免用力排便 / 排尿。
  - 神经外科会诊。
  - 分流术。
  - 脊髓切断术。
- **预后**[23]**：**
  - 疼痛减轻及运动恢复 > 感觉恢复。
  - 复发率约为 50%。

周围神经卡压[3]

- 腕管综合征和尺神经病最常见。
- **发生率：**腕管综合征为 21% ~ 65%。
- **治疗：**
  - 相对休息。
  - 夹板。
  - 避免直接压迫神经。
  - 改良轮椅驱动和转移技术。
  - 带衬垫的手套。
  - 手术松解 / 移位。
- 参见 EMG 章节以获得更多的详细信息。

呼吸系统 [3, 18, 23]

解剖

- 神经支配：
  - 膈神经（C3、C4 及 C5）：膈肌。
  - 迷走神经：肺副交感神经支配。
- 吸气肌：膈肌（肺容量的 65% ~ 75%）、肋间外肌及呼吸副肌。
- 呼气肌：腹肌及肋间内肌。

脊髓损伤后的呼吸改变

- 残气量增加。
- 肺活量（vital capacity，VC）和潮气量（tidal volume，TV）降低。
  - 最初用力肺活量可能为预期的 50%，但可增加至 60%[3]。
- 胸壁反常运动
  - 吸气时胸壁陷落，腹壁突出。
- 膈肌处于生物力学上不利的位置。
- 副交感神经（迷走神经）不受抑制，气道分泌物增加。

根据损伤平面造成的损害 [3]

C2 或 C2 以上：

- 无呼吸肌功能（包括膈肌）。
- 需要机械通气。
- 膈神经未受损（通过肌电图）可允许进行膈肌起搏。

C3 ~ C4 ：

- 膈肌无力，无主动呼气功能。
- 最初需要机械通气，多数患者将会脱机。

C4 ~ C8 ：

- 膈肌未受损，但没有主动呼气功能。

– 清理呼吸道分泌物时须要辅助（吸气 - 呼气装置及胸部物理治疗）。
– 保持体位以增加潮气量（仰卧位较坐位增加 15%）。

T1 ~ T5：
– 肋间肌或腹肌无随意收缩功能。
– 清理呼吸道分泌物时需要辅助（吸气 - 呼气装置及胸部物理治疗）。
– 保持体位增加潮气量（仰卧位 > 坐位）。

T5 ~ T12：
– 肋间肌和腹肌无力，咳嗽无力。
– 清理呼吸道分泌物时需要辅助（吸气 - 呼气装置及胸部物理治疗）。

呼吸系统并发症 [23]
– 发生于高达 67% 的脊髓损伤急性期患者。
  • 肺炎。
  • 肺不张。
  • 呼吸衰竭。
– 高位颈脊髓（C1 ~ C4）损伤最常见。
– 是脊髓损伤后导致死亡的最主要原因（21.7%）[24]。
  • 72.3% 由肺炎所致。
– 年龄、肥胖、哮喘病史、慢性阻塞性肺疾病（chronic obstructive pulmonary disease，COPD）病史或吸烟史可增加风险。
– 同时存在的颅脑损伤可能会影响呼吸动力。
– 睡眠呼吸暂停（患病率为 15% ~ 60%）[3,24]。

呼吸系统并发症的预防 [23]
– 诱导性肺活量计。

– 监测肺活量（vital capacity，VC）和 PCO_2。
– 吸痰。
– 肺部物理治疗。
– 辅助咳嗽：手动或使用吸气 - 呼气装置（40 cmH_2O）。
– 充分水化稀释呼吸道分泌物。
– 教给患者进行舌咽呼吸。
– 腹带（通过预置膈肌位置，增加 16% ~ 28% 的 VC）。
– 药物：
  • 吸入性支气管扩张剂（沙丁胺醇）。
  • 口服黏液溶解药（愈创甘油醚或乙酰半胱氨酸）。
  • 茶碱类（减少痉挛、增加表面活性物质和膈肌收缩力）。

最初进行的检查

– 动脉血气。
– 实验室检查，包括心肌酶和毒理学。
– 胸部 X 线检查。
– 心电图检查。
– 连续脉搏血氧测定。
– 肺功能测量：
  • 肺活量。
  • 第一秒用力呼气量（FEV_1）或峰值咳嗽流量。
  • 最大吸气负压。
– 计算理想体重（ideal body weight，IBW）。
  • 男性 = 50+2.3（按英寸计算身高 – 60）。
  • 女性 = 45.5+2.3（按英寸计算身高 – 60）。

机械通气 [18,23,24]

适应证

– 呼吸衰竭。

  - 肺活量 <15 ml/kg 理想体重，或 <1 L。
  - NIF<20 cmH_2O。
  - PO_2<50 mmHg。
  - PCO_2>50 mmHg。
  - 疲劳。
- 难治性肺气肿。
- 肺不张相关的复发性肺炎。
- 气管造口术，如果预期使用超过 5 天。

模式

- 首选连续指令通气（continuous mandatory ventilation，CMV，以前称为辅助控制）。
  - 固定潮气量、FiO_2、峰值呼吸流量和呼气末正压通气（positive end expiratory pressure，PEEP）于预定数值。
  - 患者可触发呼吸，给予充分的潮气量。
  - 如果套囊部分抽瘪，允许患者讲话。

设置

- 计算潮气量 10 ~ 20 ml/kg 理想体重 [3]。
- 在能够耐受的情况下每日增加潮气量 50 ~ 100 ml，直至目标容量（>20 ml/kg 理想体重）。
  - 治疗肺气肿时首选较高的潮气量。
  - 在脊髓损伤患者中减少脱机时间 [25]。
  - 在下列情况下不再增加潮气量：
- 室内空气（21%）下 SPO_2 正常。
- 无肺气肿。
- 监测压力以避免气压伤。
  - 峰值压力 <40 cmH_2O。
  - 平台压力 <35 cmH_2O。

– PEEP=5 cmH_2O。
  - 可增加以改善 PO_2 或减轻肺气肿。
– 呼吸频率 =12 次 / 分。
– FiO_2= 21%（室内空气），除非存在肺部疾病。
– 峰值流量（给予空气量速率）=60 L/min。
– 触发呼吸敏感度 =-2 cmH_2O。
– 不允许患者重设呼吸机设置[18]。
– 设置报警器：
  - 高压（最大吸气压 +PEEP）。
  - 低压（通常为 10 cmH_2O+PEEP）。
  - 低呼气流量（潮气量 200 ml）。

传统呼吸机的替代[26-27]

– 对于延髓肌肉未受损和精神状态未受损的患者，可考虑无创间歇正压通气（non-invasive intermittent positive pressure ventilation，NIPPV）。
  - 设备与持续正压通气（continuous positive airway pressure，CPAP）或双水平气道正压通气（bilevel positive airway pressure，BiPAP）类似。
  - 比气管切开术发生肺炎的风险低。
  - 避免气管切开术的并发症。
  - 更有可能出院回家。

脱离呼吸机

适应证：肺活量 >10 ml/kg 理想体重。
– 肺活量为 15 ~ 20 ml/kg 是成功脱机的良好预测因子[28]。
– 也要考虑进行胸部 X 线检查，以及在室内空气下呼吸的能力。

方式：渐进性无呼吸机呼吸（progressive ventilator-free breathing，PVFB）[3, 24]。

- 起始时撤除呼吸机 2～5 min，每日 3 次。
- 仰卧位使用腹带。
- 在能够耐受的情况下增加脱机时间。
- 通过气管切开围领，提供湿化的 O_2。
- 在脊髓损伤患者中较同步间歇指令通气（synchronized intermittent mandatory ventilation，SIMV）更有效[29]。

如果出现下列情况，停止脱机

- 肺活量下降 50%。
- 不能保持 SPO_2>92%。
- 呼吸频率 >30 次 / 分。
- 心率较基线水平升高 >20 次 / 分。
- SBP 变化超过 30 mmHg。
- 疲劳或精神状态改变。

无创通气可帮助脱离呼吸机[27]

- 间歇正压通气（intermittent positive pressure ventilation，IPPV）。
- CPAP 和 BiPAP。
- 间歇腹压通气。

植入装置：膈神经刺激器及膈肌起搏。

- 须要膈神经未受损。
- 可使一些患者脱离呼吸机并改善言语和移动能力。

胃肠道

- **解剖 / 生理。**
- 副交感神经：胃肠动力。
  - 迷走神经（CN X）：胃至横结肠。
  - 盆内脏神经（S2～S4）：从横结肠至肛门内括约肌（internal anal sphincter，IAS）。

- 交感神经：停滞。
  - 腹腔和肠系膜上神经节（T4～12）：胃至横结肠。
  - 肠系膜下神经节（L1～3）：横结肠至降结肠。
- 躯体神经：肛门外括约肌。
  - 阴部神经（S2～4）：肛门外括约肌（external anal sphincter，EAS）的运动和感觉。
- 反射：
  - 胃结肠反射：
    - 触发：胃/十二指肠扩张。
    - 回盲瓣开放。
    - 结肠蠕动增加。
    - 时间范围：进餐后 15～60 min。
    - 由胆囊收缩素、血清素及胃泌素介导。
  - 直肠结肠抑制和直肠肛门抑制。
    - 触发：直肠扩张/刺激。
    - 肛门内括约肌舒张和蠕动。
    - 由骨盆神经介导。
    - 手法牵拉/松弛肛门外括约肌，使大便排出。

脊髓损伤急性期

- 弛缓性肠道/肠梗阻。
  - 可持续至伤后 7 天[3]。
- **治疗**
  - 如果出现呕吐或严重恶心，使用鼻胃管间断抽吸减压。
  - 如果不能耐受口服补液，使用静脉补液。
  - 如果超过 3 天，使用全胃肠外营养。
  - 使用质子泵抑制剂或 H_2 受体阻滞剂（迷走神经张力占绝对优势，增加胃酸分泌）。
  - 腹部按摩，TENS。

- 可考虑尝试使用甲氧氯普胺 10 mg tid 和（或）红霉素。

脊髓损伤慢性期

– 上运动神经元肠道（脊髓圆锥以上的损伤）：
  - 肛门外括约肌不能随意舒张，可能呈痉挛性。
  - 骶部固有的反射完整，可能亢进。
  - 可能出现自发性肠道运动（漏便）。
– 下运动神经元肠道（脊髓圆锥以下的损伤）：
  - 肛门外括约肌和结肠弛缓。
  - 骶部固有的反射消失。
  - 结肠扩张，贮存大便。

肠道方案指南

– 目标：能够有计划地规律排便，预防便秘、腹泻、疼痛或非计划排便等并发症。
– 可以在床上排便，但更建议患者直立地坐在带衬垫的大便椅上或可斜卧的马桶上排便。
– 应该在每天的同一时间排便。
– 排便频率和使用的轻泻药剂量应该与确定的肠道日常管理相同。
– 在住院治疗期间应每日进行肠道日常管理。如果患者有要求，可以在出院后将其改为隔日进行。

上运动神经元损伤肠道方案

– 利用反射。
– 在餐后 1 h 进行。
– 使用肛塞药物（栓剂或小灌肠剂），± 使用 2% 利多卡因凝胶进行手指刺激。
  - 轻柔地将戴有手套的经过润滑的手指插入直肠，并且缓慢地按圆形轨迹旋转手指。
  - 如果持续存在张力，向骶骨施加轻柔的压力。

- 持续旋转手指，直至可感觉到肠壁舒张、肠道排气排便或肛门内括约肌收缩。
- 如果需要，每 5 ~ 10 min 重复进行手指刺激，直至排便完成。

– **药物**：
- 多库酯钠 100 mg 口服 tid。
- 番泻叶 2 ~ 4 片，肠道日常管理前 8 h。
- 1 枚灌肠剂或栓剂，开始排便。

下运动神经元损伤肠道方案

– 须要手动排便，没有可辅助排便的反射活动。
– 在每天早晨沐浴前进行，预防日间发生漏便。
- 将 1 ~ 2 个经过润滑的手指插入直肠，以弄碎或夹住大便排出。
- 在马桶上排便，以辅以重力和 Valsalva 动作。

– 使大便湿胀以易于排出，并预防漏便（蚤草和甲基纤维素）。
– 在餐后 15 ~ 30 min 进行，以利用胃结肠反射。

肠道药物

湿胀剂：

– 使大便保持更多的水分，并产生凝胶易于排便。
– 起效时间：12 ~ 72 h。
– 实例：
- 蚤草（欧车前亲水胶）：每次 1 匙，每日 1 ~ 3 次。
- 甲基纤维素（Citrucel）：每次 1 匙，每日 1 ~ 3 次。
- 膳食纤维：至少 15 g/d。

渗透剂：

– 吸收差的多价离子（镁、磷酸盐及硫酸盐）。
– 增加肠道内 H_2O，刺激胆囊收缩。
– 作用部位：全部肠道，主要在小肠。
– 起效时间：0.5 ~ 6 h。

- 辉力（磷酸钠）：降低 K^+ 浓度，但可能引起肾衰竭。
- 柠檬酸镁：300 ml，约等于 2 g 元素镁。
- 氢氧化镁（MoM）。
- 硫酸镁（泻盐）：最有效。
- 甘露醇（>20 g 口服）。

高渗剂

– 吸收差的碳水化合物或聚合物。
– 引起渗透性腹泻：增加体积，刺激肠道蠕动。
– 作用部位：结肠。
– 起效时间：0.5 ~ 24 h。
  - 甘油栓剂：将水吸收至肠道，牵伸刺激反射活动。
– 包括硬脂酸钠，可刺激直肠。
  - 聚乙二醇（Miralax）。
– 对脊髓损伤的患者避免使用乳果糖和山梨醇，因为这些糖类分解细菌，可能会引起不舒适的腹胀。

刺激剂（口服）

– 刺激肠壁或刺激神经丛。
– 也可改变电解质分泌。
– 作用部位：结肠。
– 起效时间：6 ~ 10 h。
  - 比沙可啶（双醋苯啶）。
  - 波希鼠李皮。
  - 药鼠李皮（蒽醌兴奋剂，经结肠细菌水解）。
  - 番泻叶（Senokot）：刺激 Auerbach 神经丛，肠道蠕动。
– 并发症：结肠黑色素沉着病（结肠褐色变色）及泻药性结肠炎（弛缓性结肠冗长，与每周使用超过 3 次，使用超过 1 年相关）。
- 芦荟素：芦荟提取物。
- 芦荟和大黄：经结肠细菌转换为活性药物。

– 作用部位：小肠。
– 起效时间：2 ~ 6 h。
• 蓖麻油：转换为蓖麻油酸。

刺激剂（肛塞）：

– **起效时间**：0.5 ~ 1 h。
  • 比沙可啶栓剂（石蜡油）。
  • Microlax 5 ml 灌肠剂（含有柠檬酸钠、磺基醋酸十二酯钠、山梨醇、甘油、山梨酸和 H_2O）。
  • 甘油栓剂。
    – 起效时间：5 ~ 20 min。
  • 比沙可啶灌肠剂（1.25 fl oz，10 mg）。
  • Magic Bullet 栓剂（水基双醋苯啶）。
  • 多库酯钠小灌肠剂（Enemeez）。

灌肠剂：

– 大剂量（500 ~ 1500 ml）：
  • 肥皂水 = 月桂醇硫酸钠。
  • 水。
  • SMOG（生理盐水、矿物油和甘油）。
– 标准：
  • 133 ml Fleet 灌肠剂（磷酸钠）。注意，肾衰竭患者避免使用。
  • 矿物油，133 ml。
  • 甘油 8 oz（或与水混合以扩大容量）。
– 微型 / 小型：
  • 多库酶钠 ± 苯唑卡因（Enemeez 灌肠剂）。
  • 10 mg 比沙可啶，1.25 oz（乐可舒）。
  • 5 ml Microlax 灌肠剂。

  肠道用药物见表 2.8。

膀胱

正常膀胱的解剖 / 生理

- 储尿（交感神经）：
  - 交感神经（腹下神经，T11 ~ L2）。
    - 逼尿肌舒张（β_3 肾上腺素能）。
    - 尿道内括约肌收缩（α_1 肾上腺素能）。
  - 躯体神经（阴部神经，S2 ~ 4）。
    - 尿道外括约肌收缩。
  - 副交感神经（骨盆内脏神经，S2 ~ 4）运动纤维无活性，感觉传入纤维追踪逼尿肌拉伸。
  - 大脑皮质抑制脑桥排尿中枢。
- 排尿（副交感神经）：
  - 膀胱充盈（>150 ml）激活副交感神经感觉传入。
  - 脑桥排尿中枢协调逼尿肌收缩和括约肌舒张。
  - 副交感神经（骨盆内脏神经，S2 ~ 4）。
    - 逼尿肌收缩（胆碱能）。
  - 交感神经（腹下神经，T11 ~ L2）运动纤维无活性。
    - 尿道内括约肌舒张。
  - 躯体神经（阴部神经，S2 ~ 4）。
    - 尿道外括约肌舒张。

脊髓损伤后神经源性膀胱

解剖

- 骶神经和脑桥排尿中枢之间的联系中断，导致逼尿肌 - 括约肌协同失调（detrusor-sphincter dyssynergia，DSD）或不能在排尿时协调逼尿肌和括约肌的收缩 / 舒张。
- **上运动神经元损伤**：痉挛性膀胱，骶反射保留，由 DSD 所致的高压排尿。

表 2.8　肠道用药物

药物	机制	剂量	副作用	起效时间
多库酯钠	软化剂（增加大便油脂含量）	100 mg 口服 tid	大便质地过软	口服：12 ~ 72 h
	刺激直肠黏膜	小灌肠剂肛塞	不适感	肛塞：10 ~ 20 min
番泻叶	刺激 Auerbach 神经丛，增加肠道蠕动	2 ~ 4 片 (8.6 mg)，肠道日常管理前 8 h 口服	（长期使用）紧张性结肠	8 h
比沙可啶	刺激结肠黏膜，肠道蠕动和	10 mg 口服或肛塞，每日 1 次	不适感	口服：8 h
	电解质分泌	或严重便秘，20 mg 口服 q8 h × 3 次		肛塞：15 ~ 30 min
乳果糖	渗透作用，结肠扩张，肠道蠕动和 H_2O 分泌	15 ~ 30 ml口服 q6 h prn（每日最多 60 ml）	排气、腹胀及漏便	2 ~ 6 h
聚乙二醇	渗透性利尿，增加大便 H_2O	17 g 口服每日 1 次至 bid	漏便	≤24 h
柠檬酸镁	渗透作用，结肠扩张，肠道蠕动和 H_2O 分泌	150 ~ 300 ml 口服 ×1 次	血清镁升高，漏便	2 ~ 6 h
镁乳	渗透性利尿	30 ~ 60 ml 口服 q6 h prn	血清镁升高，漏便	2 ~ 6 h

  - 膀胱压力大于 40 mmHg，可能导致肾积水，最终导致肾衰竭。
- **下运动神经元损伤**：弛缓性膀胱，骶反射丧失。

临床表现：上运动神经元损伤和下运动神经元损伤可表现为潴留或失禁。

- 潴留可能由下列情况引起：
  - 逼尿肌弛缓（下运动神经元损伤膀胱或脊髓损伤急性期）。
  - 括约肌收缩（持续存在的交感神经紧张，协同失调）。
  - 其他原因造成的流出道梗阻（尿道狭窄及前列腺）。
- 失禁可能由下列情况引起：
  - 逼尿肌弛缓伴过度充盈（高容量）。
  - 逼尿肌痉挛（低容量）。
  - 之前存在盆底功能不全。

治疗

- 膀胱管理的目标是维持低膀胱压和保持无尿失禁，并减少感染和上尿路损害的风险[30]。
- 初始：留置 Foley 导尿管，直至度过脊髓休克期以及立位性晕厥得到控制。
- 排尿试验（拔除 Foley 导尿管，通常出于方便考虑在每天早晨进行）。
  - 可控排尿：
    - 检查排尿后残余尿量（post-void residual，PVR）。
      - 如果＜200 ml，结束急性期处理。
      - 如果＞200 ml，可能存在 DSD（上运动神经元）或逼尿肌无力（下运动神经元）。
        - 间歇导尿（intermittent catheterization，IC）prn，PVR＞200 ml。
        - 如果为上运动神经元，尝试坦洛新 0.4 mg 口服，以舒张括约肌。

- ▫ 如果为下运动神经元，尝试氯贝胆碱 10 mg 口服 tid，以促进逼尿肌收缩，可逐渐增量至 100 mg tid。
- ▫ 如果没有改善，考虑尿流动力学检查。

- 自主排尿（无控制下的反射性排尿）：
  - 检查 PVR：
    - 如果<200 ml，可使用阴茎套导管或尿垫。
    - 如果>200 ml，需要间歇导尿 q6 h 或留置导尿管。
      - 如果为上运动神经元，尝试坦洛新 0.4 mg 口服，以舒张括约肌。
      - 如果为下运动神经元，尝试氯贝胆碱 10 mg 口服 tid，以促进逼尿肌收缩，可逐渐增量至 100 mg tid。
  - 可能减少自主排尿，监测 PVR：
    - 抗胆碱药物舒张逼尿肌。
      - 奥昔布宁 5 mg 口服 tid，逐渐增量至 15 mg。
      - 托特罗定 2 mg bid。
    - 肾上腺素能药物增加括约肌张力（如果使用间歇导尿）。
      - 伪麻黄碱 30 ~ 60 mg bid（最大量 120 mg/d）。
    - 痉挛处理（巴氯芬或替扎尼定）。
    - 逼尿肌注射肉毒毒素。
  - 可降低排尿压：
    - 坦索罗辛 0.4 mg 睡前口服，舒张括约肌。
    - 尿道括约肌注射肉毒毒素。
    - 经尿道外括约肌切开术。
  - 建议进行尿流动力学检查，检查排尿压[30]：
    - 8 h 未排尿后进行。
  - 检查膀胱容量（膀胱扫描或间歇导尿）：
    - 如果 <200 ml，补液后再次检查。
    - 如果 >200 ml，开始间歇导尿，每 6 h 一次。

    - □ 对下运动神经元损伤，进行氯贝胆碱试验，10 mg 口服 tid，可逐渐加量至 100 mg qid。
    - □ 对上运动神经元损伤，进行坦索罗辛试验，0.4 mg 睡前口服 + 抗胆碱药物（奥昔布宁或托特罗定）。

- 导尿：
  - **目标**：维持膀胱排空，预防肾积水、泌尿系感染和尿失禁。
  - **方式**：
    - ○ 间歇导尿（intermittent catheterization，IC）：
      - ■ 起始时每 6 h 一次，调整频率以保持尿量为 400 ~ 500 ml。
      - ■ 可能有助于训练膀胱 / 增强膀胱力量。
      - ■ 尽快开始培训患者。
      - ■ 并发症：如果操作技术差，可引起泌尿系感染。
      - ■ 不推荐用于下列患者：排尿量大，自主神经反射异常，尿道狭窄，膀胱容量 <200 ml 或者不能自己导尿且没有愿意帮其导尿的看护人员的患者[30]。
    - ○ 经尿道留置导尿管：
      - ■ 适合不能自己进行间歇导尿或排尿量大的患者。
      - ■ 并发症：泌尿系感染、尿道糜烂、尿道狭窄、膀胱肿瘤、膀胱结石 / 肾结石。
    - ○ 经耻骨上留置导尿管：
      - ■ 非生殖器区域留置导尿管。
      - ■ 适合存在尿道异常、反复发生梗阻、自主神经反射异常及皮肤破溃的患者。
      - ■ 并发症：泌尿系感染、膀胱肿瘤、膀胱结石 / 肾结石。
    - ○ 尿流改道术（即 Mitrofanoff 手术）：
      - ■ 手术创建可控性的耻骨上导孔。
      - ■ 可使一些患者独立进行间歇导尿。
      - ■ 可与膀胱扩大术同时进行。

检查：尿流动力学检查可帮助明确排尿模式，可观察以下模式：

- 括约肌和膀胱内压。
- 膀胱排空。
- 逼尿肌和括约肌收缩时间、协调性和力量。

脊髓损伤慢性期的膀胱管理

- 每年进行肾超声检查，检查肾积水。
- 每年进行血生化检查肾功能。
- 如果留置导尿管，每 10 年进行一次膀胱镜检查，评估是否存在膀胱肿瘤。

泌尿系感染

- 抗生素仅适用于有症状性菌尿或慢性泌尿性感染急性加重的患者[31-32]。
  - 尿液分析。
    - 细菌数，间歇导尿采集≥10^2 cfu/ml，清洁采集≥10^4 cfu/ml，或留置 Foley 导尿管采集到任何数量[33]。
    - 0～5 个鳞状上皮细胞（标本污染的标志）。
  - 脓尿。
  - 症状。
    - 发热、排尿困难、排尿改变、自主神经反射异常及痉挛加重。
- **疗程**[31]：
  - 脊髓损伤慢性期，无发热：5 天。
  - 脊髓损伤急性期，无发热：7 天。
  - 脊髓损伤伴发热：14 天以上。
- 预防性使用抗生素不能预防泌尿系感染[31]。

使用的膀胱用药物见表 2.9。

表 2.9　膀胱用药物

药物	机制	剂量	副作用	注意
氯贝胆碱	毒蕈碱激动剂（M_2 及 M_3）→增加逼尿肌收缩力	起始剂量 10 mg 口服 tid 每次增加 10 mg 最大剂量 100 mg	低血压、头痛、胃肠绞痛、流泪及出汗	哮喘、冠状动脉疾病及胃溃疡患者禁用
坦索罗辛	α_{1A} 肾上腺素拮抗剂→舒张前列腺和膀胱颈平滑肌	起始剂量 0.4 mg 睡前口服 可加量至 0.8 mg	立位晕厥	不要与含硝基药物共同使用 含有磺胺
多沙唑嗪	α_1 肾上腺素拮抗剂→舒张前列腺和膀胱颈平滑肌	起始剂量 1 mg 睡前口服 最大剂量 8 mg/d	立位晕厥、低血压	
托特罗定	毒蕈碱拮抗剂（M_1 ~ M_5）→舒张逼尿肌	起始剂量 1 ~ 2 mg 口服 bid 最大剂量 4 mg/d	头晕、口干、便秘、意识错乱及嗜睡	可提供长效剂型
奥昔布宁	毒蕈碱拮抗剂（M_1、M_3）→舒张逼尿肌	起始剂量 5 mg 口服 bid 至 tid 每次增加 5 mg 最大剂量 30 mg/d	头晕、口干、便秘、意识错乱、嗜睡	可提供缓释剂型和贴剂
伪麻黄碱	突触前神经元释放去甲肾上腺素→尿道内括约肌收缩，逼尿肌舒张	起始剂量 30 mg 口服 bid 最大剂量 120 mg/d	心动过速、心悸、视物模糊、食欲减退、眩晕	

痉挛

肌张力：为肌肉对跨关节的被动牵伸所产生的阻力。

痉挛：由于上运动神经元牵张反射亢进所致的速度依赖性的肌张力增加。

强直：非速度依赖性的肌张力增加（基底节）。

治疗目标

- 不是所有的肌张力都应该予以治疗。
  - 例如，下肢肌张力可能有助于站立位转运或不需要支具的步行。
- 治疗适应证 / 目的：
  - 改善功能：移动、平衡、日常生活活动、体位保持及个人卫生。
  - 减轻疼痛。
  - 预防挛缩。
  - 使患者能够连续睡眠。
- 排除使痉挛加重的病理性原因。
  - 感染、疼痛、便秘、尿潴留、皮肤破溃及异位骨化。
- 治疗因严重程度、部位（全身性或局部性）、年龄、依从性和合并症等情况而各异。
  - 对局部性痉挛进行局部治疗（即肉毒毒素、经皮神经电刺激及矫形器）。
  - 对于多个肢体的多个肌群，考虑口服药物 ± 局部治疗。

一般治疗

- 正确摆放体位，以及使用夹板、管形石膏及降低肌张力的矫形器。
- 牵伸及关节活动度练习。
- 物理因子治疗（TENS 及 FES）。

口服药物治疗（表 2.10）

- 巴氯芬：为 $GABA_B$ 激动剂，突触前及突触后。

表 2.10 痉挛药物

药物	机制	剂量	副作用	注意
巴氯芬	$GABA_B$ 激动剂→突触前及突触后抑制	起始剂量 10 mg 口服 tid，每 3～5 天增加剂量 5～10 mg	镇静、意识错乱及便秘	突然停药可引起癫痫发作
丹曲林	减少钙从肌质网的释放	起始剂量 25 mg/d，增加剂量至 tid，然后可每 3～5 天增加剂量 25 mg，最大剂量为 400 mg/d	肌肉无力、疲劳、嗜睡、腹泻及肝毒性	每周监测肝功能
地西泮	$GABA_A$ 激动剂→突触前抑制	起始剂量 2 mg 口服 bid 或睡前，可增加剂量至 5 mg 或 10 mg	嗜睡、疲劳及意识错乱	快速耐药和依赖
氯硝西泮	$GABA_A$ 激动剂→突触前抑制	起始剂量 0.5 mg 口服 tid 或睡前，可增加剂量至 1mg	嗜睡、疲劳及意识错乱	快速耐药和依赖
替扎尼定	α_2 受体激动剂→抑制脊髓中间神经元	起始剂量 2 mg tid 至 qid，按需要每 2 mg 逐渐增加剂量 最大剂量为 36 mg/d	立位晕厥、幻觉、镇静、头晕、肝转氨酶升高	监测肝功能 片剂和胶囊制剂的生物效价不同
A 型肉毒毒素	附着于 SNAP-25，阻止神经肌肉接头突触前 Ach 囊泡的胞吐作用	每块肌肉 25～50 U 最大剂量 12～14 U/kg 或 3 个月内 400 U	吞咽困难、呼吸困难、肌肉无力及上呼吸道感染	仅批准用于肘关节、腕关节和指屈肌痉挛
B 型肉毒毒素	附着于突触泡蛋白，阻止突触前 ACh 囊泡的胞吐作用	起始总剂量 2500 U 每块肌肉可增加 50%	吞咽困难、呼吸困难、肌肉无力及上呼吸道感染	

  - 起始剂量 10 mg 口服 tid，按需要每 10 mg 逐渐增加剂量，最大剂量为 80 mg/d（理论上）。

    副作用：镇静，突然停药存在癫痫发作的风险。

- 替扎尼定：α_2 受体激动剂，抑制脊髓中间神经元。
  - 起始剂量 2 mg tid 至 qid，按需要每 2 mg 逐渐增加剂量，最大剂量为 36 mg/d。

    副作用：镇静、口干、直立性低血压及肝转氨酶升高。

- **可乐定：**α_2 受体激动剂。
  - 由于存在低血压效应，故使用有限，但可与巴氯芬联合鞘内使用，治疗痉挛和疼痛。
- **丹曲林钠：**阻断 Ca^{2+} 从肌浆网的释放。
  - 起始剂量 25 mg/d，按需要每 4～7 天逐渐增加剂量至 3～4 次，最大剂量为 400 mg/d。
  - 没有认知和镇静的副作用，推荐使用。

    副作用：可能有肝毒性，须要经常监测肝功能。

- **苯二氮䓬类：**$GABA_A$ 激动剂。
  - 起始剂量，氯硝西泮 0.5 mg 口服 tid 或睡前。可增加剂量至 1mg tid。
  - 还可选择地西泮，2～5 mg 睡前口服，可增加剂量至 10 mg。
  - 对夜间疼痛性痉挛有作用。

    副作用：快速耐药、嗜睡及意识错乱。

介入治疗

- 使用苯酚或乙醇进行药物神经阻滞。
  - 持续 6～9 个月，价廉。

    副作用：感觉迟钝、肌肉无力。

- A 型或 B 型肉毒毒素。
  - 用于特定肌群的痉挛。

  - 2～3 天起效，2～3 周达到峰值，疗效持续 3 个月。
  - 可改善步行、体位保持、卫生，并减轻疼痛[34]。

  副作用： 吞咽困难、呼吸困难、肌肉无力及疲劳。
- 鞘内巴氯芬泵（intrathecal baclofen pump，ITB）
  - 对痉挛限制日常生活活动，口服药物（镇静作用较少）控制不佳的患者可考虑使用，包括偏侧痉挛的患者。
  - 对双侧上肢的效果较弱。

  副作用： 感染、泵可能失效、停药后癫痫发作的风险。
- 脊髓刺激器（spinal cord stimulator，SCS）。
  - 可改善运动控制，但证据结果有的支持，有的不支持，没有新近的研究。

  副作用： 感染及脊髓损伤（表 2.10）。

自主神经反射异常（autonomic dysreflexia，AD）[35]

指对损伤平面以下伤害性刺激的反射性交感神经反应。

- 与 T6 及 T6 以上的损伤相关。
- 被认为是紧急医疗情况。
- 脊髓休克（第 1 周）结束前不会出现，此后患者终生存在发作风险。

病理生理学

- 损伤平面以下的伤害性刺激触发脊髓内的交感神经反射。
- 儿茶酚胺释放，导致血管收缩。
- T6 的重要意义是因为内脏血管的交感神经支配源自 T6～L2。
  - 内脏血管收缩显著减少血管内的血容量。
  - 由于脊髓损伤，大脑不能抑制对内脏循环的交感神经释放。
- 与下肢血管收缩共同起作用，使全身血压升高。
- 颈动脉压力感受器触发对高血压的调节。

• 迷走神经张力升高→心动过缓、损伤平面以上血管舒张。
• 交感神经释放的下行脊髓抑制（被阻断）。

临床表现

– 收缩压较基础水平升高超过 20 mmHg（儿童超过 15 mmHg）。
– 焦虑。
– 头痛。
– 视物模糊。
– 鼻充血。
– 损伤平面以上出汗、潮红或竖毛。
– 心动过缓。

检查和治疗

1. 开始时和每次治疗调整后检查血压和脉搏。
2. 抬高头部 / 让患者坐起，以降低颅内压。
3. 松开紧绷的衣物，脱下袜子、支具或支撑物。
4. 评估膀胱膨胀 / 压痛情况。
   (a) 对留置导尿管患者，确保其适当的引流。
      ◦ 如果怀疑导尿管堵塞，使用 10 ~ 15 ml 生理盐水冲洗。
      ◦ 如果冲洗后导尿管不能开始适当的引流，那么更换新的导尿管。
   (b) 如果没有导尿管，立即使用利多卡因凝胶插入导尿管。
      ◦ 如果尿量 >200 ml，开始间歇导尿计划（见膀胱部分）。
      ◦ 采集尿常规及尿培养。
   (c) 如果未发现其他原因，可考虑使用 5 ~ 10 ml 1% 利多卡因冲洗膀胱。
5. 如果血压 >150 mmHg 或存在头痛，前额使用 1 英寸硝酸盐贴剂。
6. 检查直肠是否存在大便嵌塞（使用利多卡因凝胶预防额外的伤害性刺激）。

7. 检查皮肤破溃情况，注意体位变化时的血压反应。
8. 如果不能立即发现原因，治疗触发自主神经反射异常的疼痛，并在严密血压监测下继续进行检查。
   (a) 羟考酮 5 mg 口服或吗啡 4 mg 静脉注射。
9. 如果血压持续升高，使用 2 英寸硝酸盐贴剂（如果自主神经反射异常缓解后血压下降过多，可移除）。其通常用于前额，以确保可在适当的时间移除。
10. 如果血压持续升高，使用硝苯地平胶囊 10 mg，让患者咬碎胶囊以加速起效时间。当发现自主神经反射异常的原因并得到缓解时，应预防可能出现的低血压。

其他须要考虑的自主神经反射异常的可能原因

– 骨折、异位骨化、DVT/PE 及感染。
– 泌尿系统：膀胱膨胀、肾 / 膀胱结石、尿管堵塞及泌尿系感染。
– 胃肠道：阑尾炎、大便嵌塞、胆囊结石、消化道溃疡及痔。
– 皮肤：紧绷的衣物、烧伤、水疱、褥疮、嵌趾甲及切割伤。
– 生殖系统：性活动和感染。
  • 男性：射精、附睾炎和阴囊受压。
  • 女性：月经、妊娠、阴道炎、卵巢扭转和纤维瘤。

先兆子痫与自主神经反射异常的比较

– 先兆子痫从不发生于怀孕的前 24 周。
  • 高血压、蛋白尿及水肿三联征。
  – 自主神经反射异常可发生于分娩时，硬膜外麻醉可缓解。

儿童患者药物干预的阈值 [35]

– <5 岁：SBP>120 mmHg。
– 5 ~ 12 岁：SBP>130 mmHg。
– >13 岁：SBP>140 mmHg。

异位骨化（heterotopic ossification，HO）

指软组织中形成发育成熟的板层骨。

流行病学[36-37]

- 发病率：在脊髓损伤患者中占 10%～78%。
- 通常在伤后 1～4 个月确诊，但可发生于更晚的时间。
- 发病率峰值为 2 个月。

危险因素

- 完全性损伤＞不完全性损伤（RR 2.0 ± 4.2）[37]。
- 长时间昏迷（＞2 周）。
- 制动。
- 痉挛（受累肢体）。
- 伴随长骨骨折。
- 褥疮。
- 年轻患者。

临床表现

- 关节活动度减少（20%～30% 的患者）[37]。
- 3%～8% 的患者出现关节僵直[37]。
- 疼痛或自主神经反射异常。
- 局部肿胀、红斑和发热。
- 低热。
- 最常受累的关节为：髋关节＞膝关节＞肘关节＞肩关节＞手部关节＞脊柱关节[37]。

并发症

- 皮肤破溃。
- 神经卡压。
- 功能丧失。

诊断方法

- 实验室检查：
  - 血清碱性磷酸酶（serum alkaline phosphatase，SAP）[38-39]：
    - 可在出现明显临床征象 7 周前出现升高（但在术后没有异位骨化的情况下也往往会升高）。
    - 出现临床征象后 3 周达到峰值水平。
    - 特异性差（骨折时升高）。
  - 肌酸磷酸激酶（creatine phosphokinase，CPK）。
  - 红细胞沉降率（erythrocyte sedimentation rate，ESR）：
    - 为早期炎症标记物，非特异性。
- X 线平片：
  - 早期仅能观察到软组织肿胀。
  - 需要 2～3 周骨骼发育成熟才能在 X 线上显影。
- 锝 99m 三相骨扫描。
  - 对早期发现敏感。
  - 在脊髓损伤后 2.5 周可观察到 [37]。
  - 异位骨化成熟后将表现为正常 [23]。

治疗 [3]

- 双膦酸盐类：
  - 抑制破骨细胞活性，但不逆转或溶解骨骼。
  - 如果肌酸磷酸激酶升高：
    - 依替膦酸 20 mg/（kg · d），分 2 次用药，共 6 个月。
  - 如果肌酸磷酸激酶正常。
    - 依替膦酸 20 mg/（kg · d），分 2 次用药，共 3 个月，之后 10 mg/（kg · d），共 3 个月。
- 非甾体类抗炎药（NSAIDs）：
  - 如果 CRP >8 或肌酸磷酸激酶升高，考虑用于抗炎。
  - 吲哚美辛 25 mg tid，共 2 周；或直至 CRP<2 或肌酸磷酸激酶

恢复正常。

- 一般治疗：
  - 一旦急性炎症征象减退，适合轻柔的被动关节活动度练习，以帮助维持功能性关节活动度。
  - 避免过度的被动关节活动度，因为轻微的创伤可导致进一步的异位骨化[40]。
- 放疗。
- 手术：楔形切除。
  - 目标必须明确：卫生护理、保持体位、日常生活活动及疼痛。
  - 在 12～18 个月后进行，以达到骨骼完全发育成熟。

褥疮和伤口护理

褥疮为持续存在的压力造成的损害，破坏其深方的组织[41]。

病理生理学[23, 41-42]

- 长时间或过度的组织变形（压力 >70 mmHg、剪切力或拉伸力），包括可能出现血管结构的缺血性改变。
- 肌肉组织比皮肤对压力所致的缺血更为敏感。
- 褥疮产生于深部组织，然后向浅表进展。

流行病学[43, 44]

- 在脊髓损伤模式系统中有 24% 的患者在急性期或康复期出现至少一处褥疮。
- 15% 的患者在首次年度复查中存在褥疮，20% 的患者在 5 年复查时存在褥疮，23% 的患者在 10 年复查时存在褥疮。
- 发病率：颈髓完全性损伤 > 胸髓完全性损伤 > 不完全性损伤。
- 为脊髓损伤模式系统中最常见的并发症[45]。
- 是脊髓损伤慢性期患者第二大常见的再住院原因。

危险因素 [3, 45-46]

损伤平面、损伤严重程度、暴力损伤、活动状态、性别、种族、婚姻状况、职业状况、教育水平、吸烟史、饮酒史、既往出现褥疮情况、营养状况、贫血、失禁、肌肉萎缩及血管功能不全。

预防 [47]

- 尽早开始使用压力缓解技术。
- 避免长时间制动。
- 每天通过视诊和触诊进行皮肤检查。
- 患者每 2 h 在床上进行翻身或变换体位。
  - 当患者变换体位时，消除对软组织的牵拉和折叠效应，并预防剪切力。
  - 避免侧卧位时直接使转子受力。
- 对使用（电动或手动）轮椅的患者开始进行压力缓解计划。
  - 每 15 min 进行体重转移，每小时变换体位 [41]。
- 预防性使用减少压力的支持面，以保护软组织不受损伤。
  - 支持面与皮肤交界处应保持凉爽、干燥。
  - 使用枕头或坐垫横跨接触组织和非负重的骨突（增加负重表面）。
  - 避免使用环形装置。
  - 压力地图可帮助确定最佳的座位系统，并确保有效的压力缓解 [3]。
- 一般治疗计划应包括增强肌力练习和心肺练习，以防止废用。
- 优化营养状况、戒烟 [3]。
- 教育患者、家属和辅助人员有关褥疮的预防和治疗，包括皮肤检查的知识。

临床表现 [3]

- 破溃发生于骨突表面。
  - 坐位：坐骨结节、转子和肘关节。

  - 仰卧位：骶骨、足跟、肩胛骨和枕骨。
- 每日的体格检查应该对可能出现破溃的早期征象进行筛查。
  - 检查皮肤温度（发热或发冷）。
  - 组织硬度（坚硬或潮湿感）。
  - 感觉（疼痛和瘙痒）。

并发症 [3]

感染（蜂窝织炎和骨髓炎）、疼痛、痉挛加重、自主神经反射异常及适应障碍。

褥疮分期 [48]

- 疑似深部组织损伤：由于下方组织损伤，在完整的皮肤上出现紫色或栗色改变或充血水疱。

Ⅰ期

- 在完整皮肤上出压之不褪色的红斑。

Ⅱ期

- 真皮层部分缺失，创面呈粉红色，没有腐烂组织。
- 水疱可能完整或破溃。

Ⅲ期

- 真皮层全层缺失，脂肪组织暴露。
- 可存在腐烂组织，但不妨碍对深部组织的评估。
- 可能存在皮下剥离及窦道。

Ⅳ期

- 皮肤全层缺失，骨骼、肌肉或筋膜暴露。
- 可存在腐烂组织或焦痂，但不覆盖创面。
- 可能存在皮下剥离及窦道。

无法分期

- 皮肤全层缺失，腐烂组织或焦痂遮挡了对深部组织的评估。

创面检查[47]

- 部位和外观。
- 大小（长度、宽度和深度）。
- 分期。
- 渗出物。
- 气味。
- 坏死组织。
- 皮下剥离 / 隧道 / 窦道。
- 愈合情况（肉芽肿、血供和上皮形成）。
- 边缘和周围组织完整性。
  - 浸渍（白色变色和潮湿）。

治疗[47]

- Ⅰ期：
  - 监测营养状况。
  - 保证每 2 h 翻身一次。
  - 屏障膜或洗剂。
- Ⅱ期：
  - 水状胶质凝胶（bid）或薄膜敷料（覆盖直至其脱落）。
- Ⅲ期及Ⅳ期：
  - 外科会诊。
  - 清除焦痂、坏死组织和腐烂组织（除非在足跟部）。
    - 使用手术刀锐性分离至未受损的毛细血管部位。
    - 使用酶制剂：胶原酶 bid。
  - 每次更换敷料时使用生理盐水或伤口清洗剂进行清洗。
    - 使用压力为 4 ~ 15 磅 / 平方英寸的压力进行冲洗，以减少细菌接种量[49]。
  - 考虑负压治疗。
  - 电刺激。

- 保持褥疮创面潮湿。
- 在周围未受损的皮肤使用防护油脂防止浸渍，使用敷料保持干燥。
- 对男性检查睾酮水平。
  - 男性：睾酮 200 mg 肌内注射，每 2 周 1 次。
  - 女性：睾酮 50 mg 肌内注射，每 2 周 1 次。
  - 用药后 1 周检查血清睾酮水平。

营养状况

- 进行实验室检查、热量计数以及连续测量体重，以判断营养状态。
- 血清蛋白低→间质水肿→传递至皮肤的 O_2/ 营养物减少，组织压力增加→血流减少[50]。
  - 总蛋白 <6.4 g/dl[51]。
  - 白蛋白 <3.5 mg/dl[52]。
- 饮食：
  - 总热量：每日 35 ~ 40 kcal/kg 体重[53]。
  - 蛋白质摄入[47]：
    - Ⅱ期：1.2 ~ 1.5 g/（kg · d）。
    - Ⅲ期或Ⅳ期：1.5 ~ 2.0 g/（kg · d）。
- 微量元素[23]：
  - 每日补充矿物质及多种维生素。
  - 维生素 C：1 g/d[23]。
  - 在 2 ~ 3 个月内，锌不影响褥疮愈合，并可能有长期的有害作用[55]。
  - 精氨酸：7 ~ 15 mg/d[56]。

并发症

直立性低血压

定义[57]

– 收缩压（SBP）下降至少 20 mmHg，或

– 舒张压（DBP）下降至少 10 mmHg。

– 站立或在斜床上升高超过 60° 3 min 内血压下降。

临床表现

– 头昏目眩、视物模糊、恶心、头晕、耳鸣、疲劳、心悸、苍白和晕厥。

– 一项研究发现可影响 43% 的治疗周期，四肢瘫患者最常受累[58]。

病理生理学[59]

– 通过颈动脉压力感受器可检测到血压下降。但是由于脊髓损伤，信号无法到达交感神经系统（T1 ~ L2）并触发血管收缩。

– 其他因素：
  - 与长时间仰卧姿势相关的血浆容量减少。
  - 营养不良 / 低蛋白血症。
  - 心血管去适应性。
  - 运动障碍导致骨骼肌泵活动丧失。

治疗

– 坐立前使用加压袜和腹带。

– 充分的液体和营养摄入。

– 药物（如果非药物治疗方式无效）：
  - NaCl 片剂 1 g 口服 bid 至 qid。
    - 监测基础代谢组合。
    - 充血性心力衰竭者禁用。

- 米多君 2.5 ~ 10 mg 口服 tid。
  - α_1 肾上腺素能激动剂→血管收缩。
  - 副作用：高血压、尿潴留、头痛及感觉异常。
- 氟氢可的松 0.1 mg 每日 1 次。
  - 醛固酮类似物→保 Na^+，排 K^+。
  - 副作用：高血压、充血性心力衰竭恶化、头晕、头痛及肌肉无力。

静脉血栓栓塞性疾病

包括深静脉血栓形成和肺栓塞。

流行病学 [3, 23]

– 损伤后急性期深静脉血栓形成的发病率为 47% ~ 100%（因不同研究而各异）[3]。
– 急性康复期深静脉血栓形成的发病率（模式系统）为 9.8%[60]。
– 急性康复期肺栓塞的发病率（模式系统）为 2.6%[60]。
– 80% 发生于最初 2 周内。
– 肺栓塞是脊髓损伤急性期导致死亡的首位原因，是第 1 年内导致死亡第三位的原因 [45]。

危险因素 [23]

– Virchow 三联征 [61]。
  - 静脉淤滞。
  - 血管壁（内皮）损伤。
  - 高凝状态。
– 既往深静脉血栓形成病史。
– 合并症：血管疾病、糖尿病、肿瘤和肥胖。
– 高龄。

深静脉血栓形成的预防[19]

- 伤后最初 2 周使用序贯加压装置（sequential compression device，SCD）。
  - 如果伤后 72 h 未使用静脉血栓预防措施，则进行下肢超声检查。
- 考虑使用下腔静脉滤器[62-64]，如果存在下列情况：
  - 抗凝药物预防无效。
  - 不能进行抗凝（有较高的出血风险）。
    - 一旦风险解除，仍须使用抗凝药物预防。
- 如果没有禁忌证，应在 72 h 内开始使用抗凝药物。
  - AIS D 级：依诺肝素 40 mg 皮下注射，每日 1 次，直至从康复病房出院。
  - AIS C 级：依诺肝素 40 mg 皮下注射，每日 1 次，最长使用 8 周。
  - AIS A 级或 B 级：依诺肝素 40 mg 皮下注射，每日 1 次，至少使用 8 周。
    - 如果病情复杂（下肢骨折、有血栓病史、肿瘤、心力衰竭、肥胖或年龄超过 70 岁），须持续使用 12 周。
- 尽早开始被动关节活动度练习及移动。

深静脉血栓形成的临床表现

- 小腿围度不对称、水肿、压痛、低热、疼痛 / 压痛（Homan 征）[3]。
- 瘫痪肢体更常见 10 倍[23]。

肺栓塞的临床表现

- 可没有临床症状和体征。
- 呼吸困难 / 氧饱和度降低、易疲劳、心动过速、心电图改变、突然出现肺水肿、胸痛或低氧性癫痫发作。
- 猝死。

检查

- 影像学检查：
  - 静脉造影是金标准[23]。
  - 静脉多普勒超声。
  - 肺部 CT 血管造影 + 双下肢静脉造影。
  - 如果不能进行 CTA 检查，则进行通气 / 灌注扫描。
- 动脉血气：PO_2 降低。
- 心电图[65, 66]：
  - S1Q3T3：Ⅰ导联 S 波凸起，Ⅲ导联 T 波和 Q 波倒置。
  - 电轴右偏。
  - 右束支传导阻滞。
  - Ⅵ和 aVR 导联 ST 段抬高。
  - 心动过速或心房颤动 / 心房扑动（在无症状的患者中心动过速可能是唯一的肺栓塞征象。如果除外其他因素，应高度怀疑肺栓塞）。

治疗

- 吸氧，逐渐增加 SPO_2>92%。
- 内科会诊。
- 保持被动关节活动度、移动 48 ~ 72 h，直至开始抗凝[19]。
  - Kirschblum 等建议开始移动前抗凝治疗 5 ~ 10 天[23]。
- 不再使用气压装置。
- 存在抗凝禁忌时使用下腔静脉滤器。
- 必须尽早开始抗凝治疗，即使在置入滤波后[62]。
  - 如果没有禁忌证，快速起效抗凝药物 + 华法林。
    - 肝素滴剂（与内科和神经外科医师讨论治疗目标）。
    - 或低分子量肝素，即依诺肝素 1 mg/kg，q12 h。
  - 华法林的起始剂量为 5 mg po 每日 1 次，INR 目标为 2 ~ 3。
  - 对近端深静脉血栓形成治疗 6 个月。

高钙血症

流行病学 [23]

– 在脊髓损伤患者中占 10% ~ 23%。
– 四肢瘫患者较截瘫患者更常见。
– 峰值在伤后 1 ~ 4 个月 [67]。
– 年轻患者更常见。

病理生理学 [68]

– 骨骼丧失力学加载→骨吸收增加。
– 在脊髓损伤急性期，肾小管重吸收作用丧失→钙排泄减少。

临床表现

– 便秘。
– 腹痛。
– 肌痛及关节痛。
– 嗜睡及疲劳。
– 意识错乱 / 精神不正常。
– 恶心 / 呕吐。

检查 [69]

– 血清钙水平（正常值范围：8.5 ~ 10.5 mg/dl）。
– 校正白蛋白浓度 [2]。
– 校正钙 =0.8 ×（正常白蛋白 – 患者白蛋白）+ 患者血清钙。

治疗 [23, 69]

– 钙水平 <12 mg/dl：无须立即治疗。
  • 生理盐水用于充分补充血容量（以促进尿液排泄）。
  • 避免使用噻嗪类、锂剂和维生素 C。
– 钙水平 12 ~ 14 mg/dl。
  • 如果为慢性无症状性，按照轻度高钙血症治疗。

- 如果为急性或存在症状，按照严重高钙血症治疗。

– 钙水平 >14 mg/dl：
  - 生理盐水静脉注射，200 ~ 300 ml/h（在慢性充血性心力衰竭等减慢速度）。
    - 留置 Foley 导尿管。
    - 尿量目标为 100 ~ 150 ml/h。
    - 如有水肿，加用袢利尿剂。
    - 尿量正常后停用。
  - 双膦酸盐类药物 [67, 69]：
    - 帕玛二磷酸 60 mg 静脉注射 4 h，或 90 mg 24 h。
      - 抑制破骨细胞活性。
      - 经过 3 天降低 Ca^{2+}，7 天达到最低值。
      - 副作用：下颌骨坏死、发热、恶心、头痛、肌痛及贫血。
  - 降钙素 4 IU/kg，静脉注射或皮下注射 q12 h。
    - 可增加至 6 ~ 8 IU/kg q6 h。
    - 增加肾排泄 Ca^{2+}，减少骨质吸收。
    - 可在 4 ~ 6 h 内降低血清 Ca^{2+} 高达 1 ~ 2 mg/dl。
    - 经鼻给药最初 48 h 达峰值反应，对高钙血症无效。

维生素 D 缺乏

流行病学

– 脊髓损伤患者维生素 D 缺乏的患病率高，在一项研究中达到 93%[67, 70]。

– 在非洲裔美国人 [70-71] 和不完全性损伤患者 [70] 中水平更低。

病理生理

– 高钙血症→ PTH 水平降低→

  1. 肾 Ca^{2+} 重吸收减少。

2. 1,25$(OH)_2(D_3)$ 减少→胃肠道 Ca^{2+} 吸收减少。
   - ○ 肠道吸收需要 30 ng/ml[72]。

- 日光照射减少→ D_3 水平下降[71]。
  - 日光可提供每日需要量的 90%。

检查

- 血清 25- 羟维生素 D（D_2）和 Ca^{2+}。
  - 正常值 >30 ng/ml[72]。

治疗

- 维生素 D_2（麦角骨化醇）或维生素 D_3（胆骨化醇）[73]。
  - 50 000 IU 口服每周，6 ~ 8 周，然后。
  - 800 ~ 1000 IU 口服每日。

睾酮缺乏（性腺功能减退症）

流行病学

- 患病率：
  - 急性期为 83%（<4 个月）[74]。
  - 慢性期为 43%[75]。

危险因素

- 睾酮水平随损伤后时间的延长而下降[76,77]。
- 运动完全性损伤患者较不完全性损伤患者受累更常见[75]。
- 使用阿片类药物，睾酮水平更低[75]。
- 与低白蛋白和血细胞比容，以及高 AST 水平相关[74]。

病理生理学

- SCI → hGH、IGF-1 及睾酮降低[76]。
- 睾酮降低→肌肉质量减少，脂肪质量增加[78]。

临床表现

– 肌肉萎缩。
– 勃起功能障碍。
– 性冲动减弱。
– 疲劳。
– 抑郁。
– 胆固醇及血脂水平增加。

检查

1. 晨起血清总睾酮水平。
   • 正常值 >325 ng/dl[75]。
2. 血清 FSH、LH 和催乳素。
   • 原发性性腺功能减退症：FSH 升高，LH 升高，催乳素正常。
   • 继发性性腺功能减退症：FSH 降低，LH 降低，催乳素可能升高。

治疗

– 庚酸睾酮或环戊烷丙酸盐 200 mg 每月[78]或每 2 周[79]。
– 在两次用药剂量的中点时间复查血清总睾酮，确保达到目标范围（400 ~ 700 ng/dl），直至水平稳定，然后每 6 ~ 12 个月用药[79]。

性功能[80]

男性

反射性勃起

– 刺激躯体传入纤维（阴部神经，S2 ~ 4）。
– 副交感传出神经（骨盆神经，S2 ~ 4）触发 NO 释放。

心理性勃起

– 由骶反射之上的大脑皮质调节。
– 由 T11 ~ L2 的交感神经纤维介导。

射精

– T11 ~ L2 的交感神经纤维作用于腹下丛。

脊髓损伤后男性性功能障碍的患病率见表 2.11[81-82]。

治疗

性腺功能减退症。

– 检查晨起血清睾酮。

– 如果降低，可使用 200 mg 肌内注射，每 2 周 1 次。

– 注射后 1 周复查，以确保增量在治疗范围内。

磷酸二酯酶 -5 抑制剂

– 西地那非 25 mg 口服，每日，prn。

– 仅对 UMN 损伤有效。

– 如果使用硝酸盐类，应避免使用。

– 如果易出现自主神经反射异常或低血压，应谨慎使用。

尿道内或体内前列腺素 E_1（前列地尔）

– 可能对 LMN 损伤有效。

– 如果易于出现自主神经反射异常（可能引起疼痛），应谨慎使用。

– 副作用：阴茎异常勃起、创伤。

表 2.11　脊髓损伤后男性性功能障碍的患病率 [81, 82]

	完全性 UMN（%）	不完全性 UMN（%）	完全性 LMN（%）	不完全性 LMN（%）
反射性勃起	>90	>90	12	
心理性勃起	<10	50	25	
射精	5	30	18	70

真空泵

– 对 LMN 损伤有效。

– 副作用：损伤及皮肤破溃。

阴茎假体

- 并发症率为 8%～33%（糜烂及感染）。

振动

- 沿阴茎轴向进行振动。
- 仅对 UMN 损伤有效（96%）。
- 可能触发自主神经反射异常。

电射精法

- 直肠电极刺激前列腺。
- 成功率为 80%～90%。
- 副作用：自主神经反射异常、疼痛和直肠烧伤。

女性

阴道润滑

- 反射性与心理性阴道润滑与男性射精的途径相同（见上）。

性欲高潮：<50% 的患者可达到 [83]。

月经 [3]

- 脊髓损伤急性期：50%～85% 闭经。
- 50% 的患者损伤后 6 个月有月经。
- 90% 的患者损伤后 1 年有月经。
- 一旦月经恢复，则脊髓损伤不影响女性的生育。

妊娠

- 在没有辅助设备的情况下，<10% 的伴侣可成功繁育 [84]。
- 40% 的男性脊髓损伤患者尝试成为父亲。

不育

- 勃起和射精功能障碍。
- 精液质量差（特别是活动性）。

- 反复泌尿系感染或慢性炎症。
- 睾丸温度过高。
- 前列腺液淤滞。
- 精子接触尿液（逆行射精）。

辅助生殖成功率

– 子宫内授精：10%～14%。

– IVF：30%～40%。

妊娠并发症

– 早产及低出生体重。

– 自主神经反射异常。
  - 可能是分娩唯一的表现。
    - 先兆子痫不会发生于妊娠前 24 周。
  - 治疗为硬膜外麻醉。

– 褥疮。

– 痉挛加重。

– 反复发作泌尿系感染。

– 肺功能减退。

– 便秘。

– 下肢水肿。

– 血栓栓塞。

– 可能须调整轮椅和转移技术。

疼痛

流行病学

– 脊髓损伤后 77%～86% 的患者经历疼痛 [85-88]。
  - 20%～33% 的患者报告为严重疼痛 [3, 89]。

– 66% 的患者存在慢性疼痛[90]。
– 疼痛的类型因损伤后时间而异[91]。
  • 伤后 2 周：33% 为神经病理性，67% 为肌肉骨骼性。
  • 伤后 6 个月：60% 为神经病理性，40% 为肌肉骨骼性。

分类

国际疼痛研究会（International Associate for the Study of Pain，IASP）脊髓损伤后疼痛分类见表 2.12[92-93]。

表 2.12 国际疼痛研究会（IASP）脊髓损伤后疼痛分类[92]

类别（第一级）	类别（第二级）	具体结构 / 病变（第三级）
伤害感受性	肌肉骨骼性	骨骼、关节、肌肉损伤 / 严重力学不稳
		过度使用
	内脏性	肾结石、肠道及括约肌功能障碍
		自主神经反射异常性头痛
神经病理性	损伤平面以上	单神经受压病变
		复杂性区域性头痛综合征
	损伤平面	脊神经根损伤 / 受压
		脊髓空洞症
		双节段脊髓及神经根损伤
	损伤平面以下（神经平面以下超过 3 个节段）[93]	脊髓创伤 / 缺血

上肢疼痛

– 是脊髓损伤后最常报告的疼痛[94]。
– 30% ~ 50% 的患者报告肩痛影响日常生活活动[95-96]。
– 急性期：通常与脊髓损伤有关，四肢瘫患者更常见。
– 慢性期：截瘫患者更常见，与过度使用损伤、坐位姿势欠佳、痉挛、半脱位及肩袖病变有关[95, 97-98]。
– 肩痛的常见实例[99]：
  • 肱二头肌腱炎、肩峰下滑囊炎、粘连性关节囊炎、肩锁关节扭

伤 / 拉伤、半脱位、颈椎神经根病变、痉挛、挛缩、异位骨化或空洞。

- 过度使用损伤[98]：
  - 45% 发生于腕关节或手部。
    - 腕管综合征、尺神经卡压、DeQuervain 腱鞘炎及骨性关节炎。
  - 32% 发生于肘关节损伤。
    - 尺神经卡压、肱骨外上髁炎及骨性关节炎。

内脏性疼痛

– **临床表现：**腹部疼痛或压痛、恶心、呕吐、便秘、腹泻、出汗及自主神经反射异常。

– **常见原因：**大便嵌塞、肠梗阻、肠梗死、肠穿孔、胆囊炎、胆总管结石、胰腺炎、阑尾炎、脾破裂、膀胱穿孔、肾盂肾炎、泌尿系感染、肾结石、自主神经反射异常、头痛及褥疮。

神经病理性疼痛

– **病因：**周围神经系统和中枢神经系统功能障碍[100]。
  - 神经元兴奋性过高。
  - 抑制减少。
  - 神经元重组 / 重塑。

– **临床表现：**麻刺感、烧灼感、痛性痉挛、电击辐射样、异常性疼痛及痛觉过敏。

并发症

– 疼痛可能表现为全身不适、痉挛加重或自主神经反射异常。

– 脊髓损伤后长期存在疼痛的患者报告疼痛妨碍了其进行日常生活活动，并且造成生活质量下降[87,101]。

检查

- 判断损伤的性质、受累的神经结构以及残存组织的改变情况[102]。
- 体格检查
  - 判断神经病理性疼痛的神经平面[103]。
    - 如果神经病理性疼痛高于已知的损伤平面，应该怀疑是否存在另一处（更高节段）的脊髓受压或存在上升性脊髓空洞。
  - 进行肌肉骨骼和内科检查，判断伤害感受性疼痛的来源。
- 可能须进一步进行X线、CT、MRI或电诊断检查[103]。
- 进一步的信息可参见2006年Siddall和Middleton的文献[104]。

治疗

- 急性肌肉骨骼疼痛和过度使用损伤：
  - 相对休息、冰敷、抬高患肢、非甾体类抗炎药、装置改造、行为矫正、支持性支具及糖皮质激素注射。
- 药物（表2.13）：
  - 如果药物充分进行尝试并达最大剂量后仍不能控制疼痛，应该增加另一种不同作用机制的药物[105]。
    - 充分尝试药物治疗的时间[105]：
      - 利多卡因：2周。
      - 加巴喷丁或三环类抗抑郁药：6～7周逐渐增加剂量，然后1～2周维持最大剂量。
      - 阿片类药物及曲马朵：4～6周。
- 一般性治疗[95-96, 99, 106]：
  - 关节活动度练习、肌力练习、牵伸、按摩、夹板及物理因子治疗。
  - 肩关节均衡性练习。
    - 维持适当的坐位姿势。
    - 牵伸前群肌肉。

        - ○ 后群肌肉肌力练习。
        - ○ 划船及后向回旋。
    - 选择适当的轮椅，座椅角度为正角，能够充分支撑姿势的垂直低位靠背。
    - 转移、重量转移和移动替代技术。
- – 心理治疗[107]：
    - 应对技术，认知行为治疗，社会技能、性技能和语言交往技能训练。
- – 在损伤平面对疼痛进行神经调节[100, 108]：
    - 经皮神经电刺激（TENs）。
    - 脊髓刺激。
    - 深部脑刺激。
- – 外科手术[100, 108]：
    - 脊柱固定、减压、空洞脊髓切断术、脊髓切除术以及脊髓切开术和背根进入区毁损。
    - 所有手术治疗有效性的文献支持有限。

表 2.13　疼痛药物

药物	机制	剂量	不良反应
阿米替林	作用于 5- 羟色胺 2A 受体，增加中枢神经系统内 5- 羟色胺和去甲肾上腺素的浓度，抑制疼痛传入信号 [18-19]	起始剂量 25 mg 口服，睡前 最大剂量 150 mg/d	嗜睡、口干、头晕、恶心或呕吐、便秘、意识错乱、焦虑、失眠、尿潴留、感觉异常、震颤、视觉改变、QT 间期延长及抗利尿激素分泌不当综合征
巴氯芬	$GABA_B$ 激动剂	5 mg 口服 tid，15 mg/d，每 3 天增加剂量 最大剂量 80 mg/d	嗜睡、头晕、肌肉无力、意识错乱、低血压、呼吸抑制、停药后癫痫发作
度洛西汀	抑制 5- 羟色胺和去甲肾上腺素重吸收→对疼痛下行抑制	起始剂量每日 30 mg 口服 1 周后增加剂量 最大剂量 60 mg	头痛、嗜睡、疲劳、恶心、头晕、排汗增加
加巴喷丁	与电压门控 N 型 Ca^{2+} 通道的 2d 亚基相互作用，并与 NMDA 受体间接相互作用→抑制伤害感受信号 [109-110]	起始剂量 100 ~ 300 mg 口服，睡前 增加频率至 tid–qid 增加剂量至每次 200 ~ 300 mg， 最大剂量 3600 mg/d	头晕、嗜睡、共济失调、恶心 / 呕吐、外周性水肿
左乙拉西坦	抑制电压门控 N 型 Ca^{2+} 通道，也是 $GABA_A$ 激动剂 [111]	500 mg 口服，q12 h 每 2 周增加剂量 1000 mg/d， 最大剂量 3000 mg/d	头痛、恶心 / 呕吐、腹泻、食欲减退、疲劳、头晕、躁动、共济失调、停药后癫痫发作
利多卡因局部用药	抑制 Na^+ 通道，稳定神经细胞膜；抑制神经冲动起始及传导 [112]	5% 贴剂，使用 12 h，取下 12 h 最大剂量 3 贴 5% 软膏 qid	红斑、水肿、烧伤、荨麻疹及心律失常

续表

药物	机制	剂量	不良反应
美沙酮	美沙酮 μ 阿片激动剂及 NMDA 拮抗剂	起始剂量 1 ~ 2.5 mg 口服，q8 h ~ q12 h 每 10 ~ 14 天增加剂量	呼吸抑制、低血压、头晕、镇静、恶心 / 呕吐、便秘、QT 间期延长
米那普仑	抑制去甲肾上腺素及 5- 羟色胺（3：1）重吸收→对疼痛下行抑制	第 1 日：12.5 mg 第 2 ~ 3 日：12.5 mg bid 第 4 ~ 7 日：25 mg bid 第 8 日：50 mg bid 最大剂量：100 mg bid	恶心、便秘、头痛、失眠、热潮红
吗啡	μ 阿片激动剂 [112]	起始剂量 7.5 mg 口服或 2 mg 静脉注射 监测镇静、呼吸抑制情况 口服剂量 =3 倍静脉注射剂量	呼吸抑制、低血压、嗜睡、便秘、瘙痒、口干、尿潴留
普瑞巴林	与电压门控 N 型 Ca^{2+} 通道的 2d 亚基相互作用，并与 NMDA 受体间接相互作用→抑制伤害感受信号	起始剂量 50 mg 口服，tid 7 天增加剂量至 300 mg/d 最大剂量：600 mg/d	头晕、嗜睡、共济失调、震颤、恶心 / 呕吐、外周性水肿、头痛、视物模糊、体重增加
曲马朵	低亲和性 μ 阿片激动剂，以及弱单胺重吸收抑制剂 [112]	50mg 口服，q6 h 需要时 最大剂量：400 mg/d	头晕、直立性低血压、恶心 / 呕吐、便秘、头痛、瘙痒、血清素综合征
丙戊酸	阻滞电压门控 Na^+ 通道 抑制神经元高频冲动 间接升高中枢神经系统内 GABA 浓度 [113]	起始剂量 250 mg 口服，tid 增加剂量每次 250 mg 监测血清水平（目标 50 ~ 100 mg/L）	头痛、恶心 / 呕吐、腹泻、血小板减少症、头晕、食欲改变、抑郁、失眠、AST/ALT 升高、抗利尿激素分泌不当综合征、视觉改变

（刘　楠　周谋望）

参考文献

1. The National SCI Statistical Center. Spinal cord injury facts and figures at a glance. (2011). https://www.nscisc.uab.edu/PublicDocuments/reports/pdf/Facts%202011%20Feb%20Final.pdf. Accessed 3 Jul 2012.
2. McKinley W, et al. Incidence and outcomes of spinal cord injury clinical syndromes. J Spinal Cord Med. 2007; 30(3):215-224.
3. Kirshblum S, Brooks M. Rehabilitation of spinal cord injury. In: Frontera WR, DeLisa JA, editors. Physical medicine and rehabilitation: principles and practice. Philadelphia: Lippincott Williams & Wilkins Health; 2010. p. 665-716.
4. Schneider RC, Cherry G, Pantek H. The syndrome of acute central cervical spinal cord injury; with special reference to the mechanisms involved in hyperextension injuries of cervical spine. J Neurosurg. 1954; 11(6):546-577.
5. Levi AD, Tator CH, Bunge RP. Clinical syndromes associated with disproportionate weakness of the upper versus the lower extremities after cervical spinal cord injury. Neurosurgery. 1996; 38(1):179-83. discussion 183-185.
6. Burns SP, et al. Recovery of ambulation in motor-incomplete tetraplegia. Arch Phys Med Rehabil. 1997; 78(11):1169-1172.
7. Penrod LE, Hegde SK, Ditunno Jr JF. Age effect on prognosis for functional recovery in acute, traumatic central cord syndrome. Arch Phys Med Rehabil. 1990; 71(12):963-968.
8. Bohlman HH. Acute fractures and dislocations of the cervical spine. An analysis of three hundred hospitalized patients and review of the literature. J Bone Joint Surg Am. 1979; 61(8):1119-1142.
9. Bosch A, Stauffer ES, Nickel VL. Incomplete traumatic quadriplegia. A ten-year review. JAMA. 1971; 216(3):473-478.
10. Brown-Séquard E. Course of lectures on the physiology & pathology of the central nervous system: illustrated by numerous engravings, representing the principal experiments and pathological cases. Lancet. 1858; 72(1822): 109-112.
11. Roth EJ, et al. Traumatic cervical Brown-Sequard and Brown-Sequard-plus syndromes: the spectrum of presentations and outcomes. Paraplegia. 1991; 29(9):582-589.

12. Tattersall R, Turner B. Brown-Sequard and his syndrome. Lancet. 2000; 356(9223):61-63.
13. Cheshire WP, et al. Spinal cord infarction: etiology and outcome. Neurology. 1996; 47(2):321-330.
14. Maynard Jr FM, et al. International standards for neurological and functional classi fi cation of spinal cord injury. American Spinal Injury Association. Spinal Cord. 1997; 35(5):266-274.
15. Kennedy JG, et al. Predictors of outcome in cauda equina syndrome. Eur Spine J. 1999; 8(4):317-322.
16. Bohannon RW, Smith MB. Interrater reliability of a modi fi ed Ashworth scale of muscle spasticity. Phys Ther. 1987; 67(2):206-207.
17. Kirshblum SC, et al. International standards for neurological classi fi cation of spinal cord injury (revised 2011). J Spinal Cord Med. 2011; 34(6): 535-546.
18. Consortium for Spinal Cord Medicine Clinical Practice Guidelines. Respiratory management following spinal cord injury: a clinical practice guideline for health-care professionals. J Spinal Cord Med. 2005; 28(3): 259-293.
19. Consortium for Spinal Cord Medicine Clinical Practice Guidelines. Prevention of thromboembolism in spinal cord injury. 2nd ed. Washington, DC: Paralyzed Veterans of America; 1999.
20. Green D, et al. Prevention of thromboembolism after spinal cord injury using low-molecular-weight heparin. Ann Intern Med. 1990; 113(8):571-574.
21. DeVivo MJ, Krause JS, Lammertse DP. Recent trends in mortality and causes of death among persons with spinal cord injury. Arch Phys Med Rehabil. 1999; 80(11):1411-1419.
22. Consortium for Spinal Cord Medicine Clinical Practice Guidelines. Outcomes following traumatic spinal cord injury: clinical practice guidelines for healthcare professionals. J Spinal Cord Med. 2000; 23(4):289-316.
23. Kirshblum S, et al. Spinal cord injuries. In: Cuccurullo SJ, editor. Physical medicine and rehabilitation board review. New York: Demos; 2010. p. 535-607.
24. Bryce TN, Ragnarsson KT, Stein AB. Spinal cord injury. In: Braddom RL, editor. Physical medicine and rehabilitation. Philadelphia: Saunders; 2007. p. 1285-1350.
25. Peterson WP, et al. The effect of tidal volumes on the time to wean persons

with high tetraplegia from ventilators. Spinal Cord. 1999; 37(4):284-288.
26. Viroslav J, Rosenblatt R, Tomazevic SM. Respiratory management, survival, and quality of life for high-level traumatic tetraplegics. Respir Care Clin N Am. 1996; 2(2):313-322.
27. Bach JR. Noninvasive respiratory management of high level spinal cord injury. J Spinal Cord Med. 2012; 35(2):72-80.
28. Roth EJ, et al. Pulmonary function testing in spinal cord injury: correlation with vital capacity. Paraplegia. 1995; 33(8):454-457.
29. Peterson W, et al. Two methods of weaning persons with quadriplegia from mechanical ventilators. Paraplegia. 1994; 32(2):98-103.
30. Consortium for Spinal Cord Medicine Clinical Practice Guidelines. Bladder management for adults with spinal cord injury: a clinical practice guideline for health-care providers. J Spinal Cord Med. 2006; 29(5):527-573.
31. Everaert K, et al. Urinary tract infections in spinal cord injury: prevention and treatment guidelines. Acta Clin Belg. 2009; 64(4):335-340.
32. D'Hondt F, Everaert K. Urinary tract infections in patients with spinal cord injuries. Curr Infect Dis Rep. 2011; 13(6):544-551.
33. National Institute on Disability and Rehabilitation Research Consensus Statement. The prevention and management of urinary tract infections among people with spinal cord injuries. J Am Paraplegia Soc. 1992; 15(3):194-204.
34. Marciniak C, Rader L, Gagnon C. The use of botulinum toxin for spasticity after spinal cord injury. Am J Phys Med Rehabil. 2008;87(4):312-7. quiz 318-20, 329.
35. Consortium for Spinal Cord Medicine Clinical Practice Guidelines. Acute management of autonomic dysre fl exia: individuals with spinal cord injury presenting to health-care facilities. J Spinal Cord Med. 2002; 25 Suppl 1:S67-88.
36. Banovac K, et al. Prevention of heterotopic ossi fi cation after spinal cord injury with indomethacin. Spinal Cord. 2001; 39(7):370-374.
37. van Kuijk AA, Geurts AC, van Kuppevelt HJ. Neurogenic heterotopic ossi fi cation in spinal cord injury. Spinal Cord. 2002; 40(7):313-326.
38. Buschbacher R, et al. Warfarin in prevention of heterotopic ossi fi cation. Am J Phys Med Rehabil. 1992; 71(2):86-91.
39. Orzel JA, Rudd TG. Heterotopic bone formation: clinical, laboratory, and imaging correlation. J Nucl Med. 1985; 26(2):125-132.
40. Crawford CM, et al. Heterotopic ossi fi cation: are range of motion exercises

contraindicated? J Burn Care Rehabil. 1986; 7(4):323-327.

41. Bergstrom N, et al. Pressure ulcers in adults: prediction and prevention. Clinical Practice Guideline Number 3. Rockville: U.S. Department of Health and Human Services, Agency for Health Care Policy and Research; 1992. p. 101.
42. Daniel RK, Priest DL, Wheatley DC. Etiologic factors in pressure sores: an experimental model. Arch Phys Med Rehabil. 1981; 62(10):492-498.
43. Yarkony GM, Heinemann AW. Pressure ulcers. In: Stover SL, DeLisa JA, Whiteneck GG, editors. Spinal cord injury: clinical outcomes from the model systems. Gaithersburg: Aspen Publications; 1995.
44. Richardson RR, Meyer Jr PR. Prevalence and incidence of pressure sores in acute spinal cord injuries. Paraplegia. 1981; 19(4):235-247.
45. McKinley WO, et al. Long-term medical complications after traumatic spinal cord injury: a regional model systems analysis. Arch Phys Med Rehabil. 1999; 80(11):1402-1410.
46. Ho CH, Bogie K. Rehabilitation of spinal cord injury. In: Frontera WR, DeLisa JA, editors. Physical medicine and rehabilitation: principles and practice. Philadelphia: Lippincott Williams & Wilkins Health; 2010. p. 1393-1409.
47. Consortium for Spinal Cord Medicine Clinical_Practice_Guidelines. Pressure ulcer prevention and treatment following spinal cord injury: a clinical practice guideline for health-care professionals. J Spinal Cord Med. 2001; 24 Suppl 1:S40-S101.
48. National Pressure Ulcer Advisory Panel. (2007). Pressure ulcer stages revised by NPUAP. http://www.npuap.org/pr2.htm . Accessed 5 Aug 2012.
49. Rodeheaver GT, et al. Wound cleansing by high pressure irrigation. Surg Gynecol Obstet. 1975; 141(3):357-362.
50. Krouskop T, et al. A synthesis of the factors that contribute to pressure sore formation. In: Ghista DN, Frankel HL, editors. Spinal cord injury medical engineering. Spring fi eld: Thomas; 1986. p. 247-267.
51. Tourtual DM, et al. Predictors of hospital acquired heel pressure ulcers. Ostomy Wound Manage. 1997; 43(9):24-28. 30, 32-34 passim.
52. Blaylock B. A study of risk factors in patients placed on specialty beds. J Wound Ostomy Continence Nurs. 1995; 22(6):263-266.
53. Breslow RA, et al. The importance of dietary protein in healing pressure ulcers. J Am Geriatr Soc. 1993; 41(4):357-362.
54. Brewer Jr RD, Mihaldzic N, Dietz A. The effect of oral zinc sulfate on the

healing of decubitus ulcers in spinal cord injured patients. Proc Annu Clin Spinal Cord Inj Conf. 1967; 16:70-72.

55. Eleazer GP, et al. Appropriate protocol for zinc therapy in long term care facilities. J Nutr Elder. 1995; 14(4):31-38.
56. Stechmiller JK, Childress B, Cowan L. Arginine supplementation and wound healing. Nutr Clin Pract. 2005; 20(1):52-61.
57. The Consensus Committee of the American Autonomic Society and the American Academy of Neurology. Consensus statement on the de fi nition of orthostatic hypotension, pure autonomic failure, and multiple system atrophy. Neurology. 1996; 46(5):1470.
58. Illman A, Stiller K, Williams M. The prevalence of orthostatic hypotension during physiotherapy treatment in patients with an acute spinal cord injury. Spinal Cord. 2000; 38(12):741-747.
59. Claydon VE, Steeves JD, Krassioukov A. Orthostatic hypotension following spinal cord injury: understanding clinical pathophysiology. Spinal Cord. 2006; 44(6):341-351.
60. Chen D, et al. Medical complications during acute rehabilitation following spinal cord injury-current experience of the Model Systems. Arch Phys Med Rehabil. 1999; 80(11):1397-1401.
61. Virchow R. Thrombosis and emboli (1846-1856). Canton: Science History Publications; 1998. p. 234.
62. Baglin TP, Brush J, Streiff M. Guidelines on use of vena cava fi lters. Br J Haematol. 2006; 134(6):590-595.
63. Becker DM, Philbrick JT, Selby JB. Inferior vena cava fi lters. Indications, safety, effectiveness. Arch Intern Med. 1992; 152(10):1985-1994.
64. Giannoudis PV, et al. Safety and ef fi cacy of vena cava fi lters in trauma patients. Injury. 2007; 38(1):7-18.
65. Dubin D. Pulmonary embolism. In: Dubin D, editor. Rapid interpretation of EKG. Tampa: Cover Pub Co; 2000.
66. Conover MB. Acute pulmonary embolism. In: Conover MB, editor. Understanding electrocardiography. St. Louis: Mosby; 1996.
67. Maimoun L, Fattal C, Sultan C. Bone remodeling and calcium homeostasis in patients with spinal cord injury: a review. Metabolism. 2011; 60(12):1655-1663.
68. Jiang SD, Jiang LS, Dai LY. Mechanisms of osteoporosis in spinal cord

injury. Clin Endocrinol (Oxf). 2006; 65(5):555-565.
69. Shane E, Berenson J. Treatment of hypercalcemia. In: Rosen CJ, editor. UpToDate. Waltham: UpToDate; 2012.
70. Nemunaitis GA, et al. A descriptive study on vitamin D levels in individuals with spinal cord injury in an acute inpatient rehabilitation setting. PM R. 2010; 2(3):202-8. quiz 228.
71. Oleson CV, Patel PH, Wuermser LA. In fl uence of season, ethnicity, and chronicity on vitamin D de fi ciency in traumatic spinal cord injury. J Spinal Cord Med. 2010; 33(3):202-213.
72. Heaney RP, et al. Peak bone mass. Osteoporos Int. 2000; 11(12):985-1009.
73. Dawson-Hughes B, et al. Estimates of optimal vitamin D status. Osteoporos Int. 2005; 16(7):713-716.
74. Schopp LH, et al. Testosterone levels among men with spinal cord injury admitted to inpatient rehabilitation. Am J Phys Med Rehabil. 2006; 85(8):678-84. quiz 685-687.
75. Durga A, et al. Prevalence of testosterone de fi ciency after spinal cord injury. PM R. 2011; 3(10):929-932.
76. Tsitouras PD, et al. Serum testosterone and growth hormone/insulin-like growth factor-I in adults with spinal cord injury. Horm Metab Res. 1995; 27(6):287-292.
77. Celik B, et al. Sex hormone levels and functional outcomes: a controlled study of patients with spinal cord injury compared with healthy subjects. Am J Phys Med Rehabil. 2007; 86(10):784-790.
78. Clark MJ, et al. Testosterone replacement therapy and motor function in men with spinal cord injury: a retrospective analysis. Am J Phys Med Rehabil. 2008; 87(4):281-284.
79. Snyder PJ. Testosterone treatment of male hypogonadism. In: Matsumoto AM, editor. UpToDate. Waltham: UpToDate; 2012.
80. Consortium for Spinal Cord Medicine Clinical Practice Guidelines. Sexuality and reproductive health in adults with spinal cord injury: a clinical practice guideline for health-care professionals. J Spinal Cord Med. 2010; 33(3):281-336.
81. Linsenmeyer T. Sexual function and sexuality following spinal cord injury. In: Kirshblum S, Campagnolo DI, DeLisa JA, editors. Spinal cord medicine. Philadelphia: Lippincott Williams & Wilkins; 2002. p. 322-330.

82. Yarkony GM. Enhancement of sexual function and fertility in spinal cordinjured males. Am J Phys Med Rehabil. 1990; 69(2):81-87.
83. Sipski ML, Alexander CJ, Rosen R. Sexual arousal and orgasm in women: effects of spinal cord injury. Ann Neurol. 2001; 49(1):35-44.
84. Bennett CJ, et al. Sexual dysfunction and electroejaculation in men with spinal cord injury: review. J Urol. 1988; 139(3):453-457.
85. Cardenas DD, et al. Gender and minority differences in the pain experience of people with spinal cord injury. Arch Phys Med Rehabil. 2004; 85(11):1774-1781.
86. Donnelly C, Eng JJ. Pain following spinal cord injury: the impact on community reintegration. Spinal Cord. 2005; 43(5):278-282.
87. Ravenscroft A, Ahmed YS, Burnside IG. Chronic pain after SCI. A patient survey. Spinal Cord. 2000; 38(10):611-614.
88. Siddall PJ, et al. A longitudinal study of the prevalence and characteristics of pain in the fi rst 5 years following spinal cord injury. Pain. 2003; 103(3): 249-257.
89. Bryce TN, Ragnarsson KT. Epidemiology and classi fi cation of pain after spinal cord injury. Top Spinal Cord Inj Rehabil. 2001; 7(2):1-17.
90. Stormer S, et al. Chronic pain/dysaesthesiae in spinal cord injury patients: results of a multicentre study. Spinal Cord. 1997; 35(7):446-455.
91. Siddall PJ, et al. Pain report and the relationship of pain to physical factors in the fi rst 6 months following spinal cord injury. Pain. 1999; 81(1-2): 187-197.
92. Siddall PJ, Yezierski RP, Loeser JD. Pain following spinal cord injury: clinical features, prevalence, and taxonomy. IASP Newsletter. 2000; 3:3-7.
93. Siddall PJ, Yezierski RP, Loeser JD. Taxonomy and epidemiology of spinal cord injury pain. In: Yezierski RP, Burchiel KJ, editors. Taxonomy and epidemiology of spinal cord injury pain. Seattle: IASP Press; 2002. p. 9-24.
94. Dyson-Hudson TA, Kirshblum SC. Shoulder pain in chronic spinal cord injury, Part I: epidemiology, etiology, and pathomechanics. J Spinal Cord Med. 2004; 27(1):4-17.
95. Curtis KA, et al. Shoulder pain in wheelchair users with tetraplegia and paraplegia. Arch Phys Med Rehabil. 1999; 80(4):453-457.
96. Irwin R, Restrepo JA, Sherman A. Musculoskeletal pain in persons with spinal cord injury. Top Spinal Cord Inj Rehabil. 2007; 13(2):43-57.
97. Akbar M, et al. A cross-sectional study of demographic and morphologic features of rotator cuff disease in paraplegic patients. J Shoulder Elbow Surg.

2011; 20(7):1108-1113.

98. Goldstein B. Musculoskeletal conditions after spinal cord injury. Phys Med Rehabil Clin N Am. 2000; 11(1):91-108. viii-ix.

99. Hastings J, Goldstein B. Paraplegia and the shoulder. Phys Med Rehabil Clin N Am. 2004; 15(3):vii. 699-718.

100. Finnerup NB, Jensen TS. Spinal cord injury pain-mechanisms and treatment. Eur J Neurol. 2004; 11(2):73-82.

101. Widerstrom-Noga EG, Turk DC. Exacerbation of chronic pain following spinal cord injury. J Neurotrauma. 2004; 21(10):1384-1395.

102. Yezierski RP. Pain following spinal cord injury: pathophysiology and central mechanisms. Prog Brain Res. 2000; 129:429-449.

103. Haanpaa M, et al. NeuPSIG guidelines on neuropathic pain assessment. Pain. 2011; 152(1):14-27.

104. Siddall PJ, Middleton JW. A proposed algorithm for the management of pain following spinal cord injury. Spinal Cord. 2006; 44(2):67-77.

105. Dworkin RH, et al. Advances in neuropathic pain: diagnosis, mechanisms, and treatment recommendations. Arch Neurol. 2003; 60(11):1524-1534.

106. Dromerick AW. Evidence-based rehabilitation: the case for and against constraint-induced movement therapy. J Rehabil Res Dev. 2003; 40(1): vii-ix.

107. Craig AR, et al. Long-term psychological outcomes in spinal cord injured persons: results of a controlled trial using cognitive behavior therapy. Arch Phys Med Rehabil. 1997; 78(1):33-38.

108. Cioni B, et al. Spinal cord stimulation in the treatment of paraplegic pain. J Neurosurg. 1995; 82(1):35-39.

109. Gu Y, Huang LY. Gabapentin actions on N-methyl-d -aspartate receptor channels are protein kinase C-dependent. Pain. 2001; 93(1):85-92.

110. Hendrich J, et al. Pharmacological disruption of calcium channel traf fi cking by the alpha2delta ligand gabapentin. Proc Natl Acad Sci USA. 2008; 105(9):3628-3633.

111. Finnerup NB, et al. Levetiracetam in spinal cord injury pain: a randomized controlled trial. Spinal Cord. 2009; 47(12):861-867.

112. Teasell RW, et al. A systematic review of pharmacologic treatments of pain after spinal cord injury. Arch Phys Med Rehabil. 2010; 91(5):816-831.

113. Johannessen CU. Mechanisms of action of valproate: a commentary. Neurochem Int. 2000; 37(2-3):103-110.

第 3 章　神经肌肉康复

Andres Deik, Paul Lee, Daniel MacGowan

神经肌肉病患者就诊的基本流程

就诊：是住院还是门诊康复取决于住院原因。

转诊医师：姓名、医院和联系信息。

要点：病情平稳后可进入康复流程。

护理

分泌物管理：必要时吸痰。抗胆碱药有效，但可加重无力，对部分病例建议严密监测。

气管切开术后护理：用过氧化氢清洁和生理盐水冲洗，每天至少一次。

皮肤（尤其是卧床患者）：

- 每 2 h 翻身一次。
- 用支具预防挛缩和皮肤褥疮。

IVF：若无法口服补液，可根据水合状态予 NS 或 D_5NS 50 ~ 75 ml/h 静脉滴注。对糖尿病患者应注意 D_5。若有心力衰竭，须注意输液量。

过敏反应：包括对药物、食物和造影剂过敏。

药物治疗

发热 / 疼痛：疼痛或体温 >100.4 华氏度（若无肝功能异常），必要时可予对乙酰氨基酚 650 mg 口服 q4 ~ 6 h。部分神经肌肉病的患者避免使用鸦片制剂以免引起呼吸衰竭。

失眠：曲唑酮 25 ~ 100 mg 睡前口服或唑吡坦 5 ~ 10 mg 睡前口服。有呼吸衰竭风险高的患者慎用。

支气管痉挛：需要时可予沙丁胺醇和异丙托雾化吸入 q4 ~ 6 h。联用黏液溶解剂时建议谨慎使用，因可加重支气管狭窄。

胃肠道预防：餐前 30 min，埃索美拉唑 20 ~ 40 mg 口服 qd 或泮托拉唑 20 ~ 40 mg 口服 qd。法莫替丁 20 mg IV q12 h 是合理的替代方案。

肠道管理：

- 轻度便秘：多库酯钠 100 mg 口服 bid/tid 和（或）番泻叶 1 ~ 2 片睡前口服。
- 重度便秘：Miralax 1 瓶盖 / 天，溶于液体后。
- 粪块阻塞：可考虑矿物油灌肠。

DVT 预防：肝素 5000 U 皮下 q8 ~ 12 h 和（或）间歇气压靴。

注意：可能加重肌无力的药物以及应避免的药物包括抗胆碱药、β 受体阻滞剂、钙通道阻滞剂、肌松剂，抗生素如氨基糖苷类和氟喹诺酮类，以及 A 型肉毒毒素。

膀胱管理

- 在留置导尿的患者，若造成膀胱功能障碍的原因已解决，入院次日清晨可尝试排尿。否则应予间歇导尿每 4 ~ 6 h 一次。
- 长期目标：入院后前 2 日停止保留导尿。
- 除外泌尿系感染或药物副作用所致的尿潴留或尿失禁，这一点很重要。

实验室检查：进行全血细胞计数和综合代谢检查。留置导尿的患者可考虑尿分析 / 尿培养。

特殊检查（卧床患者）

- 胸部 X 线片：除外吸入和肺不张。
- 胸部增强 CT：除外肺栓塞形成，临床表现为突发呼吸困难和不明原因的心动过速。

运动神经元病

- 本病可导致皮质锥体细胞 / 锥体束（上运动神经元）和（或）前角运动神经元（下运动神经元）变性 [1]。
- 能迅速导致严重残疾甚至死亡。

诊断：与进行性肌萎缩（progressive muscular atrophy，PMA，是一种纯下运动神经元综合征）、原发性侧索硬化（primary lateral sclerosis，PLS，为一种纯上运动神经元综合征）或肌萎缩侧索硬化（amyotrophic lateral sclerosis，ALS，为一种混合上、下运动神经元综合征）进行鉴别。

神经学特点

- PMA：反射减弱或消失、肌肉萎缩是主要特征 [2]。
- PLS：痉挛、假性延髓性麻痹（球麻痹）和偶尔情绪失控，后者提示额叶功能障碍 [3]。
- ALS：肌萎缩和痉挛混合存在。临床常见上肢腱反射消失而下肢痉挛伴腱反射亢进 [1]。

手术

- 经皮内镜下胃造瘘术的时间和地点。
- 气管切开术的时间和地点（明确尺寸和型号）。
- 挛缩松解术的时间和地点。

病程：各异。ALS 往往在数月内迅速进展，而 PMA 和 PLS 可多年保持稳定 [4]。

要点：呼吸衰竭或佩戴辅助装置的患者须要经常检查。

饮食

- 从保守开始。须要进行言语和吞咽评估。
- 对能经口进食的吞咽障碍患者，软质食物和增稠液体比较适合。

- 晚期 ALS 患者可能须经皮内镜下胃造瘘术进食。为了促进进食的愉悦感，在言语和吞咽治疗师的指导下可经口进食。
- 冰片相对安全和舒适。

特殊检查

- 部分患者须进行 EMG/NCS 检查。

呼吸目标：无创正压通气可改善生存率[5]。延髓起病的患者更早需要无创正压通气。咳嗽辅助设备和胸部物理治疗可促进分泌物的排出，以预防下呼吸道感染[6]。

膀胱目标：运动神经元病的患者膀胱功能通常不受累，直至疾病的晚期。

物理治疗

早期物理治疗的目标：

1. **恢复 / 预防**
   - 改善功能性活动和工作的独立性。
   - 进行渐进性抗阻力量训练（progressive resistive exercises，PREs），对健康或未受累的肌肉采用亚极量抗阻训练。
   - 轻至中度耐力训练，无呼吸困难。
   - 牵伸和 ROM 训练（所有关节）。
   - 注意：疾病导致的肌肉无力不能进行进行渐近性抗阻力训练。避免进行离心训练、强抗阻训练、每周训练 3 次以上以及诱发肌束震颤和痉挛的训练[8-9]。
2. **代偿**
   - 节省体能。
   - 教育患者训练、维持或提高活动能力的重要性，可咨询适合的支持小组。
   - 评估是否需要辅助设备（矫形器、颈部围领、吊索、手休息位夹板、腕掌侧夹板、适应性装置或助行器）。

进展期物理治疗的目标

1. **代偿**
   - 评估家庭或工作环境改进的必要性（坡道、无障碍卫生间和单层居住）。
   - 继续评估辅助设备的必要性，以便安全步行和活动。
   - 轮椅处方（可调节 / 可拆卸脚托、靠背、可调节头枕、扶手，以及防褥疮坐垫，如 Roho 垫）。
2. **预防**
   - 压力缓解设备（如防褥疮床垫）。
   - PROM、AAROM 及 AROM。
   - 对健康或未受累的肌肉继续采用亚极量训练。
   - 继续轻至中度耐力训练。
   - 继续牵伸。若活动受限或卧床，主要针对以下肌肉：腘绳肌、髂腰肌、腓肠肌、比目鱼肌、胸肌、背阔肌、肱二头肌、腕屈 / 伸和旋前肌。

晚期物理治疗的目标

1. 教育　照料者教育，包括转移、体位摆放、防止褥疮和辅助设备使用。
2. 预防　挛缩；PROM 训练，牵伸和夹板固定（pressure relieft ankle foot orthosis、手夹板和颈部围领）。
3. 体位　协助呼吸。

床上活动：早期至中期可独立活动，晚期可训练家庭保健助理和家人帮助患者床上活动。

转移：早期至进展期可独立活动，晚期可借助液压电梯，还可训练 HHA 和家人帮助患者转移。

压力缓解 / 体位：住院床位采用防褥疮床垫，还有减压踝足矫形器、手夹板和颈部围领。

轮椅驱动

电动→咨询轮椅门诊：靠背、可调节脚托、头枕、座椅高度、扶手和显示屏。

手动→额颞叶痴呆患者。

站立：早中期可独立活动，训练 HHA 或主要照料者予以监护。

步行：早期独立或接近独立，中期通常需要监护或辅助，晚期通常卧床。对部分晚期 PLS 患者，如果四肢肌力保留，可使用辅助设备步行。

作业治疗

远期 OT 目标

吃饭、修饰、穿衣和洗澡

1. **早期**

   a. 浴室辅助设施：抓杆、浴缸长凳以及升高的马桶坐垫。

   b. 维持日常生活活动能力（ADLs）的独立性。

   c. 穿衣辅助器具：穿衣杆、长柄鞋拔及扣钩。

   d. 吃饭辅助器具：大的餐具、托盘、重量轻的水杯和盘子。

2. **中期**

   a. 推荐 OT 或辅助技术专家（assistive technology professional，ATP）家访。

   b. 浴室辅助设备：三合一马桶、淋浴椅、浴缸淋浴转移台、淋浴轮椅及长柄海绵。

3. **晚期**

   a. 最大程度的依赖辅助设备：具有 U 形吊带的液压电梯或轨道电梯。

家务 / 烹饪：建议针对安全性和活动能力进行家庭评估。

辅助水平：对晚期患者提供最大程度的辅助，对中期患者提供中度至最低程度的辅助，对早期患者则提供最低程度的辅助甚至不辅助设备。

治疗：亚极量抗阻训练和活动，中低度耐力训练。训练过度可出现肌无力、疲劳加重或延长。

HHA 辅助：在疾病晚期需要 24 h 持续辅助。

言语：重度构音障碍［由舌肌萎缩和（或）痉挛所致］常见于疾病晚期或延髓起病的运动神经元病。辅助通信设备是有用的[1]。平板技术是辅助通信设备市场的一场革命。

营养：若吞咽障碍明显，则需要软质食物和增稠液体，但可能无法满足热量需求。可考虑早期经皮内镜胃造瘘术（PEG）管留置。

社会服务：随着病情的进展，患者的需求也在发生变化。社会服务有助于使患者获得适应性装置和家用设备，以及家居安全的评估。

心理学：病程进展快速，抑郁和假性延髓性麻痹情感障碍是须要解决的问题，应提供支持小组。照顾者和家庭成员也可从咨询中获益。

轮椅处方：电动或手动、靠背、防褥疮坐垫、体位支撑、摇臂式可调节足托、头枕、座椅高度、扶手和显示屏。

适应性装置 / 家居设备：防褥疮床垫、踝足矫形器（ankle foot orthotics，AFO）、减压踝足矫形器（PRAFO）手夹板、颈部围领、升高的马桶座、手休息位夹板、器皿、钢笔和其他手持工具的加大手柄、弹性鞋带、滚动学步车、助行器、单轴手杖、升降椅、滑板及座椅升降辅助装置。

炎性脱髓鞘性多发性神经病

- 免疫介导性疾病可引起周围神经脱髓鞘，导致下运动神经元性肌无力[10]。
- 急性起病，表现为近端肌肉无力，腱反射消失，上升性、长度依赖性感觉丧失，不伴明确的感觉平面[10]。

诊断：急性炎症性脱髓性多发性神经病（acute inflammatory

demyelinating polyneuropathy，AIDP）或慢性炎症性脱髓性多发性神经病（chronic inflammatory demyelinating polyneuropathy，CIDP）

就诊：AIDP 也称吉兰 - 巴雷综合征（GBS），通常须住院治疗以及随后的住院康复，而 CIDP 常常于门诊就诊。

神经学特点

- 区别 AIDP 还是 CIDP 急性加重，这一点很重要。
- AIDP 变异型：
  - GBS：最常见的是感觉运动型[11]。
  - Miller-Fisher 变异型：共济失调（传入神经传导阻滞严重）、腱反射消失和眼肌麻痹三联征，不伴肌无力[12]。

手术：气管切开术的时间和地点（明确气管套管的尺寸和型号）。

病程：轻度 AIDP 患者可能完全卧床，而严重病例可能需要机械通气。

要点：若行机械通气，须参照重症监护室。此外，IVIG 患者易出现自主神经系统不稳定，心率和血压明显波动[13]，须进行密切的生命体征监测。

肠道管理：定期每日排便对卧床患者非常重要，可预防肠梗阻。肠梗阻是致残和致死的原因之一。

饮食：AIDP 患者须保持禁食以防紧急气管插管。可安全进食时，高纤维饮食和充分水化是肠道管理的重要部分。

IVF：IVIG 有促凝作用，应避免脱水。建议对老年患者和不能耐受大量液体的患者进行温和水化。

四肢：DVT 预防非常重要，尤其是 IVIG 治疗时。

皮肤：病情严重者可每 2 h 翻身一次。

特殊检查

- 腰椎穿刺和 EMG/NCS 测定[14]。
- 若怀疑肠梗阻，须急做腹部影像学检查。

呼吸目标：可能因机械通气时间延长而行气管切开术，目标是最终实现独立呼吸。

膀胱目标：独立。

物理治疗

远期 PT 目标：

物理治疗师通过评估确定患者的活动是否需要辅助设施或轮椅。

CIDP：患者的功能表现各异，从接近正常到需要 75% 以上的辅助才能完成基本的日常生活活动。目标是完成所有的日常生活活动，可独立活动或在最少的辅助下活动。

AIDP：吉兰 - 巴雷综合征

- 床上活动：独立。
- 转移：独立。
- 减压 / 体位：
  - 急性期活动不利时采用防褥疮床垫、减压踝足矫形器（PRAFO）和手休息位夹板。
  - 减压装置（pressure relieving devices，PRDs）用于非敏感区。
  - 每日进行皮肤检查，尤其是骨突处、负重区和敏感区。
  - 负重区避免纽扣、拉链和接缝。
  - 变换体位：床上每 2 h 一次，轮椅上每 15 min 一次。
- 轮椅驱动：

  电动→仅在恢复慢的严重病例。

  手动→体重轻，独立。
- 站立：独立。
- 步行：独立或接近独立。

作业治疗

远期 OT 目标

家庭评估安全性，确定是否需要辅助设备。

吃饭、修饰、穿衣和洗澡：独立。

家务/烹饪：独立。

辅助：在繁重和要求平衡能力强的工作时需要辅助。

理疗注意事项：避免感觉丧失禁忌的理疗。

训练注意事项：亚极量抗阻，轻中度有氧强度。

可能需要的 HHA 辅助：由患者的需求和功能水平决定。

言语：面肌无力的患者可能出现言语障碍。

营养：对吞咽功能良好的患者，合理饮食有助于恢复肌容积。

社会服务：有助于使用自适应装置和家用设备，以及家庭安全评估。

心理：AIDP 和 CIDP 通常是非致命性疾病，疾病咨询有助于患者应对后遗症。

轮椅处方：咨询轮椅门诊，AIDP：重量轻，可折叠；CIDP：依据面积和伤残等级而定。

适应性装置/家用设备：浴缸转移台、抓杆、滚动学步车、单轴拐杖、助行器、马桶、PRAFO、手休息位夹板、轮椅、病床（协助呼吸）、滑板及座椅起立辅助装置。

获得性肌无力综合征

- 重症肌无力（myasthenia，MG）和 Lambert-Eaton 肌无力综合征（Lambert-Eaton myasthenic，LEMS）是神经肌肉接头传递功能障碍所引起的疾病。
- LEMS：突触前膜乙酰胆碱释放减少[15]。
- MG：自身抗体介导的突触后膜胆碱能受体减少[16]。

诊断：肌无力危象（是导致患者住院的主要原因）。

就诊：病情一旦稳定，即可住院康复。

神经学特点

- 双侧近端肌肉无力[16]。
- 反射存在[16]。

- 可出现延髓症状，导致误吸和呼吸衰竭。入院时头下垂[17]可能预示呼吸衰竭。气管切开和通气支持可能是必要的。
- 自主神经功能障碍可见于 LEMS，MG 不常见[15]。

手术

- 胸腺切除术的时间和地点（若适用）。
- PEG 的时间和地点（很少需要）。
- 气管切开的时间和地点（明确尺寸和类型）。

病情：患者有时须要插管和机械通气支持。

护理：对 MG 患者给予乙酰胆碱酯酶抑制剂治疗后分泌物明显增多，须要吸痰，急性期危象时可诱发呼吸衰竭。若肌无力患者出现急性期危象，必须立即停用溴吡啶斯的明。

饮食：患者有紧急插管的可能，故不予经口进食。若虽有延髓症状，但可以进食，则软质食物和稠厚液体比较合适。

药物：糖皮质激素会加重急性期危象患者的肌肉无力[18]。

膀胱处理：LEMS 患者出现自主神经功能障碍时，可出现尿潴留或溢出性尿失禁[19]。

IVF：若给予 IVIG，应避免脱水，以降低促凝血的风险[13]。

四肢：IVIG 患者特别容易出现血栓事件[13]，预防深静脉血栓形成是非常重要的。详情请参阅基本流程。

皮肤：卧床患者每 2 h 翻身一次。

特殊检查

- EMG/NCS 检查[20]。
- 抗乙酰胆碱受体抗体的血清滴度[16]。
- 抗电压门控钙通道抗体的血清滴度[21]。

呼吸目标：重症患者须要行机械通气和气管切开，目标是最终独立呼吸。

膀胱目标：免疫疗法可改善免疫介导的尿失禁[19]。

物理治疗

远期 PT 目标

床上活动：目标是独立，与疾病的严重程度有关。

转移：独立（1～3 级），目标是独立或最小辅助（4a～5 级）。

减压 / 体位：颈部围领，辅助呼吸的电子病床。

轮椅驱动：动力→远距离外出活动。呼吸功能障碍患者可从倾斜靠背、体位支撑及可调整的头枕、脚踏板和高度中获益。

手动→近距离可独立活动，疲劳和近端肌肉无力导致驱动轮椅困难。

站立：独立（1～3 级），辅助或最大限度地提高体能（4a～5 级）。

上下楼梯：独立或接近独立（需要辅助设备 / 扶手，增加时间和精力）（1～2 级），3a 级及以上需要辅助。

步行：独立或接近独立（需要辅助设备，增加时间和精力）（1～3 级），部分患者需要 AFO。

作业治疗

远期 OT 目标

吃饭、修饰、穿衣和洗澡：目标是独立或接近独立（使用辅助设备，增加时间和精力）。须要将手和上肢置于肩膀或头部以上的活动更难以执行，须要帮助或频繁休息。

家务 / 烹饪：独立走动的患者可从事轻体力家务，可独立准备轻中度复杂的膳食。

辅助：繁重或中强度耐力工作需要帮助。

训练注意事项：患者的病情在“好”和“差”之间交替，须根据临床表现调整训练强度。训练或活动量到最大限度或过度时，即使在病情“良好”状态，肌肉无力也会加重或延长。

可能需要 HHA 辅助：是。

言语：面肌无力明显可出现短暂性构音障碍。

营养：有误吸风险的患者须要通过鼻胃管予以流食，偶尔也用 PEG。进行言语及吞咽评估以确定是否需要流食。

社会服务：有助于获得适应性装置、家居设备和家庭安全评估。

心理：对于一些患者须要针对疾病诊断进行咨询。严重永久性残疾在肌无力综合征患者中并不常见，但仍有可能。

适应性装置 / 家居设备：助行器、滚轮学步车、单轴拐杖、医院的电子病床、轮椅、颈部围领、手夹板、弹性鞋带、升高的马桶座、浴缸转移台及升高座椅的辅助装置。

肌营养不良症

- 是先天性疾病，肌肉被纤维结缔组织所替代 [22]。
- 强直性肌营养不良是成人肌营养不良最常见的类型 [23]。
- Duchenne 型肌营养不良（或其轻型 Becker 型肌营养不良）发病早，预期寿命缩短 [24]。
- 面肩肱型肌营养不良（facioscapulohumeral muscular dystrophy，FSHMD）表现为面部肌肉和肩周肌肉无力 [25]。
- 肢带型肌营养不良（limb girdle muscular dystrophies，LGMD）是遗传方式各异的一大类疾病 [26]。

诊断：肌营养不良（须明确类型）。

神经学特点

- 强直性肌营养不良：患者出现肌强直，即肌肉持续收缩后不能立刻放松。远端肌肉无力是 I 型的典型特征，这也是最常见的类型 [23]。
- Becker 或 Duchenne 型肌营养不良：患者主要表现为近端肌肉无力，典型特征包括 Gower 征（患者须双手攀附大腿方可起立）[27] 和早期双侧小腿肌肉肥大 [28]。

- FSHMD：可累及躯干和小腿远端前面的肌肉，导致严重残疾[25]。
- LGMD：导致近段肌肉无力[26]。

外科手术

- 肌肉活检的时间和地点（若可行）。
- 气管切开的时间和地点（明确尺寸和型号）。

病程：残疾程度取决于疾病所处的时期。Duchenne 型肌营养不良患者常发生呼吸道感染并发症[29]，晚期则为限制性肺疾病，需要机械通气。

饮食：常规饮食，有误吸风险者除外。

IVF：肌营养不良患者可能有潜在的和未确诊的心肌疾病[30]。超声心动图筛查可指导安全水化。

药物：避免有潜在细胞毒性的药物，包括（但不限于）他汀、糖皮质激素和抗 HIV 药物如 AZT[31]。

肢体：终末期患者长期卧床，有发生 DVT/PEs 的风险。详情请参阅基本流程。

皮肤：卧床患者每 2 h 翻身一次。

实验室检查：TSH（甲状腺功能减退和甲状腺功能亢进均可导致肌病）[32-33]。

特殊检查

- EMG/NCS 检查。
- 肌肉活检。
- 基因检测[28]。

呼吸目标：晚期患者需永久机械通气[29]。胸部理疗可帮助清除分泌物。

膀胱目标：充分控制。

物理治疗

远期理疗目标

物理治疗师的目标是最大限度地提高患者的身体潜能。

1. **恢复性干预**　疾病早期可改善或最大限度地提高患者的独立或自理能力，对失用性肌肉进行亚极量抗阻训练，以增加耐力。
2. **维持**　针对所有受累的关节和肌肉，予改善生活质量，增加 PROM、AROM、AAROM、牵伸及低中度训练。给予体位引流、深呼吸训练和分泌物清理以改善或最大化呼吸功能。
3. **预防**　减少或预防重大畸形，肌肉无力或卧床时予以下肢支具预防挛缩。

床上活动：持续存在无力时须予以辅助，治疗目的是最大限度地提高患者独立完成任务的能力以及照料者的教育。

转移：持续存在无力时须予以辅助，治疗目的是最大限度地提高患者独立完成任务的能力以及照料者的教育。

减压 / 体位：卧床患者频繁翻身，减压补偿策略，减压设备，促进踝背屈，采取躯干、髋和膝伸展的体位以避免久坐而引起挛缩。

轮椅驱动

电动→咨询轮椅门诊，手动轮椅独立。

手动→须要辅助。

站立：持续存在无力时须给予辅助，治疗目的是最大限度地提高患者独立完成任务的能力以及照料者的教育。

作业治疗

远期 OT 目标

辅助：机械或电子辅助臂支架。

训练注意事项：注意疲劳原则；训练过度可出现无力，尤其是肌力小于 3/5 级时；避免重负荷离心训练。

言语：FSHD 患者面部肌肉无力，导致发音和咀嚼困难 [34]。存在严重构音障碍的患者须使用交流辅助设备。

营养：严重吞咽障碍可导致体重下降。若呼吸情况允许，可考虑PEG置管。

社会服务：需求随疾病进展而变化。社会服务有助于获得自适应装置、家居设备和家庭安全评估。

心理：肌营养不良症或致命，或减少寿命并伴明显残疾。应提供支持小组。照料者和家庭成员也可咨询。

轮椅处方：倾斜靠背，体位支撑，可调节的头枕、踏板和座椅高度。

适应性装置 / 家居设备：滑板、淋浴轮椅、浴缸转移台、马桶、液压电梯、机械或电子辅助臂支架、腿部支架、PRAFO、AFO、手休息位夹板及防褥疮病床。

获得性肌病

- 不同的肌病，可继发于：
  - 炎症性（如皮肌炎和多发性肌炎）。
  - 药物性（他汀和糖皮质激素所致的肌病）。
  - 感染性（如 HIV）。
  - 内分泌疾病（甲亢或甲减）。
  - 特发性（如包涵体肌炎或 IBM）。
- 预后取决于疾病修饰治疗的效果，因此结局各异，与其病因有关。

诊断：获得性肌病（明确其类型）。

神经学特点

- 临床表现和体征取决于肌病类型。
- 炎症性肌病（和大多数肌病）近端受累。
- IBM：手指屈肌[35]和股四头肌受累。
- 疾病晚期腱反射可消失。

手术

- 肌肉活检的时间和地点（若可行）。
- 气管切开的时间和地点，但很少用到（明确尺寸和型号）。

病程：包涵体肌炎随时间缓慢进展[36]，而炎症性肌病进展较快[37]。

饮食：常规饮食，除非指定。

IVF：注意警惕心肌病。如有怀疑，可完善超声心动图，尤其是须要积极水化时（如横纹肌溶解）。

药物：注意避免使用有潜在细胞毒性的药物，包括（但不限于）他汀类、糖皮质激素、秋水仙碱和 AZT[31]。

肢体：终末期患者可能长期卧床，有发生 DVT/PEs 的风险。详情请参阅基本流程部分。

皮肤：卧床患者每 2 h 翻身一次。

实验室：TSH（甲减和甲亢都可导致肌病）[31-32]。

特殊检查

- EMG/NCS 检查。
- 肌肉活检。

呼吸目标：呼吸受累少见。目标是呼吸独立。

膀胱目标：膀胱受累不典型。

物理治疗

远期 PT 目标

皮肌炎：早期治疗，功能恢复良好。

床上活动：独立，若有钙质沉积症则可能需要辅助。

转移：独立，若有钙质沉积症则可能需要辅助。

减压 / 体位：预防挛缩。

轮椅驱动

电动→取决于 PT/OT 评估是否需要。

手动→取决于 PT/OT 评估是否需要。

站立：独立，若有钙质沉积症则可能需要辅助。

步行：独立或接近独立（使用辅助设备，增加时间和精力），若有钙质沉积症则可能需要辅助。

作业治疗

远期 OT 目标

吃饭、修饰、穿衣和洗澡：基本 ADLs 和基本活动可独立，进行家庭评估以确定是否需要辅助设备或改造。

家务 / 烹饪：简单家务或准备膳食可独立，进行家庭评估确定是否需要辅助设备。

辅助：取决于患者的心、肺功能状况，以及钙质沉积症是否影响患者的功能。

训练注意事项：控制炎症后才能开始训练。

HHA 辅助：取决于家庭评估。

言语：获得性肌病延髓受累罕见。

营养：横纹肌溶解的患者若有肾损害，须予以低蛋白质饮食，否则应予以配比饮食以帮助恢复肌容积。

社会服务：有助于获得自适应装置、家居设备和家庭安全评估。

心理：部分患者须要针对疾病诊断进行咨询。一些疾病可导致严重永久性残疾。可逆性肌病对患者的生活质量影响较小。

适应性装置 / 家居设备：助行器、单轴拐杖、浴池转移台、病床和 PRD。

多肌炎：物理治疗师的目标是发挥最大化患者的潜能。PM/DM 预后不良的因素有高龄、肺和食管受累以及癌症。

床上活动：治疗目的是最大限度地提高患者独立完成任务的能力以及教育照料者。

转移：治疗目的是最大限度地提高患者独立完成任务的能力以及教育照料者。

体位 / 压力缓解

- 卧床患者须频繁翻身或使用防褥疮床垫。对肢体 PRAFO 接触部位应注意保护。
- 减压设备（PRDs）。
- 必须进行日常检查。
- 避免纽扣、拉链或接缝处受压。
- 变动体位：卧床每 2 h 一次，轮椅每 15 min 一次。

转移：治疗目的是最大限度地提高患者借助辅助设备独立完成任务的能力，以及教育照料者如何帮助患者。

轮椅细节

电动：部分患者需要电动轮椅，通常是急性进展期。独立后可用手动轮椅。

手动：患者常存在肢体近端无力，呼吸和心脏可能受累，OT/PT 须要评估其是否适合手动轮椅。

站立：治疗目的是最大化患者独立完成任务的能力，以及教育照料者。

吃饭 / 穿衣 / 修饰：进行家庭评估以确定患者需要辅助及设备的等级。

训练注意事项：急性期炎症控制后可开始训练。

适应装置 / 家居设备：浴池转移台、抓杆、滚轮学步车、单轴拐杖、助行器、马桶、PRAFO、手休息位夹板、轮椅、病床（辅助呼吸）、滑板以及升高座位的辅助设备。

多发性硬化

- 为免疫介导的进展性中枢神经系统脱髓鞘疾病[38]。
- 复发 - 缓解型（为最常见的类型）导致残疾逐渐累积，而少见类型则从发病开始进展得更快[39]。
- 症状和体征包括麻木、刺痛、共济失调、无力和复视[40]。
- 视神经脊髓炎（neuromyetitis optica，NMO）是相关性疾病，可导致长节段脊髓炎[41]。

诊断：多发性硬化（multiple sclerosis，MS）恶化。

神经学特点

- 锥体束损害导致肢体无力。
- 痉挛（有时甚至是持续阵挛）。
- 步行障碍、手的灵活性下降及构音障碍。
- 眼外肌运动异常（常见核间性眼肌麻痹）导致复视，视神经炎导致视力下降[41]。

手术（仅在最严重的病例）

- PEG 插管的时间和地点。
- 气管切开术的时间和地点（明确尺寸和型号）。
- 挛缩松解术的时间和地点。

病程：稳定 / 尚可。疾病修饰疗法可以延缓残疾的出现，尤其是复发缓解型。

要点：如患者正接受糖皮质激素治疗，且有肥胖或有葡萄糖不耐受病史，则应注意检查患者的手指，至少每日两次。

饮食：疾病晚期吞咽障碍明显，须注意误吸风险。限制热量有助于预防糖皮质激素治疗患者引发的高血糖。

IVF：年轻 MS 患者通常能够耐受大剂量静脉输入。脱水可导致潜在的功能障碍，不要误认为是急性加重。

药物

对乙酰氨基酚 1 ~ 2 片口服，必要时 q4 ~ 6 h，针对中重度疼痛。

若 LFTs 升高或对乙酰氨基酚过敏，可用吗啡镇痛。

加巴喷丁 200 mg tid 或阿米替林 25 mg QHS 可缓解神经病理性疼痛。

奥昔布宁 5 mg bid 起始治疗痉挛性膀胱。

若糖皮质激素冲击治疗引发高血糖，可开始浮动剂量胰岛素治疗。

膀胱管理：很多 MS 患者发生痉挛性膀胱，须进行间歇导尿[42]或长期留置尿管，易反复发生泌尿系感染。急性泌尿系感染很像 MS 急性加重。

皮肤：卧床患者每 2 h 翻身一次。

实验室：UA、Ucx（对急性加重患者，总是用来除外泌尿系感染）。

特殊检查

- 颅脑 MRI。
- 腰椎穿刺。

呼吸目标：独立呼吸。MS 进展型可能需要辅助呼吸，尤其是脑干下部或高段颈髓受累的患者[43]。

膀胱目标：部分患者须要间歇导尿以排空膀胱。

物理治疗

远期 PT 目标：

- 功能目标各异，取决于疾病病程。
- 康复的基本目标是最大限度地提高患者的日常生活能力。

恢复性干预

- 修复损伤，改善功能障碍，提高自我管理能力。

- 低到中等强度的训练，亚极量抗阻训练，姿势训练和功能耐力训练。

预防性干预

- 减少并发症、神经损伤和功能障碍。
- PROM、AAROM、AROM、牵伸、负重、夹板和教育。

补偿性干预

- 恢复或维持其适应工作、环境和日常活动的能力。
- 使用滑轮学步车、助行器、单轴拐杖、轮椅、家庭改造、浴池转移台、AFO、KAFO 和滑板。

以下目标是针对疾病病程设定的。

床上活动：独立。

转移：独立或改进后独立。

减压 / 体位

- 无力或痉挛患者变换体位困难。
- 痉挛可导致皮肤摩擦而破坏其完整性。
- 评价浅感觉障碍区域减压。
- 不敏感的区域可用减压设备（PRD）。
- 必须进行日常检查。
- 避免纽扣、拉链或接缝处受压。
- 变换体位：床上每 2 h 一次，轮椅上每 15 min 一次。

轮椅驱动

电动→可独立手动控制。

手动→近距离可独立，考虑到无力或疲劳，远距离时建议辅助。

站立：独立或接近独立。

步行

- 最大限度地提高患者独立或辅助后独立的能力。

作业治疗

远期 OT 目标

吃饭、修饰、穿衣和洗澡：进行家庭评估，以便提供合适的辅助装置和家庭改造，特别是须要监管或刚从住院康复出院的患者情况各异，取决于病情的严重程度。

教育如何节省体能和掌握活动节奏。

家务 / 烹饪

- 轻家务独立或接近独立。目标是最大限度地提高功能，达到独立程度。
- 准备膳食时常常需要辅助。

辅助：取决于患者的功能状态。

理疗注意事项：避免高温模式。

治疗措施

- 严格设定疲劳标准；训练中定时休息；建议上午训练，此时体温最低；亚极量抗阻训练，≤70% MVC[44]。
- 推荐使用衡量指标：BP、HR、主观用力评分（rating of perceived exertion，RPE）和呼出气体分析（VO_2）。
- 训练强度限定在 60% ~ 75% 峰值心率或 55% ~ 60% 峰值 VO_2[45]。
- 推荐 30 分钟 / 次，病情较重的 10 分钟 / 次，共 3 次。
- 对认知或记忆障碍患者，使用讲义和图片。

HHA 辅助：在疾病晚期需要，或者在疾病复发导致严重运动功能障碍时需要，尤其是颈髓受累时。

言语：患者可出现痉挛性言语，因此须要进行言语评估。

营养：饮食无限制。严重吞咽障碍的患者 [46] 可能须要采取 PEG 置管，但是很少见。

社会服务：需求随疾病进展而变化，尤其是更严重的亚型。社会服务有助于获得自适应装置、家居设备和家庭安全评估。

心理：目前对 MS 可予疾病修饰治疗，很少致命。然而，MS 可导致残疾逐渐加重。应提供支持小组。照料者和家庭成员也可咨询。

轮椅处方：疾病晚期患者可用电动轮椅。

适应性装置 / 家居设备：助行器、单轴拐杖、轮椅、浴池转移台、马桶、AFO、KAFO、PRAFO 及液压电梯。

（张 娜 周谋望）

参考文献

1. Rowland LP. Diagnosis of amyotrophic lateral sclerosis. J Neurol Sci. 1998;160 Suppl 1:S6-24.
2. Rowland LP. Progressive muscular atrophy and other lower motor neuron syndromes of adults. Muscle Nerve. 2010; 41(2):161-165.
3. Singer MA, Statland JM, Wolfe GI, Barohn RJ. Primary lateral sclerosis. Muscle Nerve. 2007; 35(3):291-302.
4. Kim WK, Liu X, Sandner J, et al. Study of 962 patients indicates progressive muscular atrophy is a form of ALS. Neurology. 2009; 73(20):1686-1692.
5. Kleopa KA, Sherman M, Neal B, Romano GJ, Heiman-Patterson T. Bipap improves survival and rate of pulmonary function decline in patients with ALS. J Neurol Sci. 1999; 164(1):82-88.
6. Wiebel M. [Non-invasive ventilation: possibilities and limitations in patients with reduced ability to cough]. Pneumologie. 2008; 62 Suppl 1:S2-6.
7. Milner-Brown HS, Miller RG. Muscle Strengthening Through High-Resistive Weight Training in Patients with Neu- romuscular Disorders. Archives of Physical Medicine & Re-habilitation. 1988; 69:14-19.
8. Kilmer DD. Response to resistive strengthening exercise training in humans with neuromuscular disease. American Journal of Physical Medicine & Rehabilitation. 2002; 81:S121-S126.
9. Dal Bello-Haas V, Kloos AD, Mitsumoto H. Physical therapy for a patient through six stages of amyotrophic lateral sclerosis. see comment. Phys Ther. 1998; 78:1312-1324.

10. Lunn MP, Willison HJ. Diagnosis and treatment in in fl ammatory neuropathies. J Neurol Neurosurg Psychiatry. 2009; 80(3):249-258.
11. Ropper AH. The Guillain-Barre syndrome. N Engl J Med. 1992; 326(17): 1130-1136.
12. Fisher M. An unusual variant of acute idiopathic polyneuritis (syndrome of ophthalmoplegia, ataxia and are fl exia). N Engl J Med. 1956; 255(2):57-65.
13. Pierce LR, Jain N. Risks associated with the use of intravenous immunoglobulin. Transfus Med Rev. 2003; 17(4):241-251.
14. Bahou YG, Biary N, al Deeb S. Guillain-Barre syndrome: a series observed at Riyadh Armed Forces Hospital January 1984-January 1994. J Neurol. 1996; 243(2):147-152.
15. O'Neill JH, Murray NM, Newsom-Davis J. The Lambert-Eaton myasthenic syndrome. A review of 50 cases. Brain. 1988; 111(Pt 3):577-596.
16. Drachman DB. Myasthenia gravis. N Engl J Med. 1994; 330(25):1797-810.
17. Yaguchi H, Takei A, Honma S, Yamashita I, Doi S, Hamada T. Dropped head sign as the only symptom of myasthenia gravis. Intern Med. 2007; 46(11): 743-745.
18. Miller RG, Milner-Brown HS, Mirka A. Prednisone-induced worsening of neuromuscular function in myasthenia gravis. Neurology. 1986; 36(5):729-732.
19. Uemura M, Nishimura K, Nakagawa M, et al. [A case of Lambert-Eaton myasthnic syndrome associated with small cell lung carcinoma representing as urinary retention]. Hinyokika kiyo Acta urologica Japonica. 2003; 49(9):535-538.
20. Meriggioli MN, Sanders DB. Myasthenia gravis: diagnosis. Semin Neurol. 2004; 24(1):31-39.
21. Motomura M, Johnston I, Lang B, Vincent A, Newsom-Davis J. An improved diagnostic assay for Lambert-Eaton myasthenic syndrome. J Neurol Neurosurg Psychiatry. 1995; 58(1):85-87.
22. Emery AE. The muscular dystrophies. Lancet. 2002; 359(9307):687-695.
23. Bird TD. Myotonic Dystrophy Type 1. In: Pagon RA, Bird TD, Dolan CR, Stephens K, Adam MP, editors. GeneReviews™[Internet]. Seattle (WA): University of Washington, Seattle; 1993-1999 Sep 17 [updated 2011 Feb 08].
24. Worton R. Muscular dystrophies: diseases of the dystrophin-glycoprotein complex. Science. 1995; 270(5237):755-756.
25. Butz M, Koch MC, Muller-Felber W, Lemmers RJ, van der Maarel SM,

Schreiber H. Facioscapulohumeral muscular dystrophy. Phenotype-genotype correlation in patients with borderline D4Z4 repeat numbers. J Neurol. 2003; 250(8):932-937.

26. Bushby KM. Diagnostic criteria for the limb-girdle muscular dystrophies: report of the ENMC Consortium on Limb-Girdle Dystrophies. Neuromuscul Disord. 1995; 5(1):71-74.
27. Sutherland DH, Olshen R, Cooper L, et al. The pathomechanics of gait in Duchenne muscular dystrophy. Dev Med Child Neurol. 1981; 23(1):3-22.
28. Yiu EM, Kornberg AJ. Duchenne muscular dystrophy. Neurol India. 2008; 56(3):236-247.
29. Matsumura T, Saito T, Fujimura H, Shinno S, Sakoda S. [A longitudinal cause-of-death analysis of patients with Duchenne muscular dystrophy]. Rinsho Shinkeigaku. 2011; 51(10):743-750.
30. Sanyal SK, Johnson WW, Thapar MK, Pitner SE. An ultrastructural basis for electrocardiographic alterations associated with Duchenne's progressive muscular dystrophy. Circulation. 1978; 57(6):1122-1129.
31. Valiyil R, Christopher-Stine L. Drug-related myopathies of which the clinician should be aware. Curr Rheumatol Rep. 2010; 12(3):213-220.
32. Mastaglia FL, Ojeda VJ, Sarnat HB, Kakulas BA. Myopathies associated with hypothyroidism: a review based upon 13 cases. Aust N Z J Med. 1988; 18(6):799-806.
33. Ramsay ID. Electromyography in thyrotoxicosis. Q J Med. 1965; 34(135): 255-267.
34. Meyerson MD, Lewis E, Ill K. Facioscapulohumeral muscular dystrophy and accompanying hearing loss. Arch Otolaryngol. 1984; 110(4):261-266.
35. Engel WK, Askanas V. Inclusion-body myositis: clinical, diagnostic, and pathologic aspects. Neurology. 2006; 66(2 Suppl 1):S20-29.
36. Lotz BP, Engel AG, Nishino H, Stevens JC, Litchy WJ. Inclusion body myositis. Observations in 40 patients. Brain. 1989; 112(Pt 3):727-747.
37. Tani K, Tomioka R, Sato K, et al. Comparison of clinical course of polymyositis and dermatomyositis: a follow-up study in Tokushima University Hospital. J Med Invest. 2007; 54(3-4):295-302.
38. Compston A, Coles A. Multiple sclerosis. Lancet. 2008; 372(9648): 1502-1517.
39. Lublin FD, Reingold SC. De fi ning the clinical course of multiple sclerosis:

results of an international survey. National Multiple Sclerosis Society (USA) Advisory Committee on Clinical Trials of New Agents in Multiple Sclerosis. Neurology. 1996; 46(4):907-911.

40. Paty D, Studney D, Redekop K, Lublin F. MS COSTAR: a computerized patient record adapted for clinical research purposes. Ann Neurol. 1994; 36(Suppl):S134-135.
41. Asgari N, Owens T, Frokiaer J, Stenager E, Lillevang ST, Kyvik KO. Neuromyelitis optica (NMO)-an autoimmune disease of the central nervous system (CNS). Acta Neurol Scand. 2011;123(6):369-384.
42. Lensch E, Jost WH. Autonomic disorders in multiple sclerosis. Autoimmune Dis. 2011; 2011:803841.
43. Johansson KM, Nygren-Bonnier M, Schalling E. Effects of glossopharyngeal breathing on speech and respiration in multiple sclerosis: a case report. Mult Scler. 2011.
44. White LJ, McCoy SC, Castellano V, et al. Resistance training improves strength and functional capacity in persons with multiple sclerosis. Mult Scler. 2004; 10(6):668-674.
45. Dalgas U, Stenager E, Ingemann-Hansen T. Multiple sclerosis and physical exercise: recommendations for the application of resistance-, endurance-and combined training. Mult Scler. 2008; 14(1):35-53.
46. Merson RM, Rolnick MI. Speech-language pathology and dysphagia in multiple sclerosis. Phys Med Rehabil Clin N Am. 1998; 9(3):631-641.

第 4 章　骨科康复

Joe Vongvorachoti, Crystal D. Thomas

缩略词

NWB（no weight bearing）＝患侧肢体不负重

TTWB（toe touch weight bearing，足趾着地负重）或 TDWB（touch down weight bearing，接触负重）＝患侧肢体仅仅接触地面以维持平衡

PWB（partial weight bearing，部分负重）＝根据医嘱，允许患侧肢体承受一定体重百分比的负重

WBAT（weight bearing as tolerated，可耐受范围内的负重）＝患侧肢体在可耐受范围内负重 [90]

膝

全膝关节置换

膝骨关节炎（715.16）

- 通常伴发于重度骨性关节炎。
- 膝关节是骨关节炎最常累及的关节之一。
- 最常见的年龄范围为 65 ~ 84 岁。
- 全膝关节置换（total knee replacement，TKR）是重度骨关节炎在

保守治疗无效情况下的最后选择。

病理生理学

- 磨损及撕裂。
- 损伤。
- 特发性。

症状

- 术前：顽固的膝关节疼痛和肿胀，负重活动中为著，以及僵硬、畸形和不稳。
- 术后：关节周围软组织的肿胀及炎症反应，肿胀所致的ROM受限。

体格检查

- 术前：
  - 视诊：肉眼可见的关节肥大。
    - 畸形：OA 患者为膝外翻畸形，RA 患者为膝内翻畸形。
    - 肿胀：可能有一定程度的关节积液，也可能有鹅足滑囊炎。
  - ROM：PROM 受限，伴捻发音。
  - 触诊；内侧和（或）外侧关节隙压痛[1]。
  - **诱发试验**（provocative maneuvers）。

    Clark 试验：患者在仰卧位收缩股四头肌时，在髌骨上方加压。

- 术后：
  - 视诊：切口皮钉或缝线位置合适。
    - 潜在的血清渗出。
    - 术后残留的膝关节积液。
    - 术区发热或发红。
  - ROM 因疼痛而受限。
  - 肌力：股四头肌及腘绳肌抑制干扰徒手肌力评定（MMT）。

影像学检查

- **X 线**：正侧位片，Merchants 相（显示髌股关节；患者仰卧位，膝关节下垂并屈曲 45°）[2]，负重位正位片。
  - 表现：内侧 / 外侧关节隙或髌股关节关节隙狭窄。
- MRI
  - 表现：关节狭窄及软骨缺失。
- 术后应立即拍摄非负重正位及侧位膝关节 X 线片，术后 6 ~ 8 周后摄负重片。

治疗

- 预防深静脉血栓。
- 应用无菌纱布定期更换敷料进行切口护理。
- 皮钉通常保留至术后 2 周。
  - 也许须要采取膝关节松动术。
  - 术后镇痛。
  - 止痛剂或非甾体类消炎药（NSAIDs）。
    - 泰诺（Tylenol）650 mg q4 ~ 6 h prn。
    - 萘普生（Naproxen）500 mg bid prn，布洛芬（Motrin）600 ~ 800 mg tid，莫比可（Mobic）7.5 mg 餐时服用 bid prn，西乐葆（Celebrex）200 mg 餐时服用 bid prn。*注意：NSAIDs 在术后前几周内的应用存在争议，因为其可能影响骨愈合，因此须要先与骨科手术医师确认是否应用。
    - 如果采用上述药物治疗后仍有顽固性疼痛，则可选用曲马朵 50 mg q6 h prn、维柯丁（Vicodin）5/500 mg q6 h prn，或者盐酸羟考酮和对乙酰氨基酚 5/325 mg q4 ~ 6 h prn。
  - 在物理治疗后反复应用冰敷及抬高患肢以尽快消肿。

康复方案

急性期（术后第 1 天至 2 周。对于大多数患者而言，这个时期可以持续 5~7 天）。

注意：避免长时间坐、站或行走，避免在膝关节下置枕以免影响完全伸膝。

负重要求：WBAT。

目标：使肿胀最小化，减轻疼痛 / 炎症，ROM 增大至 90°，无辅助下转移，恢复功能独立性，独立执行家庭训练方案（home exercise program，HEP）[1]。

物理因子治疗

- 冰敷，用于减轻肿胀，改善 ROM，提高功能及肌力。
- 对有募集受限的患者进行股四头肌电刺激[3]。
- 将神经肌肉电刺激（neuromuscular electrical stimulation，NMES）和主动练习结合在一起能够加速股四头肌肌力的增长，用于全膝关节置换比单独的主动训练更有效[4]。

方案

- 抬高患肢，预防肿胀。
- 持续被动活动（continuous passive motion，CPM），每天 4 ~ 6 h，从屈曲 40° ~ 60° 开始，在可耐受范围内进行；每天平均增加 5° ~ 10°，通常由患者在可耐受范围内增加；如连续 2 天无痛达到 90° 即可停止。若股四头肌肌力超过 3 级，则停止膝关节制动。座椅转移，床上活动。
- 日常生活活动（ADLs）训练：转移，穿下半身衣物等。
- 增强肌力：股四头肌、腘绳肌及髋关节的等长训练。
  - 开始直腿抬高练习、髋关节外展、踝泵及股四头肌练习。
  - 在可耐受的范围内进行闭链练习（自行车）。
  - 若股四头肌肌力超过 3 级，则停止膝关节制动。

- 步态训练：WBAT，从双上肢支撑（助行器和腋拐）过渡至单手支撑（手杖）。
- 楼梯练习。

未能达到正常 ROM

- 粘连松解术：应用关节镜松解粘连 [5]。
- 麻醉下推拿（manipulation under anesthesia，MUA）：轻柔地施力以增加 ROM[6]。
- 如果 ROM 未能达到目标，可评估是否须要粘连松解。相关指征并不明确，但是通常包括即使进行积极的 PT，膝关节屈曲仍 <80°（从出院日开始至 3 个月）。MUA 有争议，因为其可能撕裂关节内组织或者导致复杂性区域性疼痛综合征（complex regional pain syndrome，CRPS）。MUA 尝试失败后可行粘连松解术 [5-7]。

恢复期（2～8 周）

注意：避免久坐、久站或长时间步行；避免将枕头放在膝关节下面以免影响膝伸展；在肌力及关节控制足够好之前避免倒着爬楼梯。

负重要求：WBAT。

目标：ROM 增大至屈膝 >105°，伸膝至 0°，减轻肿胀，爬 4 级台阶，步态正常。

物理因子治疗：针对肿胀进行水疗 / 抬高患肢，应用电刺激或生物反馈进行股四头肌再教育。

方案

- 伸 / 屈 AROM。
- ROM>90° 者应用短臂自行车（90 mm）。
- ROM>110° 者应用自行车（170 mm）。
- 切口愈合、拆除皮钉 / 缝线后即开始髌骨松动术。
- 从直腿抬高（straigh-leg raises，SLR）进入渐进性抗阻训练模式

（progressive resistive exercises，PRE）。

- 加强动力性抗阻训练，自由选择开链及闭链训练。
- 平衡及本体感觉训练（从双侧静态平衡过渡至基于平衡板及 Biodex 等仪器的单侧静态平衡）。
- 出入浴室、浴桶及汽车。
- 从步态训练过渡至单手扶持或无辅助器具。

第三阶段（术后 9～16 周）

注意：禁止跑步及跳跃。

负重要求：WBAT。

目标：ROM 增大至屈膝 >115°；穿鞋袜等 ADL 独立；倒着上楼梯，股四头肌／腘绳肌肌力增强至满足高水平活动所需；计时起立 - 行走试验 <15 s（从有扶手的椅子上起立，步行 3 m，转身，走回椅子并坐下所需的时间）[8]。

方案

- 髌骨松动／滑动。
- 股四头肌／腘绳肌牵伸。
- 单侧离心蹬腿。
- 上下台阶。
- 靠球／靠墙静蹲。
- 应用动力性活动进行平衡／本体感觉训练 [1]。

前交叉韧带（ACL）修复

ACL 断裂（717.83）

- ACL 起自股骨外侧髁的内侧切迹，止于胫骨髁间嵴的内侧。
- 阻止胫骨相对于股骨的前移及过伸 [9]。

病理生理学

- 78% 源于非接触机制 [10]。
- 一边减速一边急转或切入（足球、篮球、长曲棍球、橄榄球和滑冰）。
- 跳跃后落地或接近完全伸展。
- 在单足着地、膝关节接近完全伸展的情况下扭转关节 [11]。

体格检查

- 视诊：有可能见到肿胀及红斑。
- 诱发试验。
  - **Lachman 试验**：屈膝 30°，用一只手固定股骨远端，另一只手向前牵拉胫骨，与正常侧相比出现松弛或无终末感即为阳性 [12]。
  - **轴移试验**：
    - 患者取仰卧：位，膝关节伸展，施以外翻和内旋的力，使胫骨向前外侧脱出。
    - 被动屈膝，髂胫束成为屈肌的一部分，可以在 30° 左右稳定胫骨。
    - 在麻醉下最可信 [13]。

影像学检查

- 在 X 线片上可见撕脱。
- 非对照矢状位 MRI 可见撕裂（准确率 85% ~ 90%）。
- 关节镜的准确率几近 100%[9]。

治疗

- 如果不愿意做手术或者无须进行切入运动，可由 PT 给予保守治疗。
  - 休息，冰敷，加压包扎，患肢抬高。
  - 膝关节制动或者佩戴绞链式膝关节支具，架双拐。
  - 在可耐受的范围进行早期膝关节 ROM 训练。

– 轻柔的股四头肌肌力训练。

– 腘绳肌肌力训练[14]。

- ACL 修复或移植物重建。

ACL 术后康复方案

第一阶段（术后 0～2 周）

注意：禁止在 0°～40° 范围内主动伸膝、支具没有固定于 0° 时步行、热敷以及长时间站立 / 步行。

负重要求：从 PWB 过渡至 WBAT。

目标：被动完全伸展，减轻疼痛及肿胀，屈膝 ROM 达到 90°，渐进性负重，预防股四头肌抑制，独立执行家庭训练计划（home exercise program，HEP）[10]。

物理因子治疗：冷疗。每小时冰敷 20 min、抬高患肢、保持膝关节完全伸展以消炎及镇痛。对膝关节冰敷 30 min 能够通过减少膝关节积液而完全逆转股内侧肌的关节源性肌肉抑制（arthrogenic muscle inhibition，AMI）[4]。

- 应用神经肌肉电刺激（neuromuscular electrical stimulation，NMES）以减轻术后肌萎缩，增加肌肉力矩，以及提高股四头肌肌力及功能。等长抗阻下的 NMES 对于 ACL 重建后的肌力训练更为有效[15]。

方案

- 在足跟下垫毛巾卷进行被动伸膝练习。
- 股四头肌再教育。
- 杖拐步行训练。
- 髌骨松动。
- 主动屈曲。
- 髋关节 PRE。
- 将支具固定于 0° 位的 SLR。

- 上半身的心血管训练。
- HEP。

第二阶段（术后 2 ~ 6 周）

注意：在股四头肌控制良好、力线恢复前禁止反向下台阶。

负重要求：渐进性负重。

目标：屈膝 125°，最大程度消肿，步态正常，无痛上台阶。

方案

- 无须镇痛剂即可步行时，脱拐。
- 过渡至 CKC 训练：蹬腿、小范围静蹲。
- 台阶训练。
- 本体感觉训练。
- 主动伸膝至 40°。
- HEP。

第三阶段（术后 6 ~ 14 周）

注意：禁止跑步或忍痛训练。

负重要求：WBAT。

目标：全范围 ROM，反向下台阶，下肢柔韧性。

方案

- 过渡至深蹲及踢腿。
- 在 40° ~ 90° 范围内等张伸膝（建议闭链练习）。
- 下台阶训练。
- 跑台上倒走。
- 强化本体感觉训练。
- 股四头肌牵伸。
- 灵活性训练。
- HEP。

第四阶段（术后 14～22 周）

注意：在医师同意前禁止运动。

负重要求：WBAT。

目标：无痛跑步、肌力及柔韧性恢复。

方案

- 下台阶充分后进行向前跑训练。
- 专项运动训练。
- 肌力几近恢复时进行往复性功能训练。
- 等张伸膝（建议 CKC 训练）。
- HEP。

第五阶段（术后 >22 周）

注意：在医师同意前禁止运动（肌力及 ROM 完全恢复，在进行专项运动训练 / 活动时无受限）。

负重要求：WBAT。

目标：建立运动自信，肌力及柔韧性恢复。

方案

- 加强肌力、柔韧性及灵活性训练。
- 强化往复性功能。
- 运动时戴支具（手术医师的建议）。
- 针对疼痛 / 肿胀的个体化方案。
- HEP[10]。

后交叉韧带（posterior cruciate ligament，PCL）修复

PCL 断裂（717.84）

- PCL 起自股骨内侧髁的前侧切迹，止于胫骨髁间嵴的后外侧[9]。
- 阻止胫骨相对于股骨的后移。

病理生理学

- 占所有膝关节损伤的 3%。
- 护腿板损伤。
- 在膝关节屈曲、股骨相对固定的情况下，针对胫骨的向后的暴力[16]。

体格检查

- Sag 试验：仰卧位，屈膝 90°，观察胫骨向后移位。
- 后抽屉试验：体位同上，对胫骨向后施压；松弛或无终末感为阳性。

影像学检查

- X 线片检查可见撕脱。
- 非对照 MRI 检查可见 PCL 撕裂，准确率低于 ACL。
- 关节镜的准确率高于 MRI[9]。

治疗

- 在手术与保守治疗之间存在争议。

康复方案

第一阶段：急性期（术后 0~6 周）

注意：避免热敷，支具没有固定于 0° 时步行，以及治疗导致严重疼痛。

负重要求：杖拐，足趾着地负重（TTWB），在 2 ~ 6 周逐渐增加负重至 75%。

目标：减轻疼痛及肿胀，屈膝 ROM 达到 90°，提高髌骨活动性，独立执行 HEP[16]。

物理因子治疗：冷疗。术后第一天每小时冰敷 20 min，保持膝关节伸展及抬高，此后每天坚持至不可耐受。

– 术后前 2 周每天应用 NMES 4 h。然后继续股四头肌 NMES：屈膝

0°~60° 位的等张及等长训练。联合应用电刺激与股四头肌的主动收缩，其作用是在特异性训练中促进并增强股四头肌收缩[17-18]。

方案

- 被动伸展（小腿 / 踝下垫枕）。
- 应用电刺激进行股四头肌再教育。
- 髌骨松动。
- 膝关节主动助动伸展 / 0° ~70° 被动屈曲。在可耐受的范围内增加，术后 4~6 周时达到 90° 。
- 腘绳肌及小腿牵伸。
- 支具固定于 0° 位的 SLR。
- 0°~60° 位蹬腿。
- 多角度股四头肌分组训练（20°~60° ）。
- 髋关节 PRE。
- 上半身的心血管训练。
- 学会 HEP。

第二阶段（术后 2~6 周）

注意：禁止抗阻屈膝训练和长时间坐 / 站，不做主动腘绳肌开链（open kinetic chain，OKC）训练 。

负重要求：PWB，步行无须镇痛时过渡至 WBAT。

目标：屈膝 ROM 增大至 130°，保持正常步态，无痛上 8 英寸台阶、下 6 英寸台阶，提高柔韧性，保护髌股关节。

方案

- 脱拐。
- 根据手术医师的意见调整支具。
- ROM >115° 时应用功率自行车。
- AAROM。
- 本体感觉训练。
- 台阶训练。

- 水下步态训练。
- 开链伸膝 PRE。

第三阶段（术后 12 ~ 20 周）

注意： 在患者股四头肌肌力及控制恢复前禁止反向下台阶，禁止抗阻屈膝练习，禁止长时间站立 / 步行。

负重要求： WBAT。

目标： 全范围 ROM，无痛下 8 英寸台阶，提高柔韧性，保护髌股关节。

方案

- 80° 位蹬腿。
- AAROM 及牵伸。
- 在不稳定平面进行本体感觉训练。
- 冲刺。
- 向前跑。
- 下肢 PRE：80° 位伸膝开链 PRE 训练，但不做腘绳肌的主动开链练习。
- 下台阶训练。
- HEP[16]。

膝关节半月板修复

半月板损伤（717.5）

- 内侧半月板是最常见的撕裂部位。

病理生理学

- 变性。
- 创伤。
  - 突然加速或减速伴随转向。
  - 在橄榄球和滑冰运动中常见[9]。

症状

- 疼痛、肿胀及僵硬。
- 弹响。

体格检查

- 内侧或外侧关节隙压痛。
- **McMurray 试验**：仰卧位，膝关节极度屈曲，在伸展膝关节的同时在足部施加内旋外力，重复动作并施以外旋外力。分别评价内侧及外侧半月板。出现弹响及疼痛为试验阳性。
- **研磨试验**：患者取俯卧位，将患膝屈曲至 90°，进行轴向加压及外旋。在牵拉小腿的情况下重复试验。轴向施压时重现疼痛而牵拉小腿时疼痛减轻为试验阳性 [12]。
- **Thessaly 试验**：单腿站立，膝关节屈曲 20°。向外及向内旋转大腿及上半身 3 次，出现疼痛、绞锁或摩擦音为试验阳性 [19]。

影像学检查

- 膝关节 MRI 平扫。

治疗

- 已显示半月板全切除术会导致膝关节退行性改变。
- 半月板部分切除术后关节内的压力仍高于正常。
- 可能时会尝试修复半月板。

康复方案

第一阶段：急性期（术后 0~6 周）

注意事项：避免主动屈膝、支具未锁定于 0° 时步行以及长时间站立 / 步行。

负重要求：完全或放射状撕裂的患者 TTWB。

目标：完全被动伸展，减轻疼痛 / 肿胀，ROM 达到 90° ，股四头肌再教育，HEP[20]。

物理因子治疗：冷疗。

- 经皮神经电刺激（transcutaneous electrical nerve stimulation, TENS）[21]。

方案

- 应用电刺激进行股四头肌再教育。
- 将支具锁定于 0°，架双拐，从 PWB 渐进性增加负重至 WBAT。
- 髌骨松动术。
- AAROM 达到 90°。
- 所有平面的 SLR。
- 髋关节 PREs。
- 水下步行训练（术后 4 ~ 6 周）。
- 屈膝 ROM > 85° 时股四头肌等长 OKC 练习（在屈膝 60° 的亚极量）。
- 屈膝 ROM>85° 时蹬腿至 60°。
- 上半身心血管训练。
- HEP。

第二阶段（术后 6 ~ 14 周）

注意事项：在股四头肌控制得足够好之前避免倒着下台阶，
禁止跑步及运动。

负重要求：应用拐杖 / 手杖渐进性负重（支具于 0° ~ 60° 内开放）。

目标：全范围 ROM 及正常步态，无痛上下台阶，HEP。

物理因子治疗：冷疗。

方案

- 水中步行。
- 去除辅助设备。
- 根据手术医师的建议调整支具。
- 髌骨松动。
- 在各个平面进行负重 SLR。

- 神经肌肉训练。
- 在不稳平面进行平衡训练。
- 蹬腿及改良静蹲。
- 股四头肌等张 OKC 训练（建议 CKC）。
- 台阶训练，椭圆机。
- 上半身心血管训练。
- HEP。

第三阶段（术后 14～22 周）

注意事项：在手术医师同意前禁止运动。

负重要求：WBAT。

目标：无痛跑步，肌力和稳定性最佳，对运动活动有自信，通过跳跃试验，独立完成体育训练方案。

方案

- 在屈曲 <90° 范围内下蹲。
- 向后跑。
- 术后 4 个月时若能够自如下台阶，可向前跑。
- 下肢肌力及灵活性训练。
- 柔韧性及专项运动训练。
- 逐渐训练冲刺及往复性运动。
- 等张及等速训练。
- 跳跃试验。
- HEP[20]。

髋

解剖

1. 关节囊
   - 包裹股骨头及大部分股骨颈。

- 向前止于转子间线，向后上止于股骨颈的外半部分。

2. 血供
   - 股骨近端的三组动脉：
     （1）关节囊外动脉环位于股骨颈的基底部，由旋股内侧动脉和旋股外侧动脉的分支组成。
     （2）关节囊外动脉环的颈升支位于股骨颈表面，在转子间线穿过髋关节的关节囊，当其邻近股骨头 / 颈结合处时称为支持带动脉。
       - 由于动脉靠近骨骼，而使它们在任何类型的股骨颈骨折均有受损的风险。
     （3）圆韧带动脉：为闭孔动脉或旋股内侧动脉的分支。
       - Claffey 报道，即使该动脉确实存在，在所有其他动脉血供受损时亦不能维持股骨头的活力。

- 移位的股骨颈骨折会导致股骨头缺血。
- 绝佳的干骺端血供解释了股骨颈为何没有出现与股骨头相同的血供缺失。
- 外侧组血管提供了股骨头和股骨颈的大部分血供[22]。

髋关节注意事项

1. 屈曲不要 >90°。
2. 内收不要越过中线。
3. 内旋不要越过中立位。

全髋关节置换

髋 OA（715.15）

- 关节置换最常见的原因是骨性关节炎、类风湿关节炎、缺血性坏死（avascular necrosis，AVN）、创伤后或先天性髋关节疾病，以及感染。

- 适应证：渐进性疼痛及功能障碍、活动性下降。

症状

- 术前：腹股沟区疼痛，有时放射至膝关节，步态不稳（Trendelenburg 步态），长时间坐位或卧位后出现僵硬。不应该伴有麻木 / 感觉异常。
- 术后：常有肿胀和疼痛。然而患者应该不再有腹股沟区疼痛。

体格检查

- 术前：减痛步态模式，髋外展无力，FABER 试验阳性。
- 术后：对患者行前侧或后侧手术入路，后侧入路更常见，术区可见皮钉。确定术区清洁、干燥及完整。

治疗

- 手术组给予术后抗感染治疗。
- 通常在术前对患者进行针对潜在术后贫血的分类筛查，必要时输血。
  - 一般而言，血红蛋白水平低于 80 g/L 的患者须要输血，但是有冠脉疾病的患者则须保持血红蛋白水平在 100 g/L 以上。
- 镇痛。
- 将患肢抬高，以预防体位性肿胀。
- 伤口护理：在引流停止前每天更换干燥敷料 1 ~ 2 次，然后涂上一层薄薄的皮维碘，用干纱布覆盖。注意在有持续渗出的区域可适当应用抗生素。查看皮钉附近的红斑（如果确实有，就须要在术后 2 周内尽快拆除皮钉）。

康复方案

目标：减轻疼痛和肿胀，开始练习及 ROM 训练（1 周），注意防止内置物脱位。

- 患者卧床时用枕头保持双髋外展。

- 物理因子治疗：定时冰敷以减轻肿胀。禁忌采用 TENS 和超声波治疗。
- 仰卧位禁止被动直腿抬高。
- ROM/ 牵伸：可以对非术侧下肢进行 Thomas 牵伸，同时轻柔地牵伸术侧髋关节至伸展位。
- 患者针对髋关节的注意事项：
  - 后髋注意事项：禁止屈髋超过 90°、内收越过中线以及内旋越过中立位。
  - 前髋注意事项：禁止伸髋、外旋以及内收越过中线。
- 包括股四头肌和臀肌在内的等长肌力训练、背屈 / 跖屈踝泵，仰卧位 45° 以内的屈髋练习，坐位伸膝。在治疗的第 1 周即可开始髋关节外展等长练习。仰卧位或站立位时可以在允许的范围内逐渐进行髋关节外展练习（平缓地外展及内收）。术后 5 周开始侧卧位的髋外展练习（抗重力）。
- 应用辅助设备（助行器、拐杖或手杖）进行渐进性步态训练。
- 台阶训练。
- 转移训练。
- 作业治疗可以包括针对取物器、采集器、鞋拔子及穿袜器等辅助设备的训练。

术后 6 周

目标：度过髋关节保护期（术后 6 周）后开始强化肌力训练。

方案：

- 应用治疗带和运动索进行髋关节外展练习。
- 俯卧位伸髋练习。
- 跑台练习及逆向跑台练习。
- 向心及离心抬腿练习。
- 固定自行车。
- 闭链练习[23]。

股骨转子下骨折

骨折；闭合性；股骨、大腿及腿的上部未指定部位（821.00）。

- 大、小转子下方的骨折。
- 局部压力非常大，最难以稳定[9]。
- 此转子间骨折少见。
- 唯一与双膦酸盐类药物治疗有关的类型：导致横行骨折[24]。

病理生理学

- 髋关节的血供：旋股外侧动脉的横向及向下的分支[25]；血供差[26]。
- 高能量创伤：MVA 或从高处坠落。
- 患者的易患因素：骨质疏松。

体格检查

- 肢体可能缩短。
- 肢体外旋[9]。
- 检查老年患者是否有上肢损伤／骨折。

影像学检查

- 正位及侧位 X 线片。
- 如果可能延伸至大转子，须行 CT 扫描[24]。

治疗

- 以成角固定板进行切开复位内固定（open reduction and internal fixation，ORIF）。

康复方案

第一阶段（术后 0～6 周）

注意事项：避免患肢负重；术后第 1 周不做等长训练。

避免主动内收／外展，以免增加骨折部位的力矩[26]。

负重要求：TTWB。

目标：应用辅助设备步行，独立转移，增加 ROM，减轻疼痛。

物理因子治疗：冷疗。

方案

- 持续被动活动仪（continuous passive-motion machine，CPM）。
- PROM。
- 触地负重。
- 转移。
- 应用辅助设备的步态训练。
- 上半身肌力训练以助应用辅助设备。
- HEP。

第二阶段（术后 6～12 周）

注意事项：避免忍痛负重。

负重要求：如果 X 线片显示有骨痂形成，即可逐渐增加负重。

目标：术后 12 周时完全负重。

方案

- PROM、AAROM 及 AROM。
- PRE（以重力开始抗阻训练，之后逐渐增加负重）。
- 步态训练；术后 12 周时脱离辅助设备。
- 台阶训练。
- HEP。

恢复运动：术后 6 个月[27]。

治疗

固定钉动力处理

- 二线选择。
- 骨质疏松病理性骨折。

康复方案

第一阶段（术后 0～4 天）：

注意事项：避免忍痛步行。

负重要求：如果皮质完整性良好，可应用拐杖或助行器进行 WBAT，否则只能 TTWB。

目标：应用辅助设备步行，增加 ROM，减轻疼痛。

方案

- ROM。
- 步态训练。
- 渐进性 SLR。
- HEP，术后 3～4 天出院。

第二阶段（术后 4～28 天）

注意事项：避免忍痛步行。

负重要求：在 X 线片上有可见骨痂后逐渐增加负重至 WBAT。

目标：X 线片显示出骨痂后逐渐增加负重，髋外展肌力训练，改善步态。

方案

- 针对髋关节的渐近性抗阻训练。
- 能够以患肢单侧负重维持 60 s，站立时双髋外展肌力相同，Trendelenburg 阴性时去除拐杖 / 助行器。
- 游泳、固定自行车。
- HEP。

第三阶段（术后 >4 周）

注意事项：无。

负重要求：WBAT。

目标：术后 4～6 个月时 FWB，术后 6～8 周时社区性步行，术后 8～16 周开始骑动力性自行车。

方案

- 步态训练。
- 自行车训练 [28]。

股骨颈骨折

骨折，股骨颈；闭合性；关节囊内部分，非特异性的（820.00）

- 转子间线内侧的骨折。

病理生理学

- 为年轻患者的高能量创伤。
- 老年患者的跌倒等低能量创伤。
- 3%～5% 的股骨干骨折合并有股骨颈骨折。
- 因为股骨颈的血运可能会受影响，因此，相对其他大多数闭合性骨折，应该优先处理股骨颈骨折。
- 15% 的患者合并有高压力性关节囊内血肿。
- 血供及此型骨折如何影响血供（参见前文的髋关节解剖）。
- 易患因素：骨质疏松、平衡差、帕金森病、Paget 病、痉挛性偏瘫、骨盆放射后及代谢性疾病 [29]。

体格检查

- ROM 检查伴疼痛，不应行此检查。
- 评估神经及血管状态。

影像学检查

- 正位及侧位 X 线片。
- 对粉碎性骨折可行 CT 扫描。

术前治疗

- 膝下垫枕，患肢制动。
- 牵引会拉紧前侧关节囊，未证明有利。

- 如果复位不充分，有高度发生缺血坏死的风险。
- 相关骨科急诊处理（有争议）：
  – 8 h 内手术，尤其是患者年龄 <50 岁时预后更好。

外科治疗的种类

- 如果有移位且无法闭合复位，则行 ORIF。
- 关节置换：
  – 进展性类风湿性关节炎或邻近的髋关节有中度骨性关节炎。
  – 骨密度差，预期寿命有限。
  – 存在与代谢性疾病相关的病理性骨折。
  – 存在重度心理疾病。

ORIF 的康复方案

第一阶段（术后 0 ~ 7 天）

注意事项：避免早期过度负重。

负重要求：TTWB 或 PWB（取决于手术医师的建议）。

目标：减轻疼痛，预防 DVT，步态及转移。

方案

- 早期上床、下床及进如厕所活动。
- 转移及步态训练。
- PWB，年轻患者应用拐杖，年老患者应用助行器。
- 有限增加 ROM，尤其是 PROM。
- 股四头肌训练。
- 上半身肌力训练仪应用辅助设备。
- 预防褥疮。
- ADL 训练。

第二阶段（术后 2 ~ 6 周）

注意事项：避免患侧过度负重。

负重要求：PWB。

目标：逐渐增加步行距离至 550 英尺，改善平衡，增加步行速度，计时“起立—步行”试验进步。

方案

- 在可耐受范围内增加负重（WBAT）。
- 术后 6～8 周髋关节 PROM。
- 在上肢支撑下进行单向台阶训练。
- 若是应用手杖，进行双向台阶训练。
- 在不同平面上进行户外步态训练。
- 在不同的姿势进行 AROM 训练（仰卧位及站立位等）。
- 肌力训练：等张训练及 PRE。
- 平衡再训练。

第三阶段（术后 >6 周）

注意事项：避免患侧过度负重。

负重要求：PWB；术后 12 周以后 WBAT。

目标：术后 12 周计时“起立—步行”试验结果在 16 s 以内，提高步行速度。

方案

- 步行训练。
- PRE。
- 特异性运动训练[30]。

关节置换（THA）术后康复方案

第一阶段（术后 0～2 周）

注意事项：髋关节注意事项（屈曲不要 >90°，内收越过中线，内旋），术后 6 周内应用外展枕；从术侧下床（有助于维持注意事项）[26]；避免患侧侧卧。

负重要求：WBAT。

目标：预防髋关节脱位，促进愈合，早期松动。

方案

- 术后第 1 天不卧床。
- 冷疗。
- 转移及步态训练。
- WBAT。
- 单侧台阶训练。
- ADL 训练。

第二阶段（术后 2～8 周）

注意事项：髋关节注意事项持续至 6 周。

负重训练：WBAT。

目标：减轻疼痛及肿胀，步态正常，独立 ADL。

- 禁止热疗，避免坐位 >1 h。
- 步态训练。
- 蹬腿。
- 本体感觉 / 平衡训练。
- 水疗。

第三阶段（术后 >8 周）

注意事项：禁止跑、跳。

负重要求：WBAT。

目标：双向台阶训练，恢复正常活动。

- 功率自行车。
- 步态训练。
- 向前下台阶训练。
- 蹬腿。
- 下肢 PRE。
- 强化平衡及本体感觉训练 [30-31]。

粗隆间骨折

骨折，股骨颈；股骨大转子，闭合；转子部位，不明确的（820.20）。

- 在股骨大、小转子之间。
- 是最常见的髋骨折[9]。

病理生理学

- 骨质疏松患者跌倒等低能量创伤。
- 女性多于男性。
- 90% 发生在 >65 岁的老年患者[32]

症状

- 髋关节疼痛。

体格检查

- 肢体外旋及短缩[9]。

影像学检查

- 正位及侧位 X 线片显示骨折。
- 根据手术医师的建议拍摄 CT 或 MRI。

治疗

- 对稳定骨折应用双孔侧板滑动髋螺钉固定。
- 对不稳定骨折应用髋关节髓内钉（后内侧皮质明显破坏）。
  - 股骨近端的濒临骨折或病理性骨折。
- 髋关节置换（因围术期的死亡率较高而造成例数较少）。
  - 病理性骨折。
  - ORIF 失败[32]。

螺钉固定患者的康复

第一阶段（术后 0～6 周）

注意事项：避免内收肌肌力训练，PROM 训练[25-26]。

负重要求：WBAT。

目标：辅助的转移、步行，穿下肢衣物；应用助行器在 6 min 内步行 100 英尺。

方案

- 术后第 1 天 OOB。
- 应用辅助设备进行步行训练。
- 术后 2 周开始台阶训练及户外步行训练。
- 术后 2 周开始平衡训练。
- 轻柔的等张肌力训练。
- 转移。
- 髋关节及膝关节的 A/AROM：内收限制。

第二阶段（术后 6～12 周）

注意事项：没有，除非存在 X 线片可见的愈合不良证据。

负重要求：WBAT。

目标：肌力恢复。

方案

- PROM。
- 一旦影像学检查显示骨折愈合，即开始 PRE。
- 台阶训练。
- 在不同平面上的户外步行训练。
- 平衡训练。

第三阶段（术后 >12 周）

注意事项：无。

负重要求：WBAT。

目标：恢复正常活动，上下台阶，提高步速。

方案

- 双向台阶训练。
- 自行车训练。
- 等张及等速机器。
- 渐进性步态训练 [32]。

关节置换患者的康复

- 根据术中固定质量及大转子状态的不同进行个体化康复。
- 如果应用转子固定，在转子连接前避免髋关节外展肌力训练。
  - 6 周 PWB。
  - 外展矫形器。
- 参见 THA 康复方案 [33]。

股骨干骨折

骨折；闭合的；股骨、大腿及腿的上段的非特定部位（821.00）。

病理生理学

- 创伤。
- 病理性骨折。
- 髂外动脉在穿过腹股沟韧带后移行为股动脉。
- 股深动脉的分支移行为旋股内、外动脉。
  - 它还沿着股骨长轴向后发出大量穿支。
- 股骨的血供主要依靠滋养血管及小的骨膜血管 [34]。

症状

- 大腿疼痛。

体格检查

- 检查神经及血管状态。
- 如果皮肤破损，可能有开放性伤口。

影像学检查

- X 线片。

治疗

髓内钉

适应证

- 小转子下方的单纯或粉碎性骨折，向远端延伸至距离膝关节 7 cm 内[35]。

康复方案

第一阶段（术后 0 ~ 8 周）

注意事项：避免忍痛步行。

负重要求：轴向稳定性骨折（没有或者稍有粉碎）进行渐进性负重；非稳定性骨折通常延迟 6 ~ 10 周，直至骨痂形成（中至重度粉碎）[34]。

目标：早期松动。

方案

- 早期负重（横行或短力矩骨折）。
- 6 ~ 8 周部分负重（PWB）（粉碎性骨折）以利于骨痂形成。
- AROM。
- 步态训练。
- ADL 训练。
- 水疗[35]。

第二阶段（>8 周）

注意事项：避免忍痛步行。

负重要求：轴向稳定性骨折渐进性负重（没有或者稍有粉碎）；非稳定性骨折通常延迟 6 ~ 10 周，直至骨痂形成（中至重度粉碎）[34]。

目标：肌力恢复，恢复正常活动。

方案

- AROM。
- ADL 训练。
- 步行训练。
- 台阶训练。

多数骨折在 3 ~ 5 个月愈合 [35]。

逆行髓内钉

适应证

- 在小转子底部下方至少 5 cm 的股骨干骨折，向下抵至股骨髁上方，包括髁间分离。
- 有相关肌肉骨骼损伤的骨折。

康复方案

注意事项：避免忍痛步行。

负重要求：轴向稳定性骨折进行早期负重。不稳定性骨折延迟 6 ~ 10 周，直至术后影像学检查可见骨痂形成。

目标：6 ~ 8 周时完全伸直，屈膝应超过 90°。

方案

- 参见前面的康复 [36]。

骨盆骨折

- 占急诊骨折的 3% ~ 8%，但是 25% 为多发骨折患者 [37]。

病理生理学

- 创伤：跌倒及挤压伤。

症状

- 骨盆痛。
- 头晕及嗜睡（由失血所致）。

体格检查

- 检查 ASIS 的完整性。
- 挤压两侧髂骨翼，然后使其分离（只做一次，因为这个动作可能增加出血）。
- 阴囊或阴唇血肿提示骨盆出血。
- 检查直肠和阴道的骨碎片割伤。
  – 如前列腺位置高，提示尿道损伤。
- 检查尿道口出血。

影像学检查

- 正位及侧位 X 线片。
- 入口位 X 线片（投射头向头侧倾斜 40°）：骶骨骨折，骶尾骨或耻骨联合分离。
- 出口位 X 线片（投射头向尾侧倾斜 45°）：骶骨、耻骨支及髂骨翼后方骨折[38]。

Tile 分类

Tile A 损伤：稳定性骨折，非手术处理。

Tile B 损伤：旋转失稳，但是纵向稳定。

Tile C 损伤：同时有旋转及纵向失稳。

耻骨联合分离

闭合性骨折；骨盆的非特定部位；其他，髋骨，骨盆环（808.49）。

- 弓状韧带是两个耻骨支之间的主要稳定结构。
- 见于 Tile B 及 C 损伤。

- “开书”损伤：耻骨联合分离和一侧髋骨外旋；后方骨盆韧带完整。

治疗

分离 >2.5 cm 时采取 ORIF。

康复方案

第一阶段（0 ~ 8 周）

注意事项：避免忍痛步行。

负重要求：Tile A 及 B，8 周时从 TTWB 过渡至 PWB。

Tile C，8 ~ 12 周从 TTWB 过渡至 PWB。

目标：应用辅助设备步行，转移，ADL。

方案

- 术后第 1 天或第 2 天从床上转移到椅子上。
- 对于单独的开书损伤（Tile B），8 周时患侧在保护下负重。
- 对于前后骨盆环的联合内固定（Tiel C），负重要延迟至 8 ~ 12 周。
- 从床转移至椅子上。
- ADL 训练。
- HEP。

第二阶段（>8 ~ 12 周）

注意事项：避免忍痛步行。

负重要求：对于 Tile A 及 B，从 PWB 过渡至 WBAT。

对于 Tile C，8 ~ 12 周时，TTWB 过渡至 PWB。

目标：恢复正常步态，增加肌力及有氧训练。

方案

- 髋关节外展肌力训练。
- 有氧训练。
- 步态训练。
- 对须要恢复重体力劳动的患者行腰背部肌力训练及增加做功的训练[39]。

骨盆环后方骨折

闭合性骨折；骨盆的特定部位；其他，髋骨，骨盆环（808.49）。

手术适应证：

- 不稳定性后方骨盆环。
- 骶髂关节脱位；骶骨骨折；特定的、后方的髂骨“新月形”骨折——骶髂分离，或者这些的结合。

治疗

在髋关节活动中对无移位的稳定性骨折行非手术治疗。

- 6 周内反复拍摄髋关节 X 线片以确保稳定。如果仍无骨折愈合征象，则可能须在 8 ~ 12 周拍摄 X 线片。
- 一开始应用助行器 / 拐杖进行 TTWB，6 周时逐渐过渡至 PWB。

使用骶髂螺钉（参见前面的适应证）。

康复方案

取决于联合损伤。

第一阶段（0 ~ 6 周）

注意事项：避免忍痛步行。

负重要求：PWB。

目标：应用辅助装置步行。

方案

- 在拐杖或助行器的保护下负重。
- 步行训练。
- 转移。
- ADL 训练。

第二阶段（6 ~ 12 周）

注意事项：避免忍痛步行。

负重要求：从 PWB 过渡至 WBAT。

目标：无辅助装置下的步行。

方案

- 遵循医师的意见进行强化负重。
- 脱离辅具。
- 强化 ADL。
- HEP[40]。

髋臼骨折（808.0）

- 病理生理学：创伤。
- 股骨轴向负荷。
- 骨质疏松[41]。

症状

- 髋关节疼痛。
- 大腿近端无力。

体格检查

- 检查神经及血管状态，尤其是股神经及闭孔神经（伸膝及髋关节外展）。
- 评估所有的开放性伤口。

影像学检查

- 正位、内侧斜位及外侧斜位 X 线片。
- CT 扫描可提供更深入的细节检查及制订术前计划。

治疗

Kocher-Langenbeck 入路。

适应证：

- 后壁骨折、后柱骨折以及后柱及后壁骨折。

康复方案

第一阶段（0~12 周）

注意事项：限制负重。

负重要求：TTWB。

目标：早期松动、增强肌力及增大 ROM。

方案

- 无须遵循全髋关节置换的注意事项。
- 应用拐杖或助行器进行部分、足趾着地负重。
- 术后第一天下床。
- AROM。
- 上半身肌力训练为应用辅助装置做准备。
- 台阶训练。
- 稍后开始下肢肌力训练。

第二阶段（>12 周）

注意事项：避免忍痛步行。

负重要求：从 TTWB 过渡至 WBAT。

目标：恢复肌力和 ROM，恢复正常活动。

方案

- 遵照手术医师的建议逐渐过渡至全部负重。
- AROM。
- PRE。
- 台阶训练。
- ADL 训练。
- HEP[42]。

髂腹股沟入路

适应证

- 前壁及前柱骨折。

- 多为双柱骨折。

康复方案

第一阶段（0～8 周）

注意事项：限制负重。

负重要求：PWB。

目标：应用辅助装置步行，增加 ROM。

方案

- 部分负重增加至 30 英磅。
- 应用辅助装置进行步态训练。
- 转移。
- ADL 训练。
- 髋关节站立位 AROM。
- HEP。

第二阶段（>8 周）

注意事项：避免忍痛步行。

负重要求：进展至 WBAT。

目标：无辅助装置下社区步行，髋关节肌力增强。

方案

- 完全负重。
- 步态训练；去除辅助装置。
- AROM 训练。
- 强调髋屈肌及外展肌群的 PRE。
- HEP[43]。

扩大髂股入路

适应证

- 高节段横行骨折及包括负重环在内的 T 形骨折。
- 与前柱及后柱半横断骨折相关。

- 双柱骨折与后壁骨折或者粉碎性后柱外穹窿骨折相关，或者延伸至骶髂关节。
- 横行或者与延迟治疗部位相关的骨折。

康复方案

第一阶段（0 ~ 6 周）

注意事项：避免主动外展，禁止内收或屈髋超过 90°。

负重要求：TTWB。

目标：早期松动，促进愈合，应用辅助装置步行。

方案

- 术后第 1 天坐在床边，双腿下垂。
- 在术后 24 ~ 48 h 转移至椅子。
- 通常不一定需要 CPM。
- PROM。
- 拔出引流管后，应用拐杖进行足趾着地负重，可达 20 英磅。
- 进行上半身肌力训练以备应用拐杖 / 助行器。
- 进行朝向终末端的轻柔的下半身肌力训练（不要违反注意事项）。
- 步态训练。

第二阶段（>6 周）

注意事项：缓慢开始主动外展、内收及屈髋。

负重要求：8 ~ 12 周渐进至完全 WBAT。

目标：无辅助装置下步行，增加 ROM。

方案

- 不用再关注外展 / 内收或屈曲方面的注意事项，但要避免过度牵伸。
- 髋关节 AROM。
- 应用手杖步行，过渡至独立步行。
- PRE。

- 台阶训练。
- HEP。

  所有活动：6 个月[44]。

胫骨骨折

胫骨平台骨折

胫腓骨骨折（823.00）

病理生理学

- 腓总神经绕过腓骨颈，骨折严重移位时有可能受到损伤。
- 腘动脉在其后内侧分为三支：胫骨前动脉、胫骨后动脉及腓动脉。
- 多数是由于高速机动车事故或从高处坠落所致。
- 通常为外翻（更常见）或者内翻（相对少见），同时伴有直接的轴向压迫。
  - 股骨髁的前面观呈楔形。
  - 膝关节完全伸展时，暴力使髁撞向胫骨平台。
- 低能量的行人交通事故与汽车挡泥板事故。
- 当累及单侧间室时，通常为外侧平台，这可能源于正常的 7° 外翻角。

症状

- 膝关节疼痛及肿胀。
- 膝关节变形。
- 关节积血，除非关节囊有破坏。

体格检查

- 检查神经及血管状态：足背动脉、胫骨后动脉及腘动脉。
- 评估膝关节韧带。
- 股 - 胫循环拓宽且压力试验 >10° 提示存在韧带损伤[45]。

影像学检查

- 正位及侧位 X 线片。

治疗

- 如果在轻柔的手法复位后踝 - 肱指数仍然 <0.9，则须进行血管方面的咨询。
- 无须手术的情况：短缩 <1 cm，外翻 5° 但没有内翻对线不良，在前后平面的 10° 对线不良，5° ~ 10° 的外旋但没有内旋畸形，低能量创伤。然而，鉴于并没有关于非手术复位的正面证据，许多手术医师还是建议手术处理。
- ORIF 或带锁固定板。

胫骨 ORIF

适应证

- 开放的平台骨折，骨折合并骨筋膜室综合征，骨折合并血管损伤。
- 年轻患者的高能量创伤合并严重的软组织挤压。

康复方案

第一阶段（0 ~ 3 周）

注意事项：如果缝合线有肿胀及张力高，须限制 ROM。

负重要求：应用拐杖或助行器进行非负重步态训练。

目标：保护术区，增强肌力，应用辅助装置步行。

方案

- 48 h 去除棉花腿，在此之前进行轻柔的 ROM。
- 如果修复了半月板，3 周内通常将 ROM 限制于屈膝 60° 内。
- 股四头肌肌力训练。

第二阶段（3 ~ 8 周）

注意事项：避免忍痛步行。

负重要求：应用辅助装置进行非负重步态训练。

目标：4 周屈膝 90°，改善步态。

方案

- AROM 及 AAROM。
- ADL 训练。
- 台阶训练。

第三阶段（>8 周）

注意事项：避免忍痛步行。

负重要求：根据手术医师的建议将负重增加至 50%，并根据手术医师的建议逐渐增加负重（如果术者在术中发现损伤非常重，须要将负重过程推迟至 10 ~ 12 周）。

目标：功能性 ROM，无痛步行，正常对线，恢复正常活动。

方案

- 步态训练。
- PRE。
- HEP。

恢复最简单的活动：4 ~ 6 个月。

跑步及激烈的体育活动：延迟至 1 年。

然而，患者很少恢复竞技性运动 [46]。

带锁固定板

适应证

- 双侧髁及胫骨平台骨折，明显的粉碎性骨折，骨质疏松或骨质量较差，继发于胫骨近端单柱或双柱骨丢失的骨量减少。

康复

关于此型手术康复的文献有限。

一般而言，4 ~ 6 周内 TTWB，骨痂形成后 50% 负重。

也可以遵循更为保守的 ORIF 的计划 [47]。

胫骨干骨折（823.30）

病理生理学

- 胫骨的愈合缓慢。
- 膝关节术后疼痛很常见，经过 4 ~ 6 个月的时间逐渐缓解。
- 有 5 个主要原因：跌倒，运动损伤，直接打击或殴打，机动车事故，火器伤。
  – 初速度 <2000 ft/s 的低速损伤更常见于民间。
  – 高速损伤则源于军事武器。
- Court-Brown 和 McBirnie 针对 523 例骨折的流行病学研究发现，76.5% 为闭合性骨折，23.5% 为开放性骨折。
  – 闭合性骨折患者的平均年龄为 35.6 岁，开放性骨折为 42.4 岁[48]。

症状

- 小腿疼痛及肿胀。
- 可能有开放性伤口。

体格检查

- 检查神经及血管状态：胫骨和腓总神经，毛细血管再充盈。
- 评估所有的开放性伤口：可能只是一个较小的针刺伤。
- 评估所有的膝关节韧带：韧带损伤的发病率较高[49]。

影像学检查

- 正位及侧位 X 线片。

治疗

- 尿液分析：肌红蛋白尿能够导致肾衰竭。

髓内钉

适应证：

- 股骨、踝关节或足的同侧骨折。

- 血管损伤。
- 骨筋膜室综合征。
- 双侧骨折。

康复方案

第一阶段（0～4 周）

注意事项：避免抗阻屈 / 伸膝。

负重要求：PWB。骨折不稳定（严重的粉碎性骨折）或者患者的依从性差时，6～8 周前不建议负重。

目标：预防畸形和挛缩，减轻肿胀。

方案

- 用后方夹板将踝固定于中立位或轻度背屈位，以预防马蹄足畸形。
- 在肿胀减轻前患者始终带着夹板（1～6 周）。
- 依从性好的患者部分承重。
- 冷疗。
- 根据术者的建议进行轻柔的 ROM 训练。

第二阶段（4～8 周）

注意事项：避免抗阻屈 / 伸膝。

负重要求：对于不稳定类型（重度粉碎）或者依从性差的患者，6～8 周之前不建议负重。

目标：降低不必要的髌股关节压力，减轻肿胀。

方案

- 根据术者的建议渐进性负重。
- 对轻度肿胀应用厚弹力袜。
- 应用 SLR 进行股四头肌训练。
- 针对踝的 AROM 训练。
- 用拐训练及上半身肌力训练。

第三阶段（8～16 周）

注意事项：避免忍痛步行。

负重要求：渐进性负重至 WBAT。不稳定类型从 PWB 开始。

目标：开始不借助辅助装置步行。

方案

- 髋关节 PRE。
- 步态训练。

第四阶段（>16 周）

注意事项：逐渐恢复运动。

负重要求：WBAT。

目标：恢复正常活动，可能恢复竞技性运动。

方案

- 骑自行车，游泳。
- 特异性运动练习。
- 失衡训练。
- 缓慢恢复跑步。

  恢复跑步：6～12 个月。

  整体恢复期：1.5～2 年[49]。

胫骨干 ORIF

- 备选手术入路。

康复方案

注意事项：避免忍痛步行。

负重要求：6～8 周时负重增加至部分体重（50 kg），8～12 周时完全负重。

目标：

方案

- 术后第 1 天，患侧 PWB（20 kg）。

- 通常在 2～4 天后去除引流，之后隔日换一次外科敷料。
- 然后开始踝、髋及膝的 AAROM 及 AROM。
- 参见前面的康复计划 [50]。

Pilon 骨折（823.80）

- Pilon 骨折也称作 plafond 骨折。
- 为胫骨远端骨折。
- 占胫骨骨折的 3%～9%。
- 更可能源于轴向负荷。

病理生理学

两种类型

- 旋转型
  - 与休闲滑雪等所致的低能量创伤相关。为螺旋形，并且通常很少有关节粉碎，周边软组织损伤亦有限。
- 轴向压迫型
  - 由高能量的机动车事故、高处坠落及挤压伤所致。关节和干骺端粉碎，软组织损伤明显。

症状

- 踝关节疼痛及肿胀。

体格检查

- 检查神经及血管状态。
- 评估其他骨折及软组织损伤 [51]。

影像学检查

- 正位、侧位及踝穴位 X 线片：X 线片可能须拍得靠近端一些，以评估整体胫骨 / 腓骨。
- 进行 CT 扫描，以评估关节骨折 [52]。

治疗

手术适应证

- 关节骨折移位≥2 mm。
- 胫骨干骺端不稳定骨折。
- 开放性 Pilon 骨折。

康复方案

第一阶段（0～6 周）

注意事项：限制负重。

负重要求：TTWB。

目标：术区愈合，学习 HEP。

方案：

- 24～48 h 出院回家。
- 术后配戴夹板，保持足趾着地负重。
- 术后 8～12 天去除夹板，查看切口情况。
- 再用短腿支具固定踝关节。
- 拆除缝线后，穿戴可拆卸的靴子。
- 然后开始踝关节、距下关节和足 / 足趾的 AAROM。
  – 每天 4 次，每次 20 min。
- HEP。

第二阶段（6～12 周）

注意事项：避免忍痛步行。

负重要求：如果 X 线片显示对线、固定良好，可以 PWB，否则须维持 TTWB。

目标：改善步态，增强肌力，增加 ROM。

方案

- 强化踝关节 AAROM 训练。
- 距下关节和足的 AAROM 及 PROM 训练。

- 肌力训练。
- 本体感觉训练。
- HEP。

第三阶段（>12 周）：

注意事项：避免忍痛步行。

负重要求：过渡至完全负重。

目标：独立步行，全范围 ROM，恢复工作。

- 去除靴子及拐杖。
- PRE。
- 踝、距下关节及足的 AROM 训练及牵伸。
- 体力劳动者须要逐渐增加工作负荷[51]。

踝关节骨折（824.8）

病理生理学

- 体重增加及有吸烟史。
- 在老年女性踝关节骨折的发病率最高。
- 大多数踝关节骨折为单踝骨折（占 66%）。
- 双踝骨折占 25%。
- 三踝骨折（内踝、外踝及后踝）占 7%。
- 开放性骨折少见（2%）。
- 可能机制：旋转为主或是轴向负荷为主的损伤。
  - 旋转性踝骨折的严重程度相对较轻。
- 四种主要的骨折类型为：旋后 - 内收型、旋后 - 外旋型（supination-external rotation，SER）、旋前 - 外展型及旋前 - 外旋型（pronation-external rotation，PER）骨折[53]。

症状

- 踝关节疼痛及肿胀。

体格检查

- 检查神经及血管状态。
- 如果存在开放性伤口，须进行评估。

治疗

踝关节 ORIF

- 如果腓骨移位 >2 mm，会出现踝穴增宽及距骨显著移位。
- 双踝骨折。

康复方案

第一阶段（0～2 周）

注意事项：避免负重；穿戴支具以预防马蹄足畸形。

负重要求：NWB。

目标：减轻肿胀，促进术区愈合。

方案

- 在踝关节正常背屈前须配戴马蹬形的短腿后托支具。
- 冷疗。
- 将患肢抬高。

第二阶段（2～6 周）

注意事项：避免负重。

负重要求：NWB。

目标：应用辅助装置步行，减轻水肿，增加 ROM。

方案

- 依从性好的患者可在指导下进行踝关节及距下关节的 AROM 训练。
- 去除短腿支具。
- 应用辅助装置进行步态训练。
- ADL 训练。

第三阶段（6～12 周）

注意事项：避免忍痛步态。

负重要求：过渡至 WBAT。

目标：改善步态，减轻肿胀。

方案

- 在术者的建议下渐进性增加负重。
- AAROM、AROM 及 PROM 训练。
- 本体感觉训练。
- 步态训练。
- HEP。

第四阶段（>12 周）

注意事项：在肌力、ROM 及柔韧性恢复前避免运动。

负重要求：WBAT。

目标：恢复正常活动及运动。

方案

- PRE。
- 柔韧性及专项运动训练。

持续性的、有原因的肿胀可能持续好几个月。

- 使用加压袜或者弹力绷带。

恢复驾驶：由患者自行决定。

- 不过，也有建议在 9 周以后恢复正常[54]。

距骨骨折（825.21）

病理生理学

- 不常见：占下肢骨折的 2%。
- 2/3 的距骨表面覆有关节软骨。
- 所有骨折均为关节内损伤。
- 创伤。
- 距骨颈骨折：过度背屈。
- 距骨的其他部分：在运动中的内翻或外翻暴力。

- 距骨颈和距骨体的骨折通常同时发生。

症状

- 足部疼痛和肿胀。

体格检查

- 存在后内侧移位时要进行神经及血管检查（存在骨坏死的风险）[55]。
- 检查内／外侧踝关节韧带的完整性：提供内翻及外翻张力。

影像学检查

- 正位、侧位及斜位 X 线片。
- CT 扫描可以发现隐匿性骨折及骨折类型。

治疗：

ORIF

适应证：

- 关节完整性的破坏和（或）距骨长度、对线及旋转缺失。
- 距骨颈和距骨体骨折移位超过 1 ~ 2 mm。

康复方案

注意事项：避免患侧负重。

负重要求：10 ~ 12 周 NWB。

目标：

方案

- 早期穿戴后托。
- 穿戴可拆卸的靴子时进行踝关节、距下关节及中足关节的 AROM 训练。
- 根据患者遵从 HEP 的个体化能力选择开始物理治疗的时机[56]。

跖跗关节（825.25）

- 在大多数移位性损伤，跖骨在跗骨表面向后方及外侧移位。

- 病理生理学：
- 创伤：高处坠落或 MVA。
- 运动：过度跖屈。
  - 楔状骨、长方体（cuboid）和（或）跖骨骨折通常相互关联。
- 挤压伤[57]。

症状

- 中足疼痛。
- 肿胀。

体格检查

- 检查神经及血管状态：包括足背动脉及胫后动脉。
- 足趾的固定位置引起肌腱挤压。

影像学检查

- 正位、侧位及斜位 X 线片。
- 通常不需要 CT 扫描：除非难以解释。

治疗

- 如果只是骨损伤，可行闭合复位。

跗跖关节 ORIF

适应证：

- 在两个平面出现不稳定的移位损伤及精细损伤。
  - 会导致足弓缺失和（或）畸形。

康复方案

第一阶段（0～2 周）

注意事项：应用短腿塑料足托。

负重要求：NWB。

目标：减轻疼痛，应用辅助装置步行。

方案

- 在手术结束时以短腿塑料后托固定。
- 应用拐杖或助行器进行步态训练。
- ADL 训练。

第三阶段（6 ~ 10 周）

注意事项：避免忍痛步行。

负重要求：应用可穿脱的保护靴进行 PWB。

目标：增加 ROM，增强肌力，独立 HEP。

方案

- 依照指导独自进行物理治疗：ROM，PRE。
- 游泳及骑自行车。
- 根据术者的建议，在本阶段末期逐渐增加负重。
- 如果只有轻微肿胀，开始穿戴普通鞋子。
- 压力袜。

第四阶段（>10 周）

注意事项：9 ~ 12 个月内避免跑步及跳跃。

负重要求：过渡至 WBAT，开始穿戴普通鞋子。

目标：恢复工作及运动。

方案

- 逐渐尝试穿标准化工作用鞋。
- 定制软木或泥质岩等非硬质材质的全足鞋垫。
- 在 3 ~ 4 个月内恢复重体力劳动。

    大多数患者直至术后 2 年仍有足部不适症状。

    很多患者终身均有症状[58]。

上肢骨折 / 外科修复

肱骨近端骨折（812.00）

- 占所有骨折的 5%。
- 腋动脉在肩胛下肌的下缘发出旋肱前动脉。
- 与旋肱后动脉相连（在四边孔内与腋神经伴行）。
- 旋肱前动脉的降支沿结节间沟的外侧走行，负责肱骨关节部分的血供。
- 之后该血管移行为弓形动脉，负责肱骨头的血供[59]。

四部分分类（Snider 1997）

肱骨的四部分：

1. 大结节。
2. 小结节。
3. 肱骨头。
4. 肱骨干。

碎片＝成角 >45° 或移位至少 1 cm 的部分

一部分骨折：无移位，骨折完整。

两部分骨折：相对于其他部分而言，有一个碎片移位。

三部分骨折：两个碎片移位。

四部分骨折：所有碎片均有移位。

常见位置

- 外科颈（最常见）：可因前向骨折 - 脱位而损伤腋神经。
- 解剖颈：可因前向骨折 - 脱位而损伤腋神经。
- 大结节：可因撞击而损伤肩袖肌肉。
- 小结节：可因撞击而损伤肩胛下肌。

症状

- 重度疼痛、肿胀及瘀斑。
- 麻木／刺痛、无力。

体格检查

- 视诊能够发现肿胀、瘀斑及活动关节时疼痛[60]。
- 检查神经血管系统是否有能够导致缺血性坏死（avascular necrosis，AVN）的损伤。
- 是内侧畸形还是外侧畸形取决于骨折部位对肩袖的牵拉。
  – 通常因肿胀而见不到畸形[59]。
- 外科颈骨折可能伴有腋神经损伤。
  – 可见小圆肌和三角肌（肩外旋及外展）萎缩。
  – 肩关节外侧感觉减退。
- 桡神经及尺神经比正中神经容易受损。

影像学检查

- 肩关节正位及侧位 X 线片。
- 腋轴位 X 线片最有利于显示关节盂骨折，但是有可能因为疼痛而难以拍摄。
- CT 有助于显示关节内损伤、骨折移位的角度、压缩性骨折及关节盂唇骨折。
- 一般不建议 MRI，除非可能存在肩袖的完整性受损[60]。

治疗

- 意识丧失伴有后方骨折／脱位提示癫痫发作：应实施正确的检查步骤[59]。
- 一部分骨折：参见前文。
  – 进行早期 ROM 训练及肩带制动 6 周的保守治疗。
  – AROM，可耐受范围内的钟摆练习。
- 两、三及四部分骨折。

– 手术干预：关节置换或者 ORIF。

关节置换

适应证

- 四部分骨折及骨折脱位。
- 肱骨头劈裂骨折。
- 累及 40% 以上关节面的嵌插骨折。
- 伴有骨质疏松的老年三部分骨折。

ORIF

适应证

- 所有的其他骨折均须手术。

ORIF 的康复方案：

第一阶段（0～4 周）

注意事项

- 如果修复了大结节，须等软组织愈合后再进行主动外展或外旋。
- 如果修复了小结节，禁止主动内旋或被动外旋。
- NWB。
- 禁止超出术者医嘱范围的 ROM。

负重要求

目标：早期松动，保护术区。

物理因子治疗：冷疗。

方案

- 立即进行钟摆练习。
- 2 周左右伤口愈合后即开始轻柔的 AAROM 训练。

第二阶段（4～8 周）

注意事项：避免撑在患侧上肢上。

负重要求：如果在 6 ~ 8 周 X 线片显示骨折愈合，即可根据术者的建议进行 PWB。

目标：增加 ROM。

方案

- 伤口愈合后开始轻柔的 AAROM 训练（参见第一阶段的注意事项）。
- 在指定的 ROM 内进行 ADL 训练。

第三阶段（>8 周）

注意事项：早期避免患侧的过度负重。

负重要求：根据术者建议进行渐进性 WBAT。

目标：提高肌力，恢复 ROM，恢复正常活动 [61]。

方案

- PROM 及 AROM 训练。
- 开始 PRE。
- 使用受累上肢进行功能性活动 [62]。

关节置换的康复方案

第一阶段（0 ~ 6 周）

注意事项：禁止超出术者医嘱范围的 ROM。

负重要求：NWB。

目标：预防挛缩，减轻疼痛。

方案

- 术后第 1 天早期 PROM 练习，在肩胛骨平面外展至 90°。
- 术后第 2 天开始钟摆练习。
- 冷疗。
- 借助木棍进行 PROM 练习，包括向前上举及仰卧位外旋。

第二阶段（7 ~ 12 周）

注意事项：避免过度负重。

负重要求：过渡至 WBAT。

目标：增加 ROM，增强肩关节肌力。

方案

- 应用滑轮进行 AAROM。
- 进行肩袖和三角肌的等长训练。
- 2 ~ 3 周开始 PRE。
- ADL 训练 [63]。

第三阶段（>12 周）

注意事项：避免拎举重物和忍痛进行 ADL。

负重要求：WBAT。

目标：恢复正常活动。

方案

- AROM 训练及牵伸。
- PRE。
- 功能性活动。
- 专项运动训练 [61]。

肱骨干骨折（812.20）

- 为相对比较常见的骨折，占所有骨折的 5%。

病理生理学

- 手伸出时摔倒（fall on outstretched hand，FOOSH）。
- MVA。

症状

- 上肢疼痛及肿胀。

体格检查

- 肿胀及畸形。

- 评估桡神经。

影像学检查

- 正位及侧位 X 线片。

治疗

- 对小的骨折可以以夹板固定 2 周。
- 对严重的移位及桡神经损伤需要手术治疗[9]。
- 根据术者的建议选择 ORIF 或 IM 螺钉。

ORIF 的康复方案

第一阶段（0～6 周）

注意事项：避免忍痛 ROM 训练。

负重要求：NWB。

目标：肘关节及肩关节 FROM 训练 6 周。

物理因子治疗：冷疗。

方案

- 用吊带保护 1～2 天。
- 之后进行 AROM 训练。
- 其他关节 ROM 训练。
- PROM 训练及在本阶段末期的牵伸。

第二阶段（6～12 周）

注意事项：避免患侧负重。

负重要求：若 X 线片显示骨痂愈合可行 PWB，否则只能 NWB。

目标：增加肌力。

方案

- 6 周时轻微负重。
- 12 周时规律负重。
- PROM 及 AROM 训练。

- ADL 训练。

第三阶段（>12 周）

注意事项：避免忍痛负重。

负重要求：过渡至 WBAT。

目标：恢复正常活动。

方案

- 可以在 16 周开始进行重体力劳动。
- 专项运动训练。
- 16 周时逐渐开始运动 [64]。

IM 螺钉的康复方案

注意事项：避免忍痛进行关节活动。

负重要求：在术者认为骨折稳定前进行 NWB。

目标：重获全范围 ROM 及肌力。

方案

- 用吊带旋吊 4～6 周。
- 术后第 2 天后进行钟摆练习及轻柔的 PROM 训练。
- 不需要正规的物理治疗。
- 根据螺钉固定的方法、骨折的稳定性以及患者的健康状态，提供个体化的 HEP[65]。

桡骨远端骨折（813.41）

- 是前臂最常见的骨折。

病理生理学

- FOOSH。
- 其他创伤。
- 年龄 35～64 岁，女性的发病率更高。

体格检查

- 桡骨远端疼痛及肿胀。
- 检查脉搏及感觉。
- 触诊畸形。

症状

- 腕关节疼痛及肿胀。

影像学检查

- 前臂正位及侧位 X 线片。
- 根据疼痛考虑同侧上肢的手、锁骨及其他部位的问题。
- Colles 骨折：骨折远端背侧成角。
- Smith 骨折（反 Colles 骨折）：骨折远端掌侧成角[9]。

治疗

- 骨科转诊以进行闭合复位及石膏固定。
- 闭合复位及外固定。
- 经皮针固定。
- 切开复位内固定（ORIF）。

康复方案

保护期（0 ~ 6 周）

注意事项：向医师汇报复杂性局部综合征的早期征象（未解决的关节僵硬、肿胀、感觉过敏、异常疼痛及皮肤发亮）。

负重要求：NWB。

目标：保持制动，减轻肿胀及疼痛，其他关节的 FROM。

方案

- 早期进行肩关节 ROM 训练以预防肩关节粘连。
- 肘关节 ROM 训练。
- 在医师的许可下，进行轻柔、无痛的前臂旋转。

- 在各个平面进行腕关节 ROM 训练。
- 肌腱滑动。
- 手的内在肌的练习。
- 用夹板将腕关节固定于 0°～20° 伸展位：使大鱼际及掌纹远端开放，以预防僵硬。

稳定期（6～8 周）

注意事项：限制忍痛负重。

负重要求：若 X 线片显示骨愈合可行 PWB，否则须行 NWB。

目标：增加腕和前臂的 ROM，减轻肿胀，稍稍应用患侧上肢。

物理因子治疗：冷疗。

方案

- 根据术者医嘱去除夹板（当 X 线片可见骨痂形成时）。
- 如果骨痂形成，拆除外固定架。
- 瘢痕按摩。
- 针对水肿进行逆行性按摩、微热疗或者冷热交替浴疗法。
- 轻质压力衣（Coban, Tubigrip）。
- 腕关节及前臂的轻柔 AAROM 及 AROM 训练。
- 进行分离的腕关节背伸练习以预防用伸指来启动伸腕的代偿模式。
- 若骨折稳定，给予轻柔的松动术。
- 精细运动协调性练习。
- ADL 训练。

第三阶段（>8 周）

注意事项：避免疼痛及代偿。

负重要求：过渡至 WBAT。

目标：恢复肌力及以前的活动。

方案

- PROM 及牵伸练习。

- 关节松动术。
- 系列渐进性静态夹板固定。
- 等长及动力性抓握及捏握练习。
- 腕关节及前臂渐近性抗阻训练。
- 专项活动及重返运动[66]。

腕舟骨骨折（814.01）

- 年轻、运动多的患者更常见。
- 4 个部分：近端、腰部、远端及结节。
- 70% 发生于腰部，20% 发生于近端。
- 5% ~ 10% 制动后仍有骨不连。
- 远端血供丰富。
- 近端血供差，须长期制动。
- 腰部骨折可导致 AVN、延迟愈合或不愈合。

病理生理学

- FOOSH 伴腕关节过伸及桡侧分离。

症状

- 腕关节疼痛及肿胀。

体格检查

- 舟骨及解剖学鼻咽窝压痛[67]。
- 神经及血管检查，包括正中神经、尺神经及桡神经的完整性，毛细血管再充盈。
- 可能出现从腕骨移位到腕骨突出的明显畸形。

影像学检查

- 正位、侧位、斜位及“舟骨位”片可见骨折和（或）脱位。

治疗

闭合复位并经皮穿针内固定（closed reduction with percutaneous pinning, CRPP）。

- 轻度移位的骨折。

ORIF

- 移位骨折。

康复方案

保护期（0～4 周）

注意事项：肩关节早期活动以预防肩周炎。

负重要求：NWB。

目标：预防肩周炎，减轻疼痛及肿胀。

物理因子治疗：冷疗。

方案

- 前臂拇指人字形掌侧或前后托夹板固定：伸腕 0°～20°；将拇指固定，但指间关节放松。
- 休息，压力衣。
- 肌腱滑动。
- 骨间肌练习。
- 同侧上肢其他关节的 ROM 练习。

第二阶段（4～16 周）

注意事项：限制忍痛负重。

负重要求：若 X 线片显示出愈合的征象，可以 PWB，否则只能 NWB。

目标：增加 ROM，腕 / 手功能的少量应用。

物理因子治疗：冷疗。

方案

- 维持夹板固定，稍后应用渐进性静态夹板。

- 伤口完全愈合后即开始瘢痕按摩。
- 拇指、腕关节及前臂 ROM 训练。
- 过渡至 AAROM 及 PROM。
- 分离的伸腕练习。
- 精细运动协调性练习。
- ADL 训练。

第三阶段（>16 周）

注意事项：缓慢加强肌力训练，避免疼痛。

负重要求：过渡至 WBAT。

目标：恢复 ROM 及力量，重返工作岗位。

方案

- PROM 练习，牵伸练习。
- 等长训练。
- 握力及捏力肌力训练。
- 腕关节及前臂的 PRE。
- 工作适应性调整[68]。

手指骨折（816. 00）

- 以远节指骨骨折最常见。
- 掌骨颈骨折最常发生于环指及小指（拳击手骨折）。
- 拇指近节指骨骨折比掌骨体骨折更常见。
- Bennett 骨折：第一掌骨基底部骨折脱位。

病理生理学

- 轴向负荷或者“卡住”损伤。
- 当手被困住导致屈曲伤时，可发生骨干骨折及关节脱位。
- 手指卡在家具或设备里能产生旋转应力，导致螺旋形骨折。
- 在工厂环境下的挤压机制。

症状

- 疼痛、肿胀。

体格检查

- 毛细血管再充盈应该 <2 s。
- 两点辨别觉为 6 mm。
- 肌力检测：DIP、PIP 和 MCP 的指伸 / 屈肌。
- ROM。
- 旋转及成角畸形。

影像学检查

- 正位、侧位及斜位 X 线片显示骨折及移位。
- 摄片时每个手指都应分开以将重叠减至最小[69]。

治疗

ORIF 或经皮穿钉。

- 移位的横行骨折。
- 累及关节面的骨折。
- 指深屈肌撕脱性损伤。
- 成角、旋转、开放或多发的掌骨骨折。
- 拇指尺侧副韧带撕裂。

康复方案

第一阶段（第 1 周）

注意事项：保护术区。在临床愈合前不要活动骨折相邻关节。

负重要求：NWB。

目标：减轻肿胀及疼痛，保护性制动。

物理因子治疗：冷疗。

方案

- 定制热塑性夹板：手 / 前臂的沟形夹及掌侧夹板。

- 抬高。
- 同侧上肢未受累关节的 ROM 训练。

第二阶段（2～6 周）

注意事项：禁止抗阻训练，禁止过度的被动施压以免导致损伤。

负重要求：若 X 线片可见愈合征象，可以行 PWB，否则须行 NWB。

目标：肌腱自由滑动，瘢痕无粘连。

方案

- 持续夹板固定。
- 瘢痕处理。
- 热疗。
- AAROM 和 AROM 训练。
- 肌腱滑动。
- 手在夹板内做轻微的功能性活动。

第三阶段（>7 周）

注意事项：在骨折愈合前避免抗阻练习或静态渐进性夹板。

负重要求：过渡至 WBAT。

目标：恢复 ROM，增强肌力和肌耐力，独立进行 ADL。

方案

- 去除夹板。
- 瘢痕处理。
- AROM、PROM 及牵伸训练。
- 最后开始手和腕的 PRE 训练。
- 功能性活动[70]。

☑腕管综合征（carpal tunnel syndrome，CTS）松解（354）

适应证

- 拇短展肌萎缩。
- 严重、几乎持续的麻木和（或）疼痛。
- 保守治疗无效[71]。

康复方案

第一阶段（0~4 周）

注意事项：避免不必要的屈肘，以免刺激神经。

负重要求：NWB。

目标：预防挛缩，保持 ROM。

方案

- 肌腱及神经滑动。
- 最初 2 天内应用较厚的敷料，以限制腕关节活动。
- 手指、手腕及上肢的 ROM 训练。
- 将腕关节处于中立位，以支具固定 3 周。

第二阶段（>4 周）

注意事项：避免导致疼痛的活动。在限制负重于 2 英磅内的前提下重返工作岗位。

负重要求：WBAT。

目标：恢复工作及正常活动。

方案

- AROM 训练。
- 手内在肌的肌力训练。
- HEP。
- 6~8 周，所有活动均无限制[72]。

尺神经减压（354.2）

适应证

- 经过 4～6 周的保守治疗无改善（夜间支具及 NSAIDs）。
- 肌电图检查显示肘关节处受压。

病理生理学

- 肘关节处尺神经重复的或长时间受压。

症状

- 尺侧一指半麻木或刺痛。

体格检查

- 尺神经支配区感觉减退。
- 肘关节处 Tinel 征阳性。
- 尺神经牵拉诱发症状：屈肘及伸腕。

影像学检查

- MRI。

治疗

- 韧带松解（原位减压）。
- 尺神经前置（皮下或者肌下）。
- 内上髁切除。

康复方案

第一阶段（0～2 周）

注意事项：避免忍痛练习及伸肘 >90°，注意感觉功能。

负重要求：NWB。

目标：减轻肿胀及疼痛，预防其他关节挛缩，独立进行 HEP。

物理因子治疗：冷疗。

方案

- 如果重建了屈肌与旋前肌，避免主动屈腕、伸腕或者前臂旋前。
- 将肘关节以吊带或夹板固定：屈肘 90°，使前臂和腕关节处于中立位。
- 加压包扎、抬高。
- 在疼痛的指引下，进行屈肘、前臂旋前及旋后的 AROM 训练。
- 轻柔的屈肘 PROM 训练。
- 其他关节的 AROM 训练。
- HEP。

第二阶段（3～7 周）

注意事项：与第一阶段相同，避免过度的屈肘或伸肘练习。

负重要求：NWB。

目标：瘢痕管理，增大 ROM，无神经粘连，调整工作。

方案

- 与第一阶段相同的注意事项。
- 去除支具。
- 瘢痕按摩。
- 从肘关节或前臂 AROM 训练过渡至 PROM 训练。
- 渐进性伸肘练习。
- 尺神经滑动。
- 手的握力和捏力训练。
- 等长肘关节练习，4 周达到 70°。
- ADL 训练。

第三阶段（>8 周）

注意事项：缓慢进展，逐渐过渡至 PRE。

负重要求：过渡至 WBAT。

目标：恢复 ROM，增加肌力和肌耐力，增强握力 / 捏力，恢复正常活动。

方案

- 瘢痕松动。
- 尺神经滑动。
- 牵伸。
- 握力及捏力肌力训练。
- 开始肘关节 PRE 训练。
- 前臂及腕关节肌力训练。
- 灵活性练习。
- 过渡至专项运动训练[73]。

肩袖修复

肩袖部分撕裂（726.13）

- 冈上肌最常受累[9]。
- 冈上肌：为肩关节外旋肌，在肩关节活动时使肱骨处于关节窝内，辅助三角肌外展，下压肱骨头。
- 冈下肌：为肩关节外旋肌，稳定盂肱关节，下压肱骨头。
- 小圆肌：为肩关节外旋肌，稳定盂肱关节，下压肱骨头。
- 肩胛下肌：为肩关节内旋肌，下压肱骨头[74]。

病理生理学

- 肌腱的退变。
- 愈合潜力差。
- 血供不足。
- 反复创伤。
- 来自于喙肩弓周围的外在力学压力[75]。

症状

- 肩关节外侧疼痛。

体格检查

- 上肢下落试验：将上肢被动外展至 90°，嘱患者使上肢缓慢下落。如患者不能依嘱完成为阳性，提示肩袖撕裂。
- 空杯试验：将上肢在肩胛骨平面外展至 90°，拇指向下。施以向下的压力，让患者抗阻。无力或出现疼痛为阳性[76]。

影像学检查

- 肩关节 MRI 检查：为肩关节最高质量的影像学检查，显示肌萎缩或脂肪浸润，费用高，部分患者有幽闭恐怖症。
- 关节造影：易于解释，但难以甄别全层撕裂，有创，包含造影剂，难以提供关于肌腱的质量或者精确位置的信息。
- 超声造影检查：有助于显示全层撕裂；难以显示小的撕裂；小的、部分撕裂及退变以及瘢痕组织可能看起来差不多[75]。

治疗

- 从 1980 年开始，手术倾向于选择关节镜手术而非开放手术。
- 保护三角肌，减轻术后疼痛及僵硬。
- 关节镜辅助的小切口开放性修复与全关节镜下修复。

第一阶段（0～3 周）

注意事项：避免主动活动、忍痛进行 ROM 练习以及等长训练；休息时以吊带制动。

负重要求：NWB。

目标：保护肩袖修复，减轻疼痛及炎症反应，增加肩关节外旋 / 内旋至 45°，前屈至 120°。

物理因子治疗：冷疗[77]。

– 应用 TENS 处理疼痛。应用高电压以增加局部循环。应用 NMES 以预防肩袖抑制 / 失用性萎缩，辅以等长和等张训练，以促进肩胛骨稳定[78]。

方案

- 针对睡眠及活动的患者教育。
- 钟摆练习。
- 仰卧位前屈 AAROM 练习。
- 治疗师进行的 PROM 练习。
- 同侧上肢其他关节的 AROM 练习。
- 肩胛骨稳定性练习。
- 本期的末段进行三角肌中立位下的亚极量等长练习。
- 家庭训练方案。

第二阶段（3～7 周）

注意事项：避免上肢主动抬高，最大肩袖练习。

负重要求：缓慢过渡至 PWB。

目标：保护肩袖修复，减轻疼痛及炎症反应，前屈、外旋 ROM 以增加至几近 100% 正常。

方案

- 遵术者的医嘱去除吊带。
- AAROM。
- 水疗。
- 90° 内体操球辅助的肩胛骨稳定性训练。
- 等长训练：亚极量外旋 / 内旋，渐进性三角肌训练。
- 肩胛骨及肘关节等张训练。
- 肱骨头稳定性训练。
- 家庭训练方案。

第三阶段（7～13 周）

注意事项：避免肩关节上提、负重和拉扯活动，限制过头的活动。

负重要求：过渡至 WBAT。

目标：减轻疼痛及炎症反应，FROM，增强肌力，正常的肩胛胸壁节律，90° 内轻微的 ADL 活动。

方案

- 限制越过头顶的活动。
- 冷疗 PRN。
- 功能性 ROM：毛巾练习。
- 肩胛骨周围肌力训练。
- 当重获肩胛骨肌力时，进行肩袖等张训练。
- 肩胛骨节律练习。
- 上半身测力计。

第四阶段（14～19 周）

注意事项：只有在获得良好的肩关节稳定性之后才能进行越过头顶的活动。

负重要求：WBAT。

目标：5/5 级肌力，神经肌肉控制，在整个 FROM 范围拥有正常的肩胛骨胸壁节律。

方案

- 过渡至越过头顶的活动：下拉背阔肌。
- 肩胛周围及肩袖等张训练。
- 牵伸练习。
- 肩胛骨稳定性练习。
- 遵术者建议进行 90° 范围内的往复性功能练习。

第五阶段（20～24 周）

注意事项：避免致痛活动。

负重要求：WBAT。

目标：恢复工作、运动及日常生活所需的 ROM、肌力及神经肌肉控制。

方案

- 术者允许运动：通常须要患者重获无痛的全范围 ROM 及肌力，同时也取决于术式、运动级别及运动类型。
- 渐进性肩胛骨周围及肩袖等张训练。
- 牵伸练习。
- 专项运动训练。
- 遵术者医嘱进行超过 90° 范围的往复性功能训练。
- 投手和须要做越过头顶运动的运动员进行间歇性训练[77]。

全肩关节关节镜检查

肩关节 OA（715.11）[79]

病理生理学

- 退变。
- 特发性。

症状

- 肩关节疼痛。

体格检查

- ROM 受限情况，尤其是前屈上举、外旋及内旋。
- 持续被动 ROM。
- 与对侧相比，存在后方关节隙压痛。
- 抗阻外旋时有齿轮感觉，但是肌力正常。

影像学检查

- 正位、肩胛骨侧位及腋轴位 X 线片显示关节隙狭窄、骨赘、肱骨头硬化或囊性变，可能有肱骨头后方半脱位[9]。
- 如果怀疑存在肩袖或者其他损伤，须进行 MRI 检查。

治疗

- 理疗。
- 肩关节成形术。

第一阶段（0～6 周）

注意事项：未做治疗时佩戴吊带[80]。

负重要求：NWB。

目标：缓解疼痛，减轻肿胀，保护关节，重获功能[61]，2～3 周时恢复久坐不动的工作[80]。

物理因子治疗：冷疗。

– 应用 TENS 处理疼痛。应用高电压增加局部循环。应用 NMES 预防肩袖抑制 / 失用性肌萎缩，辅助等长及等张训练，以及肩胛骨稳定性[78]。

方案

- 不做主动 ROM 训练，NWB，应用吊带制动。
- 钟摆练习，渐进性等长训练，轻柔的被动 ROM 训练。
- 在本时期末段，过渡至爬墙等轻柔的主动 ROM 训练。
- 肘关节、腕关节及手的 ROM 训练。
- 肩胛胸壁松动。
- 肩胛骨肌力训练。

第二阶段（6～12 周）

注意事项：避免导致疼痛的活动。

负重要求：8 周时开始负重[80]。

目标：外展至 150°，控制疼痛，外旋至 45°。

方案

- 遵术者的医嘱进行 ROM 训练。
- 停止悬吊，开始轻微负重。
- PROM 训练。

- AAROM 和渐进性 AROM 训练。
- 肱骨头控制训练。
- 中立位三角肌等长训练。
- 6 周时内旋训练。
- 水疗。
- 开始轻微的上半身手摇车练习。
- 应用弹力带进行肩胛骨回撤练习。
- 家庭训练方案。

第三阶段（12～16 周）

注意事项：避免肩胛骨上提。

负重要求：过渡至 WBAT。

目标：ADL 活动时无痛，外展至 160°，内旋至 T12，正常的肩胛胸壁节律 >90°，恢复肌力。

方案

- 渐进性 ROM 训练，牵伸训练。
- 肩胛骨和肘关节的 PRE 训练。
- 等长训练：三角肌远离中立位。
- 肩胛骨稳定性训练。
- 水疗。
- 上半身手摇车练习。
- 后背及胸部加压。
- 家庭训练方案。

第四阶段（>16 周）

注意事项：避免负重。

负重要求：WBAT。

目标：恢复 ROM 及肌力，正常的肩胛胸壁节律 >100°。

方案

- A/AROM 和 PROM 训练。
- 后方关节囊牵伸、毛巾牵伸。
- PRE 训练。
- 肩胛骨节律练习。
- 本体感觉神经肌肉促通训练。
- 专项运动训练[61]。

术后并发症

工作及治疗方面的细节参见康复章节中的医学并发症及急症。

术后发热

- 正常体温为 37 ℃，>38 ℃为发热。
- 发热后处理：X 线胸片，尿液分析，尿培养，两个不同时间点的血培养，伤口培养拭子，全血细胞计数鉴别。
- 低热可能源于组织创伤后的细胞因子释放，可以用泰诺处理。医师必须明确排除潜在的感染。
- 其他的非感染性原因：输血、术后肺不张、血肿、静脉血栓、急性心肌梗死、颅内病变、胰腺炎、酒精戒断及药物。
- 感染性原因：尿路感染（UTI）、呼吸道感染、伤口感染、血管内导管相关感染、革格兰氏阴性败血症、腹腔脓毒血症、难辨梭菌结肠炎以及真菌感染。
  - 感染性原因通常在术后 5 天左右发生[81]。

肺不张

- 于术后 1 ~ 5 天发生。
- 风险因子：分泌物、警惕性降低、吸入、机械性梗阻、有吸烟史、

手术 >3 h/COPD、一般健康状态差、应用巴夫龙作为神经肌肉阻滞剂以及 BMI>25 kg/m^2。

症状：呼吸急促。

诊断：X 线胸片。

治疗

– 使患者保持直立而非仰卧于床面。
  - 应用鼻套管吸氧。
  - 诱发性肺量测定法。
  - 早期松动。

– 治疗潜在原因（肺部并发症）[82]。

尿路感染

- 为术后发热最常见的原因。
- 泌尿道感染占术后发热感染原因的 40%。

诊断：发热，体格检查示耻骨上压痛，尿液实验室检查。

治疗

- 尽快移除尿管。
- 抗生素：根据药敏结果选择复方新诺明或氟喹诺酮类药物[83]。

肺炎

- 为术后发热的第二常见原因。
- 风险因子：年龄 >65 岁、免疫功能低下、胸腹创伤或手术、严重的合并症、警惕性降低、营养不良及使用呼吸机。

诊断

- 痰培养，气管吸出物（除一般检查外）。

治疗

- 根据医院指南选择抗生素[82]。

伤口裂开

- 手术切口各层分离。
- 风险因子：超重、年龄较大、营养差、糖尿病、吸烟、恶性肿瘤生长、之前有瘢痕、曾经放疗的部位、不遵从术后指导、手术失误、腹压增加、长期应用糖皮质激素、肾疾病及存在免疫问题。
- 症状：出血、疼痛、肿胀、发红、发热、缝线断裂及开放性伤口。
- 诊断：伤口及组织培养，全血细胞计数。
  – 考虑应用 X 线片或者超声来评价伤口的范围。
- 治疗：
  – 抗生素。
  – 及时更换伤口敷料。
  – 重新缝合。
  – 可能须手术移除污染的坏死组织[84]。

伤口感染

- 术后 5 ~ 7 天发热。
- 对于开放性骨折，应该在术前开始预防性应用抗生素。关于应用抗生素的时程研究得不多。除非因其他原因须要应用抗生素，否则应在术后持续应用 1 ~ 3 天。

体格检查：红斑、硬结、肿胀、发热和伤口裂开。

  – 必须与伤口敷料或胶带所致局部刺激相关的接触性皮炎相鉴别，因后者也导致红斑。接触性皮炎通常出现皮肤瘙痒和小的囊泡，范围与敷料的形状相同[81]。
  – 如果有红斑，但是无肿胀或渗液，可根据术者的医嘱应用抗生素。

治疗

- 应用头孢唑啉（1 g iv q6～8 h）以对抗金黄色葡萄球菌[85]。
- 如果感染更为严重且考虑有骨髓炎，可选择苯唑西林（2 g iv q6 h）（甲氧西林敏感）或者万古霉素（1g iv q12 h）（MRSA）。咨询传染病科以确保正确覆盖[81]。
- 如果有液体渗出、大量引流或伴有发热，患者可能须开放伤口或清创术一类的操作。咨询感染疾病科[85-86]。

伤口敷料：预防感染、吸出渗出物、低过敏性及进行隔离。

  - 半渗透膜：OpSite、Tegaderm 和 Bio-Occlusive。
  - 闭塞性胶体（人工皮）可透过水蒸气和氧。
  - 特殊类型的敷料是否存在优势尚未达成共识[81]。

皮下积液

- 存留于组织间隙的浆液。
- 危险因素：糖尿病、肥胖、血管状态差、吸烟、化疗、放疗及应用糖皮质激素。
- 并发症：感染、延迟愈合以及须要手术干预[87]。
- 术后常规敷料：用纱布制成的干燥无菌敷料[88]。

症状

  - 伤口附近不适、疼痛和发红。

治疗

  - 大多数皮下积液在 4 周内吸收。
  - 推荐应用吊带或者特殊包扎，但是有限制 ROM 的风险。
  - 如果患者有明确的不适，可以进行局部抽吸[89]。
  - 全髋关节置换术后采用负压伤口治疗预防皮下积液形成的证据有限[88]。

静脉血栓形成

- Virchow 三联征：高凝状态、静脉淤滞和内皮损伤。
- 发病率为 6% ~ 60%。
- 危险因素：股骨或胫骨骨折等骨科创伤、年老、有近期输血史和手术。

深静脉血栓

- 症状：小腿疼痛及肿胀，单侧凹陷性水肿。
- 应用超声多普勒确诊。

肺栓塞

- 症状：呼吸困难、胸痛、咯血、晕厥及低血压。如果栓子较大，会出现右侧心力衰竭。
- 处理：
  - 心电图：显示窦性心动过速，但是特异性差。
  - 实验室检查：纤维蛋白 D-Dimer，但是特异性很差，尤其是在创伤后或术后。
  - 肺动脉造影：为金标准。
    - CT 血管造影的创伤更小，特异性为 96%，敏感性为 83%。
- 2/3 的肺栓塞是致命性的。

治疗：通常应用华法林或者低分子肝素（LMWH）治疗深静脉血栓和肺栓塞。治疗取决于医院协议和（或）血管咨询。

血栓栓塞的预防

- 早期活动，充分水化，以预防血液浓缩并进行物理预防。
- 并无证据显示应用压力袜能够减少深静脉栓塞，并且其依从性较差。
- 化学预防。
  - 术者通常在患者术后口头指示预防深静脉栓塞。

– 最常应用且已被证实有效的药物是 LMWH 和磺达肝素。

- 一项大型研究显示阿司匹林可显著减少静脉血栓，但是主要争议在于一些患者可能同时接受了其他化学预防。
- 关于预防的时程也存在争议。有些证据显示，直至术后 3 个月静脉血栓仍有增高的风险，并且可能在出院后停止预防之后出现血栓形成倾向的反弹。很多患者在 7 ~ 10 天后出院。因此，预防的时程会取决于损伤的程度、出血的风险、患者的活动性及平衡，最终由术者来决定。
- 下腔静脉滤器不能完全消除肺栓塞的风险，并且可能增加发生深静脉血栓的风险。一般在存在化学预防禁忌（颅内出血或腹部损伤）的情况下应用[83]。

（杨延砚　周谋望）

参考文献

1. Cahill JB, Kosman LM. Total knee arthroplasty. In: Cioppa-Mosca J, Cahill JB, Cavanaugh JT, et al., editors. Postsurgical rehabilitation guidelines for the orthopedic clinician. St. Louis, MO: Mosby Elsevier; 2006. p. 21-27.
2. Merchants View. http://eorif.com/KneeLeg/Xray%20knee.html . Accessed 7 Nov 2011.
3. Brosseau L, et al. Thermotherapy for treatment of osteoarthritis. Cochrane Database Syst Rev 2003; 4:CD004522.
4. Placzek JD, Boyce DA. Orthopaedic physical therapy secrets. 2nd ed. St. Louis, MO: Mosby Elsevier; 2006.
5. Jerosch J, Aldawoudy AM. Arthroscopic treatment of patients with moderate arthro fi brosis of after total knee replacement. Knee Surg Sports Traumatol Arthrosc. 2007; 1:71-77.
6. Baydar ML, Gur E, Kirdemir V, Engin AS. The role of arthroscopic adhesiolysis in the treatment of the arthro fi brosis and the partial ankylosis of the knee. Acta Orthop Traumatol Turc. 1994; 28(5):379-383.

7. Fitzsimmons SE, Vazquez BS, Bronson MJ. How to treat the stiff total knee arthroplasty? A systematic review. Clin Orthop Relat Res. 2010;468:1096-106.
8. Okumiya K. The timed "up & go" test is a useful predictor of falls in community-dwelling older people. J Am Geriatr Soc. 1998;46(7):928-930.
9. Brown DP, Freeman ED, Cuccurullo S. Musculoskeletal medicine. In: Cuccurullo S, editor. Physical medicine and rehabilitation board review. New York, NY: Demos Medical Publishing; 2004. p. 191-255.
10. Cavanaugh JT. Anterior cruciate ligament reconstruction. In: Cioppa-Mosca J, Cahill JB, Cavanaugh JT, et al., editors. Postsurgical rehabilitation guidelines for the orthopedic clinician. St. Louis, MO: Mosby Elsevier; 2006. p. 426-437.
11. Alentorn-Geli E, Myer GD, Silvers HJ, et al. Prevention of noncontact anterior cruciate ligament injuries in soccer players. Part 1: Mechanisms of injury and underlying risk factors. Knee Surg Sports Traumatol Arthrosc. 2009; 17(7):705-729.
12. Andrus S, Malanga GA, Stuart M. Physical examination of the knee. In: Malanga GA, Nadler SF, editors. Musculoskeletal physical examination: an evidence-based approach. Philadelphia, PA: Mosby Elsevier; 2006. p. 279-294.
13. Sports Medicine Institute: University of Minnesota Orthopaedics. Pivot Shift. http://www.sportsdoc.umn.edu/Clinical_Folder/Knee_Folder/Knee_Exam/pivot%20shift.htm. Accessed 7 Nov 2011.
14. Kaufman MS. Knee injuries and conditions. In: Harrast MA, Finnoff JT, editors. Sports medicine: study guide and review for boards. New York, NY: Demos Medical Publishing; 2012. p. 277-289.
15. Feil S, Nevell J, Minogue C, Paessler HH. The effectiveness of supplementing a standard rehabilitation program with superimposed neuromuscular electrical stimulation after anterior cruciate ligament reconstruction. Am J Sports Med. 2011; 39(6):1238-1247.
16. Cavanaugh J. Posterior cruciate ligament reconstruction. In: Cioppa-Mosca J, Cahill JB, Cavanaugh JT, et al., editors. Postsurgical rehabilitation guidelines for the orthopedic clinician. St. Louis, MO: Mosby Elsevier; 2006. p. 440-450.
17. Ittivej K, Prompaet S, Rojanasthien S. Factors in fl uencing the treatment of posterior cruciate ligament injury. J Med Assoc Thai. 2005; 88:S84-88.

18. Wilk KE. Rehabilitation of isolated and combined posterior cruciate ligament injuries. Clin Sports Med. 1994; 13(3):649-677.
19. Karachalios T, et al. Diagnostic accuracy of a new clinical test (the Thessaly test) for early detection of meniscal tears. J Bone Joint Surg Am. 2005; 87:955-962.
20. Cavanaugh JT, Gately CT. Meniscal repair and transplantation. In: Cioppa-Mosca J, Cahill JB, Cavanaugh JT, et al., editors. Postsurgical rehabilitation guidelines for the orthopedic clinician. St. Louis, MO: Mosby Elsevier; 2006. p. 454-464.
21. Jarit GJ, Mohr KJ, Waller R, Glousman RE. The effects of home interferential therapy on post operative pain, edema, and range of motion of the knee. Clin J Sports Med. 2003; 13(1):16-20.
22. Tornetta P. Hip dislocations and fractures of the femoral head. In: Bucholz RW, Heckman JD, Court-Brown CM, editors. Rockwood & Green's fractures in adults. Philadelphia, PA: Lippincott Williams and Wilkins; 2006. p. 1715-1750.
23. Tucker CY, Diamond A. Total hip arthroplasty. In: Cioppa-Mosca J, Cahill JB, Cavanaugh JT, et al., editors. Postsurgical rehabilitation guidelines for the orthopedic clinician. St. Louis, MO: Mosby Elsevier; 2006. p. 3-15.
24. Leung K. Subtrochanteric fractures. In: Bucholz RW, Heckman JD, Court-Brown CM, editors. Rockwood & Green's fractures in adults. Philadelphia, PA: Lippincott Williams and Wilkins; 2006. p. 1827-1844.
25. Netter FH. Lower Limb. In: Netter FH, editor. Atlas of human anatomy. 3rd ed. Teterboro, NJ: Icon Learning Systems; 2003. p. 467-528.
26. Ganz SB. Hip fracture. In: Cioppa-Mosca J, Cahill JB, Cavanaugh JT, et al., editors. Postsurgical rehabilitation guidelines for the orthopedic clinician. St. Louis, MO: Mosby Elsevier; 2006. p. 59-72.
27. Gardner MJ, Johnson EE, Lorch DG. Subtrochanteric femur fractures: plate fi xation. In: Wiss DA, Anglen JO, Bak SF, et al., editors. Master techniques in orthopaedic surgery: fractures. Philadelphia, PA: Lippincott Williams & Wilkins; 2006. p. 276-287.
28. Russell T. Subtrochanteric femur fractures: reconstruction nailing. In: Wiss DA, Anglen JO, Bak SF, et al., editors. Master techniques in orthopaedic surgery: fractures. Philadelphia, PA: Lippincott Williams & Wilkins; 2006. p. 292-315.
29. Leighton RK. Fractures of the neck of the femur. In: Bucholz RW, Heckman

JD, Court-Brown CM, editors. Rockwood & Green's fractures in adults. Philadelphia, PA: Lippincott Williams and Wilkins; 2006. p. 1753-1788.

30. Santos ERG, Swiontkowski MF. Femoral neck fractures: open reduction internal fi xation. In: Wiss DA, Anglen JO, Bak SF, et al., editors. Master techniques in orthopaedic surgery: fractures. Philadelphia, PA: Lippincott Williams & Wilkins; 2006. p. 208-214.
31. Anglen JO. Femoral neck fractures: arthroplasty. In: Wiss DA, Anglen JO, Bak SF, et al., editors. Master techniques in orthopaedic surgery: fractures. Philadelphia, PA: Lippincott Williams & Wilkins; 2006. p. 217-227.
32. Baumgaertner MR, Taksali S. Intertrochanteric hip fractures: intramedullary hip screws. In: Wiss DA, Anglen JO, Bak SF, et al., editors. Master techniques in orthopaedic surgery: fractures. Philadelphia, PA: Lippincott Williams & Wilkins; 2006. p. 249-262.
33. Haidukewych GJ. Hip arthroplasty for intertrochanteric hip fractures. In: Wiss DA, Anglen JO, Bak SF, et al., editors. Master techniques in orthopaedic surgery: fractures. Philadelphia, PA: Lippincott Williams & Wilkins; 2006. p. 265-273.
34. Nork SE. Fractures of the shaft of the femur. In: Bucholz RW, Heckman JD, Court-Brown CM, editors. Rockwood & Green' s fractures in adults. Philadelphia, PA: Lippincott Williams and Wilkins; 2006. p. 1845-1910.
35. Browner BD, Caputo AE, Mazzocca AD, Wiss DA. Femur fractures: antegrade intramedullary nailing. In: Wiss DA, Anglen JO, Bak SF, et al., editors. Master techniques in orthopaedic surgery: fractures. Philadelphia, PA: Lippincott Williams & Wilkins; 2006. p. 324-348.
36. Ostrum RF, Farrell ED. Femoral shaft fractures: retrograde nailing. In: Wiss DA, Anglen JO, Bak SF, et al., editors. Master techniques in orthopaedic surgery: fractures. Philadelphia, PA: Lippincott Williams & Wilkins; 2006. p. 352-359.
37. Kanlic EM, Pacheco HO. Pelvic fractures: external fi xation and C-clamp. In: Wiss DA, Anglen JO, Bak SF, et al., editors. Master techniques in orthopaedic surgery: fractures. Philadelphia, PA: Lippincott Williams & Wilkins; 2006. p. 621-622.
38. Starr AJ, Malekzadeh AS. Fractures of the pelvic ring. In: Bucholz RW, Heckman JD, Court-Brown CM, editors. Rockwood & Green' s fractures in adults. Philadelphia, PA: Lippincott Williams and Wilkins; 2006. p. 1584-1662.

39. Temple DC, Schmidt AH, Sems SA. Diastasis of the symphysis pubis: open reduction internal fi xation. In: Wiss DA, Anglen JO, Bak SF, et al., editors. Master techniques in orthopaedic surgery: fractures. Philadelphia, PA: Lippincott Williams & Wilkins; 2006. p. 640-648.
40. Routt MLC. Posterior pelvic-ring disruptions: iliosacral screws. In: Wiss DA, Anglen JO, Bak SF, et al., editors. Master techniques in orthopaedic surgery: fractures. Philadelphia, PA: Lippincott Williams & Wilkins; 2006. p. 650-665.
41. Reilly MC. Fractures of the acetabulum. In: Bucholz RW, Heckman JD, Court-Brown CM, editors. Rockwood & Green' s fractures in adults. Philadelphia, PA: Lippincott Williams and Wilkins; 2006. p. 1665-1712.
42. Moed BR. Acetabular fractures: The Kocher-Langenbeck approach. In: Wiss DA, Anglen JO, Bak SF, et al., editors. Master techniques in orthopaedic surgery: fractures. Philadelphia, PA: Lippincott Williams & Wilkins; 2006. p. 686-706.
43. Matta JM, Reilly MC. Acetabular fractures: ilioinguinal approach. In: Wiss DA, Anglen JO, Bak SF, et al., editors. Master techniques in orthopaedic surgery: fractures. Philadelphia, PA: Lippincott Williams & Wilkins; 2006. p. 712-727.
44. Bartlett CS, Malkani AL, Sen MK, Helfet DL. Acetabular fractures: extended iliofemoral approach. In: Wiss DA, Anglen JO, Bak SF, et al., editors. Master techniques in orthopaedic surgery: fractures. Philadelphia, PA: Lippincott Williams & Wilkins; 2006. p. 730-745.
45. Egol KA, Koval KJ. Fractures of the proximal tibia. In: Bucholz RW, Heckman JD, Court-Brown CM, editors. Rockwood & Green's fractures in adults. Philadelphia, PA: Lippincott Williams and Wilkins; 2006. p. 2000-2027.
46. Watson JT, Wiss DA. Tibial plateau fractures: open reduction internal fi xation. In: Wiss DA, Anglen JO, Bak SF, et al., editors. Master techniques in orthopaedic surgery: fractures. Philadelphia, PA: Lippincott Williams & Wilkins; 2006. p. 408-435.
47. Stannard JP. Proximal tibia fractures: locked plating. In: Wiss DA, Anglen JO, Bak SF, et al., editors. Master techniques in orthopaedic surgery: fractures. Philadelphia, PA: Lippincott Williams & Wilkins; 2006. p. 440-451.
48. Court-Brown CM. Fractures of the tibia and fi bula. In: Bucholz RW, Heckman JD, Court-Brown CM, editors. Rockwood & Green's fractures in

adults. Philadelphia, PA: Lippincott Williams and Wilkins; 2006. p. 2079-2143.

49. Winquist RA, Johnson K, Wiss DA. Tibial shaft fractures: intramedullary nailing. In: Wiss DA, Anglen JO, Bak SF, et al., editors. Master techniques in orthopaedic surgery: fractures. Philadelphia, PA: Lippincott Williams & Wilkins; 2006. p. 468-482.
50. Bolhofner BR. Tibial shaft fractures: open reduction internal fi xation. In: Wiss DA, Anglen JO, Bak SF, et al., editors. Master techniques in orthopaedic surgery: fractures. Philadelphia, PA: Lippincott Williams & Wilkins; 2006. p. 454-466.
51. Borrelli J. Tibial pilon fractures: open reduction internal fi xation. In: Wiss DA, Anglen JO, Bak SF, et al., editors. Master techniques in orthopaedic surgery: fractures. Philadelphia, PA: Lippincott Williams & Wilkins; 2006. p. 520-525.
52. Barei DP. Pilon Fractures. In: Bucholz RW, Heckman JD, Court-Brown CM, editors. Rockwood & Green’ s fractures in adults. Philadelphia, PA: Lippincott Williams and Wilkins; 2006. p. 1929-1972.
53. Marsh JL, Saltzman CL. Ankle Fractures. In: Bucholz RW, Heckman JD, Court-Brown CM, editors. Rockwood & Green’ s fractures in adults. Philadelphia, PA: Lippincott Williams and Wilkins; 2006. p. 2147-2242.
54. Hak DJ, Lee MA. Ankle fractures: open reduction internal fi xation. In: Wiss DA, Anglen JO, Bak SF, et al., editors. Master techniques in orthopaedic surgery: fractures. Philadelphia, PA: Lippincott Williams & Wilkins; 2006. p. 552-565.
55. Sanders DW. Fractures of the talus. In: Bucholz RW, Heckman JD, Court-Brown CM, editors. Rockwood & Green’s fractures in adults. Philadelphia, PA: Lippincott Williams and Wilkins; 2006. p. 2249-2289.
56. Fortin PT, Wiater PJ. Talus fractures: open reduction internal fi xation. In: Wiss DA, Anglen JO, Bak SF, et al., editors. Master techniques in orthopaedic surgery: fractures. Philadelphia, PA: Lippincott Williams & Wilkins; 2006. p. 570-582.
57. Early JS. Fractures and dislocations of the midfoot and forefoot. In: Bucholz RW, Heckman JD, Court-Brown CM, editors. Rockwood & Green’s fractures in adults. Philadelphia, PA: Lippincott Williams and Wilkins; 2006. p. 2337-2399.

58. Sangeorzan BJ, Benirschke SK, Gould MT. Tarsometatarsal lisfranc injuries: evaluation and management. In: Wiss DA, Anglen JO, Bak SF, et al., editors. Master techniques in orthopaedic surgery: fractures. Philadelphia, PA: Lippincott Williams & Wilkins; 2006. p. 606-617.
59. Warner JJ, Costouros JG, Gerber C. Fractures of the proximal humerus. In: Bucholz RW, Heckman JD, Court-Brown CM, editors. Rockwood & Green's fractures in adults. Philadelphia, PA: Lippincott Williams and Wilkins; 2006. p. 1162-1204.
60. Koval KJ, Zuckerman JD. Proximal humerus fractures. In: Koval KJ, Zuckerman JD, editors. Handbook of fractures. Philadelphia, PA: Lippincott Williams & Wilkins; 2006. p. 165-171.
61. Cavanaugh JS, Cahil JB. Total shoulder arthroplasty. In: Cioppa-Mosca J, Cahill JB, Cavanaugh JT, et al., editors. Postsurgical rehabilitation guidelines for the orthopedic clinician. St. Louis, MO: Mosby Elsevier; 2006. p. 30-42.
62. Schmidt AH. Proximal humeral fractures: open reduction internal fi xation. In: Wiss DA, Anglen JO, Bak SF, et al., editors. Master techniques in orthopaedic surgery: fractures. Philadelphia, PA: Lippincott Williams & Wilkins; 2006. p. 37-49.
63. Bigliani LU, Bak SF, Goldberg SS. Proximal humeral fractures: arthroplasty. In: Wiss DA, Anglen JO, Bak SF, et al., editors. Master techniques in orthopaedic surgery: fractures. Philadelphia, PA: Lippincott Williams & Wilkins; 2006. p. 51-64.
64. Robinson DE, O'Brien PJ. Humeral shaft fractures: open reduction internal fi xation. In: Wiss DA, Anglen JO, Bak SF, et al., editors. Master techniques in orthopaedic surgery: fractures. Philadelphia, PA: Lippincott Williams & Wilkins; 2006. p. 67-78.
65. Roberts CS, Walz BM, Yerasimides JG. Humeral shaft fractures: intramedullary nailing. In: Wiss DA, Anglen JO, Bak SF, et al., editors. Master techniques in orthopaedic surgery: fractures. Philadelphia, PA: Lippincott Williams & Wilkins; 2006. p. 81-94.
66. Gately CT. Distal radius fractures. In: Cioppa-Mosca J, Cahill JB, Cavanaugh JT, et al., editors. Postsurgical rehabilitation guidelines for the orthopedic clinician. St. Louis, MO: Mosby Elsevier; 2006. p. 110-114.
67. Koval KJ, Zuckerman JD. Pediatric wrist and hand. In: Koval KJ, Zuckerman JD, editors. Handbook of fractures. Philadelphia, PA: Lippincott Williams & Wilkins; 2006. p. 553-570.

68. Gately CT. Scaphoid fractures. In: Cioppa-Mosca J, Cahill JB, Cavanaugh JT, et al., editors. Postsurgical rehabilitation guidelines for the orthopedic clinician. St. Louis, MO: Mosby Elsevier; 2006. p. 118-122.

69. Koval KJ, Zuckerman JD. Hand. In: Koval KJ, Zuckerman JD, editors. Handbook of fractures. Philadelphia, PA: Lippincott Williams & Wilkins; 2006. p. 257-270.

70. Page C. Phalangeal and metacarpal fractures. In: Cioppa-Mosca J, Cahill JB, Cavanaugh JT, et al., editors. Postsurgical rehabilitation guidelines for the orthopedic clinician. St. Louis, MO: Mosby Elsevier; 2006. p. 126-132.

71. Freeman TL, Johnson E, Freeman ED, Brown DP. Electrodiagnostic medicine and clinical neuromuscular physiology. In: Cuccurullo S, editor. Physical medicine and rehabilitation board review. New York, NY: Demos Medical Publishing; 2004. p. 295-408.

72. Mackinnon SE, Novak CB. Compression neuropathies. In: Wolfe SW, Hotchkiss RN, Pederson WC, Kozin SH, editors. Wolfe: Green's operative hand surgery. Philadelphia, PA: Elsevier Churchill Livingstone; 2011. p. 990-991.

73. Barenholtz-Marshall A. Ulnar nerve transposition. In: Cioppa-Mosca J, Cahill JB, Cavanaugh JT, et al., editors. Postsurgical rehabilitation guidelines for the orthopedic clinician. St. Louis, MO: Mosby Elsevier; 2006. p. 194-199.

74. Glaser DL, Sher JS, Ricchetti ET, Williams GR, Soslowsky LJ. Anatomy, biomechanics, and pathophysiology of rotator cuff. In: Iannotti JP, Williams GR, editors. Disorders of the shoulder: diagnosis and management. Philadelphia, PA: Lippincott Williams & Wilkins; 2007. p. 3-33.

75. Craig EV. Mini-open and open techniques for full-thickness rotator cuff repairs. In: Craig EV, editor. Masters techniques in orthopedic surgery: shoulder. Philadelphia, PA: Lippincott Williams & Wilkins; 2004. p. 310-340.

76. Bowen JE, Malanga GA, Pappoe T, McFarland E. Physical examination of the shoulder. In: Malanga GA, Nadler SF, editors. Musculoskeletal physical examination: an evidence-based approach. Philadelphia, PA: Mosby Elsevier; 2006. p. 59-118.

77. Maschi R, Fives G. Rotator cuff repair: arthroscopic and open. In: Cioppa-Mosca J, Cahill JB, Cavanaugh JT, et al., editors. Postsurgical rehabilitation guidelines for the orthopedic clinician. St. Louis, MO: Mosby Elsevier; 2006. p. 501-509.

78. Reinold ML, et al. The effect of neuromuscular electrical stimulation of the infraspinatus on shoulder external rotation force production after rotator cuff

repair surgery. Am J Sports Med. 2008;36(12):2317-2321.
79. ICD9 Data.com. http://www.icd9data.com/2011/Volume1/default.htm . Accessed 24 Apr 2012.
80. Craig EV. Total shoulder replacement with intact bone and soft tissue. In: Craig EV, editor. Masters techniques in orthopedic surgery: shoulder. Philadelphia, PA: Lippincott Williams & Wilkins; 2004. p. 516-547.
81. Moholkar KD, Ziran BH. Local complications. In: Bucholz RW, Heckman JD, Court-Brown CM, Tornetta P, editors. Rockwood and Green's fractures in adults. Philadelphia, PA: Lippincott Williams & Wilkins; 2006. p. 569-584.
82. Hemmila MR. Pulmonary complications. In: Mulholland MW, Doherty GM, editors. Complications in surgery. Philadelphia, PA: Lippincott Williams & Wilkins; 2006. p. 157-172.
83. White T, Watts A. Systemic complications. In: Bucholz RW, Heckman JD, Court-Brown CM, Tornetta P, editors. Rockwood and Green's fractures in adults. Philadelphia, PA: Lippincott Williams & Wilkins; 2010. p. 590-599.
84. Wound Dehiscence. NYU Langone Medical Center. http://www.med.nyu.edu/content?ChunkIID=99918 . Accessed 30 May 2012.
85. Doherty GM. Surgical site infections. In: Mulholland MW, Doherty GM, editors. Complications in surgery. Philadelphia, PA: Lippincott Williams & Wilkins; 2006. p. 114-124.
86. Ziran BH, Smith W, Rao N. Orthopedic infections and osteomyelitis. In: Bucholz RW, Heckman JD, Court-Brown CM, Tornetta P, editors. Rockwood and Green's fractures in adults. Philadelphia, PA: Lippincott Williams & Wilkins; 2010. p. 615-638.
87. Kilpadi DV, Cunningham MR. Evaluation of closed incision management with negative pressure wound therapy (CIM): hematoma/seroma and involvement of the lymphatic system. Wound Repair Regen. 2011; 19(5):588-596.
88. Pachowksy M, et al. Negative pressure wound therapy to prevent seromas and treat surgical incisions after total hip arthroplasty. Int Orthop. 2012; 36(4):719-22. Epub 15 Jul 2011.
89. Newman LA. Complications of breast surgery. In: Mulholland MW, Doherty GM, editors. Complications in surgery. Philadelphia, PA: Lippincott Williams & Wilkins; 2006. p. 606-630.
90. Patient Education Materials: Weight Bearing. UPMC. http://www.upmc.com/HealthAtoZ/patienteducation/R/Pages/weightbearing.aspx. Accessed 20 Jan 2012.

第 5 章　儿童康复

Sarah Khan, Colette Maduro

儿童康复的初始评定

病史

胎儿期 / 围生期病史

- 胎儿期并发症。
- 妊娠期的孕妇健康问题。
- 生产史：经阴道分娩或剖宫产，以及剖宫产的原因。
- 新生儿期并发症（如败血症、血管内溶血及高胆红素血症）。

发育史：儿童生长发育的各时间点。

- 翻身、独坐、爬、行走及第一次说话等。

发育筛查

- 丹佛发育筛查：简要评估儿童在重要时间点的发育情况。
- 贝利婴儿运动量表。
- PDMS-2（Peabody 运动发育量表）

家族史：内科疾病、家族遗传病、精神疾病及神经系统疾病。

新生儿 / 婴儿期评定

头颅和五官

- 前囟和后囟应当开放且平坦。

- 囟门凹陷：提示可能严重脱水。
- 囟门膨胀：提示可能存在脑积水或脑膜炎。
- 前囟增宽：克汀病（呆小症）或者甲状腺功能减退症。

- 检查斜头畸形：提示头颅枕部扁平。
- 注意头颅骨缝的结构。
- 注意面部的异常特征：是遗传性疾病的表现（脆性 X 综合征、唐氏综合征或天使综合征等），或者胎儿酒精综合征。
  - 眼过大。
  - 面部扁平。
  - 下颌的尺寸。
  - 耳朵的大小和位置。
  - 头臂。
- 检查有无颚部和舌头的畸形。
  - 巨大的舌头提示可能有 Pierre Robin 综合征，或者甲状腺功能减退症。
- 哭声：反常的哭声是特定疾病的特点。
  - 遗传性疾病如猫叫样高音调的哭声。
  - 甲状腺功能减退症：低沉嘶哑的哭声。

颈部

- 检查颈部有无包块或者胸锁乳突肌紧张。
  - 可能是由于纤维瘤杆菌或者鳃裂囊肿引起。
- 动作轻柔地评定颈椎的被动关节活动度（PROM）。
- 检查双侧锁骨是否完整，有无凹陷或者中断（提示骨折）。

神经肌肉检查

- 评估姿势：正常足月儿的躯干和四肢应当有适中的屈肌张力。
  - 异常姿势举例：角弓反张、四肢姿态或者运动非对称、力弱。
- 检查婴儿四肢活动对称，无单肢或单侧肢体的麻痹。

  - 检查有无拥抱姿势不对称。
- 轻柔地检查四肢的 PROM。
- 检查肌张力：正常的新生儿和未成熟婴儿出生时可有一定的肌张力减退，四肢不应软弱无力或肌张力亢进。
  - 一种检查是在婴儿由仰卧位改变为坐位时观察头部后仰情况，测量颈部和肘部伸展的角度，以及停留在水平位或者垂直位时有无低肌张力或者软弱无力。
  - 异常的肌张力减弱见于中枢神经系统疾病（脊髓性肌萎缩和大脑性瘫痪）、神经肌肉接头疾病、神经病和肌肉病。
  - 肌张力亢进见于中枢神经系统疾病。
- 检查深反射：肱二头肌、肱三头肌、膝跳反射、交叉内收肌和跟腱反射。
  - 用手指轻轻敲打肌腱，感受张力，不要求必须用叩诊锤。
- 检查脊髓
  - 脊柱畸形：通常位置深，处于无法准确定位的身体中线末端。
  - 骶骨陷窝或者臀裂上方的陷窝。
  - 小鹿斑。
  - 以上任何发现可能提示脊柱裂。
- 髋部检查：髋部发育不全。
  - Ortalani 试验：外展髋部时，将示指置于大转子上，向前推。
    - 试验阳性：股骨头被抬举过髋臼后部和复位时听到弹响。
    - 将脱位的髋部复位。
  - Barlow 试验：外展和屈曲髋部时握住髋部，使用拇指向大腿内侧提供横向的压力。
    - 使复位的髋部再次脱位。
  - 外展髋部：将髋部和膝关节屈曲 90° 时观察双侧臀部褶皱的对称性。
- 评估原始反射和姿势反射，见表 5.1、5.2 和 5.3。

表 5.1 原始反射

原始反射	如何引出	正常反应	抑制的年龄
掌反射	向手掌提供压力	拇指和手指的屈曲	5 ~ 6 个月
跖反射	向足底提供压力	所有脚趾屈曲	12 ~ 14 个月或孩子开始行走时
巴宾斯基反射	从足跟向脚趾根部沿外侧画线	脚趾伸展并成扇面	孩子开始行走时
拥抱反射	环抱婴儿时突然降低头部	双上肢极度外展，然后肩外展，双上肢极度屈曲	4 ~ 6 个月
觅食反射	在嘴周围轻敲唇部或者颊部	嘴唇和头对刺激产生反应	4 个月
吸吮反射	将戴手套的手指或者安慰奶嘴放入口中	舌头有节奏地敲击上颚	4 个月
Galant 反射	沿着脊柱侧面敲击背部	躯干侧屈向刺激侧	4 个月
不对称性颈紧张反射	将头摆向一侧	将脸一侧的胳膊伸展，将枕部一侧的胳膊屈曲，是“击剑进攻姿势”	6 ~ 7 个月
对称性颈紧张反射	颈部屈曲	上肢和下肢屈曲	6 ~ 7 个月
蜷缩反射	足背被碰触时	腿屈曲（放到接触面以上）	12 个月以前

表 5.2　姿势反射

姿势反射	如何引出	正常反应	出现的年龄
俯卧位 - 头调正反射	将婴儿置于俯卧位	颈部过伸，抬头	2 个月
仰卧位 - 头调正反射	仰卧位，将婴儿倾斜置于一侧	头沿身体相反的方向伸至中线	4 个月
保护性伸肌反射：前侧支撑	把婴儿放置在朝前的位置	胳膊向前伸展以防止失去平衡	5 ~ 7 个月
保护性伸肌反射：侧方支撑	把婴儿放置在侧卧的位置	胳膊向侧方伸展以防止失去平衡	6 ~ 8 个月
保护性伸肌反射：后侧支撑	把婴儿放置在朝后的位置	胳膊向后伸展以防止失去平衡	7 ~ 8 个月
保护性伸肌反射：站立	把婴儿放置在任何方向	胳膊伸展，以防止失去平衡	12 ~ 14 天
降落伞反射	将婴儿的头朝下快速下降	将胳膊伸展外展，以自我保护	9 个月
抬躯反射	当婴儿以俯卧位处于悬空时，头和腿伸展	如果检查者弯曲婴儿的颈部，腿将屈曲，一旦松开，则头和腿重回伸展位	4 ~ 5 个月

表 5.3　生长发育的里程碑

年龄	粗大动作发育	语言发育	运动	运动异常的标志
3 个月	俯卧位，可以靠胳膊支撑和抬头	咕咕声或发声； 对声音微笑； 冲着声音转头	抓握拨浪鼓； 沿直线追随刺激	难以抬起头；腿的动作极少或没有；头退缩；手维持攥拳；胳膊动作极少
6 个月	利用手支撑坐起； 由仰卧向俯卧翻身； 被扶着站起时双腿可负担重量	咿呀学语； 开始吃谷物和泥状食物	将物体在两手间转移； 手可以够到脚或者周围的玩具	原地画圈； 头部的控制力差； 难以向前伸胳膊或者够向周围； 身体后屈且腿僵硬
9 个月	独坐； 从躺到坐位转移； 手脚交替地爬行； 负重站立	咿呀学语时音节种类增多； 会模糊地叫“爸爸”/“妈妈”； 当听到熟悉物品或人物名字时看向对方； 在桌旁食用搅碎的食物	独自握住瓶子； 使用两只手检查物品； 在游戏中模仿简单的动作； 手掌抓握	喜爱使用某一只手； 坐位时难以用胳膊； 爬行费力； 只能一侧翻身； 腿难以负重
12 个月	拉着站起来； 沿着家具行走； 独自站并能迈几步	清楚地叫出“妈妈”/“爸爸”； 完成简单的指令； 俚语/快而含糊地说话； 说出第一个单词； 开始使用杯子	指尖抓握； 用手指自己吃饭； 把物品转移到大的容器中	由于双腿僵硬和脚尖绷直，站起困难； 使用胳膊辅助站立； 靠一侧负重维持坐姿； 胳膊屈曲和伸展僵硬； 使用手来维持坐姿

表 5.3　生长发育的里程碑　　续表

年龄	粗大动作发育	语言发育	运动	运动异常的标志
15 个月	较稳定地独立行走； 能够屈膝和再站直	5 ~ 10 个单词量； 可食用捣碎的正常食物	乱描乱写； 叠放 2 个盒子； 模仿活动； 独立拿杯子和喝水	不能独立迈步； 平衡差或经常摔倒； 踮脚走路
2 岁	开始跑步； 扶着扶手上台阶，迈 2 步； 踢球； 从头顶扔球	组合单词； 会指图片； 完成简单指令	使用勺子 / 叉子； 叠放 6 个盒子	踮脚走路或难以完成脚跟到脚尖的步态； 难以抓住物体； 单词量在 15 个以下； 不能模仿声音、单词或姿势； 不能完成单一步骤的指令
3 岁	在 1 英尺的地方可以维持 3 s 平衡； 跳远； 抓住球	命名 4 幅画； 说 3 个单词的短语； 认识 3 种颜色； 知道自己的全名	搭建一个 10 个盒子的小塔； 复制画一个圆	难以投掷或者跳跃； 不能随意描画； 单词量在 50 个以下； 不能成句说话； 不能与同龄人交流
4 岁	在 1 英尺的地方可以维持 5 s 平衡； 手不过肩投球； 不扶扶手上下台阶	使用形容词、副词和过去时态； 知道反义词	用拇指和示指握住马克笔； 会系扣子； 复制画一个交叉图形； 使用剪刀裁直线	不能蹦跳或投掷； 不会说多个单词的句子； 大部分时间感情淡漠或出神； 有洗漱障碍

学步期评定

- 观察孩子的步态、嬉戏、与家长和同龄人之间的互动情况（先于测验进行），往往可以提供大量信息。
- 在评定前与孩子建立密切关系十分重要，通过坐下或者蹲下（与孩子位于同一高度）和孩子玩耍、交谈[1]，与孩子进行互动。

头颅及五官。

- 检查有无异常的面容。

肌肉和骨骼

- 观察姿势、对称性和肌容积。
- 触诊肌肉和关节。
- 所有重要关节的关节活动度（ROM）。
- 股骨颈前倾角。
- 在2岁前膝内翻是正常的，之后膝关节变为外翻[1]。
- 在5~7岁之前膝外翻是正常表现[1]。
- 在3~5岁之前扁平足是正常表现。

神经系统

精神状态

脑神经

深反射

运动：使用成人改良版量表[1]

0：无运动。

1：轻微运动。

2：解除重力作用下可运动。

3：抗重力运动。

4：抗阻力运动。

- 还能通过观察儿童上台阶、爬上椅子和扔/踢球等这些功能性活动来评定肌力，通过弯腰和站直等动作可以评定抗重力肌力情况。

协调性

- 足跟足尖衔接行走：3 岁前不稳定，在 5 岁时能够熟练地完成[1]。
- 指鼻试验。
- 写字和画画以评定精细运动的控制能力。

感觉

- 评定该年龄段儿童对以下事件的反应：哭泣、剥夺和中止活动[1]。

语言

- 会意能力：服从 1～2 个步骤的指令。
- 语言表达：使用符合年龄的词汇和句式。
- 命名身体的器官、面孔和颜色。

青春期前 / 青春期评定

MSK

- 观察姿势、对称性和肌容积。
- 触诊肌肉和关节。
- 评定所有重要关节的关节活动度。

神经系统

- 精神状态。
- 脑神经。
- 深反射。
- 运动检查。
- 协调性：足跟足尖衔接行走、指鼻试验。
- 感觉：轻触觉、针刺绝、振动觉，记录感觉障碍的皮节。

背部 / 脊柱

- 在坐位和站位下检查肩部和骨盆的高度，以及肩胛骨的位置。
- 亚当斯身体前屈试验。
- 脊柱旁触诊检查有无肌张力下降与过度紧张。

生长发育迟滞

- 没有两个生长发育速度完全一致的儿童，生长发育时间表对于正常的定义很宽泛。
- **生长发育迟滞**：指儿童没有实现其年龄所应完成的生长发育标志性事件。
  - 早产儿的发育年龄与实际年龄不符。
  - 计算方法如下：

    发育年龄 = 实际年龄 –（40 周 – 出生时的妊娠周数）

    例如，如果某个孩子是在 28 孕周时出生，目前是 6 个月大（24 周），那么她 / 他的发育年龄计算如下：

    24 周 –（40 周 –28 周）=24 – 12=12 周，或 3 个月
- 对于高危儿童，或怀疑为生长发育迟滞的儿童，应经常接受正规的发育评定。该评定包括儿童在 5 个生长发育领域的优势和劣势[2]：
  1. 体格检查：粗大运动和精细运动技巧。
  2. 认知发育。
  3. 沟通能力发育　语言。
  4. 情感和社会性发育。
  5. 适应性技能发育。
- 生长发育评定的结果被用来决定该儿童是否须要进行早期干预[2]。
- **早期干预**
  - 对于≤3 岁的儿童，采用周计划。
  - 为儿童提供个体化的治疗方案。
  - 提供包括物理治疗、作业治疗、言语治疗、药物治疗和护理、家庭咨询、心理支持、营养支持和教育在内的治疗[2]。
  - 根据生长发育评估的报告，早期评定结果得分在正常值两个标准差之外的儿童将接受家庭服务。

  - ○ 早期评定结果得分在正常值和两个标准差之间的儿童，应当接受其他机构（家庭护理机构、护士家访服务、医院及公司资助的治疗中心等）提供的治疗（物理治疗、作业治疗和言语治疗）。
  - ○ 不同州之间的早期干预措施不同：请明确您所在州的相应政策。
- ＞3 岁的儿童，可以在公立学校接受特殊教育服务，将建立一个个体化的教学课程，包括在学校进行的治疗[2]。

康复处方

生长发育迟滞 ICD-9:315.9

合并症：

注意事项：跌倒、感觉及认知。

功能障碍：感觉、平衡、步态、协调性、疼痛和视觉。

残障：步态异常、ADL 障碍和认知障碍。

康复方案

感觉整合

- 理论基于三个主要的假设[3]：
  1. 感觉系统对于环境和运动信息的合理输入和处理对于学习的开始至关重要。
  2. 感觉处理的延迟或病变可能导致运动的计划和实施障碍。
  3. 主动参与有目的的活动，可以促进感觉整合进程和运动学习。
- 提高中性事件的处理效率，以及适应性反应的组织能力[1]。
- 由治疗师指导，儿童控制感觉输入。

神经发育技术

- 强调“逐步撤除治疗师对输入的直接干预”。
- 治疗师分别集中使用易化技术来促进稳定性和运动[3]。

生长发育游戏

- 设计训练方案以刺激儿童获得与年龄相符的认知发育。
- 设计游戏以模仿或者促进与年龄相符的生长发育标志性任务。

脑瘫（cerebral palsy, CP）

- “一大部分导致活动受限的运动和姿势生长发育障碍，可归因于胎儿或婴儿大脑的非进行性病变。”[4]
- 必须坚持以下诊断标准[4]
  - 是神经肌肉控制方面的障碍导致了运动和姿势的改变。
  - 稳定的大脑病变。
  - 在产前或者出生后的头几年发生。
- **早产是脑瘫的危险因素**[4]。

脑瘫的类型

1. **痉挛型脑瘫**（75%）[5]
   - 单肢瘫（罕见）。
   - 双侧瘫痪：
     - 最常见。
     - 痉挛影响下肢远大于上肢。
     - 上肢可能有协调性障碍。
     - 有早产病史。
   - 三肢瘫：通常合并双侧下肢和一侧上肢。
   - 四肢瘫：影响四肢，经常有新生儿窒息。
   - 偏瘫：累及一侧身体，通常上肢比下肢严重。
2. **运动障碍型脑瘫**：有异常的锥体外束运动和协调性障碍。
   - 典型病变累及灰质的基底神经节和丘脑[4]。

诊断性检查

- 完善胎儿期和出生后的病史，尤其是脑瘫高风险的病史。
- 运动障碍家族史。
- 如果有以下情况，应高度怀疑脑瘫[4]
  - 2 岁前出现手的使用偏好，或者不对称的肢体使用。
  - 早期头部控制、翻身或站立可能有强烈提示作用。
  - 异常的运动表现，如连跳、突然匍匐、疾走、脚尖行走或者剪刀步态。

体格检查

- 评定深反射、中枢和外周肌张力。
  - 严重的肌张力降低——→倾向于蛙腿位躺着[4]。
  - 肌张力减退或波动可能是运动障碍型脑瘫的标志[4]。
  - 持续地握拳、拇指内收握拳（皮质性拇指），或者剪刀式动作是肌张力高的表现[4]。
  - 原始反射抑制的时间推迟——→是常见的最早期表现[4]。
  - 原始反射持续 6 个月，非对称性反应，或者强制性反应通常提示运动障碍[4]。
  - 姿势反射缺少或者缺失。

- **步态异常**[1]

痉挛

- 剪刀或内收髋步态。
- 髋内旋。
- 脚尖行走。
  - 相关：脑瘫、创伤性颅脑损伤（TBI）或者其他上运动神经元疾病。

蜷缩

- 股四头肌无力、髋外旋或腘绳肌痉挛。

- ○ 过度背屈。
  - ■ 相关：脑瘫和神经肌肉疾病。

轻偏瘫

- ○ 受累下肢呈环形或跨阈步态。
- ○ 上肢屈曲。
- ○ 受累侧足内翻步态或马蹄内翻足。
  - ■ 相关：脑瘫和脑血管意外。

共济失调

- ○ 髋周无力。
- ○ 协调性差。
- ○ 宽基步态。
  - ■ 相关：神经肌肉疾病、小脑性共济失调、Fredreich共济失调、共济失调式脑瘫，或者创伤性颅脑损伤后。

跳跃

- ○ 受累侧肢体的过伸和锁定，导致患者过度跳跃[6]。

神经影像学检查

- <30 周的早产儿经颅超声检查：于出生 7～14 天和末次月经后 36～40 周时进行[4]。
- 3 级或 4 级脑室内出血，脑室旁囊性病变或者中重度脑室扩张提示不良预后的风险增加 10 倍。
- 怀疑运动障碍的新生儿：行头颅 CT 检查。如果不能确诊，则于出生 2～8 天时行头颅 MRI 检查。
- MRI 是儿童中枢神经系统成像的金标准。

粗大运动功能分类系统（GMFCS）[4]

Ⅰ：步行出入房间无障碍。

Ⅱ：步行出入房间遇到台阶时需要扶手，在粗糙不平的表面上行动时受限。

Ⅲ：步行出入房间遇到坡面时需要辅助设施。

Ⅳ：使用辅助设施可短距离步行，但是需要助行器或者轮椅完成家庭和社区内的步行。

Ⅴ：无独立的步行能力。

功能预后

- 2 岁前可独立坐：很可能实现独立行走。
- 4 岁时仍不可独坐：将来很难实现独立行走。
- 有独立行走潜力的儿童通常在 8 岁前实现该功能，在此之后罕有儿童获得独立行走能力[1]。

早期干预

- 残疾人的活动（IDEA）：联邦政府授权对生长发育迟滞的儿童提供早期干预，在早期提供重要的环境影响[1]。
- PT、OT 和言语治疗团队不仅为儿童提供治疗，还为家庭提供支持和宣教，以建立一体化治疗团队[1]。
- 直接治疗服务模式：在治疗中心或者家庭治疗项目中开展学科间、多学科合作，或跨领域的治疗[1]。
- 咨询治疗模式。

康复处方

DX：脑瘫 ICD-9:343.9。

合并症：

注意事项：感觉障碍、跌倒、认知、误吸和癫痫。

功能障碍：痉挛、肌张力亢进、关节活动度障碍、无力、步态异常、认知障碍、言语障碍、吞咽困难及视觉障碍。

残障：步行障碍、ADL 能力障碍及生长发育迟滞。

康复方案

- PROM/AROM。
- 牵伸，以防止发生挛缩。

 - 肩内收肌，肘、腕、指屈肌，以及屈髋肌、髋内收肌、屈膝肌群和跖屈肌群最容易发生挛缩[3]。
- 与人工牵伸相比，优选持续牵伸：使用矫形器、夹板或仪器[3]。
- 肌力训练。
- 日常家庭训练项目。
- 言语和吞咽功能评定。
- 强制性使用训练（CIMT）：约束正常的肢体，连续2周内每天至少3 h[4]。
- 改良CIMT：约束正常的肢体，每天少于3 h[4]。
- 强制性使用：约束正常的肢体，不进行附加的OT治疗[4]。
- CIMT可能耗费家庭人力，并且导致儿童不舒服或者沮丧。
- 神经发育促进技术（Bobath）：包括抑制或改良痉挛所带来的功能障碍和异常反射模式[3]，促进正常运动模式的自动发生[1]。
- 皮肤感觉促通技术（Rood）
  - 通过激活姿势变化获得稳定性。
  - 一旦获得稳定，通过感觉刺激激活运动，如轻拍和擦刷。
- 感觉统合训练：见前文生长发育迟滞康复处方部分。
- Vojta疗法：在欧洲创立。
  - 躯干和四肢的本体感觉被用来激活中枢神经系统和引导正常运动功能的发展[3]。
  - 鼓励通过触发反射扳机区的方法促进运动模式的建立[1]。
- 模式疗法
  - 使用感觉和反射刺激，结合被动运动模式以改善运动协调性、沟通和智力发育障碍。
- 引导式教育
  - 发源于匈牙利，基于学习障碍导致运动功能障碍这一理念。
  - 在结构化程序中由“引导者”促进前摄和任务导向学习[3-4]。
- 减重步行训练（Partial Body Weight Supported Treadmill Training，

PBWSTT）：

- ○ 在吊带减重下进行步行训练。
- ○ 理论基于脊髓和脊柱触发模式的激活，促进运动功能的发育。

婴儿期处方

- 家庭宣教和早期干预。
- 提高对称性和运动功能，促进感觉多样性和对所有活动的反馈（进食、穿衣及放置等）[3]。
- 关节活动度（ROM）和肌力训练。
- 使用适应性设备以辅助促进功能进步，如坐的能力、接受玩具。对不能独立完成动作的婴儿进行功能电刺激，严重肌张力降低或肌张力亢进婴儿的进食可能需要改良式婴儿车进行辅助 [3]。
- 肢体运动非对称的婴儿：注意肢体的摆放，让婴儿可以看见自己的手，鼓励在中间位置玩耍，够到双脚，以及用手进行口腔刺激 [3]。
  - ○ 帮助提高自我认知。
  - ○ 鼓励使用躯干和颈部肌肉：最初训练前方和后方的控制，然后进行侧方肌力训练。
- 如有必要，使用功能性支具。

学龄前期处方

- 感觉反馈和生物反馈对于运动的学习和控制十分重要。
- 如果孩子不能学会独自站立，1 岁时开始正式的站立训练：如目的为预防下肢挛缩，则每次训练持续 45 min，2 ~ 3 次 / 日；如目的为促进骨骼生长，则每次训练持续 60 min，4 ~ 5 次 / 日 [3]。
- 在这个年龄段，步行训练十分重要。
  - ○ 从负重开始最初的步行训练。
  - ○ 使用拉式助行器以促进儿童维持直立的姿势和步态 [3]。
  - ○ 电动助行器：可以在 17 个月时开始使用 [3]。

  - 可以通过蹬三轮车的方式训练下肢肌力。
- 自动设备：座椅系统、用餐椅、支架（仰卧 / 俯卧位）、自动推车及步态训练仪。
- 此外，还需要功能性矫形支具。

学龄期和青少年期处方

- 由于骨骼生长比肌肉快速，主要容易发生挛缩。
- 加强 ROM 和力量训练。
- 可以考虑使用电刺激辅助改善 ROM 和肌力。该方法可能对肌腱延长术后患者的肌力训练尤其有效[3]。
- 行动[3]
  - 通常即使儿童可以独立行走，仍需要一个行动的辅助设备，如手动轮椅或电子设备，在上学或社交中的远距离移动时使用。
  - 由于行动的效率低下，患儿的耐力往往较差。
  - 矫形器可大大降低患儿行走时的能量消耗。
- 辅助设施和矫形器十分必要。

脊柱裂

- 是儿童第二常见的残疾。
- 在美国，自从 1996 年孕妇普遍使用叶酸以来，其发生率显著降低[4]。
- 叶酸的使用指南[4]
  - 全部育龄期女性：400 mg/d。
  - 有神经管畸形孕史的女性，或高危女性（如使用丙戊酸或糖尿病患者）：4 mg/d。

脊柱裂的类型

1. **隐性脊柱裂**
   - 由脊柱后方结构融合失败造成。
   - 最常见于 L5 ~ S1[4]。
   - 无脑脊膜或神经管疝。
   - 少部分可能合并神经功能损害。
   - 骶部可见酒窝状凹陷、局部毛发增多或骶脂肪瘤。

2. **脑脊膜膨出**
   - 由脊柱后方结构融合失败造成。
   - 充满脑脊液的硬膜囊外翻，合并脑脊膜疝。
   - 无神经管破损。
   - 神经查体往往正常。
   - 罕见：所占比例＜10%[4]。

3. **脊髓脊膜突出**
   - 最常见，脑脊膜和神经管同时疝出。
   - 通常在出生后 1 天行神经外科手术治疗[4]。

合并的神经学表现 / 合并症[4]

1. 多种运动和感觉功能损害。
2. Arnold-Chiari　畸形小脑扁桃体下疝。
3. 脑积水　在＞90% 的患者中可见，80% 的患者须要进行脑室腹腔分流术。
4. 脊髓栓系：脊髓远端位置低于正常。
   - 研究表明，松解栓系的手术预后多种多样，10% ~ 15% 的患者在术后重新出现脊髓栓系。
5. 脊髓空洞症　5% ~ 40% 患者的脊髓空洞中充满了液体。
6. 神经源性大肠 / 膀胱　建议在 2 ~ 3 岁时开始规律的排便训练。儿童在 5 岁时可以开始间歇性导尿训练，科学地管理排便和排尿功能障碍。

7. 皮肤护理　每日检查皮肤有无破损，避免产生褥疮。

8. 麻痹性脊柱侧凸　继发于肌力不均衡和躯干缺乏有效支撑，损伤节段越高的患者越严重。

9. 乳胶过敏　可见于 18%～40% 的患者，源于儿童过早和频繁地进行手术。

- 建议进行早期干预。

儿科康复处方

DX：脊柱裂，脊髓脊膜突出 ICD-9：741.0（合并脑积水）。

合并症：741.9（不伴有脑积水）。

注意事项：感觉功能障碍 / 缺失、跌倒、认知障碍及乳胶过敏。

功能障碍：痉挛、ROM 逐渐减小、运动能力下降、步态异常及认知障碍。

残障：步行障碍、ADL 能力障碍、生长发育迟滞及大、小便失禁。

婴儿期康复方案

- 在家庭训练项目中进行家庭指导。
- 姿势、肌力和软组织重塑。
- 肌张力减退：强化对头部和躯干的控制能力，由治疗师和护工辅助，或在支具辅助下进行坐位训练，以加强对头部和躯干的控制[3]。
- 严重的运动发育迟缓：在 6 个月到 1 岁期间，通过神经发育促进技术和本体感觉神经肌肉易化技术，加强平衡、躯干控制和维持直立姿势的训练[3]。
- 教育看护人员每日注意皮肤护理，以防褥疮。

幼儿 / 学龄前期处方

- 儿童探索环境的能力受限于行动能力障碍，并影响其学习和独立能力[3]。

- 早期训练 ADL 的目的是促进儿童独立。造成 ADL 能力障碍的原因往往是看护者的期望值过低以及对儿童的过度保护态度。一定注意看护者应尽可能地鼓励儿童培养 ADL 独立性[3]。
- 姿势、ROM/ 牵伸及肌力训练。
- 对于周围肌肉力量失衡的关节，或者儿童长时间维持同一姿势时发生挛缩的风险极高。
- 对于经牵伸改善 ROM 的患儿，推荐使用功能性电刺激和生物反馈疗法训练肌肉功能[3]。
- 开始教会儿童监测皮肤和预防褥疮。
- 指导父母学习间歇性导尿技术。
- 行动能力
  - 行走前的准备训练应侧重于平衡和躯干控制，可使用站立架或步态训练仪进行直立姿势的训练。
  - 如果儿童在 1 岁时无法有效地行走，考虑使用移动辅助设备，如助行器或电动轮椅或步态矫正设备[3]。
  - 必须警告家属，使用轮椅时不能影响步行。这在年幼儿童探索环境、培养独立性和发展社会性时是必要的，让儿童在今后的生活中对其他移动方式产生兴趣[3]。
  - 高节段病变（胸髓至 L2）：PT 处方侧重于准备使用轮椅⟶
    - 坐位平衡、上肢肌力、转移训练、手动或电动轮椅驱动技巧、安全地转移。
  - L3 及以下节段病变：很可能可以行走。
    - 当儿童开始站立训练时，考虑佩戴下肢矫形器以符合负重力线[3]。
    - 存在腰髓病变的患儿需要上肢辅助完成步行⟶当开始直立行走时，拉式助行器是维持直立姿势的最佳选择，也可考虑依靠前臂或 Loftstrand 拐杖。

○ 骶椎病变：可能需要，也可能不需要上肢辅助步行。

学龄期处方

- 牵伸和ROM训练侧重于腰伸肌、屈髋肌、腿后侧肌群和肩胛带肌。
- 姿势。
- 肌力训练。
- 学会缓解压力预防褥疮。
- 如果认知能力尚可，教会患儿自己行导尿术。
- 评定患儿的ADL能力。如果患儿不能独立完成50%同龄人能完成的ADL任务，考虑使用自适应设备[3]。
- 由于患儿的工作效率很低，看护者往往替代患儿完成ADL任务，应当尽量避免这种情况的发生，以提高患儿的ADL能力[3]。
- 当儿童开始上学时，可能须改变出行方式，以满足上学和社交所需的远距离移动。
  ○ 带动力辅助的手动轮椅vs电动轮椅。
- 可考虑使用步态矫形器或髋膝踝足矫形器。
- 省力策略。
- 鼓励患儿参与低强度的运动，如骑行、划船或游泳。游泳通常是极棒的选择，儿童可以和正常同龄人竞争，并且游泳对关节的压力最小[3]。

肌营养不良症

- 肌营养不良症是一组基因遗传病，表现为肌肉组织发育异常及进行性肌力下降。
- 该疾病最常见的两种表型是Duchenne肌营养不良症和Becker肌营养不良症。

Duchenne 肌营养不良症

- 为 X 连锁隐性遗传，Xp21 基因。
- 肌细胞膜上抗肌萎缩蛋白功能紊乱导致细胞膜不稳定和易受应力损伤、细胞膜渗透[4]。
- 抗肌萎缩蛋白缺失，或＜3% 正常表达水平。
- 在 3～5 年间开始发病。
- 纤维组织不断地逐步替代肌肉组织，丧失运动功能。
- 通常在 9～13 岁前丧失步行能力[4]。

病史

- 通常表现为走路年龄推迟，频繁跌倒，上楼梯困难，踮脚尖行走。
- 有肌张力减退病史和运动发育迟缓。
- 学龄前期最早的表现是屈颈肌无力[4]。
- 骨盆带肌无力先于肩胛带肌无力数年出现。
- 丧失步行能力：7～13 年（不接受糖皮质激素治疗），9～15 年（接受糖皮质激素治疗）。

体格检查

- 由于脂肪和结缔组织填充，表现为肌肉假性肥大。
  - 肌病步态。
  - 脊柱过度前凸的鸭步。
  - 由于背肌和伸髋肌无力导致骨盆前倾。
  - 由于伸膝肌群无力导致膝关节不稳：通过在站位和跖屈时限制屈膝得以补偿。
- 踮脚尖行走：最初是为了补偿髋和膝伸肌群的无力，其后是由于胫前肌进行性无力所导致的跖屈[4]。
- 不能跑或跳。
- Gower 征：由于伸髋肌无力，儿童从地面由双臂双腿四点支撑的俯卧位站起时，须逐渐用双手扶住膝部，依次向上攀附大腿部，直到立起。

- 脊柱侧凸
  - 50% 的病例在 12～15 岁发展，通常出现在儿童开始依赖轮椅后的 3～4 年[4]。
  - 建议于骨科就诊。
  - 手术时机根据肺功能情况决定，而非脊柱侧凸的程度。
- 挛缩：多见于跖屈、屈髋、屈膝、髂胫束、屈肘和屈腕挛缩。
- 心脏
  - 13 岁左右开始出现心电图异常，10～20 年后出现扩张型心肌病[4]。
  - 建议于心脏科就诊。
- 呼吸系统
  - 肺活量在 10～20 年直线下降，典型病例在 20 年内发生呼吸衰竭[4]。
  - 建议于呼吸科就诊。
- 认知：平均 IQ=88 分。
- 预期寿命：15～25 岁。

实验室检查

- CK 值显著升高（10 000～20 000）。
- AST/ALT 值升高。
- 心肌病的心电图表现。

其他建议

- 尽早干预。
- 于肌营养不良症协会（Muscular Dystrophy Association，MDA）就诊。

Becker 肌营养不良症

- 为 X 连锁隐性遗传。

- 较 Duchenne 肌营养不良症缓和：发病晚，进展慢。
- 有多种表现。
- 有一定量正常的抗肌萎缩蛋白，存在个体差异。
- 肌萎缩的分布同 Duchenne 肌营养不良症相似。

病史和体格检查

- 多在 5 岁以后发病，有些病例在青春期或成年期发病。
- 通常表现为跑步或上楼梯困难，或运动时出现肌肉痉挛 [4-5]。
- 近端肌肉无力。
- 假性肥大。
- 脊柱前凸步态。
- 丧失步行能力：16 ~ 18 年。
- 挛缩：主要表现为跖屈，也可能有其他表现。
- 心脏：轻度，有多种心电图改变。
  - 心肌病：于 30 ~ 40 年发生，往往早于肌肉无力出现 [4]。
- 呼吸系统：很少有患者会发展为呼吸功能障碍。
  - 肺活量通常无明显下降，直到发病 30 ~ 40 年 [4]。
  - 罕见呼吸衰竭和呼吸机依赖。
- 认知：可出现轻度认知功能障碍。

实验室检查

- CK 升高。
- 心肌病的心电图表现。

儿科康复处方

DX：Duchenne 肌营养不良 ICD-9:359.1。

合并症：

注意事项：跌倒、心功能、呼吸和认知。

功能障碍：关节活动度降低、无力及步态异常。

残障：步行障碍，ADL 能力障碍，生长发育迟滞。

学龄早期康复方案

- ROM/牵伸：侧重于腓肠肌、阔筋膜张肌和屈髋肌[3]。
- 佩戴夜间支具以预防跖屈挛缩的进展。
- 夜间采用俯卧位，限制屈髋和屈膝，预防挛缩。
- 次极量训练：侧重于腹肌、伸髋肌群、髋外展肌群和伸膝肌群[3]。
- 呼吸训练：如吹泡泡或气球，以减缓呼吸功能障碍的发展[3]。
- 是否进行抗阻运动尚存在争议：有肌肉细胞膜损害的潜在风险。关于抗阻运动的研究目前展示了复杂的结果[4]。
- 考虑参与 MDA 组织的活动或参加夏令营。
- 辅助设备
  - Loftstrand 拐杖或助行器。
  - 有些患者可能需要手动轮椅（须由看护者推行）。
  - 电动轮椅可保障更多的功能独立性。

青春期处方

- 由于不断发展的肌肉无力和挛缩，功能障碍迅速进展。
- 通常在 10 ~ 12 年后开始依赖轮椅。
- ROM/牵伸训练侧重于屈髋肌、阔筋膜张肌和足底屈肌[3]。
- 俯卧位牵伸屈髋肌群、髂胫束和阔筋膜张肌：使髋最大限度地伸展和内收[3]。
- 夜晚采用俯卧位，白天也尽可能地多俯卧。
- 移动时借助人力或电动轮椅，学会轮椅的使用技巧。
- 转移训练侧重于强化肩周肌群和肱三头肌。
- 轮椅水平的 ADL 能力训练。
- 轮椅处方包括：躯干侧方肌群和腰肌的支持、内收肌坐垫、安全带、胸式安全带，将双足摆放在中立的位置。还可能包括调整靠背适当后仰，以减慢髋的挛缩。将操纵杆置于中间位置有助于维持躯干的对称性，使用托盘和头部支撑[3]。
- 上肢肌力训练侧重于肩的前屈、外展肌群和屈肘肌[3]。

- 辅助设备
  - Loftstrand 拐杖或助行器。
  - 大多数青少年需要电动轮椅。
- 如有必要，可佩戴功能性矫形支具。

先天性肌斜颈

- 又名小儿斜颈。
- 颈椎侧方弯曲的同时向对侧旋转（如右侧斜颈——颈部向右侧弯曲，同时下颌转向左侧）。
- 75% 的患者为右侧受累 [5]。
- 多数在出生 4 ~ 6 周时改善，但是 10% ~ 20% 的儿童持续存在斜颈 [5]。
- 最常见的病因是胸锁乳突肌纤维化 (sternocleidomastoid，SCM)[3,5]。
  - 一般认为是胎位不正所致的局部缺血，或者宫内压迫或分娩损伤所致。
- **其他病因**
  - 颈椎半椎体畸形：PT 治疗无效，须要手术切除或融合 [4]。
  - 眼性斜颈：眼功能异常（如眼外肌麻痹和斜视），儿童由于 ROM 未受限制而维持头部倾斜 [3]。
  - 获得性斜颈：由于胎儿长期维持一侧的体位所导致的臂丛神经损伤 [3]。
  - 多胎妊娠。
  - 大于胎龄儿。
  - 胎位异常。
- 所有肌斜颈的胎儿合并髋关节发育不良：肌斜颈的胎儿由于在子宫内活动有限，其髋关节发育不良的概率远大于正常发生率。

体格检查

- 在 SCM 患儿的颈部可触及柔韧的增厚或硬结（纤维瘤）[5]。
    - 称为“橄榄征”。
- 面部容貌不对称和斜头畸形（顶枕部压扁）。
    - SCM 紧张侧额部隆起。

康复处方

DX：发育性肌斜颈 ICD-9：723.5。

合并症：

注意事项：

功能障碍：关节活动度降低，对侧胸锁乳突肌无力。

残障：功能灵活性下降。

康复方案

- 进行 PROM 训练和胸锁乳突肌牵伸：轻柔地托住患侧的枕部和健侧的脸部，缓慢地横向弯曲和旋转，朝向紧绷的胸锁乳突肌[3]。
    - 如果儿童十分抵抗牵伸训练，可能会导致紧张的胸锁乳突肌变得更加强韧，加剧肌肉的失衡。此时，推荐利用 AROM 训练进行胸锁乳突肌牵伸，同时强化无力的肌肉。
- 通过对患侧进行视觉追踪的方法可以加强健侧胸锁乳突肌的力量[3]。
    - 应当在不同的体位进行训练，如仰卧位、俯卧位、弯腰位和坐位。
    - 可能须固定肩部，以防儿童通过转动身体以代替颈部旋转。
- 功能性训练可以同时屈曲和旋转颈部以牵伸紧张的胸锁乳突肌[3]。
    - 例如，对一名左侧斜颈的患儿，可以鼓励他多向左侧注视和转头。这可以促进颈部抗重力向右侧屈曲，同时进行旋转牵伸。
- 姿势
    - 睡觉时在患侧垫一个枕头，以牵伸侧方紧张的胸锁乳突肌[3]。

- ○ 可以把毛巾或毯子折叠成卷，辅助颈部向胸锁乳突肌紧张一侧旋转。
- ○ 将婴儿床放置在某一位置，让婴儿在注视房间时必须牵伸胸锁乳突肌，同时把可移动的物体放在胸锁乳突肌紧张侧，以吸引儿童主动地旋转颈部[5]。
- ○ 在游戏中，把玩具或者儿童放在某些位置，鼓励儿童向受累胸锁乳突肌一侧转头[3]。
- ○ 长期的斜头畸形往往需要使用矫形头盔或整骨疗法（osteopathtic manipulative therapy，OMT）重塑颅骨外形。
  - ▪ 矫形头盔一天须要佩戴 23 h[4]。
  - ▪ 详细资料请登录颅骨学院网站了解整骨疗法治疗师（www.cranialacademy. com）。
  - ▪ 家人 / 看护者进行家庭治疗指导。

其他要点

- 如果 1 岁以内 ROM 恢复正常，面部不对称可恢复。
- 如果在 18 ~ 24 个月时持续斜颈合并明显畸形，应考虑外科手术干预，包括手术切除纤维化的胸锁乳突肌[5]。
- 可考虑肉毒杆菌注射疗法。

臂丛神经损伤

- 往往是由于分娩中的损伤造成的。很多产科并发症须要在分娩中使用肩牵引，导致臂丛的上干或下干损伤。
- 主要高危因素：分娩时胎儿过大、多胎妊娠、肩难产、妊娠糖尿病、产程延长、臀位分娩和困难剖宫产[4]。

臂丛神经上干损伤：Erb-Duchenne 麻痹

- 最常见，占全部病例的 ¾[4]。

- 肩部娩出时过度牵拉颈部导致臂丛神经上干损伤，影响上肢受C5 和 C6 神经支配的肌肉。
- “侍者手”姿势：肩关节后伸、内收和内旋，肘关节伸展，前臂旋后，腕关节和四指屈曲。
- 菱形肌、肩胛提肌、前锯肌、肩胛下肌、三角肌、冈上肌、冈下肌和小圆肌麻痹。
- 握力正常。
- C5 或 C6 神经支配区感觉丧失。

臂丛神经下干损伤：Klumpke 麻痹

- 在分娩损伤中罕见，但可见于臀位胎儿经阴道分娩的并发症。
- 常见肩膀处外展固定位跌落时。
- 肩膀突然受到向上拉，将导致臂丛神经下干损伤，影响上肢受C8 ~ T1 神经支配的肌肉。
- 肩关节和肘关节活动正常，前臂旋前，屈腕肌、伸腕肌和手内在肌麻痹，抓握无力。

Erb-Klumpke 麻痹

- 臂丛神经上干和下干联合损伤，C5 ~ T1 神经根损伤，导致手臂全部感觉和运动功能丧失[4]。

臂丛神经损伤的病史、体格检查和处理

- 详细的怀孕和分娩史。
- 检查：上肢的肌容积、运动和反射不对称，异常的 Moro-Erb 麻痹，斜颈——脸从患侧转离，ROM[3,4]。
- 考虑行 NCS/EMG 检查。
- 通过 X 线检查明确有无锁骨或肱骨骨折[4]。

康复处方

DX：臂丛神经上干损伤：Erb 麻痹 ICD-9: 767.6。

合并症：

注意事项：避免过度牵伸患肢肩膀，避免在患侧上肢进行静脉输液。

功能障碍：患肢关节活动度降低，肩关节外旋和屈曲无力，肘关节屈曲无力，患肢感觉障碍。

残障：功能灵活性下降。

康复方案

- 姿势：在前 2 周立即开展，在家庭进行宣教指导姿势摆放。将患肢轻柔地交叉放在腹部，以避免压迫患肢[4]。
  - 此外，在夜间患儿的胳膊应按照肩关节外展、外旋、肘关节屈曲、前臂旋后位摆放，白天也尽可能多地按照此体位放置[3]。
- ROM 训练：从出生 2 周后开始。
  - 待损伤的臂丛神经周围水肿和出血改善后开始 ROM 训练[3]。
  - 为了防止诱发疼痛，在前 2 周尽可能地避免患肢活动[4]。
  - 2 周后开始轻柔的 PROM 训练 , 以避免过度牵伸损伤关节。
  - 将肩胛骨固定在外旋 30° 位置，以牵伸肩胛骨和肱骨之间的肌肉，预防肩关节粘连。此外，肩胛骨应当随着肱骨的运动而旋转，以避免撞击[3]。
  - 避免经腋下举起患儿或者拉着胳膊。这些动作过度牵拉，可损伤肩关节[3]。
- 感觉知觉
  - 注意将患肢摆放在儿童能注意到的体位[4]。
  - 由于感觉障碍，须要密切关注患肢，及时发现损伤。
  - 让患儿用手感受不同质地的物体，以促进其感觉功能的恢复[3]。
  - 鼓励患儿使用患肢模拟正常动作，如伸手，或把手伸入口中[4]。
- 夹板疗法
  - 在垂腕时使用手腕托保障肌腱处于最佳牵伸长度[3]。
  - 托手架——保持腕关节位于中立位，同时可以在游戏中解放手指[3]。

◦ 白天和黑夜均使用夹板可以预防腕、指或肘关节挛缩。

- 电刺激：20 min，一日两次[3-4]。
  - ◦ 神经重建后，电刺激可增加肌容积和增强肌力。
  - ◦ 有助于促进患肢感觉恢复。
  - ◦ 尚存争议：可能干扰神经重建。
- 家人 / 看护者家庭训练项目的指导。

外科手术

- 手术指征：出生 6 个月时屈肘肌力小于 3/5 级的婴儿[4]。
- 神经外科[4]
  - ◦ 神经松解术：移除神经的瘢痕和纤维组织。
  - ◦ 直接神经移位术。
  - ◦ 神经缝合术：缝合断裂的神经。
- 骨科[3]
  - ◦ 将背阔肌和大圆肌肌腱转移到肩袖。
  - ◦ 内旋挛缩的盂肱关节畸形进行反转截骨术。

幼年特发性关节炎

- 小于 16 岁发病。
- 症状持续超过 6 周。
- 曾被称为青少年类风湿性关节炎（juvenile rheumatoid arthritis，JRA）：包括 3 种亚型——全身型、多关节型和少关节型。
- 由国际风湿病联盟协会（International League of Associations for Rheumatology）重新分类为 7 种亚型[7]。

系统性幼年型特发性关节炎（juvenile idiopathic arthritis，JIA）

- 诊断标准[4,7]

1. 存在关节炎。
2. 每日发热　间歇热，体温可骤升达 39 ℃以上，其后可恢复至正常基线体温，持续 2 周。
3. 至少具备以下一项　非固定红斑样皮疹，全身性淋巴结肿大，肝、脾增大，浆膜炎。

- 占全部病例的 4% ~ 17%[7]。
- 对称且累及多关节。
- 几乎半数的全系统性 JIA 患者为复发缓解型病例，预后良好。另一半患者为不缓解型，伴有严重的关节受累，预后较差[4]。
- 2 年后开始出现关节的影像学改变[4]。
- 每 12 年定期行眼科检查，以排除虹膜睫状体炎[7]。
- 巨噬细胞活化综合征。
  - 危及少部分患儿的生命安全。
  - 表现为突发高热、全血细胞减少、肝和脾大、肝功能不全、凝血功能障碍及出血和神经系统症状[7]。

少关节型 JIA[4, 7]

- 占全部病例的 27% ~ 56%。
- 持续型：最多 4 个关节受累，多数是单侧发病。
- 拓展型
  - 6 个月后受累关节多于 4 个。
  - 发病时合并 1 个上肢关节受累及红细胞沉降率升高，提示拓展型少关节炎。
- ＜6 岁发病。
- 非对称性。
- 女性多见。
- 下肢比上肢更容易受累，尤其多见于膝和髋关节。
- 检查有无双下肢不等长：通常由受累关节骨骺血运增加所致。
- 为所有 JIA 类型中预后最佳者。

- 5 年内关节出现影像学改变。
- 70% ~ 80% 患者的 ANA 抗体阳性，为虹膜睫状体炎的高危因素。
- 常伴发隐匿葡萄膜炎，患者须要定期眼科随诊。
- ANA 阳性的儿童每 3 ~ 4 个月进行一次眼科检查，ANA 阴性的儿童每 6 个月进行一次眼科检查。

类风湿因子阳性的多关节型 JIA

- 占全部病例的 2% ~ 7%[7]。
- 在前 6 个月出现至少 5 个关节受累[4]。
- 至少 2 次相距 3 个月的 IgM 类风湿因子检查结果为阳性[7]。
- 多见于青少年女性[4]。
- 对称性分布。
- 多累及手和脚的小关节，但也可以累及大关节。
- 发病 5 年内出现严重的关节畸形。
- 前臂和肘关节可见典型的类风湿结节[7]。

类风湿因子阴性的多关节型 JIA

- 占全部病例的 11% ~ 28%[7]。
- 在前 6 个月至少 5 个关节受累[4]。
- 多种形式。
- 非对称分布。
- 5% ~ 20% 的患者合并葡萄膜炎[4]。

银屑病性 JIA[4, 7]

- 占全部病例的 2% ~ 11%。
- DX：关节炎和典型的银屑病皮疹。
  - 如果未见皮疹，须合并以下情况中的两种：
    1. 直系亲属患有银屑病的家族史。
    2. 指炎。

3. 指甲凹陷。

- 女性多见。
- 典型病例早发，表现为非对称性少关节炎。
- 5 岁前发病的患儿预后不佳。

附着点炎症相关的 JIA

- 占全部病例的 3% ~ 11%[7]。
- 年龄＞6 岁的男性患者多见。
- 附着点炎：为骨性结构附着处的韧带和肌腱炎症。
- 最常见的附着点炎为足跟处的跟腱、足底筋膜炎及跗骨区域[7]。
- 关节炎主要影响下肢关节，尤其是髋关节[4]。

非特异性的关节炎

- 任何炎症性关节病变，无法归入上述分类者[7]，或符合超过一种分类的情况。

其他要点

- 警惕寰枢椎半脱位，定期复查 X 线。
- 一旦患者出现任何寰枢椎不稳定的表现，须暂停训练项目，并于骨科就诊评估。患者在坐车时须佩戴颈托，以预防突然减速或交通事故导致的颈髓损伤[3]。
- 定期检查双下肢是否等长，尤其是关节炎非对称性分布的患者：关节炎症所导致的局部血液循环增加，促进患肢生长[3]。

康复处方

DX：幼年特发性关节炎 ICD-9:714.3。

合并症：

注意事项：急性期禁止激进的 ROM 和牵伸训练。

功能障碍：患肢关节活动度降低，疼痛。

残障：功能灵活性下降。

康复方案

- 晨僵
  - 推荐上午进行热水浴和水中训练。
  - 夜间休息时使用固定架。
  - 睡觉时钻入睡袋中以保暖[3]。
- 每日进行 PT/OT，训练前建议采用湿热治疗。
- 主动 ROM 训练是必需的。
- PROM 训练（急性炎症期避免）。
- 进行俯卧位训练（将脚垂到垫子或床边缘以外），牵伸髋关节和膝关节，预防挛缩[3]。
- 挛缩关节每日佩戴夹板 2～3 次，每次佩戴 1 h。如果可耐受的话，建议夜间持续佩戴[3]。
- 使用连续性石膏：用于牵伸、佩戴夹板和体位牵伸无效的膝关节挛缩。
- 向心和离心肌力训练项目：弹力带（2～3 磅重量）、自行车及游泳[3]。
- 能量守恒
  - 教会患者利用大关节完成活动，以避免紧张小关节[3]。
    - 例如，使用双肩背包的双侧肩带，避免单肩背包或者携带公文包。
  - 使用手柄比较大的餐具和修饰工具，以便抓握[3]。
  - 学习自己的步行和活动节奏。
  - 社区中长距离移动时考虑使用轮椅。
- 轮椅移动
  - 手动 vs 电动轮椅。
  - 手关节中重度受累的患者往往需要座位比较低的手动轮椅（可借助下肢推进）或电动轮椅[3]。
- 完成 ADL 所需的辅助设备[3]

  - 采用穿衣胶带以辅助提裤子，系拉锁的钩子，尼龙搭扣拉锁，穿袜器。
  - 浴室：浴盆凳子，淋浴区域或马桶旁须要设置安全扶手，淋浴软管，须要设置杠杆把手来打开水槽塞子，升高马桶座圈。
- 如果有下肢不等长，健侧的鞋需要垫鞋跟[3]。
- 娱乐和有氧运动
  - 避免进行体操、跑步、身体接触性项目和其他高冲击强度的运动，以避免损伤关节。
  - 患 JIA 的儿童建议进行低强度的有氧运动、蹬车和游泳。

常见的骨科疾病

股骨前倾

- 俯卧位测量髋关节处于中立位时的 ROM。
- 如果儿童感到沮丧或害怕，可以让旁边的父母配合固定儿童的身体[3]。
- 注意：该角度与股骨颈和股骨干横轴所成的角度不同[3]。
- 股骨前倾：股骨头过度靠前，髋关节将过度内旋（IR）。
- 过度的股骨前倾将导致踇趾内翻步态。
- 出生时股骨存在 30°～40° 的前倾，在骨骼成熟前该角度减少到 15°[8]。
- 扭转恶性综合征：股骨过度前倾，胫骨侧方扭转。较年长儿童出现胫骨补偿性侧方扭转[9]。

检查

- 儿童呈俯卧位，屈膝 90°，在中立位触诊大转子。大转子将位于侧方水平线后方。旋转髋关节，在大转子处于侧方水平位时的扭转的角度就是股骨扭转的角度[9]。
- 儿童呈俯卧位，屈膝 90°，检查足的角度。如果该体位出现前脚掌内侧偏斜（蹈趾内翻），蹈趾内翻可归因为股骨前倾。

- 步态：足内旋且髌骨内侧倾斜[8]。

治疗

- 避免“W”形坐姿，鼓励儿童盘坐。
- 多数病例可自发改善。
- 前倾短裤。
- 一些患者使用背带、交叉缆绳和特制的鞋用于治疗，但尚未被证明临床有效[3]。
- 如果股骨前倾在 10～14 岁时仍不能改善，儿童的股骨前倾角度＞50° 且髋关节内旋＞80°，则须考虑股骨扭转手术治疗[3]。

胫骨内旋

- 胫骨内旋导致蹈趾内翻步态。
- 在单侧胫骨内旋病例中，左侧的发病率是右侧的 2 倍[9]。

检查

- <u>大腿 - 足角度</u>
    - 将儿童摆放为屈膝俯卧位，检查足相对于大腿的角度。
    - 胫骨内旋用负值表示，胫骨外旋用正值表示[8]。
    - 婴儿的大腿 - 足角度通常为负值。在儿童，角度变为 +5～+15°[9]。
- <u>足 - 行进角度</u>
    - 指足纵轴和身体前进路线之间的角度[3]。
    - 观察儿童走路，注意前脚掌与前进路线之间偏差的角度[9]。
- 在足内旋的同时髌骨处于中立位置[9]。

治疗

- 对于胫骨内旋的治疗存在争论。
- 一些医生建议不予以治疗，原因是这种情况往往可自愈[3]。

- 有些医生建议从 18 个月开始治疗，使用 Friedman 支撑板（一种有弹性的皮带）或 Denis Brown 棒（金属棒）。每晚使用，持续 6 个月。
- 这些器械均放置在儿童的鞋内，将足固定在外旋位 [3]。
- Wheaton 踝足矫形器（ankle foot orthosis，AFO）：夜间持续进行小腿外旋牵伸，同时维持膝关节 30°～40° 屈曲。
- 手术：对极严重的病例采用踝上截骨术，罕见 [8]。

跖骨内翻畸形

- Aka 跖骨内翻足。
- 为最常见的先天性足部畸形。
- 病因：子宫内空间限制导致胎儿姿势异常或先天性畸形如马蹄内翻足畸形 [3]。
- 姿势性跖骨
  - 往往由于子宫内空间有限，导致胎儿的姿势问题 [3]。
  - 可以通过被动手法矫正过来 [9]。
  - 通常自发改善。
- 先天性跖骨内翻畸形
  - 僵硬，难以通过手法矫正，不能自行改善 [9]。
  - 于足底内侧缘跖骨跗骨关节处可见横行皮肤褶皱 [9]。

检查

- 跖骨旋内，导致前足向内侧偏斜 [9]。
- 后足处于轻微的外翻位置。
- 踝关节背屈 ROM 正常。
- 在静态和动态下检查患儿的双足。

治疗 [3]

- Ⅰ级（轻度）：通常在 4～6 个月时自发缓解（85% 的病例 [8]），罕有需要治疗。

- Ⅱ级（中度）：牵伸训练，佩戴矫形鞋⟶直线系带或反向系带。
- Ⅲ级（重度）：手法治疗和持续佩戴矫形鞋。
  - 在 1 岁前佩戴矫形器效果最佳[8]。
  - 采用矫形器维持膝关节 20°～25° 屈曲，保障患儿能够步行[8]。
- 手术：很少进行。
  - 跗跖骨切开术用于 5 岁及以下患儿[8]。
  - 采用近端截骨术保留部分跖骨，用于 5 岁以上患儿[8]。

足外翻

- 前足外展，足跟外翻，屈伸正常或过度背屈。
- 婴儿足部畸形最常见的原因是子宫内空间有限所导致的姿势异常。
- 也可能是由于肌肉不平衡导致的足跖屈严重无力。
- 必须与先天性垂直距骨（距骨固定于垂直位，舟骨位于距骨背侧面）相鉴别[3]。
- 踝的背屈功能与先天性垂直距骨不同。患先天性垂直距骨的儿童前足更僵硬，足跟似马蹄[8]。
- 治疗[8]
  - 多数病例可自行矫正。
  - 如果几个月时无法自行矫正，则须要使用足跖屈矫形器。
  - 矫形手术尚未被证明有效果。
  - 手术
    - 手术难度大。
    - 考虑将胫骨前肌移位至跟骨或行距下关节融合术以稳定足跟[8]。

小儿矫形外科常见的步态异常[1]

足尖朝内

- 胫骨内旋：为幼儿期最常见的病因[1]。
- 股骨前倾：为 10 岁以内儿童最常见的原因[1]。
- 跖骨内翻：由跖骨向内侧偏斜所致。

足尖朝外

- 胫骨外旋
  - 见于儿童及青春期前期儿童，伴足背疼痛或膝关节前方疼痛 [9]。
  - 通常是为了补偿股骨过度前倾或髂胫束挛缩。
  - 检查：侧面检查大腿 - 足角度，通过 Ober 试验以排除髂胫束挛缩；通过检查踝关节背屈 ROM 以排除小腿三头肌挛缩 [9]。
- 股骨后倾
  - 是引起髋关节疼痛的病因，罕见，但经常被漏诊。
  - 往往由原发性生长发育畸形引起（髋外翻）或由于股骨头骨骺滑脱（股骨头倾斜角减小）所引起 [9]。
  - 检查：足尖朝外步态，髌骨向旁移位，足前进角度，髋关节过度外旋 [9]。

胫骨粗隆软骨病

- 胫骨粗隆部分撕脱伤，继发于重复应力作用于未成熟的骨骼 [8]。
- 存在活动相关的疼痛和胫骨粗隆处髌韧带附着点水肿。
- 童年晚期或青少年早期男性最常见 [8]。
- 跳跃、跑步和触诊胫骨粗隆时疼痛加重。
- 治疗
  - 休息和冰敷。
  - 避免加重疼痛的活动。
  - 使用橡胶支撑带，严重病例使用支具 [3]。
  - 多数病例自发改善。
  - 一般在 1 ~ 2 年内可完全治愈。

疼痛性扁平足

- 负重关节不良综合征：灵活的扁平足导致足内旋并且踝相对膝关节拉紧。
- 可见于儿科任何年龄阶段。

- 在幼儿往往被认为是“生长痛”。
- 对于学龄期儿童，容易被认为是膝关节障碍。
- 治疗：UCBL 或半刚性矫形器。

特发性脊柱侧凸

病史 [9]

- 何时第一次发现侧凸？是谁发现的？
  - 由父母、儿科医生、学校老师或偶然进行影像学检查时发现。
- 已进行何种影像学检查或诊断性检查？
- 到目前为止进行了何种治疗？
  - 监督、物理治疗、锻炼、佩戴矫形带或手术治疗。
- 与第一次发现脊柱侧凸相比，其角度有任何改变吗？
- 脊柱是否疼痛？
  - 疼痛往往不是脊柱侧凸的特点。对任何会引起疼痛的脊柱畸形须要进行彻底的临床检查和影像学检查，包括 X 线、骨扫描、CT 和（或）MRI 以除外其他脊柱病变，如骨骼病变、炎症性病变、肿瘤或腰椎滑脱。

检查 [9]

- 暴露患者的背部、髂嵴和髂后上棘（posterior superior iliac spines，PSIS）进行检查。
- 检查皮肤损害：如牛奶咖啡斑（提示神经纤维瘤病）和毛丛（提示脊柱裂）。
- 于坐位和站立位，从前方、侧方及后方位检查脊柱。
- 检查有无双肩、肩胛骨和髂嵴的不对称。
- 于俯卧位和仰卧位检查髂嵴、髂前上棘和髂后上棘以除外骨盆倾斜。
- 测量：（胸椎、胸腰椎等）肉眼可见的角度。
- 亚当向前弯曲试验

  - 患者缓慢向前弯腰，髋关节屈曲。
  - 从后方检查胸腰椎和腰椎的角度。
  - 从前方检查胸椎和颈椎的角度。
  - 注意椎体旋转的角度和方向。
  - 通过测量椎旁突出的高度以检查旋转的角度。
  - 指导患者旋转[9]。
  - 结构性脊柱侧凸：脊柱棘突向凹面旋转，突出在曲度的凸面。
  - 姿势性脊柱侧凸：脊柱棘突向凸面旋转，突出在曲度的凹面。
- 检查侧向弯曲以评估曲度的灵活性。
- 评估胸椎后凸、腰椎前凸的角度和骨盆倾斜。
- 触诊椎旁肌肉是否有张力下降或者张力升高。
- 神经肌肉检查：深反射、肌力、腹壁反射、提睾反射——除外麻痹性脊柱侧凸[9]。

影像学检查

- 前后位和站立位脊柱侧位 X 线检查是最基础的评估。
- 对考虑进行矫形或手术干预的患者，须进行弯曲位脊柱 X 线检查[9]。
- 测量 Cobb 角以明确脊柱曲度[9]。
  - 从脊柱侧凸的最上位椎体的上缘画一条垂直线。
  - 从脊柱侧凸的最后一节椎体的下缘画另一条垂线。
  - 这两条垂线相交所成的角度是脊柱侧凸曲线的角度。
- 进行 MRI 检查的适应证[9]
  - 出现神经障碍。
  - 当前屈或屈曲膝关节至胸部时，腰椎前凸未消失或压扁。
  - 腹壁反射消失或 Beevor 征阳性。
  - 合并皮肤病灶（脊柱或骶骨出现酒窝征、毛丛或色素沉着及血管瘤等）。
  - 椎旁肌僵硬，伴 Goldthwaite 征（俯卧位伸髋、屈膝 90◦）。

- ○ 背痛。
- ○ 侧弯角度进展。
- ○ 左侧胸椎曲度或其他异常弯曲。
- ○ 年轻时发病且病情进展。
- ○ 在 X 线片上见到椎弓根间距增宽和（或）椎弓根浸润（可能提示肿瘤、脊髓空洞症、脊髓纵裂或脊柱裂）。

• 对骨骼成熟度的影像学评估根据 Risser 征判定：通过 X 线对髂骨的骨化程度进行分级。骨化从髂前上棘开始，向髂后上棘逐渐进行[9]。

0：无骨化形成。

1：髂骨的前 ¼ 出现骨化中心。

2：髂骨的前 ½ 出现骨化中心。

3：髂骨的前 ¾ 出现骨化中心。

4：髂骨全部骨化。

5：骨化中心融合，隆起形成身体的髂骨。

治疗

观察

• 侧凸角度 <20° 且病情无进展的患者不需要特殊治疗，每 3 ~ 4 个月定期评估[9]。

• 一旦查体发现任何变化，须再次进行影像学检查[9]。

康复处方

DX：青少年或青春期特发性脊柱侧凸 ICD-9:737.30。

合并症：

注意事项：

功能障碍：脊柱活动度降低，椎旁和躯干肌肉无力。

残障：功能灵活性下降。

康复方案

Schroth 疗法或脊柱侧凸强化康复。

- 脊柱侧凸的 3D 疗法是基于感觉运动和肌肉运动觉理念，其目标是：
  - ○ 促进非对称姿势的纠正。
  - ○ 教育患者在日常工作中维持正确的姿势 [10]。
- 纠正的 5 个原则

1. 主动轴向牵伸　稳定骨盆，防止躯干的屈伸，患者激活躯干肌肉以完成轴向牵伸 [10]。
2. 偏移　使用“锁定系统”理念，肩胛带是“上部分”，胸腔是“中部分”，骨盆是“下部分”。脊柱侧凸的曲度在冠状面纠正每个偏移的部分 [10]。
3. 扭转　在侧凸的脊柱，曲度的凸面向背侧旋转，凹面向前侧旋转。为了矫正，把凸面向前侧旋转的同时将凹面向背侧旋转 [10]。
4. Schroth 扭转呼吸法 [10]

- ○ 脊柱侧凸曲线影响呼吸的正常机制。凸面的肌肉牵伸，凹面的肌肉收缩。
- ○ 这种肌肉的不平衡加重了异常的呼吸机制，导致肌肉不平衡成为恶性循环。
- ○ 脊柱凸面的肌肉被牵伸，限制了完全的呼气（所以这个区域在吸气时被“卡住”）。同时，凹面短缩的肌肉在呼气时收缩更加严重。
- ○ 脊柱侧凸畸形在呼气时加重，在吸气时减轻。
- ○ 该训练侧重于紧绷脊柱凸面的肌肉，同时引导脊柱凹面的肌肉进行呼吸。
- ○ 利用脊柱的屈伸活动本体感觉。

5. 稳定　维持 Schroth 扭转呼吸疗法得到的修正，呼气时牵伸的肌肉沿着凸侧发生向心收缩，脊柱凹侧短缩的肌肉发生离心收缩[10]。

Lyonaise 疗法

- 侧重姿势的 3D 改进，在脊柱矫形架的辅助下进行训练，进行主动伸展和沿矢状面的修正[10-11]。

脊柱侧凸的科学训练方法（scientific exercises approach to scoliosis，SEAS）

- 源于 Lyonaise 学校。
- 3D 主动纠正侧重于脊柱的姿势稳定性和平衡反应，促进脊柱矢状面的弯曲运动[11]。

侧移疗法

- 仅侧重于脊柱在额状面畸形的纠正包括躯干侧方移动训练[11]。

矫形器

- 适合骨骼未发育成熟，合并 30° ~ 45° 脊柱侧凸的患者，或者角度为 20° ~ 29°，明确有病情进展的患儿。
- 必须预测患儿至少 12 个月内骨骼将继续生长，矫形治疗才能有效。定义如下[9]：
    - Risser 评级≤3 级。
    - 椎突未融合。
    - 对于女性：初潮前或者刚刚初潮（6 个月内）。
- 使用矫形器的禁忌：骨骼发育成熟的患者，Risser 评级为 4 级或 5 级，胸椎前凸角度<45°，以及精神病患者。
- 支架的类型[9]
    - 颈 - 胸 - 腰 - 骶椎矫形器（Cerrico-thoraco-lumbo-sacral orthosis，CTLSO）或者 Milwakee 支架。
    - 胸 - 腰 - 骶椎矫形器（thoraco-lumbo-sacral orthosis，TLSO）：为胸椎脊柱侧凸患者提供高位支撑，为胸腰段或腰椎脊柱侧凸患者提供低位支撑。

- 矫形器的纠正强度[9]
    - 横向：通过 3 点压力系统，作用于侧凸曲线的侧方或者后方顶点。
    - 纵向牵引。
- 矫形器佩戴的时间表[9]
    - 全天佩戴：22 h/d，仅在洗澡、训练或物理治疗时摘除。
    - 部分时间佩戴：16 h/d，或仅在夜间佩戴。
    - 常规佩戴周期：3 ~ 4 个月。
    - 摘除支具的时间：Risser 评级在 4+ 级时，或脊柱生长发育结束，或少女初潮 18 个月以后。

外科手术治疗

- 适应证[9]
    - 脊柱侧凸角度大于 45° ~ 50°。
    - 尽管佩戴矫形器，脊柱侧凸角度被证实仍有进展。
- 术前检查须包括：肺功能检查和完整的神经学评估。
- 手术融合
    - 融合范围：从最下一个中立位旋转的椎体开始，直到最上一个中立位旋转的椎体[9]。
    - 合适的融合手术应当尽可能保障双肩处于水平位[9]。
    - 可能从前路或后路开展手术，或者前后路联合开展。
- 后方融合：为脊柱侧凸最简单且最常见的术式[9]。
- 前方融合：适用于单纯胸腰椎或单纯腰椎侧凸的患者[9]。
- 前方 + 后方融合：适用于脊柱侧凸角度大且僵硬的骨骼发育尚未成熟的患者，以预防随着儿童成长而不能矫正的侧凸[9]。
- 建议在手术中配合本体感觉诱发电位（somatosensory evoked protentials，SSEP）和运动诱发电位（motor evoked protentials，MEP），以减少神经损伤并发症的发生风险。研究表明，即便利用该方法，神经损伤并发症的发生概率仍为 0.5%[9]。

（刘京宇　周谋望）

参考文献

1. Braddom RL. Physical medicine and rehabilitation. 3rd ed. Philadelphia: Elsevier; 2007.
2. Developmental Delay. National Dissemination Center for Children with Disabilties. 2011. http://nichcy.trg/disability/specific/dd . Accessed 5 Oct 2011.
3. Campbell SK, Vander Linden DW, Palisano RJ. Physical therapy for children. 2nd ed. Philadelphia: W.B. Saunders; 2000.
4. Alexander MA, Matthews DJ. Pediatric rehabilitation. 4th ed. New York: Demos Medical; 2010.
5. Cuccurullo SJ. Physical medicine and rehabilitation board review. 2nd ed. New York: Demos Medical; 2010.
6. Leung AKC, Lemay JF. The limping child: pathophysiology. J Pediatr Health Care. 2004; 18(5):219-223.
7. Ravelli A, Martini A. Juvenile idiopathic arthritis. Lancet. 2007;369:767-78.
8. Wheeless CR. Wheeless Textbook or Orthopedics. 2011. http://www. wheelessonline. com . Accessed 11 Oct 2011.
9. Tachdijian MO, Pediatric C. Orthopedics: the art of diagnosis and principals of management. Stamford: Appleton & Lange; 1997.
10. Grivas TB. The conservative scoliosis treatment. Amsterdam: Ios Press; 2008.
11. Negrini S, et al. Exercises reduce the progression rate of adolescent idiopathic scoliosis: results of a comprehensive systematic review of the literature. Disabil Rehabil. 2008; 309(10):772-785.
12. Baby Growth and Development Chart. Pathways Awareness Foundation. np. http://pathways.org/awareness/parents/new-parents/monthly-milestones/. Accessed 31 Aug 2011.
13. Folio MR, Fewell RR. PDMS-2 Peabody developmental motor scales. 2nd ed. Austin: Pro-ed; 2000.
14. Ability Path. org. Milestone concerns. http://www.abilitypath.org/areas-ofdevelopment/milestone-concerns/. Accessed 6 Oct 2011.

第 6 章　心脏康复

Isaac Darko, Michelle Robalino-Sanghavi

心脏康复处方的制定

- 病史及恰当的实验室、试验、操作或影像学检查。
- 患者的危险分层（低、中或高），同时根据以下参数考虑体能受限的情况。
- 制定心脏康复方案（参考心脏康复处方的样本）时须要考虑：
  - 分期：急性、亚急性和维持期。
  - 处置场所［住院和（或）门诊］/或心脏康复阶段。
  - 特殊心脏病患者的特殊考虑，包括（冠状动脉疾病、血管成形术和支架术、心脏动脉旁路移植术/心脏瓣膜手术、心力衰竭、左心室辅助装置、心脏移植术后和心律失常）。
  - 注意事项。
  - 总体目标
    - 短期。
    - 长期。
    - 住院时间以及康复小组其他成员（包括运动生理学家、PT、OT、心理学家、营养师和康复护士）的作用。
- 心脏康复的患者教育，包括纠正危险因素，综合进行医疗处理。须要请康复医生诊治的症状包括胸痛加重、严重的突发气短、突发胸痛或切口部位异常渗出或发红加重。
- 康复医学科、心血管科和其他所需科室的复诊预约。

心脏康复（cardiac rehabilitation，CR）

- 是针对心脏病后遗症导致功能受限须要帮助患者的康复网络。
- 心血管疾病是导致工业化社会死亡和发病的首要原因，大约占每年所有死亡的 50%。
- 根据美国公共卫生署（US Public Health Services，USPHS）的建议，心脏康复方案包括医学教育、有运动处方的运动、教育和咨询。
- 心脏康复通常对急性心肌梗死后、慢性不稳定心绞痛、慢性心力衰竭、冠状动脉血运重建、瓣膜矫正手术和心脏移植的患者有帮助。
- 3 年的随访提示，与不参与心脏康复的患者相比，参与心脏康复者心脏病死亡率可以减少 25%[1]。
- 心脏康复通常开始于评定，包括心脏危险因素的评估，如血脂测定、血压、体重和吸烟史。
- 在设计运动方案时推荐联合使用不同的仪器，以训练不同的肌群，因为训练有肌群特异性。
- 进行运动试验（exercise stress test，EST）有助于确定运动处方。
- 在运动过程中，运动生理学家、经过心脏培训的护士或物理治疗师要密切监护患者。
    - 通常允许的最大心率为 220 – 年龄。但是对于突发过心脏病的患者，最大心率要考虑突发心脏病的类型、发病前的情况、合并症的情况以及患者是否使用 β 受体阻滞剂。
- 心脏康复分为三期
    - 心脏康复 I 期为住院期，开始于住院的第 2 ~ 4 天，可能持续 7 ~ 14 天。
    - Ⅱ期为门诊期，开始于出院后即刻，可能持续 8 ~ 12 周。
    - Ⅲ期为维持期，应终生坚持。

患者先前存在的心脏疾病

- 如存在症状性活动受限表明有氧代谢能力下降。

- 可观察到静息心动过速，并且运动完成后恢复正常的时间延长。
- 血压反应各异，经常出现体位性低血压。

心脏康复的生理益处

- 开始训练 6 ~ 10 周，出现明显的肌肉骨骼 / 心血管和心理适应。
- 必须教育患者长期不运动可造成体力下降和心脏功能恶化，体力活动能使心脏功能得到改善。
- 患者还可能存在过度警觉、焦虑及过多报告琐碎的症状，但是在心脏康复过程中的生理和心电图数据有助于消除恐惧，并专注于可能存在的明显的症状 [2]。
- 如缺少活动或卧床超过 2 ~ 3 周，这些有益的作用就会丧失。

制定处方前的初始评估

- H & P（目前的住院过程；年龄、性别、入院日期、相关事件、实验室 / 结果 / 试验、药物和心脏节律、识别心脏病危险因素）。
- 访视及评估患者（学习能力 / 欠缺、心理疾病病史、职业、文娱活动、体力受限和工作受限、肌肉骨骼问题），以及使用 Duke 活动状态指数（Duke activity status index）评定功能能力和（或）Tinetti 平衡 / 步态评分（修订自 Mount Sinai 心脏康复方案）。还包括改变危险因素的需求、护理目标和计划。

危险分层

- 根据发生并发症的风险，将患者分为低危、中危和高危。
- 危险分层是运动训练处方个体化的基础。这是因为不依从运动处方 [3] 或对规定的训练心率 [4] 依从性差，会增加死亡风险。尽管心脏病患者在运动中突发心脏病的危险性增加，但与无心脏疾病者相比，总体的死亡率明显降低 [5]。
- 美国心肺康复协会（American Association of Cardiovascular and Pulmonary Rehabilitation）已经颁布了如何进行危险分层。

危险分层指南（方案和指南修订自 Mount Sinai 心脏康复方案）

- 低危
  - 无明显的左心室障碍（如 EF>50）。
  - 无安静时或运动引起的心肌缺血，表现为心绞痛或 ST 段移位。
  - 无安静时或运动引起的复杂心律失常。
  - 心肌梗死、冠状动脉旁路移植术或血管成形手术无并发症。
- 中危
  - LVEF 为轻度到中度降低（如 EF 31%～49%）。
  - 心脏功能为 5～7 METS。
  - 不能遵从运动处方的强度。
  - 运动引起心肌缺血（ST 段压低 1～2 mm）。
- 高危
  - 左心室功能严重降低（EF 为 30% 或更低）。
  - 安静时出现复杂心律失常或心律失常在运动时增加。
  - 运动负荷增加时收缩压降低 >20 mmHg 或收缩压不升高。
  - 心脏猝死后幸存者。
  - 心肌梗死伴发心力衰竭、心源性休克和（或）复杂室性心律失常。

心脏康复的分期[6]

- 心脏康复对急性心肌梗死后、慢性不稳定心绞痛、心力衰竭、冠状动脉血运重建、瓣膜成形术和心脏移植的患者有帮助。
- 心脏康复各期方案均须要有医生制订的处方。
- Ⅰ期：住院期训练（可以在住院 2～4 天开始，并持续 1～2 周）。
  - 目标
    - 预防卧床并发症（深静脉血栓形成和肺栓塞）。
    - 促进自我护理。
    - 可能还包括亚极量运动试验。
- Ⅱ期：门诊期训练（开始于出院后 2～4 周，通常持续 2～3 个月）。
  - 心血管功能增加并逐渐恢复到最佳基线活动水平。

- 能耐受功能性运动后，修订运动处方并确定是否恢复工作和性生活。
- 对突发心脏病（心肌梗死或心脏动脉旁路移植）后可以安全恢复性生活的指南包括无症状的患者、稳定的患者，以及可以耐受 5 ~ 7 METs 而无心电图、血压和心率异常改变者。等待的时间通常为 6 周，但是可能会有所不同。一些临床试验是有用的，如爬二层楼试验：以每秒 2 步的速度步行 10 min（大约 3 mi/h 或 4.3 METS），然后在 10 s 内爬两层楼（22 步）[7]。

- Ⅲ期：维持期（典型的终生方案）
  - 通常在最少的临床监测或没有监测下进行。
  - 目标是维持并增加Ⅰ期和Ⅱ期的有益作用。

功能性运动试验

- 是制订运动处方的基础。
- 用来评价患者恢复工作的能力。
- 还可以用来指导恢复性生活。
- 在突发心脏病后 6 ~ 8 周进行。
- 在患者使用心脏药物的保护下进行。
- 试验开始时，负荷水平（2 METs）最低，并以每级 1 MET 逐渐递增。
- 使用与即将进行的运动接近的运动方式。

功能性运动试验的绝对禁忌证

- 与运动训练禁忌证相同。
- 最近有心电图改变。
- 严重的心律失常。
- 左心室功能障碍。
- 未控制的高血压。
- 系统性疾病。
- 严重主动脉狭窄。
- 严重的运动功能障碍，不能使用平板或上肢功率计。

相对禁忌证

- 肥厚性心肌病。
- 电解质异常。
- 中度瓣膜病变。
- 明显肺动脉高压。

住院期运动训练的禁忌证（ACSM 指南）

- 不稳定型心绞痛。
- 安静时 SBP>200 mmHg 或 <80 mmHg（除外终末期心力衰竭 / VAD 患者）。
- 安静时舒张压 >110 mmHg。
- 安静时收缩压较患者的平均收缩压水平明显下降（≥20 mmHg）且不能用药物解释。
- 严重主动脉狭窄。
- 急性系统性疾病或发热。
- 未控制的房性或室性心律失常。
- 安静时心率 >120 次 / 分。
- 安静时有症状的慢性心力衰竭（NYSSHA Ⅳ级）。
- 没有起搏器的 2 度或 3 度心脏传导阻滞。
- 没有抗凝治疗的急性栓塞。
- 急性血栓性静脉炎。
- 遥测上显示安静时缺血性改变。
- 未控制的糖尿病（血糖 >400 mg/dl）。
- 存在妨碍运动的骨科问题。
- SaO_2＜86%（除外终末期等待移植的肺部疾病，由胸科医生确定）。

运动训练的终止指征

- 心绞痛。

- 心室异位节律明显增加（>30% 为室性异位节律）。
- 运动负荷增加时收缩压明显下降 >20 mmHg。
- 头晕目眩、气短、意识模糊、共济失调、苍白、发绀和（或）严重外周循环不良的体征。
- 新的 ST 段改变。
- 出现 2 度或 3 度心脏传导阻滞。
- 血压过度升高，SBP>220 mmHg 或 DBP>110 mmHg。
- 变时性损害。
- 新的心律失常。
- 新的运动导致的左束支传导阻滞。
- 检测系统故障。
- Borg 分级 >15 级。

自觉劳累程度 Borg 分级（RPE）[6, 8-9]

- 是用来衡量患者进行运动时感知体力劳累的工具。
- 从 6 到 20 分成 15 级。数字 6 表示没有可感知的劳累或下肢不适，13 是“较累”并与可谈话水平的运动相对应，20 表示患者曾经经历过的最大劳累程度[6, 9]。
- 分级 15 ~ 16 提示超过了有氧阈值，>18 提示患者进行的是极量运动[9]。
- 对于心脏移植后患者这是非常有用的，因为正常位置的心脏失神经支配使心率参数不再可信[2]。

Borg RPE 15 级分级[8]

- 6% ~ 20% 用力。
- 7% ~ 30% 用力：特别轻（安静时）。
- 8% ~ 40% 用力。
- 9% ~ 50% 用力：非常轻—缓慢步行。
- 10% ~ 55% 用力。

- 11%～60% 用力：较轻。
- 12%～65% 用力。
- 13%～70% 用力：较累—步速稳定；运动时可进行谈话。
- 14%～75% 用力。
- 15%～80% 用力：累。
- 16%～85% 用力
- 17%～90% 用力：非常累。
- 18%～95% 用力。
- 19%～100% 用力：特别累。
- 20%：力竭。

6 min 步行试验 [10]

- 心脏功能评定，测定患者在硬质平坦地面上快速步行6 min的距离。
- 评价运动中涉及的所有系统的整体反应（呼吸和心血管系统、周围循环、血液、神经肌肉单元以及肌肉代谢）。
- 自身节律（患者确定他们自己的强度），通过此评价心脏功能。
- 要求患者在100英尺的过道上步行，他们决定自己的步行速度，以便在6 min内行走尽量长的距离。确定步行总距离并记录症状 [9]。
- 将这一试验作为心肺运动试验的补充。

呼吸困难 5 级分级 [9]

- 0 级：无呼吸困难。
- 1 级：轻度的、可感知的呼吸困难。
- 2 级：轻度的、有些呼吸困难。
- 3 级：中度呼吸困难，但是可以继续。
- 4 级：重度呼吸困难，不能继续。

心绞痛 5 级分级 [9]

- 0 级：无心绞痛。
- 1 级：轻度的、几乎不能感知的疼痛。

- 2 级：中度的、令人心烦的疼痛。
- 3 级：重度的、非常不舒服的疼痛。
- 4 级：所经历过的最大疼痛。

运动生理 [2, 6]

- 耗氧量（oxygen consumption，VO_2）：表示人体总的氧气消耗量。它表示外周骨骼肌的做功情况。
- 最大有氧代谢能力（VO_2max）：测量的是人体可以利用的最大氧气量；VO_2max 数值越高，则人体的有氧代谢能力就越强。
  - 一旦达到最大有氧代谢能力，如负荷进一步增加，则需要无氧代谢供能。
  - 由于心脏病患者在无氧代谢情况下感觉不会很好，因此运动强度应设置在无氧阈以下。
  - Fick 公式可用来计算最大有氧代谢能力（VO_2max）：
- 耗氧量（VO_2）= 心输出量（cardiac output，CO）× 动静脉氧差。这里心输出量（CO）= 每搏输出量（stroke volume，SV）× 心率（heart rate，HR）。

代谢当量（metabolic equivalents，MET）[11]

- 1 个代谢当量（MET）定义为安静时的代谢率，为坐位安静时的耗氧量，相当于 3.5 ml O_2/（kg · min）。
- MET 表示体力活动相对于安静时代谢率倍数的能量支出。
- 不论何种运动方式或方案，MET 与功能测定一致。
- 不同活动的代谢当量
  - 轻（1 ~ 3 METS）：睡眠、剃须、擦浴、穿衣 / 脱衣、书写、打字、步行 <3 MPH（散步，平地，非常轻度用力）、提举 <10 lbs。
  - 轻到中（3 ~ 4 METS）：淋浴、健美体操、家庭运动、轻到中度用力、步行 3 MPH、上楼梯、开车、提举 <20 lbs。

 ◦ 中（4~5 METS）：步行3.5 MPH、性生活、自行车<10 mph——轻度用力、提举20~50 lbs。
 ◦ 重（5 ~ 7 METS）：步行4 ~ 5 MPH、固定自行车——轻度用力、提举 50 ~ 100 lbs.
 ◦ 非常重（>7 METS）：慢跑 5 MPH、体操运动（如俯卧撑、坐起、拉－起、跳跃游戏）、重度剧烈用力、跑 / 跳、跳绳、足球 / 篮球 / 骑马、提举 >100 lbs。

心脏康复教育和专业的整体目标

- **教育**：包括营养治疗、减体重方案、处理血脂异常、正确的血压控制、处理糖尿病和处理压力。
- **预防**：生理上的适应、获得安全的活动能力、药物稳定、功能独立、开始进行有氧运动以及明确下一步治疗（家庭与急性期康复相比较）。
- **运动生理学家**：运动试验、制订训练处方、有氧训练监督并逐渐改善运动耐力（遥控监测有氧运动 60 min）。
- PT：功能独立性评定（functional independence measure，FIM）评分、治疗并发症、平衡、步态以及阶梯训练、监测有氧训练、胸部的物理治疗以及家庭仪器治疗（60 min/d）。
- OT：功能独立性评定（FIM）评分、治疗并发症、保护和缓慢步行教育、放松及呼吸运动、使用辅助装置和家庭仪器治疗（60 min/d）。
- **心理学家**：认知和心理的评定和治疗、行为改变和戒烟。
- **营养学家**：饮食的评估、教育和咨询。
- **康复护士**：心血管疾病（cardiovascular disease，CVD）和危险因素的教育。
- **理疗学家 / 康复医生**：制定 CR 方案、小组督导和修订 CR 方案、协调医疗处理以及患者教育。

住院期心脏康复（持续 10～14 d）

- 在每次运动训练前后进行拉伸。
- 注意事项
  - 避免 Valsalva 动作、重度抗阻、不适当的转移技术和无氧运动。
  - 出血（由于抗凝药物）。
  - 使用 β 受体阻滞剂和心脏移植的患者，心率对运动强度改变的反应迟钝。
  - 胸骨手术伤口：心脏动脉旁路移植术 / 心脏瓣膜手术 / 心脏移植术（heart transplant，HT）后限制上半身运动。6 周后由于术后胸骨伤口完全愈合，可以放宽上半身运动。
  - 心律失常：特别是心脏动脉旁路移植后伴有糖尿病、高血压、高脂血症、年龄 >70 岁 [12]，并且停用胺碘酮的患者。
- 物理治疗师和运动生理学家监督每日有氧运动方案（根据危险分层设置）。
- 10 min 体操热身（如轻度练习、步行）。
- 45～60 min 低对抗有氧训练运动（3 或 4 种方式，每种 15 min）：最初增加训练时间，然后增加强度。
- 运动强度和训练心率按照 Karvonen[13] 公式。
  - ■ 训练 HR=RHR+[（PHR–RHR）×I]。
  - RHR = EST 中安静心率，PHR 为 EST 中峰值心率，I 是根据危险分层用百分数表示的参数（低危 70%～85%，中危 55%～70%，高危 40%～55%）。要注意运动试验的绝对和相对禁忌证。
  - 使用 β 受体阻滞剂（或其他对运动心率反应迟钝）的患者，训练心率设置为较安静心率高 10～20 次 / 分。
- 10 min 整理活动（缓慢步行和拉伸）。
- 有氧运动方式：固定自行车、Schwinn Airdyne、步行仪器、划船器、上肢功率计和平板。

- 自觉疲劳：不超过 Borg 评分 20 分级的 13 ~ 15 级。

门诊期心脏康复

- 门诊期心脏康复理想上是在医院或离医院很近的场所进行，以便在出现心脏紧急情况时可以快速地进行医学处理。
- 目标包括逐渐改善有氧代谢情况、进行危险因素教育和改变生活方式，以及最好能回复工作和（或）原有功能。
- 在物理治疗师或运动生理学家的监督下，运动训练须要每周 3 ~ 5 次（一共大约 36 次，这取决于保险所能支付的次数）以延续训练作用。
- 也推荐每周开展 3 ~ 5 次自我监护的运动训练来维持已获得的效果。
- PT 关于改变行为和生活方式、戒烟、心理支持和营养的教育，贯穿门诊期方案。

低危患者 I 期心脏康复方案

计划： I 期心脏康复通过选择物理治疗及护理，根据主观和客观反应增加运动水平。患者参加药物和（或）开胸心脏手术后课程。对所有的患者通过遥控进行监测。

目标

- 短期（1 ~ 3 d）
  - MET 水平：2 ~ 3。
  - 活动：自我照料——穿衣、洗漱、离床转移到椅子、步行 30 ~ 200 英寸、上肢 / 下肢运动、刺激性肺活量测定、患者 / 家人教育。
  - 监测：症状、心率、BP、RR/SaO_2。
  - 作用：维持肌肉力量 / 张力、减少体位性低血压、维持关节活动度。
- 长期（3 ~ 5 天）
  - MET 水平：3 ~ 5。

- 活动：独立 ADLs、独立转移、步行、步行 2 ~ 5 min 3 ~ 5 次、监测下一层楼、继续患者 / 家人教育、独立进行步行和运动方案、独立监测症状。
- 监测：症状、心率和血压。
- 作用：提高肌肉力量 / 张力、增加耐力、关于心脏危险因素的教育、减少患者 / 家人焦虑、促进健康的生活方式、评估是否须要进行有监测的Ⅱ期心脏康复方案。

中危和高危患者Ⅰ期心脏康复方案

计划： Ⅰ期心脏康复通过物理治疗（频率为每周 7 次），根据主观和客观反应增加运动水平。患者参与药物和开胸心脏手术后课程。对所有的患者通过遥控进行监测。

目标

- 短期（时间不确定）
  - MET 水平：>2。
  - 活动：在帮助下自我照料、在帮助下坐起、离床转移到椅子 bid、步行 1 min、上肢 / 下肢运动、刺激性肺活量测定、患者 / 家人教育。
  - 监测：症状、心率和血压。
  - 作用：维持肌肉力量 / 张力、减少体位性低血压、维持关节活动度。
- 长期（时间不确定）
  - 活动
    - MET 水平 2 ~ 3：在帮助下自我照料、离床转移到椅子 tid、在帮助下步行到浴室、上肢 / 下肢治疗性运动 5 ~ 10 min、在帮助下步行 2 ~ 4 min tid、继续患者 / 家人教育。
    - MET 水平 4 ~ 5：独立自我照料离床转移至椅子、在没有或只有最小的帮助下步行 4 ~ 5 min tid、在最小的帮助下上 / 下一层楼梯、独立监测症状。

  - 监测：症状、心率和血压。
  - 作用：提高肌肉力量/张力、增加耐力、关于心脏危险因素的教育、减少患者/家人焦虑、促进健康的生活方式、评估是否须要进行有监测的Ⅱ期心脏康复方案。

心脏康复处方（范例）

心肌梗死后/稳定型心绞痛的康复

注意：在发作心脏病后患者一旦临床情况稳定，就应尽快开始心脏康复。

急性期：在 CCU 的最初 3 天。

- 注意事项
  - 心率：50 ~ 120 次/分或不超过基础心率 30 次/分。
    - 如果使用 β 受体阻滞剂，则不超过基础心率 20 次/分。
  - 血压：收缩压下降不大于10 ~ 20 mmHg。
- 低强度活动（1 ~ 2 METS）。
- PROM（1.5 METs）
  - 上肢 ROM：1.7 METs。
  - 下肢 ROM：2 METs。
- 可摇起床头，使用床旁便桶，以避免消耗能量。
- 还要避免 Valsalva 动作、重度抗阻和无氧运动。

亚急性期：7 ~ 10 天，取决于病情稳定性、功能情况和保险。

- 已知能量消耗的体操。
- ROM，可给予 1 ~ 2 lb 的阻力。
- 早期步行（避免丧失与长期卧床相关的心脏反射）。
- 遥测监测下坐起活动、站立和下述 3 ~ 4 METs 步行。
  - 1 mph（1.5 ~ 2 METs）。

  - 2 mph（2 ~ 3 METs）。
- 自我照料活动。

过渡期：社区重组 / 活动

- 去护理机构进行伤口护理，病情稳定，去门诊 PT 继续改善功能及进行患者教育。

门诊期

- 步行增加至 30 ~ 60 min。
  - 缓慢步行 2 MPH，2 METs。
  - 正常速度步行 3 MPH，3 METs。
  - 快速步行 4.5 METs。
  - 慢跑 6+ METs。
- 增加体操和轻度阻力。
- 固定自行车。
- 逐渐增加家务活动。
- 社区步行（1.5 mph）。
- 恢复仅需要坐位活动的工作，必须在此前能够进行 3.5 mph 步行 30 min。

注意事项 / 在特殊心脏病患者中须要特别考虑的情况

CAD/ 稳定型心绞痛患者的心脏康复方案

- 将运动心率设置为低于运动试验（EST）获得的阈值心率 10 次 / 分。

心肌梗死患者的心脏康复方案

- 大面积心肌梗死后，应延期 4 ~ 6 周开始运动以便心脏组织愈合。
- 进行低强度水平运动和频繁的临床与 ECG 监测。
- 在 2 ~ 4 周开始运动。正如在小面积心肌梗死后很快进行训练，不会使重塑恶化[14]。

血管成形术和支架术后患者的心脏康复方案

- 在心脏康复中密切监测再发缺血的症状和体征。

冠状动脉旁路移植术（coronary artery bypass surgery，CABG）/心脏瓣膜手术后患者的心脏康复方案

- 注意胸骨伤口。

充血性心力衰竭（congestive heart failure，CHF）患者的心脏康复方案

- 持续稳态的间歇训练[15]（60 ~ 120 s 短时间运动，中间间隔 30 ~ 60 s 为恢复期）。
- CHF 患者可能须要植入带导线的双腔起搏器以明显改善 LV-EF。

左心室辅助装置（left ventricular assist device，LVAD）患者的心脏康复方案

- LVAD 通常是终末期慢性心力衰竭患者心脏移植的桥梁。
- 在 LVAD 植入后 7 ~ 10 天开始步行。
- 3 周平板训练。
- 6 周达到 5 METs，恢复 ADL。

心脏移植患者的心脏康复方案

- 在心脏移植前后向患者介绍心脏康复。
- 心脏康复对于Ⅳ级变力性支持的清醒心脏移植患者是安全的。
- 心脏移植后的方案与 CABG 相似。患者对运动的生理反应异常，因此，用心率反映训练强度并不可靠。
- 目标训练强度是 50% ~ 60% VO_2max（对应 Borg 分级为 11 ~ 13 级），然后增加到 13 ~ 15 级[16]。
- 包括 O_2 监测。

心律失常患者的心脏康复方案

- 1/3 的患者在心脏手术后立刻出现房性快速性心律失常，大部分是心房颤动。

- 如果不能转复，则须要控制心率。
- 最初运动心率 <100 次 / 分。
- 如果没有症状，允许心率为 100 ~ 120 次 / 分。
- 安静心率 >120 次 / 分，或轻度运动后心率 >140 次 / 分是禁忌证。
- 记住，在 CABG 或心肌梗死后，如果有高血压、糖尿病、高脂血症、年龄 >70 岁，则发生室性心律失常的危险性增加。
- 在运动训练前后增加热身时间和整理时间可以减少心律失常的次数。
- 如果运动能力由于室性心律失常和低射血分数受到限制，则应减少运动强度，并增加持续时间和频度 [17]。
- 使用 ICDs 控制恶性室性心律失常。
- 在室性心律失常的情况下，推荐在仰卧位进行直立运动。

胸廓切开手术后患者须要特别注意的事项

- 教育患者要缓慢恢复力量和能力。
- 指导患者避免提举重物、场院工作以及其他可能给手术切口造成压力的活动。
- 除非有其他特殊情况，一般可在 6 周后恢复性生活。
- 如果出现下述情况，请联系医生
    - 切口渗出量不正常或变得很红。
    - 疼痛加重。
    - 突发严重气短。
    - 突发锐痛。
    - 发热（T>38.3 ℃）。
    - 感觉心脏跳动快或胸部“震颤”。

（李筱雯　周谋望）

参考文献

1. Suaya JA, Shepard DS, Normand SL, Ades PA, Prottas J, Stason WB. Use ofcardiac rehabilitation by Medicare bene fi ciaries after myocardial infarction orcoronary bypass surgery. Circulation. 2007; 116:1653Y62.
2. Braddom LR. Physical medicine and rehabilitation. Third edition. 3rd ed.Physical medicine and rehabilitation, Braddom LR, editor. Saunders Elsevier; 2007. p. 42.
3. Roitman JL, LaFontaine T, Drimmer AM. A new model for risk strati fi cationand delivery of cardiovascular rehabilitation services in the long-term clinicalmanagement of patients with coronary artery disease. J Cardiopulm Rehabil. 1998; 18(2):113-123.
4. Hossack KF, Hartwig R. Cardiac arrest associated with supervised cardiacrehabilitation. J CariacRehabil. 1982;2:402-408.
5. Thompson PD. The bene fi ts and risks of exercise training in patients withchronic coronary artery disease. JAMA. 1998; 259(10):1537-1540.
6. Choi HR, Fish S, Shatzer DE, Krabak M. Physical medicine and rehabilitationpocketpedia. Lippincott Williams and Wilkins; 2003.
7. Mallory GK, White PD, Sacedo SJ. The speed of healing of myocardialinfarction: a study of the pathological anatomy in seventy-two cases. AmHeart J. 1939; 18:14.
8. Borg GA. Psychophysical bases of perceived exertion. Med Sci Sports Exerc. 1982; 14(5): 377-381.
9. Delisa JA. Physical medicine and rehabilitation: principles and practice. 4th ed. Philadelphia, PA: Lippincott Williams & Wilkins; 2005.
10. American Thoracic Society. ATS statement: guidelines for the six-minutewalk test. Am J RespirCrit Care Med. 2002; 166:111-117.
11. Jette M, Sidney K, Blumchen G. Metabolic equivalents (METS) in exercisetesting, exercise prescription, and evaluation of functional capacity. ClinCardiol. 1990; 13:555-565.
12. Galante A, et al. Incidence and risk factors associated with cardiac arrhythmiasduring rehabilitation after coronary artery bypass surgery. Arch PhysMed Rehabil. 2000; 81(7):947-952.
13. Karvonen MJ, Kentala E, Mustala O. The effects of training on heart rate;

alongitudinal study. Ann Med ExpBiolFenn. 1957; 35(3):307-315.
14. Cannistra LB, et al. Moderate-high intensity exercise training after myocardialinfarction: effect on left ventricular remodeling. J Cardiopulm Rehabil. 1999; 19(6):373-380.
15. Coats AJ, et al. Controlled trial of physical training in chronic heart failure. Exercise performance, hemodynamics, ventilation, and autonomic function. Circulation. 1992; 85(6):2119-2131.
16. Pina IL, et al. Exercise and heart failure: a statement from the American Heart Association Committee on exercise, rehabilitation, and prevention. Circulation. 2003; 107(8):1210-1225.
17. Kelly TM. Exercise testing and training of patients with malignant ventriculararrhythmias. Med Sci Sports Exerc. 1996; 28(1):53-61.

第二部分

临床策略

第 7 章　康复医学中的营养问题

Natalie Kretzer

实现合理营养时面临的主要问题

1. 吞咽功能差。
2. 非计划性体重丧失。
3. 依赖经皮胃造瘘管或鼻饲管。

营养的重要性

康复医学对预后的关注通常集中在功能方面，而营养则是帮助患者实现治疗目标的能源基础。良好的营养状态可以使肌肉力量得到加强，改善治疗效果。患者可以通过经口进食、肠内营养或两种途径相结合的方式获得足够的营养。促使患者从依赖肠内营养过渡到经口进食可以使其在准备出院时更方便转移，减少对家庭护理的需求。当患者被评定为营养状态较差时，意味着热量和蛋白质摄入不足。这将导致可动用能量的减少和持续的肌肉消耗。远期并发症可包括伤口延迟愈合、维生素和矿物质（如铁或维生素 D）缺乏等。对于有糖尿病的患者，营养状况差和营养摄入不稳定可能引起血糖水平管理困难。

营养状态差：可能存在能量和蛋白质摄入不足，导致可动用能量的减少和持续的肌肉消耗。

远期并发症：伤口延迟愈合、维生素和矿物质（如铁或维生素 D）缺乏等。对于有糖尿病的患者，营养状况差和营养摄入不稳定可能引起血糖水平管理困难。

吞咽

- 脑损伤、卒中或年龄相关的认知损害导致的吞咽能力下降。
- 营养师与言语语言病理学家（speech language pathologist，SLP）通过团队合作决定是否须要禁止患者经口进食，或者为患者的液体摄入选择恰当的黏稠度和补充量。
  - **SLP 进行测试：**用绿色染料进行误吸的床旁检查，尝试不同黏稠度的食物和液体，改良吞钡试验，纤维内镜吞咽功能检查（fiberoptic endoscopic evaluation of swallowing，FEES）。
    - 建议患者须要由 SLP 进行饮食黏稠度的指征为：吞咽时咳嗽、呼吸和咀嚼困难、饮食摄入减少、牙齿状况差以及食欲差。

饮食医嘱

饮食类型的选择主要是指额外的饮食限制，如糖尿病饮食、心脏病饮食、肾病饮食、过敏相关的饮食限制、饮食偏好和宗教信仰等。吞咽功能差、牙齿状况差、切取食物和独立进食能力降低时可能还须要对饮食进行进一步的改良。

饮食类型：（按调整程度从小到大排列）

- **普食。**
- **机械软化 / 调整饮食**——切成小片的蔬菜和肉类，烹饪成为稍软的状态，以易于咀嚼。这类饮食用于帮助患者从半流食逐渐过渡为普食。当患者的功能不足以切较硬的食物时也可以选择这类饮食。
- **软饮食**——根据不同医疗机构的习惯，这类饮食可以指专门用于鼻饲的软饮食，也可以指烹饪得较软的饮食。用于鼻饲的软饮食纤维含量较低，易于消化。软饮食是半流食的进阶饮食类型，可以包含常规食材，须要烹饪成较软的程度，但不必制作成半流质状态（如土豆泥、奶酪通心粉、布丁和焗意大利面等）。

- **半流食 / 吞咽困难饮食。**
- **禁止经口进食**——适用于存在极高度误吸风险的患者，须要借助肠内营养或肠外营养的方式维持营养摄入。

液体医嘱

增加黏稠度的方法：通过添加粉剂或"增稠剂"可以使饮品的黏稠度增加。许多医院还备有预先增稠的饮品（蜂蜜样饮品和果汁浓浆样饮品）。若允许患者常规经口摄入液体，须要先将饮品增稠至合适的黏稠度后再提供给患者。

液体类型：（按调整程度从小到大排列）。

- **常规液体**（默认医嘱）。
- **果汁浓浆级黏稠液体**——SLP 根据患者的误吸风险决定给予常规液体或增稠液体。果汁浓浆级黏稠液体比常规液体稍稠一些，但用勺子舀起时可以流下。
- **蜂蜜级黏稠液体**——为最黏稠的液体级别，适用于存在高度误吸风险的患者。多数患者在准备从完全依赖经皮胃造瘘管开始逐步过渡为经口进食水时，首先应从蜂蜜级黏稠液体开始，然后进阶至果汁浓浆级黏稠液体，最后再过渡至常规液体。在蜂蜜级黏稠液体阶段，应严密监测患者的液体入量。因为在这一阶段多数患者会存在液体摄入不足的情况，即使摄入了足够的能量和蛋白质，也须要经皮内镜下胃造瘘术额外冲入液体。
- **禁止经口进水**——对存在极高度误吸风险的患者，须要根据情况经静脉补充液体。

夜间入院的患者：当营养师和言语语言病理学家无法立即对患者进行评估时，我们应该做些什么？

肠内营养

- 根据营养师提供的医院标准营养方案给予肠内营养补充。
- 若患者入院时带入的进食管道类型在医院标准营养方案中没有相应的描述，则须要在网络上查询适合该管道的营养配方。生产商会提供相关信息，如标准配方饮食及半要素饮食等。
- 在医院标准营养方案中选择一种最接近患者所需营养类型的配方。
- 若患者入院前为 24 h 持续泵入饮食，则维持原来的泵速继续饲喂 16 h 过夜（以使患者适应即将开始的康复治疗计划）。
- 注册营养师可以在次日对泵速或未来的饮食计划进行调整，以确保患者不会出现摄食过量或不能耐受摄入量。

经口进食

- 若患者目前为经口进食，但不确定食物和液体的黏稠度是否恰当，须要回顾既往的言语语言病理学家的建议。若存在任何吞咽安全方面的问题，则应选择最保守的饮食和液体摄入方案。
  – 次日立即请言语语言病理学家会诊。
- 如果不十分确定应该对患者采取何种饮食限制，则根据病情可以选择较为严格的限制类型（如糖尿病饮食或肾病饮食等）。营养师将会根据患者的实际情况适当放宽限制。
  – 次日立即请营养师会诊。
- 如果担心患者有误吸的风险，则最安全的做法是夜间禁止经口进食或给予半流食。在合适或需要的情况下，也可以采取经静脉补充葡萄糖的方法，但应注意患者是否患有糖尿病。
- 如果存在紧急情况，可以请营养师立即会诊。

警惕存在以下病情的患者：脑卒中、创伤性颅脑损伤、脊髓损伤、意识状态改变、神经肌肉病、极度虚弱、牙齿状况差、食欲差、高龄以及持续存在经口进食障碍。

经口补充饮食

- 适用于可以经口进食但热量摄入不能满足机体需求的患者。
- 若患者存在营养不良或饱腹感过早出现，可给予少于正常量的饮食，以增加能量和蛋白质的摄入。

经口补充饮食的类型：根据管饲配方的不同而不同，如标准饮食、糖尿病饮食和肾病饮食等。

- 多为洁食，且不含乳糖成分。
- 清稀的液体或以果汁为主的液体补充剂，适用于存在腹泻或可以饮用较稀液体的患者（通常为术后饮食）。
- 黏稠的液体补充剂：增加了能量和蛋白质含量的布丁，适用于须要饮用黏稠液体的患者。

添加成分：用于对标准的经口补充饮食配方进行调整，可以混合在管饲食物袋中，加入水中和药物一起经管道冲入，或添加在经口补充饮食材料中。

- **纤维素补充剂：**用于腹泻或便秘的经验治疗。若患者存在便秘，应鼓励其增加液体摄入并补充纤维素。
- **蛋白质补充剂：**可增加肠内营养配方中的蛋白质含量，而总热量增加并不明显。用于蛋白质需求增加的患者，如多发伤或外科术后。对于因病情需要（如透析）应增加蛋白质摄入而不增加额外能量摄入的肥胖 / 超重患者，可以给予蛋白质单元补充剂。
- **能量补充剂：**为粉末状能量补充剂，适用于经管道饲喂的食物体积已达到患者能够耐受的最大量，且蛋白质摄入能够满足需求的患者。当患者处于严重营养不良状态或进食量非常小时，可以增加经口补充能量的强度。

NPO：禁止经口进食。

- 由于存在高度误吸的风险，导致经口摄入任何经过调整的食物或液体都是不安全的。

- **评估吞咽安全性**：卒中、创伤性颅脑损伤、脊髓损伤、意识状态改变、神经肌肉病、极度虚弱、牙齿状况差、食欲差、高龄及持续存在的经口进食障碍。

若患者由于存在高度误吸风险而须要禁止经口进食，应通过替代途径满足营养需求：

肠内营养——通过鼻饲管、经皮胃造瘘管或经皮小肠造瘘管摄入营养。

肠外营养——越过胃肠道，通过静脉途径摄入营养。

肠内途径

- **鼻胃管**（nasogastric tube，NGT）：临时使用，一般≤4 周。对于可以经口进食且认为即将满足能量需求的患者，可以通过这一方式补充营养。
- **经皮内镜胃造瘘管**（percutaneous-endoscopic gastrostomy tube，PEG）**或胃造瘘管**（gastrostomy tube，G-tube）：属于长期措施，用于吞咽功能极差且经口进食需要数周至数月才能满足能量需求的患者。若患者的吞咽功能或食欲无法改善，则须要将这一途径作为终生的营养摄入渠道。
- **经皮内镜空肠造瘘管**（percutaneous-endoscopic jejunostomy tube，PEG-J）：将造瘘管经胃插入空肠，适用于消化道吸收不良或消化功能异常的患者。

联合应用经口进食和经管道进食（tube feeds，TFs）的原因

- 患者能经口进食且能够接受安抚措施，但热量和蛋白质摄入不足。
- 在逐步脱离经皮内镜胃造瘘管的过程中，患者已经开始尝试经口进食，但单靠经口进食无法满足热量需求。
- 部分患者通过经皮内镜胃造瘘管摄入水和药物，但也可以经口进食不含游离液体的半流食。

管饲饮食医嘱

给予管饲饮食时应考虑的问题有：饲喂方式、进行管饲的持续时间及食物配方类型。

饲喂方式

- **持续饲喂**
  - 在设定的时间段内用泵装置进行持续饲喂。
  - 通常用于夜间，由于患者的耐受良好且不影响治疗计划，是最常用的管饲饮食方式。
  - 除了定期检查饮食的剩余量以外，对护理方面的特殊要求很少。
- **顿服**
  - 分次间断饲喂，每日 3 ~ 6 次。
  - 无须使用泵装置，但须要用注射器或漏斗将食物注入经皮内镜胃造瘘管。
  - 对于准备从持续饲喂向经口进食过渡的患者而言是一个良好的选择。若患者出院时带有经皮内镜胃造瘘管，这一方式对于家庭护理来说最为简便，并有助于患者建立接近正常的饮食计划，通过间断饲喂重新适应饥饿 - 饱腹信号周期。
  - 对于热量需求较高的年轻患者，若夜间持续饲喂仍不能保证足够的营养摄入，则应额外增加顿服饮食。这种情况并不常见，但当患者正在接受浓缩配方饮食，或在夜间持续饲喂以外的时段有饥饿感时，则须要考虑额外添加顿服饮食。
  - 有的患者会出现不耐受，可能是由于饮食配方量较大，为了保证足够的液体摄入同时冲入大量饮用水所致。

管饲饮食的持续时间

- 对于正在按计划接受康复治疗的患者，通常在夜间进行 16 h 的持续饲喂，以尽量避免打断治疗时间。16 h 包含了早餐和晚餐时间。

- 对于准备脱离经皮内镜胃造瘘管的患者，应缩短饲喂时间，使患者有机会在不接受管道饲喂的时间段内经口进食。

配方类型

- 每家医疗机构都有自己可提供的饮食配方类型资料卡。多数医院与雅培或雀巢公司签订了配方饮食相关的合同（在公司网站上可以查询到每一种管饲饮食类型的营养配方详细资料）。

配方选择

– 完全、标准配方：所含热量通常为 1 kcal/ml，适用于消化道不能耐受任何蛋白质摄入的患者。

– 浓缩配方：所含热量高于 1 kcal/ml 的所有配方类型（1.2 ~ 2 kcal/ml）。通常用于正在进行康复治疗的患者，可以将持续饲喂的时间缩短至 16 h，含或不含纤维素。

– 半要素配方：含已部分水解的氨基酸，易于吸收。通常蛋白质的含量较高，对于采用标准配方出现持续性腹泻的患者，半要素配方可能具有更好的耐受性。

– 肾病配方：又分为血透前配方和血透后配方。血透前配方蛋白质的含量较低，而血透后配方的蛋白质含量较高。这两种类型都严格地限制液体含量，并且为低钾低磷饮食。

– 糖尿病配方：碳水化合物的含量较低。

选择肠内营养配方时须要考虑的问题

– 入院进行康复治疗之前的既往病史（糖尿病或肾病等）。

– 应激的程度：烧伤、骨折 / 器官破裂、较大的外伤及近期手术史等均会使蛋白质需求增加。

– 配方中的液体含量。

– 根据管饲饮食的时间长度确定饮食量。

– 考虑患者对饮食类型的偏好（如洁食等），以及之前能够耐受的饮食类型。

开始进行管饲饮食

– 起始速度设为 30 ~ 40 ml/h，观察患者的耐受性。
– 保持患者上半身坐起 >45°。
– 定时检查，保证剩余饮食量 >200 ml。
– 患者耐受后，可每隔 6 h 将泵速增快 15 ~ 30 ml，直至达到目标泵速。
– 目标泵速一般不超过 100 ~ 110 ml/h。
– 患者的体型和对目标泵速的耐受性也不可忽视。

液体

– 根据年龄和目前状况确定摄入量，一般为 25 ~ 35 ml/（kg · d）。
– 根据管饲饮食的量计算其中的自由水含量（不能简单地将管饲饮食量直接作为水的摄入量）。额外给予水分冲入，以达到估算的液体入量需求。
– 通常每次冲入量不超过 250 ~ 300 ml。
– 浓度越高的配方饮食含水量越少，也就需要额外补充更多的水。
– 监测实验室检查指标，随时调整“估计需求”。当患者持续存在低钠血症而又须要限制液体入量时，可以用生理盐水代替饮用水。

监测实验室检查指标

– 营养相关的实验室检查指标。
  - Na、肌酐、尿素氮：反映液体代谢状态。
  - 磷：对接受较为激进的营养补充干预的营养不良患者和肾病患者均应监测血磷水平。对已经接受肾病饮食的患者，若血磷水平升高，应考虑应用磷结合剂以降低血磷。

- K：对接受较为激进的营养补充干预的营养不良患者和肾病患者均应监测血钾水平。已经接受肾病饮食的患者，若血钾水平升高，应考虑应用阳离子交换树脂以降低血钾。
- Mg：对接受较为激进的营养补充干预的营养不良患者，应监测血镁水平。
- GFR：反映饮食配方中的蛋白质含量。若降低，应警惕高钾血症和高磷血症。
- 白蛋白：提示蛋白质代谢的变化趋势，半衰期为21天。对于当前蛋白质和营养状态的指示意义不大。
- 前白蛋白：为反映蛋白质代谢状态的较好的实验室检查指标，可以每2~3天检查一次，以监测营养计划或管饲饮食方案的蛋白质补充是否能够满足机体需求。

管饲饮食的相关问题及解决方案

- 腹泻
  - 检查用药情况，即使已经给予肠道调理药物，也需要2~3天才能起效。
  - 检查饮食配方：碳水化合物含量较高的配方可能会引起吸收不良。
  - 纤维素：可以导致或缓解腹泻，未摄入纤维素的患者可以尝试添加纤维素摄入，反之亦然。
- 呕吐
  - 患者进食时的体位：保持坐起体位。
  - 若持续存在无明显缓解，应检查经皮内镜胃造瘘管是否被拔出。
- 经皮内镜胃造瘘管堵塞
  - 预防：每次饲喂前后用少量水冲洗（一次30 ml），将管腔内残留的食物冲出。通过经皮内镜胃造瘘管给药时应用水冲入。如有液体剂型可用的药物应尽量避免采用固体片剂。

○ 尝试用水冲洗使管腔再通。历史上曾认为姜汁汽水有效，但从医学角度上不宜采用这种方法。

（刘　楠　周谋望）

参考文献

1. Gottschlich MM, editor. The ASPEN nutrition support core curriculum: a case based approach-the adult patient. 2nd ed. Silver Spring, MD: American Society for Parenteral and Enteral Nutrition; 2007.
2. Merritt R. The ASPEN nutrition support practice manual. 2nd ed. Silver Spring, MD: American Society for Parenteral and Enteral Nutrition; 2005.
3. Abad-Jorge A, Banh L, Cumming C, et al. Adult enteral and nutrition handbook. 4th

第 8 章　轮椅处方书写

Jenny Lieberman

对轮椅的正确评估很有必要，使用错误的装备可能导致畸形、皮肤破损、行动不便和身体疼痛。仅仅订购一台基本配置的轮椅可能引起明显的不适体验，导致治疗费用高昂的二次致残，如溃疡等。因此，还须要考虑购置配件和座椅。此外，在可能的情况下，长期使用轮椅的患者应当咨询有执照的专业医疗人员，例如，某位精于轮椅座位配置的专业人员或物理治疗师。

提供轮椅时的目标

- 促进活动。
- 保证适当的呼吸。
- 促进适当的力线（alignment）。
- 阻止畸形的进展。
- 支持独立自主的移动。
- 促进良好的皮肤完整性。

有关轮椅的注意事项

- **使用所需时长**
  - 短期：（<1 年）可租赁，如骨折和近期手术等。
  - 长期：可能须要通过保险购买；委托轮椅诊所对移动性和座椅需求进行专业评估。

- **报废**
  - **费用**：根据需求变化。
    - 从标准的有基本座椅的手动轮椅到定制的有康复座椅的手动轮椅的价格为 $ 350 ~ $ 6000。
    - 手动仰躺轮椅（manual reclining wheelchair）到有康复座椅的手动倾倒轮椅（manual tilt in space wheelchair）的价格为 $ 1000 ~ $ 8000。
    - Scooter（小轮车）的价格为 $ 1500 ~ $ 4000。
    - 装有 Captains Seats 的基本配置的电动轮椅到高档的有电动座椅和康复座椅的电动轮椅的价格为 $ 5500 ~ $ 27 000。
  - 报废的条件是须要使用该设备 5 年，除非诊断评估 / 病情有明显改变。
  - 医疗保险：关注的焦点是在家安全、及时地完成移动性相关的日常生活活动（MRADL）的能力[1]。
    - 如果在家使用设备，要考虑的是移动模式：步行［如果不能步行，使用手杖和（或）助行器］，使用手动轮椅、Scooter 或电动轮椅。
    - 对于电动助动设备（Scooter 和电动轮椅），须要提供额外的文书说明来支持对该助动设备的需求。由物理治疗师负责面对面的评估：
      - 面对面评估由一份办公室访问记录（或病例，如果患者在住院）构成，说明为什么使用者即使借助器械（手杖或助行器）也不能行走或不能驱动手动轮椅。如果 Scooter 适用，表明功能活动需要 Scooter。如果需要电动轮椅，表明他们在家不能使用 Scooter，只能借助电动轮椅完成在家的移动相关 ADL。电动助动设备的记录必须表明这是一个面对面的评估。
      - 面对面的完成日期：如果是有执照 / 证书的医学专业人士

（OT 或 PT），完成日期是签署病情所需信函的日期（这与许多医疗保险管理项目不同；细节须详询承保人）。

- 证明文件：对现在或将来须要使用助动设备的残障人士而言，记录文件时应该表明功能性移动［即患者可借助助行器迈步，但无法完成行走的功能，而不是（含糊记录为）患者可借助步行器步行］。
- 应当尽可能早地在收费前就开好购置轮椅的处方，以便患者（及时）收到装备并在家使用。

有关患者的注意事项

- 他们住独栋别墅还是公寓？
- 入口处是否有台阶、斜坡或电梯？如果有台阶，轮椅或 Scooter 应存放在哪里？
- 屋内通道：进门处的道宽，门与走廊的相对位置（可依据转弯所需决定轮椅类型；前 vs 中轮驱动）。
- 交通方式
    - 他们自己开车还是搭乘其他交通工具？
    - 是厢型车还是轿车？
    - 是公共汽车还是地铁？（可根据进出口道宽的要求决定轮椅类型：后轮轮椅适用于地铁，前轮和中轮轮椅适用于公共汽车）
- 职业
    - 工作场所的通道有（需要注意的）问题吗？如工作台、盥洗室或电梯。
- 家庭
    - 有孩子吗？有看护人员吗？

轮椅的分类

- **截肢轮椅**：将后轴装置在车架的后端，转移重心，从而抵消了由于单侧下肢或双侧下肢缺失（导致的重心不稳），以增加平衡和稳定性。

- **基础轮椅**：仅有最基本调置度的手动轮椅。当患者有暂时的功能障碍或当患者仍有能力站立或走动时使用。
- **定制轮椅**：须有能够调整轮椅结构（深度、宽度或高度）的功能，也须有能调节车轴的位置，以使移动后轮便于使用，并能改变重心增加平衡。
- **轻型或超轻型**：由铝或钛制作而成，部分不可折叠，部分可折叠。推荐全天使用轮椅的人群使用，尤其是那些姿势不对称和存在上肢功能障碍的人。不可折叠的轮椅更轻便，常常更适于临床使用，但可折叠轮椅更便于一些顾客拆卸[2-3]。
- **手动**：用手驱动。
- **电动**：通过电动机驱动，适用于无法使用手动驱动轮椅的患者，双下肢功能下降或无功能，伴有至少一侧上肢功能下降或无功能的患者，也适用于患有严重慢性阻塞性肺疾病、多发性硬化、脊髓损伤、脑卒中、截肢、退化性骨关节病、类风湿关节炎以及严重的心血管疾病的患者，在不伤及自身和他人的情况下一定能使用。还可以添加电动座椅（电动倾倒、仰躺、座椅升降或抬升腿托），也可使用站立行走电动轮椅（power standing feature）。如果患者的关节存在活动受限、溃疡、依赖重心转移、疼痛和畸形，可考虑使用[4-6]。
- **动力辅助**：手动轮椅上安装的电动装置可提供辅助驱动。将马达安装在车轮上，通过转动轮圈或操纵杆启动。这对需要手动轮椅，却缺乏力量或关节活动度来驱动轮椅的患者有用。
- Scooter：是电驱动的装置，使受损伤的患者易于行动，并且使用时不伤及自身和他人。
  - 使用 Scooter 时需要良好的上肢关节活动度和力量，以及良好的平衡和姿势调整。Scooter 无法被调置。对于姿势不对称、上肢肌力弱及关节活动度下降的患者，我们推荐电动轮椅，因为可对其进行调整（座位、操纵杆位置以及通过电子设备降低敏感性）。

- **运动型**：用于体育运动时。

装备的注意事项

- **坐垫**
  - 通用：由于缺乏支撑或减压功能，仅建议短期使用。
  - 减压：考虑有伤口并能维护好的情况。
    - 空气是最好的坐垫，但须要维护[7]。另外，可考虑液体 / 凝胶坐垫。
  - 支撑：曲度取决于大腿侧方支持（内收肌）或易于转移。
    - 另一个考虑因素是海绵的黏连度：松软 vs 坚硬。
- **座高、座倾倒和座椅到靠背的角度**
  - 从前座到地板的高度必须足够高，以适应小腿的长度：前座到地板的高度 = 小腿长度 – 垫高 +2in.（英寸）的离地净高（2in. 是惯例，但也取决于轮椅使用者在驱动轮椅跨越障碍物时的技能）。
  - 座倾倒指的是后座与前座到地板高度的差别，前座到地面的高度更高。通常建议平衡失调或脊柱畸形的患者使用。
  - 座椅靠背角度可内缩或张大。
    - 内缩是指座椅与靠背的角度 <90°，导致臀部弯曲。通常建议用于伸肌张力高、但必须髋关节能适应的患者。
    - 建议不能弯曲到 90° 和平衡失调的患者使用张大的座椅靠背角度。另外，研究表明 -10° 腰椎支撑对骨盆和下腰部来说更为理想。
- **背部支撑**
  - 通用靠背：仅建议短期使用。

    - 不能提供支撑作用，因此，通常不推荐全天候使用轮椅的人群使用。
  - 曲度：考虑增加的曲度会影响横向转移。
- **脚踏 / 腿托**
  - 可升降腿托 vs 可摇摆拆卸脚踏。
    - 可升降腿托仅建议用于膝关节屈曲和挛缩限制的人群。
      - 注意事项：腿托很重，还会增加转弯半径。也要考虑腿部肌肉长度，腿部肌紧张者忌用。
- **扶手**
  - 注意事项：需要可移动扶手。
    - 不可移动，会妨碍转移和功能。
- **头枕**
  - 推荐可倾倒和可仰躺的头枕，用于交通运输。
  - 注意事项：单个头枕 vs 双侧头枕取决于颈椎侧面 vs 前 / 后部曲线。
- **脚轮**
  - 大小依赖于两个因素：小腿长度和地形。
  - 脚轮越小，离地越近，转弯越小，在不平的地面上行走就越困难。
  - 脚轮越大，座位离地高度及转弯就越大，在不平的地面上行走就越容易。
  - 也要考虑移动时脚轮与双脚的间隙，以防止脚轮撞击患者的脚后跟。
- **轮胎**
  - 固体轮胎是固体聚氨酯轮胎，有或无胎面纹路。没有减震功能，因此乘坐体验不够平稳。
  - 充气轮胎
    - 有泡沫填充衬垫的充气轮胎不漏气，但不如单纯的充气轮胎乘坐柔软舒适。
  - 高压轮胎比标准充气轮胎的压力更高，更耐用，因此乘坐体验更平稳。常用于超轻型和运动型轮椅。

- **车轮**
  - 镁合金车轮较重，无须保养。不推荐全天候轮椅使用者使用。
  - 金属辐条是轻型和超轻型轮椅的标准选择。辐条须要保养。
  - 纤维辐条更轻，更减震，更耐用，但成本高达 900 美金。
- **车闸**
  - 标准的车闸通过推或拉刹车，选择哪种取决于对患者来说哪个更容易。推式车闸允许闸低于转移用的垫子。但是，当处于解锁状态时，闸离车轮很近，可能干扰轮椅驱动（手碰到闸）。
  - 剪刀车闸位于座架下方，因此不影响转移，也不影响轮椅驱动，但是手伸到座位下方时须要保持身体平衡。
  - 电动车闸是一种新上市的车闸。对上肢功能障碍或抓握功能受损的人来说非常理想，但是可能会增加一点儿框架的重量，因为它们在轮毂部位锁定轮椅。
- **手圈**
  - 标准选择是铝合金。
  - 对抓握功能受损的人推荐有塑料涂层的手圈。
  - 需要某些器械推动手圈的人可以要求使用边缘凸起的塑料手圈。
  - 椭圆形手圈是一种新上市的手圈（自然契合手圈），可使手腕的位置更加自然，推荐患有腕管综合征和其他上肢功能障碍的人使用。
- **车架**
  - 可折叠：更容易放入汽车后备箱，较重。
  - 刚性框架：更易推动，更轻，有更好的操作性。
- **骨盆支撑（髋部固定带）**
  - 强韧的填充物用于稳定骨盆而不引起前骨盆压力的升高。4 点髋部固定带为大腿和骨盆提供了更强有力的支撑。

- 按压按钮型 vs 线性推动型取决于按压 vs 拉起的能力。

诊断注意事项

脊髓损伤

- 损伤程度
  - 截瘫：应当使用手动轮椅，除非存在上肢功能障碍、严重的姿势畸形、褥疮或影响耐力和（或）健康的心脏问题 / 呼吸问题。
  - 四肢瘫：应当使用电动轮椅，除非有
    - 功能性手。
    - 进出通道的问题。
    - 特殊移动和环境需要。
- 皮肤完整性
  - 感觉：有较大风险存在感觉缺失或减弱。
  - 失禁：失禁使伤口愈合减慢。
    - 如果伤口未愈合，考虑推荐结肠造瘘或耻骨联合上造瘘导尿。
  - 损伤的历史：损伤如果伴有瘢痕组织，则风险增加；瘢痕组织更易破溃，从而导致褥疮复发。
- 姿势调整和活动范围
  - 脊柱——注意事项：弯曲与固定。
    - 目标是尽可能好地矫正脊柱，以利于呼吸、消化和排泄功能。
  - 骨盆——较低一侧指定的倾斜度。
    - 目标是使压力均匀分布，从而减小压力峰值，促进良好的皮肤完整性。

- 异位骨化：臀部的异位骨化会限制伸展度，需要明显的拉伸（即较少限制拉伸）。
  - 身体调整位置时的拉动将会引起皮肤完整性严重受损的风险。同样，对足底褥疮的患者而言，踩踏脚踏板也将带来高风险。
  - 膝部的异位骨化需要特定的足部支撑，依赖于限制弯曲和伸展（抬腿休息和收起脚踏板）。
  - 注意事项：如果伤口未愈合或患者对疼痛有严重的抱怨，可考虑骨科手术评估。

背痛

- 注意事项：腰椎的间隙。
  - 腰椎后凸：与对背痛的抱怨增多相关，腰托可缓解。
- 注意事项：斜方肌和肩胛提肌疼痛。
  - 肩胛部外展和上提、胸椎后凸和颈椎前凸与疼痛相关。伸展脊柱、收缩肩胛部以及颈椎中立位可能缓解。

上肢损伤

- 姿势
  - 排列不齐：肩胛部外展和上提，胸椎后凸，以及颈椎前凸导致胸肌缩短。这与肩撞击综合征相关。
- 手动轮椅中车轮的位置
  - 后轮应该比车体后框架靠前，中指靠近车轮中心。
- 推进技术
  - 想要较长的流畅的步伐。
    - 考虑推荐 OT 或 PT 进行移动技能训练。

脑卒中

- 痉挛和不对称：不对称是由于痉挛导致。
  - 考虑通过抗痉挛药物或肌内注射减轻痉挛状态。

- ○ 认知和感知功能：不推荐电动轮椅，除非患者有全时的监护。
- ○ 功能性上肢：可考虑手动轮椅，足部驱动或单臂驱动。
  - ■ 可有部分移动性但不是完成日常生活活动所必需的功能。

神经肌肉疾病（如 MD、ALS、PLS 和 SMA）

- ○ 进展：将导致肌肉萎缩或痉挛。疾病进程可能很迅速，因此迫切地须要配备装备。
  - ■ 考虑向当地的租借柜台处租借装备（ALSA 和 MDA）。
- ○ 特定姿势：特定的姿势通常须要定制支撑物（也就是 MD 中的脊柱前凸，SMA 中的脊柱侧凸）。

多发性硬化

- ○ 类型：疾病进展的速度影响装备的推荐。
  - ■ 如果是渐进的，推荐电动轮椅取代手动轮椅或 Scooter，基于当下和 5 年内的需求。
  - ■ 考虑随时需要座位：有转移重心的能力，但有皮肤完整性受损的风险（如果需要电动轮椅，考虑在未来几年内添加一个动力调节座椅）。
- ○ 认知能力：对于损伤了认知和感知能力的患者，不推荐电动轮椅，除非有全时的监护。
- ○ 体位调整和关节活动范围——考虑脊柱、骨盆的调整、挛缩和痉挛。

类风湿关节炎

- ○ 关节受累：关节半脱位导致不能自我驱动，需要电动轮椅辅助功能性移动。
- ○ 器官受累：膀胱和直肠受累，导致须要使用失禁座位支架。

- **一般医疗诊断**（如心脏疾病、肺动脉高压和骨性关节炎）
  - ○ 氧气：保险公司常常要求氧气公司提供氧气瓶架，而手动或电动轮椅上并未安装氧气瓶架。

  ○ 疲劳和疼痛：提示须要电动轮辅助移动，从而及时地完成活动。

Scooter

注意事项

- 推荐耐力和力量都下降、不能操作手动轮椅但不需要电动轮椅的患者使用。
- 由基于需求的保险覆盖。
  ○ 如果在家需要，由医疗保险覆盖。
  ○ 如果用于户外移动，由医疗补助计划（Medicare）覆盖。
- 诊断注意事项：关节炎、呼吸系统疾病（肺气肿及慢性阻塞性肺疾病）、心血管疾病（冠状动脉疾病、慢性心力衰竭）、截肢、早期多发性硬化（不推荐有姿势畸形、皮肤完整性受损和平衡失调的晚期多发性硬化患者使用）。
- 禁忌证
  ○ 不推荐皮肤完整性受损或有可能存在脊髓损伤的患者使用。
  ○ 不推荐单肢使用（脑卒中）。
  ○ 对症状逐渐恶化的心脏或呼吸系统疾病患者，双侧肢体使用。须要考虑氧气瓶安装的位置（如果可能，使用脉冲式血氧仪检查氧饱和度）。
  ○ 手部关节不稳定。
  ○ 使用时一定不能危及自己或他人。
  ○ 一定要有平衡和姿势稳定性，从而保持直立。
  ○ 一定要有上肢关节活动度和控制舵柄的力量。
  ○ 一定要能安全地转移到装置上或卸下来。

小轮车的类型

- 3 轮
  ○ 更易操作（32” 到 42” 的转弯半径）。

  ◦ 根据医疗保险指南由医疗保险和保险公司报销（医疗补助计划未覆盖）。
- 4- 轮
  ◦ 更大的转弯半径（44” 至 54” 的转弯半径）。
  ◦ 由医疗补助计划覆盖（医疗保险未覆盖）。

轮椅更换

更换的原因：保险公司严格遵守 5 年的规定，但有一些情况他们会酌情考虑：

- 出现病情的改变或有新的诊断结果，表明当前的轮椅不再满足患者的需求。
- 修理费用＞更换费用的 1/2。
- 由患者无法控制的情况导致的丢失或损坏。
  ◦ 被盗：需要警方的报告。
  ◦ 航空公司损坏：如果经鉴定损坏发生在离开航空公司之前，航空公司将会支付更换费用。

有帮助的要点

- 来自北美康复工程和辅助技术协会（Rehabilitation Engineering and Assistive Technology Society of North American，RESNA）的专业轮椅门诊和辅助技术从业人员（ATP）的名单 http://www.RESNA.org。
- 装备使用者在整个评估和购置流程中应该是主要的一员，从而保证装备能满足患者的需求，降低弃用率[8]。

轮椅处方

日期：
姓名：
出生年月：
诊断：□脑卒中 □创伤性颅脑损伤 □脊髓损伤 □多发性硬化 □ LE 截肢 □髋关节置换 /THP □脊柱手术□关节炎□其他

处方 / 推荐：□租借（13 个月或以下）□购买 □如果长期使用，参考轮椅诊所的评估。

轮椅的类型：□截肢轮椅 □基础手动轮椅 □手动仰躺轮椅 □手动倾倒轮椅 □轻型轮椅□定制的超轻轮椅（框架：□可折叠□不可折叠）□ Scooter □电动轮椅 □定制的电动轮椅（□电动倾倒型 □电动仰躺型 □可抬升腿托 □可抬升脚踏板 □电动可抬升座椅）

改装：

座宽：□ 16" □ 18" □ 20" □ 22"

座深：□ 16" □ 18" □ 20" □ 22"

脚踏板 / 腿托：□可摆动拆卸脚踏板 □可抬升腿托（仅当无法弯曲膝盖或须要温和抬升时）□角度可调踏板□复合材料踏板

扶手：□高度可调扶手 □可移除扶手

骨盆支撑：□按钮型髋部固定带 □航空用髋部固定带 □有棉垫 □无棉垫

座位

靠背：□通用 □定位（□普通曲度 □最大曲度）

坐垫类型：□通用 □减压 □减压及定位

型 号：□ Roho high profile □ Roho high profile Quadtro Select

□ Jay 2 □ Jay2 Deep Contour □其他 __________

附件

头枕：□ 10”码枕垫 □ 14”码枕垫 □可移除

脚：□脚带 □踝带 □后跟带

上肢支撑：□半 □全

预估所需的时长：□数周 □数月 □<5 年 □>5 年 □终身

诊断理由：

____

____

____

轮椅调整举例

减压

依赖重心转移的骶部有二度褥疮的患者需要减压坐垫。没有花费更少的选择，既能支撑不对称性畸形，也能促进伤口愈合和良好的皮肤完整性。

依赖重心转移的骶部有二度压疮的患者需要倾倒型轮椅。由于身体虚弱及关节活动度降低等原因，患者维持重心提起（的状态）无法超过 2 min。另外，由于痉挛或平衡失调，患者不能通过前屈转移重心。此外，不推荐手动仰躺轮椅，因为身体调整位置时的拉动可导致受损皮肤的完整性遭到进一的步破坏。

超轻轮椅

对截瘫和肩部受到冲击的患者，需要驱动标准轮椅。患者须要将轮椅的后轮向前移动 2 英寸，从而提高手轮比。不使用标准（K0001）、轻型（K0002）或日常活动轻型轮椅（K0004）。患者只有使用配置适当的超轻型轮椅（K0005）才能独立地进入厨房获取食物或进入盥洗室进行卫生清洁。

躯干侧方支撑

对脊柱向右侧凸的患者，需要强有力的侧方支撑。对于支撑不对称畸形没有花费更少的选择。

高度可调的扶手

由于从座位到肘部的距离过长，患者需要高度可调的扶手。不可调的扶手不能很好地支撑患者，从而导致脊柱侧凸，并加重已经存在的畸形。

连杆型车闸

由于肘部长度的限制，患者需要连杆型车闸。如果没有可调节操纵杆，患者不能独立使用车闸。因此安全转移需要它。

坐垫

定位

对于不对称的骨盆畸形（如倾斜、骨盆翘起和骨盆旋转），患者需要一个定位坐垫。一般的坐垫不能支撑他们。这是能阻止不对称畸形进展花费最少的选择。

减压

由于皮肤的完整性受到损坏，有某一阶段的溃疡，该患者需要一个减压坐垫（如气体、液体和凝胶）。坐垫可使其陷入坐垫里，压力的峰值降低，促进血液循环和伤口愈合，促进良好的皮肤完整性。这是在促进伤口愈合和良好的皮肤完整性上花费最少的选择。

减压和定位

由于存在不对称性畸形伴有压力性溃疡，这样的顾客既需要减压坐垫，也需要定位坐垫。没有花费更少的选择，能在停止不对称畸形的进展的同时促进伤口愈合和良好的皮肤完整性。

（卢　瑶　周谋望）

参考文献

1. Local Coverage Decision (LCD) for Power Mobility Devices (L21271). CMS pub. 100-3, Medicare National Coverage Determination Manual. Chapter 1, Section 280. 3.
2. Paralyzed Veterans of America Consortium for Spinal Cord Medicine. Preservation of upper limb function following spinal cord injury: a clinical practice guideline for health care professionals. J Spinal Cord Med. 2005; 28(5):434-470.
3. Rehabilitation Engineering and Assistive Technology Society of North America. RESNA position on the application of ultralight manual wheelchairs. Arlington: RESNA; 2012.
4. Arva J, Paleg G, Lange M, Lieberman J, Schmeler M, Dicianno B, Babinec M, Rosen L. RESNA position on the application of standing wheelchair devices. Assist Technol. 2009; 21(3):161-168.
5. Arva J, Schmeler MR, Lange ML, Lipka DD, Rosen LE. RESNA position on the application of seat-elevating devices for wheelchair users. Assist Technol. 2009; 21(2):69-72.
6. Dicianno BE, Arva J, Lieberman JM, Schmeler MR, Souza A, Phillips K, Lange M, Cooper R, Davis K, Betz KL. RESNA position on the application of tilt, recline and elevating legrests for wheelchair users. Assist Technol. 2009; 21(1):13-22.
7. The ROHO Group High Pro fi le Quadtro Select Cushion. Cushion maintenance. http://www.youtube.com/watch?v=Dd37symdvYo.
8. Cook A, Hussey S. Assistive technologies: principles and practice. 2nd ed. St. Louis: Mosby; 2002.

第 9 章　物理因子治疗

Paul Lee

热疗

- 热疗是通过传递热量、提升软组织温度以达到治疗损伤和病理状况的目的。
- 加热软组织的温度区间在 45～50℃（104～113 ℉）[1]。
- 热疗主要作用于浅表组织，但也可以穿透更深层的肌肉和关节。
- 用于康复的理疗中热量通过以下方式传递。
  - 传导：通过直接接触热源传递能量。
    - 湿热敷。
    - 石蜡浴。
  - 对流：通过液体或气体流动造成的温度变化传递能量。
    - 漩涡浴。
    - 射流治疗。
  - 辐射：通过能量粒子在电磁场中产生电磁波来传递能量[2]。
    - 最常用的理疗是红外线灯。

超声和短波透热疗法同样具有加热功能，但这并不是其主要作用。这些理疗将在后续章节中介绍。

热疗的生理作用：血管舒张可以增加代谢速率，增加胶原的延展性，增加神经传导性能，降低感觉和运动的神经延迟，增加疼痛阈值，降低肌张力及缓解痉挛[1,3,10]。

热传导方式：热敷和石蜡浴。

热度类型：湿热。

适应证：慢性疼痛、关节僵硬和肌肉强直[1, 3, 6]。

主要作用：促进软组织恢复，放松关节肌肉，以及缓解关节僵硬[1, 3, 6]。

温度区间

- 热敷：71～77℃。
- 石蜡浴：51～53℃（124～127℉），升温至>93℃（>200℉）对设备进行消毒。

持续时间：热敷 20 min；石蜡浴 30 min。

实施方法

- 热敷：将毛巾置于加热包和皮肤之间，大约 1 英寸厚（通常为 6 层毛巾），可根据不同的加热部位调整毛巾层数。
- **石蜡浴**[7-10]
    1. 直接提升皮肤温度　连续 7 次浸入蜡中，每次浸入后等待几秒使蜡壳变硬，之后将皮肤裸露浸入石蜡浴中 30 min。
        - 适应证：浅表 / 皮肤加热。
    2. 皮肤有包被　连续 10 次浸入蜡中，每次浸入后等待几秒使蜡壳变硬。之后用塑料袋、毛巾或蜡纸包裹皮肤，进行石蜡浴 20～30 min（传统方法）。
        - 适应证：加热皮肤及皮下组织。
    3. 提升皮肤及肌肉温度　连续 7 次浸入蜡中，每次浸入后等待几秒使蜡壳变硬。之后将皮肤裸露浸入石蜡浴中 30 min。之后用塑料袋、毛巾或蜡纸包裹皮肤，再次石蜡浴 20～30 min。
        - 适应证：加热肌肉或浅表关节。

禁忌证[11]

- 恶性肿瘤。
- 开放伤。

- 皮肤温度觉缺失。
- 严重或急性感染。
- 肿胀区域。
- 血栓受累区域。
- 意识障碍或无自控力。

热对流方式：漩涡浴和射流治疗。

理疗：射流治疗。

热度类型：干热。

适应证：肢体远端疼痛、创伤、急性炎症、肿胀、关节僵硬及血供不足 [1,8]。

主要作用：缓解疼痛，增加组织温度，增加血供，增加代谢速率，促进愈合，增加关节囊和肌肉温度，皮肤脱敏 [1,8]。

温度范围：最高温度 47.8 ℃ /118 ℉。

持续时间：20 min。

实施方法：患者在设备旁取舒适的体位，将患肢置于理疗仪套袖内，放松套袖或置入毛巾以起保护作用。调节空气流速和脉冲时间。患者可同时行 ROM 训练，使用夹板或牵引治疗。注意在治疗开始几分钟后评估患者的情况。

禁忌证 [11]

- 恶性肿瘤。
- 皮肤温度觉缺失。
- 血栓受累区域。
- 意识障碍或无自控力。

预防 / 建议：对于开放伤口在理疗前应放置敷料，并积极评估严重或急性炎症患者的情况。

理疗：漩涡浴。

热度类型：湿热。

适应证

1. 低热　虚弱患者的热身。
2. 中低热　开放伤（坏死、缺血、中至高强度的渗出性伤口）、循环或感觉失调和糖尿病高渗性昏迷。
3. 中热　烧伤患者功能和 ROM 受限、肌肉和关节僵直。
4. 高热　疼痛、肌肉和关节僵直。
5. 超高热　慢性症状，增加软组织延展性，仅用于远端肢体功能障碍。

主要作用：增加核心温度，舒张血管，增加血流，松解坏死组织，增加白细胞和抗体数量，提升吞噬细胞功能，刺激肉芽组织形成，降低肌张力，增加脉搏，降低血压，镇静[1, 8, 10]。

温度范围

1. 低热　32 ~ 34 ℃ /90 ~ 93 ℉。
2. 中低热　33 ~ 35.5 ℃ /92 ~ 96 ℉。
3. 中热　35.5 ~ 37 ℃ /96 ~ 98 ℉。
4. 高热　37 ~ 40 ℃ /99 ~ 100 ℉。
5. 超高热　40 ~ 43 ℃ /104 ~ 110 ℉。

持续时间：15 ~ 20 min。

实施方法：根据治疗目的调节温度范围。将治疗部位置入漩涡浴中约 7 英寸。患者可以在理疗时行 ROM 等其他训练。

禁忌证

- 清洁的肉芽组织。
- 新移植的皮瓣。
- 静脉溃疡。
- 怀孕初期。
- 多发性硬化。
- 严重的精神创伤。

- 大、小便失禁时全身理疗。

热辐射方式：红外线灯。

适应证：疼痛。

主要作用：增加浅表组织温度及缓解疼痛。

辐射波长：780 ~ 1500 nm。

持续时间：15 ~ 20 min。

实施方法：将湿毛巾置于患处，将红外线灯以合适的强度垂直照射患处。应距离患处大约 20 英寸以避免灼伤。

缺陷：只能穿透 3 mm 的皮肤组织。

禁忌证

- 严重的精神疾病患者。
- 皮肤感觉缺失。

冷疗

- 降低组织温度的理疗。
- 主要用于急性和亚急性疾病以缓解炎症和疼痛。
- 用于康复的理疗中的热量通过以下方式传递：
  - 热传导。
    - 冰敷。
    - 冰擦。
    - 冷敷。
    - 冷漩涡浴。
    - 冷加压装置。
  - 蒸发。
    - 冷蒸汽喷法（如弗洛里甲烷）。
  - 热对流。
    - 冷漩涡浴。

生理作用：收缩血管，降低细胞代谢，降低血流，降低 γ 运动神经元的活性，缓解肌肉痉挛，减少白细胞和巨噬细胞的数量，减轻水肿 [1, 6, 10, 12-15]。

0 ~ 18 ℃ /32 ~ 65 ℉持续作用时间：

1. 3 min 产生冷刺痛。
2. 4 ~ 7 min 冻伤。
3. 8 ~ 15 min 痛觉缺失。
4. 15 ~ 30 min 感觉丧失。

热传导式冷疗：冰擦、冰或冷敷、冷漩涡浴。

理疗：冰擦。

适应证：挫伤、急慢性疼痛、肌肉拉伤、亚急性肌腱炎、腱鞘炎及滑囊炎。

主要作用：镇痛，降低肌痉挛，减缓血流。

温度范围：0 ~ 10 ℃ /32 ~ 50 ℉。

持续时间：5 ~ 15 min。

实施方法：将患肢摆至舒适体位，置一毛巾。将冰袋在患处循环持续摩擦但不使用过多的外力，以达到镇痛目的。皮肤温度至少要降到 14 ℃才能镇痛。

理疗：冰敷 / 胶敷。

适应证：急性骨骼肌损伤，急、慢性疼痛，术后肿胀。

主要作用：同上。

温度范围：<0 ℃ /32 ℉。

持续时间：20 min。

实施方法：用毛巾包裹冰袋。

理疗：冷加压装置。

适应证：术后疼痛和肿胀。

主要作用：同上。

温度范围：10 ~ 15 ℃ /50 ~ 59 ℉。

持续时间：20 min，急性损伤或术后可运用 24 ~ 48 h。

实施方法：必要时患肢穿戴弹力袜，将理疗仪套袖缚在患肢上，将仪器调节为持续或间歇模式（20 min 每 2 h）。

理疗：冷漩涡浴。

机制：非循环式属于热传导，循环式属于热对流。

适应证：急性或亚急性损伤。

主要作用：同上。降低核心温度，减缓脉搏，增加血压，降低呼吸，增加肌张力。

温度范围[10, 12-13]：

1. 肢体浸入温度　10 ~ 15 ℃ /50 ~ 60 ℉。
2. 全身浸入温度　13 ~ 26 ℃ /65 ~ 60 ℉。

持续时间：5 ~ 15 min。

实施方法：将漩涡浴调至合适温度，可以用冰块帮助温度调节。患者理疗时可以进行其他训练。

蒸发方式的理疗：冷蒸汽喷法。

适应证：扳机点、外伤、疼痛、肌肉痉挛及肌肉强直。

主要作用：减缓肌肉痉挛，抑制肌肉拉长，激活 Aβ 纤维。

温度范围：15 ℃ /60 ℉。

持续时间：NA。

实施方法：距患处喷射佛洛里甲烷 14 ~ 17 英寸。每个方向 2 ~ 5 次。喷射时对肌肉进行牵拉，持续 30 ~ 60 s。实施“喷射 - 牵拉”模式，直到肌肉长度满意或疼痛缓解。

电疗

- 多种电疗对机体直接或间接的生理作用被用于临床中。

- 电流方式、强度、电压、持续时间和电流密度等都会影响电疗对机体的直接作用效果。机体的不同部位和特点同样会影响电疗效果。
- 在选择电疗方式时电极放置的位置和尺寸十分重要。

电极片的放置：在临床实践中须考虑靶组织类型、神经走行和目的以确定电极片的尺寸和放置位置。

- 作用于深层结构时（如关节、深层肌肉、神经或骨骼），应将电极片置于肢体远端。
- 想要刺激神经、运动点、扳机点或加压某区域时，应将较小的电极放于较大的弥散电极上。
- 运用干扰电时，应将四极电极放于靶区域的中央。

电流类型：常用的电流类型有直流电、交流电和脉冲电。这些类型的选择主要依照：

- 波形：正弦波、矩形波和双极波。
- 振幅：强度。
- 脉冲持续时间：宽度或一个脉冲的时长，较短的持续时间更为舒适。
- 充电：一个阶段、一个脉冲或循环持续时间和振幅是主要决定因素。
- 频率：每单位时间内的传递速率、脉冲数或循环数，即脉冲电中的每秒脉冲数、交流电中的每秒循环数。

直流电疗：或称单相电，主要用于离子导入或单相直流电。

- **单相直流电适应证：**伤口愈合[16-18]、抑菌[16, 18-21]、增加血流[22]和骨折愈合[17]。
- **离子导入的适应证：**参照离子导入部分。

脉冲电疗：主要用于非对称性双相电、高压电和脉冲电偶。对这些方式设置不同的参数后用于经皮电刺激神经疗法及神经肌肉电刺激等。

- **经皮电刺激神经疗法及适应证**：疼痛处理[23-31]，增加血流[31]，促进骨折愈合。
- **高压脉冲电流**：伤口愈合[21, 32-33]，急性水肿（负极）[34-37]，疼痛处理[35]，肌肉痉挛，增加血流（负极）[34-36]。
- 神经肌肉电刺激适应证：肌肉功能重塑[38-41]，肌力训练[40-44]，痉挛管理（证据等级低）[38]，功能性电刺激[45]，以及预防萎缩[40-41, 43-44]。

交流电疗：主要用于干扰电流和 Russian 中，也作为中频电疗用于干扰电流和 Russian 中。

- **干扰电流的适应证**：疼痛[46-48]、尿失禁[49-50]和水肿[48]。
- **Russian 的适应证**：功能性电刺激[10]，增加肌力[51-54]，肌肉功能重塑[39]。

电疗的禁忌证

起搏器、恶性肿瘤、妊娠、脑深部电刺激、骨骺活跃、活动性出血、活动性深静脉血栓、经颅电刺激、生殖器官附近、颈前、颈动脉窦、植入式心脏复律除颤器（ICD）和严重的精神疾病[11]。

1．缓解疼痛

波形 / 电流类型：非对称性双相波的经皮直流电刺激（TENS）

急性疼痛设置

机制：门控。

刺激：感觉水平。

脉冲持续时间：75 ~ 200 μs。

频率：50 ~ 150 pps。

时限：持续模式。

时间：约 30 min。

振幅：能忍受的最大刺痛。

位置：邻近或覆盖疼痛区域，可以包括扳机点或穴位。

治疗时间：根据疼痛水平决定。

镇痛效果：最初 30 min 疼痛缓解，持续若干小时。

可选波形：对称性双相波。

慢性疼痛设置

机制：脑啡肽释放。

刺激：低频 / 运动水平。

脉冲持续时间：100 ~ 300 ms。

频率：<20 pps(针灸样的 TENS 频率为 1 ~ 5 pps)。

时限：30 s 至 1 min。

时间：约 30 min。

振幅：引发刺痛和肌肉收缩。

位置：将电极放置于运动点、穴位或扳机点。

治疗时间：15 ~ 60 min。

镇痛效果：第 1 h 疼痛缓解，持续时间大于 1 h。

波形 / 电流类型：高压脉冲电流

慢性疼痛设置

机制：β 内啡肽释放。

刺激：低频 / 伤害水平。

脉冲持续时间：持续。

频率：1 ~ 5 pps。

电流：脉冲高压。

时限：30 ~ 45 s。

振幅：高强度 / 肌肉收缩。

位置：扳机点或穴位。

治疗时间：几分钟到 1 h，通常较短。

镇痛效果：6 ~ 7 h。

波形 / 电流类型：干扰电（IFC）

急性疼痛设置

机制：非阿片类感觉水平。

类型：干扰电流传统经皮电刺激神经疗法治疗。

电流：中频交流电。

循环持续时间：常数或扫描模式。

频率：50 ~ 120 bps。

电流振幅：1 ~ 140 mA，产生刺痛到最大忍受刺痛。

位置：将四极电极置于疼痛位置中央。

治疗时间：≤2 h。

慢性疼痛设置

刺激：感觉水平。

类型：预调制干扰电流。

电流：中频交流电。

频率：4000 Hz 正弦曲线。

调制频率：100 ~ 250 Hz。

电流振幅：4 ~ 29 mA，“感觉强烈但不痛苦”。

位置：将四极电极置于疼痛位置中央。

治疗时间：约 20 min。

2．**功能性电刺激**

波形 / 电流类型：频率触发交流电。

波形 /Russian。

FES **设置**

机制：强迫肌肉收缩以产生功能运动。

循环持续时间：50% 占空比。

频率：2500 Hz 或 5000 Hz。

电流振幅：>25% 最大自主等长收缩，直到患者忍受上限或理想的运动幅度。

开：关时间：1:5 ~ 1:1（开 6 ~ 15 s）。

斜坡时间：可调（<1 ~ 6 s），直到患者忍受上限或理想的运动幅度。

电极放置：平行于肌纤维的运动点。

波形 / 电流类型：对称性双相脉冲电流

FES 设置：

机制：强迫肌肉收缩以产生功能运动。

脉冲持续时间：100 ~ 600 μs。

频率：12 ~ 50 pps。

电流振幅：动作特异（患者的忍受上限）。

开：关时间：动作特异 /1:1(6 ~ 15 s)。

治疗时间：动作特异。

3. **肌肉功能重塑**

波形 / 电流类型：高压脉冲电流

肌肉功能重塑设置

机制：舒适的肌肉强直收缩（无疲劳）。

脉冲持续时间：100 ~ 600 μs。

频率：35 ~ 55 pps。

电流振幅：通常达患者的忍受上限。

开：关时间：1∶1 ~ 4 s 或 5∶10 s，遵循患者的疲劳水平和目标。

斜坡时间：1 s 上升，0.5 s 下降，根据患者的忍受水平可调。

电极放置：平行于肌纤维的运动点。

治疗时间：15 ~ 30 min，每天多次。

波形 / 电流类型：对称性双相脉冲电流

运动特异性和肌力训练设置 [55-56]

机制：强迫运动。

脉冲持续时间：100 ~ 400 μs。

频率：50 ~ 100 pps。

电流振幅：由患者的忍受水平决定。

诱发强度：40% ~ 70% MVIC。

开：关时间：1∶4（5∶20 s）。

治疗时间：每次运动后进行 20 min，2 ~ 3 天 / 周，持续 4 周。

4．**增强肌力**

波形 / 电流类型：中频触发交流电（Russian）。

增强肌力设置

机制：强迫收缩。

循环持续时间：50% 占空比。

电流振幅 / 诱发强度：健康肌肉≥50% MVIC，损伤肌肉≥10% MVIC。

频率：2500 ~ 10 000 Hz 载频，每秒 75 次触发。

脉冲持续时间：400 μs。

触发持续时间：6.7 s。

开：关时间：（6 ~ 10）:（50 ~ 120）s。

治疗时间：10 ~ 20 次，每周 3 天，持续 6 周。

波形 / 电流类型：非对称性双相脉冲电流

增强肌力设置 [44]：

非完全性脊髓损伤 D 级：

机制：强迫收缩。

脉冲持续时间：200 μs。

频率：50 pps。

电流振幅：78% MVIC。

开：关时间：3 ∶ 5 s。

治疗时间：60 min，每周 6 天，持续 6 个月。

水肿（急性）

波形 / 电流类型：高压脉冲电流。

急性水肿设置

机制：感觉水平刺激。

极性：负极。

脉冲持续时间：20 ~ 100 μs。

频率：120 pps。

电流振幅：可导致肌肉可见收缩强度的 10%，保持在运动阈值之下。

治疗时间：30 min，损伤后每 4 h 一次，持续 4 次。

5．伤口愈合

波形 / 电流类型：高压脉冲电流（HVPC）。

伤口愈合设置

电流振幅：75 ~ 260 V。

频率：80 ~ 100 pps。

治疗时间：45 ~ 60 min。

实施方法：受伤后 3 天使用阳极，以增加上皮细胞的聚集和增殖，促进伤口修复和关闭。后用阴极，起到抑菌或消炎作用，直到感染消失。

波形 / 电流类型：单相直流电

伤口愈合设置

电流振幅：200 ~ 800 μA（失神经支配皮肤＞400 μA）。

频率：持续。

持续时间：1∶2 开关比（如 2 h 开 4 h 关，依据患者的忍受水平）。

实施方法：受伤后 3 天使用阳极以增加上皮细胞的聚集和增殖，促进伤口修复和关闭。后用阴极，起到抑菌或消炎作用，直到感染消失。

6．**骨折愈合**

波形 / 电流类型：双相对称性电流。

骨折愈合设置：

适应证：6 个月后骨折不愈合。

脉冲持续时间：最高脉冲持续时间（可能的话＞200 μs）。

频率：5 ~ 10 pps。

治疗时间：30 ~ 60 min，4 次 / 天。

位置：将阴极置于骨折处或制动远端，将阳极置于近端。

离子导入：离子导入运用连续直流电驱，使药物离子经皮导入患处。依据药物极性选择充电电极极性后电极驱使带电药物进入皮肤。药物以毫安每分钟（mA-min）计。导入的全部计量（mA-min）相当于电流（mA）乘以治疗时间（min）。最常使用的离子导入仪电流强度为 1 ~ 5 mA。治疗常用 40mA-min，电流强度达患者的忍受上限。

适应证：浅表肌肉及韧带炎症、钙沉积、瘢痕、局部疼痛、烧伤、感觉缺失和真菌感染 [42]。

电流强度：＜1 ~ 5 mA，依据患者的忍受程度而定。

持续时间：依据电流强度决定。

频率：推荐的频率是每周 3 ~ 4 次，多数药物使用 5 ~ 6 周。约 4 次治疗后可见治疗效果。若 4 次无效，则应换用其他治疗。

离子导入药物及适应证 [57-58]

阴极药物：

2% 乙酸溶液，用于急、慢性钙离子释放。

0.4% 地塞米松磷酸钠，用于急、慢性感染。

2% 柠檬酸钾，用于风湿性关节炎。

10% 酮洛芬，用于骨骼肌炎症（激素替代）。

4.7% 碘，用于关节囊粘连。

1% 双氯芬酸钠，用于疼痛和炎症（激素替代）。

2% 萘普生钠，用于疼痛和炎症（激素替代）。

2%NaCl 用于瘢痕疙瘩、烧伤及瘢痕组织。

2% ~ 3% 水杨酸钠，用于疼痛和炎症（激素替代）。

阳极药物

20% 氧化锌软膏，用于开放伤。

2% $MgSO_4$，用于舒张血管及放松肌肉（必要时）。

4% ~ 5% 利多卡因，用于软组织疼痛、炎症和麻醉（必要时）。

2% $CaCl_2$，用于痉挛。

2% 妥拉唑林钠水溶液，用于无痛的皮肤溃疡。

超声

超声是每秒超过 20 000 次的高频声波。

- 治疗性的超声频率在 0.7 ~ 3.3 MHz。
- 声波频率穿透距离在 2 ~ 5 cm，大部分设备频率设置在 1 ~ 3 MHz。
- 低频（1 MHz）超声能穿透更深的组织。
- 高频（3 MHz）可被浅表组织吸收。
- 是否产生热效应也是超声治疗不同组织时应考虑的因素。
- 不同组织吸收声波的能力不同。有更高胶原含量的组织温度提升更快，有更高的超声吸收率，应增加超声频率。
- 超声强度、持续时间和占空比也是增加组织温度时须要考虑的重要因素。

- 更高的强度和持续治疗时间更长能导致更强的分子振动，引起更多的微振动和热量，从而增加组织温度。
- 超声的持续模式（占空比 100%）能更好地达到热效应。
- 脉冲超声（通常 20% ~ 50% 占空比）无热效应。

超声的热效应：指热治疗的生理效应。

适应证：增加胶原的延展性，降低疼痛和肌肉痉挛。

非热效应：与调节细胞膜通透性以增强组织修复有关。

- 非热效应超声可刺激成纤维细胞的活性，增加蛋白质的产生，对治疗组织损伤有效。
- 脉冲超声可增加细胞间隙钙离子浓度、趋化因子和组胺释放、肥大细胞聚集及巨噬细胞应答等，对促进组织愈合起重要作用。

适应证：临床上，脉冲超声对促进软组织修复、急性和亚急性损伤、皮肤溃疡、韧带损伤、2 周内的骨折、骨折不愈合、手术切口和慢性炎症有治疗作用。

有效辐射部位（effective radiating area，ERA）：大约比探头稍小[59-63]。

治疗部位：是 ERA 的 2 倍。

超声设置

成骨（损伤最初 2 周）设置[60-63]

强度：0.5 W/cm^2。

占空比：20%。

持续时间：5 min，每周 4 次。

强度：0.03 W/cm^2（低强度脉冲超声设备）。

频率：1.5 MHz，超声波脉冲 1 kHz。

占空比：20%。

持续时间：每日 20 min。

急性损伤（损伤后 3 ~ 4 h）设置

脉冲：

强度：0.5 W/cm^2。

占空比：20%。

持续时间：5 min。

持续：

强度：US 0.1 W/cm^2。

占空比：持续。

持续时间：5 min。

肌肉痉挛设置

强度：1.0 ~ 1.5 W/cm^2。

频率：浅表肌肉 3 MHz，深层肌肉 1 MHz。

占空比：持续。

持续时间：5 min。

伤口恢复设置 [64]

溃疡周边皮肤：

强度：5 ~ 1 W/cm^2。

频率：3 MHz。

占空比：20%。

持续时间：5 min，5 cm^2 区域。

超声药物导入疗法

超声可将药物导入皮下，可无痛、有效、保守地将药物导入特定区域。氢化可的松经常被用于骨骼肌炎症，但由于常用的油膏持久性不强，因而氢化可的松的有效性常有所降低 [64-65]。

药物

地塞米松（0.4% 油膏地塞米松磷酸钠）：用于抗炎[65-66]。

利多卡因（5% 油膏）：软组织疼痛和炎症，如滑囊炎和腱鞘炎[66]。

水杨酸盐（10% 三乙酸铵水杨酸铵或 3% 水杨酸钠油膏）：用于镇痛、急性肌肉及关节疼痛和慢性病[66-67]。

禁忌证：恶性肿瘤和出血，或用于骨骺和眼眶[11]。

软组织设置

强度：0.5 ~ 1.3 W/cm^2。

占空比：依据目标效果。

1. 非产热超声，脉冲（20% ~ 50% 占空比）用于抗炎作用。
2. 加热效应，持续超声（100% 占空比）。

持续时间：通常 5 ~ 7 min 每平方英寸。

深部组织设置

强度：1.0 ~ 2.0 W/cm^2。

占空比：依据目标效果。

1. 非产热超声，脉冲（20% ~ 50%）占空比用于抗炎。
2. 热销性，持续超声（100% 占空比）。

持续时间：通常 5 ~ 7 min 每平方英寸。

短波透热治疗

短波透热治疗是一种带有电磁能的高频振荡交流电，用于提升组织温度的热疗[68-69]。

持续模式产生热效应。

1. 电容技术
   - 更大的电场相较于磁场对少脂肪、多电荷的组织更有效。
   - 电磁力产生：＞38 W。

- 治疗深度：表浅。
- 电容电极的用处
  - 空气层板：建议用于手部、足部、腕部、脚踝、肋骨和脊柱等皮下脂肪含量较少的区域。
  - 夹板：将患处放置在中央，并放置一个薄层毛巾保护皮肤。

2. 感应技术

- 与电场更大的磁场相比，使肢体或某一部位成为电路的一部分。
- 电磁力产生：＞38 W。
- 治疗深度：深部和表浅部位。
- 感应电极的用处
  - 鼓：覆盖毛巾的皮肤应与覆盖鼓电极的结构相接触，以产生更好的效果。
  - 线圈：两种排布方式，呈饼状环绕或包裹状环绕。

非热效应由脉冲模式产生

1. 脉冲短波透热疗法　周期性地使电磁能中断[70-71]。

- 通常运用鼓电极产生感应。
- 脉冲持续时间：20 ~ 400 μs。
- 脉冲频率：1 ~ 7000 Hz。
- 电磁力产生：＜24 W。
- 脉冲短波透热疗法同样能产生热效应，如当电磁力产生＞38 W时，将增加膝关节囊的温度。
- 治疗深度：从深部到表浅部位。

2. 脉冲电磁场　主要用于骨折不愈合[72-73]。

- 只运用磁场。
- 脉冲频率：1 ~ 1000 Hz。
- 生理作用：骨质生长。

热效应

- 适应证：关节僵直、ROM 降低、肌肉痉挛、瘢痕、纤维化、骨关节炎、滑膜炎、慢性疼痛和血液循环降低 [69]。
- 主要作用：增加组织内的含氧量，增加深部组织温度和肌肉血液循环，增加代谢应答，去除代谢废物，增进软组织愈合。

非热效应

- 适应证：水肿、急性损伤、急性疼痛、伤口愈合、神经修复和骨质愈合 [70]。
- 主要作用：增加局部组织含氧量，促进吞噬作用，增加微血管灌注，改变细胞活性，刺激 ATP 和蛋白质合成。

频率

- 有三种频率运用于 SWD 设备中：13.56 Hz、27.12 Hz 和 40.68 Hz。
- 27.12 Hz 是最常用的带宽。

治疗时间：15 ~ 30 min。

应用

感应线圈

1. 在治疗部位放置毛巾。
2. 将线圈相隔 3 cm 以上（用刚性隔板将其隔开，以免线圈缠绕保证足够空间）。
3. 在线圈上放置 2 ~ 3 cm 厚的毛巾，使线圈覆盖治疗区域。

   注意：设备操作者应距离至少 1 m[74]。

鼓电极

1. 在治疗部位放置毛巾。
2. 将鼓电极放在毛巾上。
3. 电极应与组织平行。

注意：设备操作者应距离至少 1 m[74]。

空气层板（电容电极）：将两层板平行放置于治疗部位，相距 2～10 cm（如每一块板都应距治疗部位 5 cm，应将肢体放置在层板中间）。

注意：

- 如果层板未被平行放置，距离皮肤较近的部分会因为过热而导致灼伤。
- 操作者应距离至少 2 m[74]。

夹板（电容电极）：

1. 在夹板与皮肤之间放置 2～3 cm 厚的毛巾。
2. 夹板之间的距离应等于夹板的直径（例如，如果夹板直径为 10 cm，则夹板应相距 10 cm）。

注意：操作者应距离至少 2 m[73]。

禁忌证

非热效应：起搏器、活动性下肢静脉血栓、血栓性静脉炎、出血、颈前部或颈动脉窦、胸部、心脏及结核感染区域[11]。

热效应：起搏器、金属植入物、塑料或黏合剂植入物、颈前部或颈动脉窦、胸部、心脏、活动性下肢静脉血栓、血栓性静脉炎、急性损伤、女性经期盆腔、恶性肿瘤、眼部、妊娠、出血、认知障碍、感觉缺失部位、感染部位、湿疹、近期接受放射部位、结核感染部位、睾丸、神经再生部位、器官再生部位和骨骺[11]。

激光：受辐射聚集性激发的光

- 低水平激光治疗（low-level laser therapy，LLLT）运用光子携带的电磁能传递能量，以影响组织结构。
- 两种主要的激光设备有
  - 氦氖激光：采用两种气体（氦气和氖气）为中介。

    - 波长 632.8 nm。
    - 直接穿透距离（直接吸收）：0.5 cm。
    - 间接穿透（对较深组织产生的影响较小，是表层组织吸收能量后的后续作用）：1 cm。
    - 脉冲比率：持续性。
    - 脉冲宽度：持续波。
    - 能量密度 / 治疗时间因状况不同而异。依据 FDA 批准的低水平激光产品设计治疗方案。
- **镓砷激光**：运用半导体二极管作为中介。
    - 波长：904 nm。
    - 直接穿透（直接吸收）：2 cm。
    - 间接穿透（对较深组织产生的影响较小，是表层组织吸收能量后的后续作用）：5 cm。
    - 脉冲比率：1 ~ 1000 Hz。
    - 脉冲宽度：200 ns。
    - 能量密度 / 治疗时间因状况不同而异。依据 FDA 批准的低水平激光产品设计治疗方案。

适应证：组织愈合；术后和糖尿病溃疡、炎症、瘢痕组织愈合、疼痛、骨关节炎和扳机点 [75-82]。

主要作用：增加成纤维细胞增殖，增强伤口抗张力，影响前列腺素水平，增强上皮化，减少渗出，增加周围神经延迟 [75-82]。

禁忌证：恶性肿瘤、活动性深静脉血栓、出血、再生器官、结核感染部位、直接照射眼部、恶性肿瘤、妊娠时直接照射腹部及骨盆。

理疗的相关诊断和治疗

一、疼痛

1. 电刺激　TENS 非对称双相。

2. 电刺激　干扰电。
3. 电刺激　高压脉冲电流。
4. 超声。
5. 短波和超短波透热疗法（镇痛）。
6. 冷疗　冷敷和冰擦（镇痛）。
7. 热疗　湿热、热漩涡浴、蜡疗和红外灯（镇痛）。
8. 低能量激光。

二、伤口愈合

1. 电刺激　HVPC。
2. 电刺激　单相直流电。
3. 超声。
4. 短波和超短波。
5. 热疗　湿热、热漩涡浴、蜡疗和红外灯。
6. 低能量激光。

三、肌肉痉挛和强直

1. 超声。
2. 电刺激　Russian。
3. 短波和超短波。
4. 冷疗。
5. 热疗。
6. 生物反馈。

四、骨折愈合

1. 电刺激　高压。
2. 电刺激　低压。
3. 电刺激　弱双相电。
4. 脉冲超声。
5. 电骨生长刺激（electrical bone growth stimulator，EBS）。

6. 超声骨生长刺激。

五、扳机点

1. 低能量激光。
2. 超声药导。
3. 徒手肌筋膜按摩。

六、肌肉功能重塑

1. 电刺激　高压。
2. 电刺激　干扰电。
3. 电刺激　Russian。
4. 生物反馈。

七、急性感染

1. 超声。
2. 脉冲式超声药导。
3. 电刺激　单相直流电。
4. 低能量激光。
5. 冷疗。
6. 加压。

（张元鸣飞　周谋望）

参考文献

1. Lehmann JF, DeLateur BJ. Therapeutic heat. In: Lehmann JF, editor. Therapeutic heat and cold. 4th ed. Baltimore: Williams & Wilkins; 1990. p. 448.
2. Electromagnetic Radiation. Britannica Web site. http://www.britannica.com/EBchecked/topic/183228/electromagnetic-radiation . Accessed 18 June 2012.
3. Robertson VJ, Ward AR, Jung P. The effect of heat on tissue extensibility: a

comparison of deep and super fi cial heating. Arch Phys Med Rehabil. 2005; 86(4):819-825.

4. Draper et al. Hot packs and 1-MHz ultrasound treatments have an additive effect on muscle temperature increase. J Athl Train. 1998; 33(1):21-24.
5. Cetin et al. Comparing hot pack, short-wave diathermy, ultrasound, and TENS on isokinetic strength, pain, and functional status of women with osteoarthritic knees: a single-blind, randomized, controlled trial. Am J Phys Med Rehab. 2008; 87(6):443-451.
6. Garra et al. Heat or cold packs for neck and back strain: a randomized controlled trial of ef fi cacy. Acad Emerg Med. 2010; 17(5): 484-489.
7. Abramson et al. Effects of paraf fi n bath and hot fomentation on local tissue temperaturcs. Arch Phys Med Rehab. 1964; 45:87-94.
8. Borell et al. Comparison of in vivo temperatures produced by hydrotherapy, paraf fi n wax treatment, and fl uidotherapy. Phys Ther. 1980; 60(10):1273-1276.
9. Ayling J, Marks R. Ef fi cacy of paraf fi n wax baths for rheumatoid arthritic hands. Physiotherapy. 2000; 86(4):190-201.
10. Cameron MH. Physical agents in rehabilitation : From research to practice. Philadelphia: W.B. Saunders; 1999.
11. Houghton et al. Electrophysical agents—contraindications and precautions: an evidence-based approach to clinical decision making in physical therapy. Physiother Can. 2010 Fall; 62(5):1-80. Epub 2011 Jan 5.
12. Rupp et al. Intramuscular temperature changes during and after 2 different cryotherapy interventions in healthy individuals. J Orthop Sports Phys Ther. 2012 Mar 23. [Epub ahead of print]
13. Merrick MA, Jutte LS, Smith ME. Cold modalitites with different thermodynamic properties produce different surface and intramuscular temperature. J Athl Train. 2003; 38(1):28-33.
14. Knight KL. Cryotherapy in sports injury and management , Champaign, IL: Human Kinetics; 1995.
15. Brosseau et al. Thermotherapy for treatment of osteoarthritis. Cochrane Database Syst Rev. 2003; (4):CD004522.
16. Kloth LC. Electrical stimulation for wound healing: a review of evidence from in vitro studies, animal experiments, and clinical trials. Int J Lower Extremity Wounds. 2005; 4(1):23-44.

17. Rowley et al. The in fl uence of electrical current on an infecting microorganism in wounds. Ann NY Acad Sci. 1974; 238:543-551.

18. Asadi M, Torkaman G, Hedayati M. Effect of sensory and motor electrical stimulation in vascular endothelial growth factor expression of muscle and skin in full-thickness wound. J Rehabil Res Dev. 2011; 48(3):195-201.

19. Ong et al. Antibacterial effects of a silver electrode carrying microamperage direct current in vitro. J Clin Electrophysiol. 1994; 6(1):14-18.

20. Thibodeau et al. Inhibition and killing of oral bacteria by silver ion generated with low intensity direct current. J Dent Res. 1978; 57:922-926.

21. Kinaid C, Lavoie K. Inhibition of bacterial growth in vitro following stimulation with high voltage, monophasic, pulsed current. Phys Ther. 1989; 69(8): 651-655.

22. Nelson et al. Use of physical forces in bone healing. Am Acad Orthop Surg. 2003; 11(5):344-354.

23. Pietrosimone et al. Immediate effects of TENS and focal knee joint cooling on quadriceps activation. Med Sci Sports Exerc. 2009; 41(6):1175-1181.

24. DeSantana J et al. Effectiveness of transcutaneous electrical nerve stimulation for treatment of hyperalgesia and pain. Curr Rheumatol Rep. 2008; 10(6): 492-499.

25. Sluka KA, Chandran P. Enhanced reduction in hyperalgesia by combined administration of clonidine and TENS. Pain. 2002; 100:183-190.

26. King EW, Audette K, Athman GA, et al. Transcutaneous electrical nerve stimulation activates peripherally located alpha-2A adrenergic receptors. Pain. 2005; 115:364-373.

27. Johnson M, Tabasam G. An investigation into the analgesic effects of interferential currents and transcutaneous electrical nerve stimulation on experimentally induced ischemic pain in otherwise pain-free volunteers. Phys Ther. 2003; 83(3):208-223.

28. Facci et al. Effects of transcutaneous electrical nerve stimulation (TENS) and interferential currents (IFC) inpatients with nonspeci fi c chronic low back pain: randomized clinical trial. Sao Paulo Med J. 2011; 129(4):206-216.

29. Johnson MI. Tabasam G An investigation into the analgesic effects of interferential currents and transcutaneous electrical nerve stimulation on experimentally induced ischemic pain in otherwise pain-free volunteers. Phys Ther. 2003; 83(3):208-223.

30. Milne et al. Transcutaneous electrical nerve stimulation (TENS) for chronic low back pain. Cochrane Database Syst Rev. 2001; (2):CD003008.
31. Denegar C. In fl uence of transcutaneous electrical nerve stimulation on pain, range of motion, and serum cortisol concentration in females experiencing delayed onset muscle soreness. J Orthop Sports Phys Ther. 1989; 11: 100-103.
32. Faghri et al. Venous hemodynamics of the lower extremities in response to electrical stimulation. Arch Phys Med Rehabil. 1998; 79:842-848.
33. Goldman et al. Electrotherapy promotes healing and microcirculation of infrapopliteal ischemic wounds: a prospective pilot study. Adv Skin Wound Care. 2004; 17(6):284-294.
34. Unger PG. Update on high-voltage pulsed current research and application. Topics Geriatric Rchab. 2000; 16(2):35-46.
35. Snyder et al. The in fl uence of high-voltage electrical stimulation on edema formation after acute injury: a systematic review. J Sport Rehabil. 2010; 19(4): 436-451.
36. Mendel F. In fl uence of high voltage pulsed current on edema formation following impact injury in rats. Phys Ther. 1992; 72(9):668-673.
37. Sandoval et al. Effect of high-voltage pulsed current plus conventional treatment on acute ankle sprain. Rev Bras Fisioter. 2010; 14(3):193-199.
38. Lin Z, Yan T. Long-term effectiveness of neuromuscular electrical stimulation for promoting motor recovery of the upper extremity after stroke. J Rehabil Med. 2011; 43(6):506-510.
39. Lake DA. Neuromuscular electrical stimulation. An overview and its application in the treatment of sports injuries. Sports Med. 1992; 13(5):320-336.
40. Maffiulett N. Physiological and methodological considerations for the use of neuromuscular electrical stimulation. Eur J Appl Physiol. 2010; 110(2): 223-234.
41. Shef fl er L, Chae J. Neuromuscular electrical stimulation in neurorehabilitation. Muscle Nerve. 2007; 35(5):562-590.
42. Wallis et al. Effects of preoperative neuromuscular electrical stimulation on quadriceps strength and functional recovery in total knee arthroplasty. A pilot study. BMC Musculoskeletal Disord. 2010; 11:119.
43. Lyons et al. Differences in quadriceps femoris muscle torque when using a clinical electrical stimulator versus a portable electrical stimulator. Phys Ther.

2005; 85(1):44-51.
44. Johnston T, Smith B, Betz R. Strengthening of partially denervated knee extensor using percutaneous electrical stimulation in a young man with spinal cord injury. Arch Phys Med Rehabil. 2005; 86(5):1037-1042.
45. Peckham PH. Functional electrical stimulation for neuromuscular applications. Ann Rev Biomed Eng. 2005; 7:327-360.
46. Fuentes et al. Effectiveness of interferential current therapy in the management of musculoskeletal pain: a systematic review and meta-analysis. Phys Ther 2010; 90(9)1219-1238.
47. Johnson MI, Tabasam G. An investigation into the analgesic effects of interferential currents and transcutaneous electrical nerve stimulation on experimentally induced ischemic pain in otherwise pain-free volunteers. Phys Ther. 2003; 83(3):208-223.
48. Jarit et al. The effects of home interferential therapy on post-operative pain, edema, and range of motion of the knee. Clin J Sport Med. 2003; 13(1): 16-20.
49. Laycock J, Jerwood D. Does premodulated interferential therapy cure genuine stress incontinence? Physiotherapy. 1993; 79(8):553-560.
50. Vahtera et al. Pelvic fl oor rehabilitation is effective in patients with multiple sclerosis.1997; 11(3):211-219.
51. Rooney JG, Currier DP, Nitz AJ. Effects of variation in the burst and carrier frequency modes of neuromuscular electrical stimulation on pain perception of healthy subjects. Phys Ther. 1992; 72(11):800-6; discussion 807-809.
52. Stevens JE, Mizner RL, Snyder-Mackler L. Neuromuscular electrical stimulation for quadriceps muscle strengthening after bilateral total knee arthroplasty: a case series. J Orthop Sports Phys Ther. 2004; 34:21-29.
53. Ward AR. Alternating current electrical stimulation using Kilohertz-frequency. Phys Ther. 2009; 89:181-190.
54. Snyder-Mackler et al. Use of electrical stimulation to enhance recovery of quadriceps femoris muscle force production in patients following anterior cruciate ligament reconstruction. Phys Ther. 1994; 74(10):901-907.
55. Maf fi uletti NA. The use of electrostimulation exercise in competitive sport. Int J Sports Physiol Perform. 2006; 1:406-407.
56. Seyri KM, Maf fi uletti NA. Effects of electromyostimulation training on muscle strength and sports performance. Strength Conditioning J. 2011; 33(1):70-75.

57. Ciccone CD. Pharmacology in rehabilitation. 4th ed . Philadelphia, PA: F.A. Davis Company; 2007.
58. Alternative Iontophoresis Medications. Physical Therapy Products page. Available at: http://www.ptproductsonline.com/issues/articles/2005-09_04.asp . Accessed November 10, 2011.
59. Speed CA. Review: therapeutic ultrasound in soft tissue lesions. Rheumatology. 2001; 40:1331-1336.
60. Pounder NM, Harrison AJ. Low intensity pulsed ultrasound for fracture healing: a review of the clinical evidence and associated biological mechanism of action. Ultrasonics. 2008; 48(4):330-338.
61. Adalberto L, et al. Effect of low-intensity pulsed ultrasound on the cartilage repair in people with mild to moderate knee osteoarthritis: a double-blinded, randomized, placebo-controlled pilot study. Arch Phys Med Rehabil. 2012; 93(1):35-42.
62. Dyson M, Brookes M. Stimulation of bone repair by ultrasound (abstract). Ultrasound Med Biol. 1983; Suppl 2:61-66.
63. Hantes M, et al. Low-intensity transosseous ultrasound accelerates osteotomy healing in a sheep fracture model. J Bone Joint Surg Am. 2004; 86-A(10):2275-2282.
64. Franek et al. Application of various power densities of ultrasound in the treatment of leg ulcers. J Dermatolog Treat. 2004; 15(6):379-386.
65. Kuntz A, Grif fi ths C, Rankin J. Cortisol concentrations in human skeletal muscle tissue after phonophoresis with 10% hydrocortisone gel. J Athl Train. 2006; 41(3):321-324.
66. Ciccone CD. Pharmacology in rehabilitation. 4th ed. Philadelphia, PA: F.A. Davis Company; 2007.
67. Ciccone C, Leggin B, Callamaro J. Effects of ultrasound and trolamine salicye phonophoresis on delayed-onset muscel soreness. Phys Ther. 1991; 71(9): 666-675.
68. Cetin et al. Comparing hot pack, short-wave diathermy, ultrasound, and TENS on isokinetic strength, pain, and functional status of women with osteoarthritic knees: a single-blind, randomized, controlled trial. Am J Phys Med Rehab. 2008; 87(6):443-451.
69. Goats GC. Continuous short-wave (radio-frequency) diathermy. Br J Sports Med. 1989; 23(2):123-127.

70. Al-Mandeel M, Watson T. The thermal and nonthermal effects of high and low doses of pulsed short waved therapy (PSWT). Physiother Res Int. 2010; 15(4):199-211.
71. Low J. Dosage of some pulsed shortwave clinical trials. Physiotherapy. 1995; 81(10):611-616.
72. Midura et al. Pulsed electromagnetic fi eld treatments enhance the healing of fi bular osteotomies. J Orthop Res. 2005; 23(5):1035-1046.
73. Okada et al. Upregulation of intervertebral disc-cell matrix synthesis by pulsed electromagnetic fi eld is mediated by bone morphogenetic proteins. J Spinal Disord Thech. 2011; 18.
74. Shields N, O'Hare N, Gomley J. An evaluation of safety guidelines to restrict exposure to stray radiofrquency radiation from short-wave diathermy units. Phys Med Biol. 2004; 49(13):2999-3015.
75. Sanati et al. Effects of Ga_As (904 nm) and He-Ne (632.8) laser on injury potential of skin full-thickness wound. J Photochem Photobiol B. 2011; 103(2):180-185.
76. Mester E, Mester A, Mester E. Biomedical effects of laser application. Laser Surg Med. 1985; 5:31-39.
77. Houreid N, Abrahamse H. Low intensity laser irradiation stimulates wound healing in diabetic wounded fi broblasts cells (WS1). Diabetes Technol Ther. 2010; 12(12):971-978.
78. Surinchak J, Alago M, Bellamy R. Effects of low-level energy lasers on the healing of full thickness skin defects. Lasers Surg Med. 1983; 2:276-274.
79. Alfredo et al. Ef fi cacy of low level laser therapy associated with exercises in knee osteoarthritis: a randomized double-blind study. Clin Rehabil. 2011; 14.
80. Vasilenko et al. The effect of equal daily dose achieved by different power densities of low-level therapy at 635 and 670 nm on wound tensile strength in rats: a short report. Photomed Laser Surg. 2010; 28(2):281.
81. Snyder-Mackier L, et al. Effects of helium—neon laser irradiation on skin resistance and pain in patients with trigger points in the neck or back. Phys Ther. 1989; 69(5):336-341.
82. Snyder-Mackier L, Bork CE. Effect of helium-neon laser irradiation on peripheral sensory nerve latency. Phys Ther. 1988; 68(2):223-225.

第 10 章　康复治疗并发症和急症

Lauren Stern

贫血

– 男：Hb<135 g/L；女：Hb<120 g/L。

鉴别诊断

– 出血。

– 溶血。

– 红细胞生成减少。

检查

–生命体征：血流动力学是否稳定？

–大便潜血。

–实验室检查。

- 复查 CBC。
- MCV
  - MCV＞100：大细胞性贫血——维生素 B_{12} 或叶酸缺乏。
  - MCV＜70：大细胞性贫血——缺铁（血清铁降低，总铁结合力升高，铁蛋白降低）。
  - MCV 70～100：正细胞性贫血——慢性病贫血，慢性肾病导致的贫血。
- 血清铁、总铁结合力、铁蛋白和转铁蛋白饱和度。

- ○ B_{12} 和叶酸水平。
- ○ 网织红细胞计数。
- ○ 如怀疑溶血：乳酸脱氢酶（lactate dehydrogenase，LDH），结合珠蛋白，D-dimer。
- ○ 为了防输血，须查：
  - ■ PT/PTT。
  - ■ 血型和交叉配血试验。

特殊情况

- – 患者是否有肝疾病。
  - ○ 须要用新鲜全冻血浆纠正高国际标准单位（international normalized ratio，INR）。
- – 患者是否有肾疾病。
  - ○ 如出现尿毒症性获得性血小板功能异常，可用精氨酸加压素（DDAVP）。

治疗

- – 输血指征：
  - ○ 取决于患者的情况及症状，以下可作为参考。
    - ■ 心脏病患者：Hb＜10 mg/dl。
    - ■ 非心脏病患者：Hb＜7 mg/dl。
    - ■ 镰状细胞性贫血：结合血红蛋白决定。
- – 输血方式：
  - ○ 输注单位：1 单位提升 1 g 血红蛋白。
  - ○ 输注速度：2 ~ 4 h（在有容量超负荷风险的患者输注时间为 4 h，如肝硬化、慢性心力衰竭和慢性肾病）。
  - ○ 输注内容：浓缩红细胞。
- – 缺铁性贫血：
  - ○ 硫酸亚铁 325 mg tid 口服。

◦ 服用硫酸亚铁可导致黑便。

◦ 可加用大便软化剂以防止便秘。

– 叶酸缺乏：

◦ 叶酸 1 μg qd 口服。

– 维生素 B_{12} 缺乏症。

◦ 维生素 B_{12} 1000 μg 皮下 / 肌内注射 qd × 1 周，然后每周 1 次，持续 1 个月，随后每月一次。

– 溶血

◦ 须咨询血液科。

精神状态的改变

• 感官状态偏离正常

鉴别诊断

– 谵妄。

– 痴呆。

– 中枢神经系统症状：脑卒中、癫痫、肿瘤和感染。

– 感染。

– 毒物 / 代谢物：肝性脑病、尿毒症和电解质紊乱。

– 药物诱导（抗胆碱能药物、苯二氮䓬类药物和毒品等）。

– 内分泌系统：低血糖、甲状腺功能亢进症、甲状腺功能减退症及肾上腺危象。

– 呼吸系统：高碳酸血症、呼吸衰竭及肺栓塞。

– 尿潴留。

检查

– 如有需要，可咨询神经内科。

– 检查气道、呼吸、循环及查血糖。

  - A: 气道是否开放?
  - B: 是否存在呼吸困难?
  - C: 脉搏和血压是否稳定?
  - 血糖：是否有低血糖或高血糖?
- 如果怀疑存在中枢神经系统的病因：行头颅 CT 平扫检查。
- 癫痫发作：地西泮 0.1 ~ 0.3 mg/kg 静脉推注，患者取侧卧位。
- 检查生命体征：是否有发热、缺氧或低血压?
- 核查服用药物
  - 是否服用抗胆碱能药物、苯二氮䓬类药物或毒品?
- 是否存在尿潴留?
- 查生化全项（肾功能、肝功能和电解质）。
- 查全血细胞计数。
- 如果怀疑感染，做血和尿培养。
- 需要时可做感染全项筛查。

发热

- T>38 ℃（>100.4 ℉）。

鉴别诊断

- 感染。
- 药物。
- 恶性肿瘤。
- 内分泌疾病：甲状腺功能亢进症。
- 恶性高热。
- 神经阻滞剂恶性综合征。
- 术后。
- 深静脉血栓 / 肺栓塞。

检查

- 全血细胞计数及其分类。
- 尿常规。
- 血培养（取 2 次自不同尿段）、尿培养、大便培养 / 艰难梭菌检查（出现腹泻和白细胞增多）。
- 首先培养，再经验性地给予抗生素。
- 正、侧位胸片（如不稳定，可使用便携式 X 线机）。
- 评估留置的静脉通道与导管（是否有感染等）。

治疗

*** 以下是建议方案，须根据抗生素治疗指南的最新推荐调整用药。如过敏，须换药。存在肾和肝功能障碍的患者须调整剂量 ***。

尿路感染

- 尿常规提示 WBC（+），白细胞酯酶（+），亚硝酸盐实验（+）。
- 通常由大肠埃希菌、腐生葡萄球菌及肠球菌引起。
- 普通感染一般治疗 3 天。
- 如有合并症，则延长至 5 ~ 7 天。
  - 方案（参考抗生素治疗指南最新更新以及过敏时替代用药）。
    - 复方新诺明：1 tab 口服 bid × 3 天（病情复杂的泌尿道感染增加到 7 ~ 14 天）。
    - 环丙沙星：口服 250 mg bid × 3 天（病情复杂者增加到 500 mg，口服 bid 7 ~ 14 天）。
    - 左氧氟沙星：250 mg 口服 qd × 3 天（病情复杂的泌尿道感染增加到 750 mg，口服 qd × 5 天）。

肺炎

- 社区获得性肺炎（community acquired pneumonia，CAP）

- 典型病原体：
  肺炎链球菌感染。
- 非典型病原体：
  军团菌。
  鹦鹉热衣原体。
  支原体。
- 治疗：第三代头孢菌素 + 大环内酯类。
  - 头孢曲松 1g IV qd × 7 天 + 阿奇霉素 500 mg 口服 qd × 5 天。
- 氟喹诺酮类：
  - 左氧氟沙星 750 mg 口服 qd × 5 天。

○ 医院获得性肺炎（铜绿假单胞菌、金黄色葡萄球菌和克雷白杆菌，可能为多重耐药菌）。
- 可覆盖假单胞菌。
  - 如头孢吡肟 1g IV q12 h，或者，哌拉西林 2.375 g IV q6 h × 7 天。

菌血症

– 如果出现脓毒症的迹象（低血压或心动过速）和留置静脉通道：
  ○ 耐甲氧西林对金黄色葡萄球菌可用：万古霉素 1g IV q12 h。
  ○ 革兰氏阴性菌（大肠埃希菌、克雷白杆菌和假单胞菌）可用：第三代或第四代头孢菌素。
  - 例如，头孢吡肟 1g IV q12，或头孢曲松钠 1g IV q 12。
  ○ 若得到培养结果或患者的情况不稳定，可咨询内科或传染病医生，或是药剂师。

胸痛

鉴别诊断

– 首先应排除致命性病因。

  ○ 心肌梗死。
  ○ 肺栓塞。
  ○ 主动脉夹层。
- 心包炎。
- 肋软骨炎 / 肌肉源性。
- 创伤。
- 肺炎。
- 牵涉痛。
- 慢性心力衰竭。

检查

- 生命体征（脉搏）。
  ○ 须要注意的指标：四肢血压（极高或极低），心动过速（P>100 次 / 分），心动过缓（P <50 次 / 分），缺氧（PaO_2 <60 mmHg）。
- 是否有压痛？
  ○ 提示肋软骨炎，但不排除心肌梗死。
- 是否是胸膜炎性胸痛？
  ○ 提示心包炎或肺栓塞。
- 是否有心电图 ST 段抬高或压低、病理性 Q 波或 T 波倒置？
- X 线胸片。

治疗

- 若怀疑心肌梗死
  ○ 立即请心内科医师会诊。
  ○ 吗啡静脉推注 1～2 mg，吸氧（SaO_2>96%），给予硝酸甘油（0.3～0.6 mg，舌下 q 5 min × 3 或必要时局部应用 2% 软膏），监测是否出现低血压，立即口服阿司匹林 325 mg，β 受体阻滞剂（美托洛尔 5 mg iv q2 min × 3）。
- 若怀疑肺栓塞

- ○ 是否存在缺氧、心动过速、卧床、恶性肿瘤或高凝状态。
- ○ 开始肝素静脉滴注（确保无过敏或禁忌证）80 U/kg，随后 18 U/kg 静脉滴注，每 6 h 查 PT-PTT，并根据医院剂量表调整剂量（表 10.1）。
- ○ 可查 D-dimer，须注意在慢性炎症状态下可非特异性升高（正常值 250 ng/ml 或 0.50 μg/ml FEU）。
- ○ 影像学检查
  - – 肺通气：灌注扫描，若排除原发肺部疾病、浸润及胸腔积液，可应用。
  - – CTA：如果患者有慢性肾衰竭或碘过敏，须请影像科会诊。可能漏诊外周循环小栓子。
- – 若怀疑主动脉夹层
  - ○ 临床表现：胸部撕裂样疼痛并放射至后背。
  - ○ 及时请专科医师会诊。
  - ○ 即刻做计算机断层摄影血管造影术（computed tomographic angiography，CTA）。
  - ○ 如果有 CTA 禁忌证（造影剂过敏或肾功能受损），考虑经食管超声心动描记术（transesophageal echoclardiography，TEE）。

呼吸困难 SOB

鉴别诊断

- – 心肌梗死。
- – 慢性心力衰竭。
- – 肺炎。
- – 胸腔积液。
- – 肺栓塞。

- 哮喘。
- 阻塞性肺病。
- 贫血。

检查

- 查 ABC（气道、呼吸和循环）。
  - 患者是否可自主维持气道通畅。
- 查血氧饱和度。
  - 如果 <95%，须引起注意(须考虑患者的基础值以及是否在进行家庭氧疗)。
- 查动脉血气（arterial blood gas，ABG）。
  - 正常值为
    - pH 7.40；pCO_2 40；PaO_2>60。
- 是否有慢性 CO_2 潴留?
  - 吸入高浓度氧可加重高碳酸血症，并使患者失去呼吸中枢的驱动(保持 SaO_2 为 92%～94%)。
  - 这些患者须要在双相气道正压(biphasic positive airway pressure,

表 10.1　肝素剂量表

根据活化部分促凝血酶原激酶时间（APTT）调整:		
实验室检查	输注速度调整	复测 APTT 时间
APTT<30 s	增加 1 μg/（kg · min）	2 h 后复测 APTT
APTT 30～40 s	增加 0.5 μg/（kg · min）	2 h 后复测 APTT
APTT 40～70 s	无须调整	如果 APTT 在此范围值内，2～4 h 后复测 APTT
APTT 71～90 s	减少 0.5 mg/（kg · min）	2 h 后复测 APTT
APTT>90 s	减少 1 mg/（kg · min）	2 h 后复测 APTT

最大剂量为 10 μg/（kg · min）。肾功能不全不合并肝功能不全的患者无须调整初始剂量(肝清除，非肾排泄)

肝素的应用[1-3]

BiPAP）或持续正压通气（continuous positive end-expiratory pressure，CPAP）模式下吸氧。

- 是否怀疑急性肺水肿（肺满布湿啰音）？
  - 请专科会诊。
  - 开始使用袢利尿剂（可参考呋塞米 40 mg IV × 1 次）、硝酸甘油（应用上述硝基类药物或舌下含服硝酸甘油）或吗啡（可 2 mg 静推注 1 次）。
- 查心电图。
- 拍 X 线胸片。

治疗

- 吸氧。
- CO_2 潴留患者使用 BiPAP。
- 哮喘
  - 支气管扩张剂（沙丁胺醇）：须警惕发生心律失常。
  - 糖皮质激素？（建议从 40 mg po qd 开始，随后 5 天升梯度治疗。如果哮喘严重，须与专科医师讨论静脉给甲泼尼龙的剂量）。

糖尿病

- 糖尿病饮食。
- 餐前和睡前查指尖血糖。
- 如果血糖控制不佳（低血糖 / 高血糖），咨询内科 / 内分泌科。
- 胰岛素调整方案量表（表 10.2）。
- 住院患者的血糖控制目标
  - 饭前 <140 mg/dl，其他时间 <180 mg/dl。

1 型

- 长期给予基础胰岛素。

    - 0.25 U（kg · d）或平时剂量！
- 餐前胰岛素［天冬胰岛素、预混胰岛素（优泌林）、赖脯胰岛素、普通胰岛素］
    - 每餐 0.05 ~ 0.1 U/kg，或每餐 1/3 基础剂量。
    - ＊＊如果进食减少或禁食，须减少胰岛素量，在进餐时给予胰岛素。

2 型

- 查 HbA1C 糖化血红蛋白（如果 3 个月内没有查过的话）。
- 口服药物。
    - 禁忌证
        - 二甲双胍：Cr>1.4 mg/dl，静脉造影或手术前后。
        - 噻唑烷二酮类（吡格列酮）：慢性心力衰竭，容量负荷过大。
        - 磺脲类：禁食，进食减少，肾衰竭。
- 胰岛素
    - 基础量
        - 如果血糖得到控制，并且没有低血糖症，则给予平时剂量。
        - 如果禁食，进食减少，则减少胰岛素量。
    - 进餐剂量（天冬胰岛素，优泌林、赖脯人胰岛素，定期）
        - 如果进食，则使用胰岛素。
        - 如果患者进食少，应减少剂量并且进餐时给药。
- **初始胰岛素**
    - 基础剂量
        - 0.2 U/(kg · d)。
        - 如果为虚弱、终末期肾病或年老患者，给予 0.1 U/kg。
    - 餐时胰岛素
        - 只有在给予基础胰岛素后患者进食后血糖依然上升时使用。
        - 每餐给予基础量的 1/3。

表 10.2　胰岛素量表

常规胰岛素（如常规优泌林）的用量和用法规定

推荐的适应证：

- 作为常见糖尿病药物（长效胰岛素或口服制剂）的补充，用于治疗难以控制的高血糖。
- 作为短时间内使用 (24 ~ 48 h)，用于治疗胰岛素需要量未知的患者。

方案：

- 低剂量：建议给体型偏瘦、年龄大或者正在采用肠外营养的患者的初始剂量。
- 中等剂量：建议给普通患者的初始剂量。
- 高剂量：建议给感染或者正在使用大剂量糖皮质激素的患者的初始剂量。

血糖 (mg/dl)	小剂量	中等剂量	大剂量	特殊患者的剂量
<70	预备低血糖方案	预备低血糖方案	预备低血糖方案	预备低血糖方案
70 ~ 130	0 U	0 U	0 U	——U
130 ~ 180	2 U	4 U	8 U	——U
181 ~ 240	4 U	8 U	12 U	——U
241 ~ 300	6 U	10 U	16 U	——U
301 ~ 350	8 U	12 U	20 U	——U
351 ~ 400	10 U	16 U	24 U	——U
>400	12 U 并告知医务部	20 U 并告知医务部	28 U 并告知医务部	——U 并告知医务部

便秘

检查

- 患者是否处于麻醉状态？
- 患者是否有截瘫？
- 患者是否存在甲状腺功能减退并且替代治疗不充分？
- 患者是否有腹痛？
- 腹部听诊结果如何？
- 患者是否有呕吐不洁的呕吐物？
- 患者是否在做腹膜透析（如果患者有便秘，腹透管不能正常发挥作用的治疗）？

治疗

- 若怀疑小肠梗阻（腹胀、肠鸣音减弱、便秘或顽固便秘）
  - 立即做腹部平片检查。
  - 咨询外科医师。
- 对所有处于麻醉状态、做腹膜透析或截瘫的患者的肠梗阻方案。
- 药物治疗
  - 番泻叶：口服 1 ~ 2 片，需要时使用（最多给 4 片）；增加蠕动。
  - 磺琥辛酯钠：100 ~ 300 mg po qd 至 tid，大便软化剂。
  - 多库酯钠：5 ~ 10 mg 口服或灌肠（需要时使用）；大便软化剂，也可以是栓剂
  - Miralax-1 1 勺的量，口服，qd（需要时服用）；渗透性泻药。
  - 乳果糖：15 ml po qd（需要时服用）；渗透性泻药，适用于终末期肾病的患者，可以帮助清除血氨。
  - 氢氧化镁：30 ~ 60 ml po qd（需要时服用）；渗透性泻药，肾衰竭患者慎用（可导致高镁血症）。
  - Golytely 肠道灌洗液：渗透性泻药。

- 灌肠
  - 自来水。
  - 矿物油。
  - 磷酸钠盐 -CKD/AKI，患者慎用，可引起不可逆的肾衰竭（磷酸盐肾病）！
- ○ 增加纤维摄入。
- ○ 增加液体摄入。

腹泻

鉴别诊断

- 大便软化剂。
- 感染（如艰难梭菌）。
- 炎症性肠病。
- 乳糖不耐受。
- 肠道菌群紊乱。
- 抗生素相关性腹泻。
- 回肠造口术（术后需 1 个月至回肠细胞肥大并恢复重吸收功能）。

检查

- 患者的血流动力学是否稳定？
- 患者是否有腹痛？
- 患者是否有血便？
- 患者是否处于免疫抑制状态？
- 患者是否使用过大便软化剂？
- 近期是否有旅行史？
- 近期是否有使用抗生素？
- 大便检测艰难梭菌毒素、机会治病寄生虫及其虫卵（如提示寄生虫感染），大便培养（如果住院 <3 天）。

治疗

- 如容量不足，应给予静脉补液。
- 查血生化（评估电解质异常以及急性肾损伤）。
- d/c 大便软化剂。
  - 艰难梭菌
    - 将患者置于接触隔离床。
    - 口服甲硝唑（纳诺米星）（500mg po q8h），如果严重，加用口服万古霉素（125 mg po q6 h）。
    - 如存在其他病因，给予相应的治疗。
    - 若病情严重（如血流动力学不稳、严重腹痛或腹胀）。
      - 咨询外科和内科。
  - 只有在排除感染性病因的情况下，方可使用洛哌丁胺（易蒙停）或地芬诺酯（止泻宁）。
    - 如果大便检出虫卵或寄生虫，可能须咨询内科或感染性疾病控制机构。

低血压

鉴别诊断

- 感染 / 败血症。
- 心源性休克。
- 心脏压塞。
- 容量减少（呕吐、腹泻或利尿剂）。
- 肾上腺功能不全。
- 自主神经系统功能障碍。
- 终末期肝疾病。
- 药物诱导。

检查

- 检查 ABCs（气道、呼吸和循环）。
- 手动复测双臂血压。
- 患者的精神状态是否正常（有助于判断患者的脑部血流是否灌注正常）。
- 查既往药物
  - ○ 继续给予降血压药物。
  - ○ 是否用过皮质醇激素并存在肾上腺功能不全的风险?
    - ■ 若有，查早 8 点皮质醇水平。
- 是否提示感染（须留意褥疮性溃疡和留置导管）?
  - ○ 血培养、尿培养、尿常规及胸部 X 线检查。
  - ○ 经验性使用抗生素。
- 患者有失代偿性肝硬化吗？
  - ○ 这些患者通常为低血压（SBP<100 mmHg）。
  - ○ 确保他们的精神状态正常。
- 患者是否有失代偿性心力衰竭？
  - ○ 是否有湿冷？
- 患者是否有心音遥远、颈静脉压上升或心动过速？
  - ○ 经胸廓超声排除心脏压塞的发生。

治疗

- ○ 继续给予降压药和利尿剂。
- ○ 根据血容量选择静脉补液，推注生理盐水 250 ~ 1000 ml。
  - ■ 对水肿患者（慢性心力衰竭、肾病综合征和肝硬化）静脉补液时须谨慎，可咨询内科，以避免并发症的发生。

高血压

- ○ 3 次不同场合下测 BP>140/90 mmHg。

- 高血压亚急症
  - BP>180/120 mmHg，没有终末器官损害。
- 高血压急症
  - 请内科会诊。
  - BP>180/120 mmHg，伴有终末器官损害。
    - 高血压脑病（精神状态改变及癫痫发作）。
    - 视盘水肿。
    - 慢性心力衰竭 / 肺水肿。
    - 心肌梗死。
    - 肾损伤。
  - 前 24 h 由于须要维持脑灌注，应避免降压速度过快。
- 抗高血压药物的种类
  - 利尿剂
    - 噻嗪类：对非裔美国人非常有效，对 eGFR<30（无效）或低钠血症患者，应避免使用。
      - 例如，氢氯噻嗪（HCTZ）口服 qd 12.5 mg（25 mg po qd 最大剂量）。
    - 袢利尿剂：对高血压和容量负荷过多的患者有效。
      - 例如，如果肾功能正常，单用呋塞米 20 mg po qd 作为起始剂量，并与内科医生讨论如何增加剂量。
  - β 受体阻滞剂
    - 存在心动过缓及可卡因滥用，或有支气管痉挛史的患者应慎用。
    - 其中拉贝洛尔的降压效果最好。
    - 美托洛尔（25 mg 口服 bid，或者缓释剂型 25 mg 口服 qd，逐渐增加剂量。卡维地洛 3.125 mg 口服 bid，逐渐增加量到不超过 25 mg 口服 bid)，对慢性心力衰竭患者推荐使用。
  - 钙通道阻滞剂
    - 二氢吡啶会导致下肢水肿，对心率没有影响。

    - 氨氯地平 5 mg po qd（10 mg po qd 最大剂量）。硝苯地平缓释剂型 30 mg po qd（120 mg po qd 最大剂量）。
  - 非二氢吡啶类，须警惕心动过缓（如维拉帕米和地尔硫䓬）。
- ACE-I
  - 慢性心力衰竭患者及蛋白尿患者适用。
  - 可导致高钾血症。
  - 慢性肾疾病患者在治疗前应先咨询肾内科，急性肾损伤患者慎用。
  - 可引起干咳和血管性水肿。
    - 赖诺普利 10 mg 口服 qd（40 mg 口服 qd 最大剂量）。
- 血管紧张素受体阻滞剂（氯沙坦、缬沙坦、奥美沙坦和替米沙坦）。
  - 参见 ACE-I。
  - 不会引起咳嗽，可导致血管性水肿。
    - 例：氯沙坦 25 mg qd（100 mg po qd 最大剂量）。
- 中枢系统作用药物
  - 可乐定：降压效果好。如突然停药，可引起血压反弹性升高（避免单次用药）。
    - 可乐定 0.1 mg po bid（逐渐加量至 0.3 mg po tid）。
- 血管舒张药
  - 肼屈嗪：半衰期短，可引起反射性心动过速。
    - 初始剂量 10 mg po q6 h（逐渐加量到最大剂量 100 mg po q6 h）。
    - 高剂量时可导致药物性狼疮。
  - 米诺地尔：效果强，容量负荷重的患者慎用，可引起反射性心动过速。
    - 初始剂量 2.5 mg po qd，逐渐加量到 100 mg po qd。

应用短效药物

应用短效药物（如拉贝洛尔、肼屈嗪和卡托普利）时，给药前须考虑上述药物可能的副作用。如使用频繁，须要临时加药，应选择增加每天的常规降压药剂量。

下肢水肿

鉴别诊断

– 慢性心力衰竭。
– 肾病综合征 / 蛋白尿。
– 终末期肝疾病。
– 深静脉血栓形成。
– 淋巴 / 静脉阻塞。
– 蜂窝织炎。
– 下肢内出血。
– 营养不良（低白蛋白血症）。

检查

– 是双侧还是单侧？
– 是慢性还是急性？
– 考虑下肢彩超检查。
    ○ 若彩超检查结果为阴性。
        ■ 尿常规查蛋白尿。
        ■ 通过超声心动图排除心力衰竭。
        ■ 检查肝功能（包括白蛋白），排除心脏结构问题。
    ○ 如果以上结果均为阴性，并且水肿持续严重存在，考虑做骨盆影像学检查评估是否有淋巴 / 静脉阻塞。

治疗

– 治疗原发病（如上所述）。

低钠血症

- 血清钠 <135 mmol/L。

检查

- 若血 Na<120 mol/L，应立即咨询肾内科医生。
- 查血浆渗透压
    - 区分低渗、等渗和高渗性低钠血症（正常血浆渗透压为 280 ~ 310 mOsm/L)。
- 检查尿渗透压。
    - 鉴别抗利尿激素分泌失调综合征（syndrome of inappropriate antidiuretic hormone releasing，SIADH）和溶质摄入不足。
        - 尿渗透压 >300 mOsm/L 更可能是 SIADH。
        - 尿渗透压<200 mOsm/L 更多地考虑酒精成瘾、茶和烤面包饮食或精神性多饮的人。
- 如果是低渗：查血容量。
    - 血容量减少的病因。
        - 肾和胃肠道的丢失。
            - 治疗：静脉补液（与顾问讨论输注速率）。
    - 血容量正常的病因。
        - SIADH（肺和颅内病变）。
        - 甲状腺功能减退症。
        - 糖皮质激素不足。
        - 酒精成瘾（低溶质摄入）。
        - 精神性多饮。
        - 茶和面包饮食（低溶质摄入）。
        - 药物（抗精神病药物或 SSRIs）。
            - 治疗：限水，不限盐。

- 血容量增加的病因
  - 慢性心力衰竭。
  - 肾病综合征。
  - 肝硬化。
    - 治疗：袢利尿剂、限盐及限水。

高钠血症

– 血清钠 >145 mmol/L。

检查 / 鉴别

– 是否有高渗盐水输入？
– 是否有饮水减少？
– 是否有失水？
- 肠道丢失：渗透性腹泻。
- 经肾丢失。
  - 渗透性利尿（葡萄糖和甘露醇）。
  - 尿崩症（出现多尿症和极度稀释性尿液时须要考虑）。
    - 中枢性：无 ADH 生成。
      - 治疗：DDAVP。
    - 肾性：肾对抗利尿激素无反应。
      - 治疗：HCTZ DDAVP。

治疗：与顾问医生讨论补液速度。
- 评估容量状态
  - 血流动力学不稳 / 休克。
    - 补充生理盐水直至情况稳定。
  - 低血容量性。
    - 1/2 生理盐水（补液速率根据患者的情况决定）。

    - 等容积性的。
        - D5W（5% 葡萄糖）（补液速率根据患者的情况决定）。
  - 静脉输液药物加入 D5W 给药（而不是生理盐水，因为会增加额外的钠负荷）。

血钾过高

- 血钾 >5.0 mmol/L。

鉴别诊断

- 肾衰竭。
- 药物 (ACEI、ARB、保钾利尿剂、复方新诺明、钙调磷酸酶抑制剂、肝素及 β 受体阻滞剂）。
- 溶血。
- 肿瘤溶解综合征。
- 代谢性酸中毒。

检查

- 查心电图。
  - T 波高尖。
  - PR 间期延长。
  - QRS 波宽大。
  - 正弦波。
  - 无脉性电活动（pulseless electrical activity，PEA）。

治疗

  - 葡萄糖酸钙：1 amp IVPB（借道静脉输液法）。
    - 稳定心肌细胞膜。
  - 胰岛素：10 U。
    - 促进钾向细胞内转移。

    - 实验室复查后可以重复给药。
    - 要注意 D50！
  - β 受体兴奋剂（沙丁胺醇雾化仪）。
    - 促进钾向细胞内转移。
    - 心律失常者慎用。
  - 碳酸氢钠 50 mg(1 amp)。
    - 促进钾向细胞内转移。
    - 仅对酸中毒的患者有效。
  - 阳离子交换树脂 15 g × 1 开始。
    - 在肠道内结合钾。
    - 若无结肠，则无效。
    - 如果结肠运动障碍，可引起肠坏死（肠梗阻、阻塞和术后）。

慢性肾病

- Ⅰ期：eGFR>90 ml/min，有内在损害（蛋白尿和血尿）。
- Ⅱ期：eGFR 60 ~ 89 ml/min。
- Ⅲ期：eGFR 30 ~ 59 ml/min。
- Ⅳ期：eGFR 15 ~ 29 ml/min。
- Ⅴ期：eGFR＜15 ml/min。
  - CKD Ⅲ期或更高时应先考虑转诊肾内科。

避免应用

  - 二甲双胍。
    - GFR<30 ml/min；或 Cr>1.6 mg/dl（男性），>1.5 mg/dl（女性）。
  - 非甾体类抗炎药。
  - 快速灌肠剂 / 磷酸盐口服溶液。
  - 如果为慢性肾疾病Ⅳ期或Ⅴ期，则用双膦酸盐类（与肾病学家讨论）。

- ○ 如果可能的话，应静脉造影。
- ○ 中草药。
- ○ 氨基糖苷类。
- ○ 与肾内科医生讨论如何使用 ACEI/ARB。
- ○ HCTZ（eGFR＜30 ml/min）。

急性肾损伤

- 肾功能急剧下降。
- 肌酐增加。
  - ■ 0.5 mg/dl。
  - ■ 如果基础 Cr>2.5，2 周内升高 20%。
- 少尿：
  - ■ 尿量 = 100 – 400 ml/24 h。
- 无尿：
  - ■ 尿量 <100 ml/ 24 h。

急性肾损伤被分为三类

1. **肾前性**
   - ■ BUN/Cr>20：1。
   - ■ FENa<1%。
   - ■ 鉴别诊断
     - 尿沉渣镜检：正常。
     - 有效血容量减少（低血容量，慢性心力衰竭）。
     - 肾血管收缩（非甾体抗炎药、ACEI/ARB 及高钙血症）。
     - 肝肾综合征。
     - 大血管疾病（肾动脉狭窄、肌纤维性发育不良、血栓形成、栓塞、主动脉夹层及血管炎）。

- 治疗
  - 纠正诱因。
  - 体液复苏的标准：起始剂量从 NS 250 ~ 1000 ml，速度及补液量取决于容量状态。

2. **肾性**

- BUN/ Cr < 20∶1。
- FENa>1%。
- 尿沉渣镜检。
  - 急性肾小管坏死：颗粒管型。
  - 急性间质性肾炎：WBCs（嗜酸性粒细胞），白细胞管型。
  - 肾小球肾炎：RBCs，红细胞管型。
- **鉴别诊断**
  - 急性肾小管坏死（缺血、毒素、静脉造影及横纹肌溶解）。
  - 急性间质性肾炎（浸润、感染及过敏）。
  - 小血管疾病[胆固醇栓子、血栓性微血管病——血栓性血小板减少性紫癜（thrombotic thrombocytopenic purpura，TTP）/ 溶血性尿毒综合征（hemolytic uremic syndrome，HUS）、硬皮病、抗磷脂抗体综合征及肾小球疾病]。
- **治疗**
  - 诊断及特殊治疗请咨询肾内科。

3. **肾后性**

- BUN/Cr<20∶1。
- FENa>1%。
- 尿沉渣镜检。
  - 一般无特殊，病理科可能报告有红细胞。
- **鉴别诊断**
  - 膀胱（良性前列腺增生、神经性膀胱功能障碍和抗胆碱能药物)。

- 输尿管(恶性肿瘤、淋巴结增大、腹膜后纤维化、胆结石或小肠结石)。

■ 治疗

- 弗利导尿管。
- 泌尿生殖道影像学检查。
- 咨询肾内科及泌外科。

过敏反应

临床表现

○ 皮疹(荨麻疹)。
○ 支气管痉挛。
○ 血管性水肿。
○ 恶心或呕吐。
○ 低血压。
○ 嗜酸性粒细胞增多症。

治疗

■ 去除诱因(药物等)。
■ 如果发生严重反应，应持续监测生命体征，包括动脉氧合。
■ 如果怀疑气道受压或血管源性水肿：
  ○ 立即请耳鼻喉科随时准备插管。
■ 肾上腺素
  ○ 0.3 ~ 0.5 mg IM，在 5 ~ 15 min 内间隔给药，按需要给。
■ 糖皮质激素：
  ○ 甲泼尼龙 1000 mg IV qd
■ 抗组胺药

- ○ H_1 拮抗剂。
  - ■ 苯海拉明 50 mg IV × 1 次。
  - ■ 羟嗪 50 mg po × 1 次。
- ○ H_2 拮抗剂。
  - ■ 即 50 mg 雷尼替丁 IV PB × 1 次。
- ■ 静脉补液
  - ○ 对低血压患者，250 ~ 1000 ml NS，根据容量状态补液。

（王梦媛　周谋望）

参考文献

1. Raschke RA, et al. The weight-based heparin dosing nomogram compared to a "standard care" nomogram. Ann Intern Med. 1993; 119:874-881.
2. Yee WP, Norton LL. Optimal weight base for a weight-based heparin dosing protocol. Am J Health Syst Pharm. 1998; 55(2):159S-1562.
3. Hirsch J, Bauer K. Parenteral anticoagulants. The eighth ACCP conference on antithrombotic and thrombolytic therapy. Chest 2008; 141S-1459.

第三部分
门诊患者的临床医疗护理

第 11 章　肌肉骨骼疾病

Sagar S. Parikh, Naimish Baxi, Sandia A. Padavan

上肢

盂肱关节骨关节炎（OA）（715.11）

- 肩关节软骨破坏。
- 易产生肩关节撞击。

相关解剖[1-2]

- 肩关节为球窝关节，可进行各个方向的活动（屈曲、伸展、内旋、外旋或环转）。
- 关节窝的关节面是凹面。覆盖关节窝的透明软骨中间薄、两端厚。

症状

- 肩部深部弥漫性疼痛（常出现在肩关节后下方）。
- 在活动和天气变化时疼痛加剧。
- 进行性僵硬，活动受限。
- 夜间疼痛，与体位相关的疼痛。

体格检查

- 视诊：可能会出现肩部肌肉萎缩，但少见。
- 关节活动度：可能出现各个方向的关节活动度受限，尤其是内旋。
- 关节活动度检查时可感觉到捻发音。

- 触诊：沿关节隙触诊时出现压痛。
- 徒手肌力检查：正常（除非因疼痛受限）。

影像学检查

- 前后位和腋位 X 线检查：可见关节面不规则、关节间隙狭窄、囊肿、硬化改变、骨刺形成及肱骨头变扁。

治疗方案

- 热疗，非甾体抗炎药治疗，在急性期适当休息，调整活动。
- 注射：类固醇与透明质酸。
- 严重的患者需手术干预，如关节置换或半关节成形术等。

康复方案[2]

- 目标：无痛活动，提高关节活动度。
- 理疗：经皮神经电刺激疗法和热疗。
- 关节活动度：钟摆运动和肩关节伸展训练。
- 牵伸训练：轻柔地牵伸，以维持活动能力。
- 力量训练：主要针对肩袖、三角肌和肩胛下肌的渐进性抗阻训练。

肱二头肌肌腱炎（726.12）

- 经常伴有肩袖和关节唇的病理性改变。
- 有时发现肩袖和关节唇的病理性改变是由于肱二头肌肌腱过度使用导致了炎症。

相关解剖

- 肱二头肌短头起于肩胛骨喙突。
- 肱二头肌长头起于肩胛骨盂上结节，走行于肱骨结节间沟。

症状

- 活动时肩关节前部疼痛加重。

体格检查

- 在结节间沟处有压痛。
- 诱发疼痛的检查包括[3]：
  - Speed 测试：将肘关节伸展，前臂旋后，肱骨前屈。测试者在肱骨向前屈曲至 60° 时施加阻力。若肱二头肌肌腱疼痛，则为阳性。
  - Yergason 测试：肘关节屈曲，前臂由旋前位转向旋后位，测试者在患者的腕关节处施加阻力抵抗患者旋后。若肱二头肌肌腱疼痛则为阳性。

影像学检查

- 前、后、侧及腋位肩关节影像学检查正常。
- MRI 结合钆关节成像可能会显示肱二头肌长头肌腱信号增强。

治疗方案

- 冰敷，给予非甾体抗炎药，在急性期适当休息，调整活动。
- 注射：在超声引导下向肱二头肌肌腱鞘中注射类固醇。

康复方案[2]

- 目标：减轻炎症反应，改善运动时产生的疼痛反应，恢复活动能力。
- 方案：冷疗、经皮神经电刺激及超声波。
- 关节活动度：在肘关节和肩关节的被动关节活动范围下在后方用夹板或吊带固定 2 周。
- 牵伸训练：钟摆运动，肱二头肌和肩袖的牵伸。
- 力量训练：肩胛骨固定肌、三角肌、肩袖及肱二头肌的渐进性抗阻训练。

肩袖撕裂（726.10）

- **肩袖肌肉的功能**[4]：过头活动时固定并降低股骨头。

- 在肩袖肌肉力量较弱或缺乏时，活动时三角肌缺少对抗作用力，股骨头在内收时会出现明显错位。
- 通常情况下，由于该区域血供下降，止于大结节的冈上肌 / 肌腱会受到影响。
- 创伤性或退行性损伤。
  - 运动员或工人外伤。
  - 老年人的退行性撕裂伤。
- **撕裂伤的分类** [4]
  1. 完全撕裂。
  2. 1 型部分撕裂：从上面撕裂至肩峰下区域。
  3. 2 型部分撕裂：在关节下面撕裂（可迅速发展为完全撕裂）。

相关解剖（表 11.1）

- 4 个肩袖肌肉（S.T.T.S.）：
  - 冈上肌（Supraspinatus）。
  - 冈下肌（Infraspinatus）。
  - 小圆肌（Teres minor）。
  - 肩胛下肌（Subscapularis）。

表 11.1　肩袖肌肉的起点、止点及神经支配和活动

肌肉	起点	止点	神经支配	活动
冈上肌	冈上窝（肩胛骨）	肱骨大结节（上部）	肩胛上神经（C5，C6）	外展（肩关节外展最初的 15°）
冈下肌	冈下窝（肩胛骨）	肱骨大结节（中部）	肩胛上神经（C5，C6）	外旋
小圆肌	肩胛骨外侧	大结节（下部）	腋神经（C5，C6）	外旋
肩胛下肌	肩胛下窝（肩胛骨）	小结节	肩胛下神经上、下支	内旋、内收

症状

- 肩关节处疼痛，主诉可能是肱三头肌外侧的麻木和（或）疼痛。
- 进行过头的活动时有困难。
- 夜间侧卧位休息时疼痛（身体位于内收的患侧肩关节上方影响肌肉血供）。

体格检查

- 可能出现继发于疼痛和肌肉无力的主动关节活动度下降，但被动关节活动度不变（区别于关节囊炎性粘连）。
  - 由于该疾病与关节囊炎性粘连易混淆，因此区分主动和被动的关节活动范围很重要。
- 肩袖肌肉无力。
  - 冈上肌（最易受影响）——空杯试验。
  - 肩胛下肌——Gerber 抬离试验。
  - 冈下肌上肢抗阻外旋。
- 诱发性试验：在完全撕裂时通常为阳性。
  - **回落试验**：当患者的肩关节被动外展 90° 时，患者不能自主缓慢放下或尝试放下时有严重的疼痛为阳性。
  - **空杯试验**：当患者的上肢外展 90° 位于肩胛骨平面时，内旋至最大角度，同时抵抗向下的压力，若出现疼痛和（或）肌肉无力为阳性。
  - **Gerber 或抬离试验**：患者站立，将手放在背后，将手背抬至脊柱腰椎中段。上抬的过程中肱骨的内旋和外展程度不断增强。若患者不能在后背移动手背则测试为阳性，说明患者的肩胛下肌功能存在紊乱。
- 患者也可能出现撞击征。

影像学检查

- X 线检查[2]。

  - 肱骨头向上移位，或肩峰下或大结节硬化和（或）囊性改变，可见撕脱片段。
  - 肩关节主动外展 90° 时影像学检查可显示肩峰肱骨之间的间距减小。
  - 肩峰肱骨的间距减小（<6 mm）可能伴有肩袖撕裂。
  - 肩峰肱骨的间距 >7 mm 可能伴有长期的肩袖撕裂。
- MRI 检查：为金标准，对全层肩袖撕裂的敏感性为 100%，特异性为 95%。
- 超声 [5]：
  - 当液体取代了撕裂肌腱时呈低回声或无回声。
  - 施加压力时会呈现“滑囊周围垂脂”征。

治疗方案

- 冷疗，非甾体抗炎药，在急性期适当休息，调整活动。
- 肩峰下注射：诊断和治疗性。
  - 后外侧或前侧入路。
  - 22G 的针；注射甲泼尼龙或曲安西龙（去炎松）：40 ~ 80 mg 和 3 ~ 5 ml 的局麻药混合注入肩峰下至喙突的区域。
  - 仅在疼痛非常严重时进行注射。若频繁使用，可能会加重肌腱的病理损伤。

若保守治疗后症状没有改变或者患者有进行性的全层撕裂，应考虑咨询手术。

康复方案 [1-2]

- 目标：减轻炎症反应，改善运动时产生的疼痛反应，恢复活动能力。
- 方案：冰敷，经皮神经电刺激疗法，后囊处行超声波。
- 关节活动度：在耐受范围的渐进性主动抗阻运动。
- 牵伸训练。

- 后囊牵伸。
- 科德曼钟摆运动。
- 爬墙训练。
- 力量训练：首先用等长收缩的方法训练。
  - 肩胛胸廓稳定肌（耸肩、划船和俯卧撑）。
  - 肩袖肌肉。
- 本体感觉训练：
  - 改良的俯卧撑。
  - 由闭链运动渐进至开链运动。
- 姿势调整。
- 任务性或特定体育活动训练。

☑ 肩关节撞击综合征（726.11）

- 肩袖肌腱炎 / 肌腱变性（726.10）。
- 肩峰下滑囊炎（726.19）。

- 肩袖肌腱走行于肩峰 / 喙肩韧带和肱骨头之间。
- 以下情况可能会使肩胛肌腱走行的空间变窄：
  - 肩袖肌肉无力会导致肱骨头抬高。
  - 肌腱肿胀。
  - 肩胛下关节囊积液。
  - 肩峰钩或弯曲。
  - 肩峰下骨赘生成。
  - 韧带肥厚。
- 冈上肌是最容易受累的肌肉。
- **Neer 检查的三个时期**[4]：
  1. 肿胀 / 出血（可逆）。
  2. 纤维化 / 肌腱炎。
  3. 肩锁关节刺激 / 肩袖撕裂。

症状

- 逐渐出现在过头活动时肩外侧的疼痛加剧。
- 患侧卧位时难以入睡。
- 疼痛辐射可上至颈部，下达上肢。

体格检查

- 颈椎检查正常（可能有肩关节相关症状）。
- 大结节或肩峰下滑囊肌腱异常。
- 与肩袖撕裂不同的是，肌肉力量是正常的，但可能因疼痛而活动受限。
  - 在慢性症状时可见肌肉无力。
- 诱发性检查
  - **Neer 征阳性**：肩关节被动屈曲伴内旋时疼痛。
  - **Hawkin 征阳性**：肩关节被动屈曲至 90° 时用力内旋出现疼痛。
- 检查伴随的肱二头肌肌腱损伤和（或）潜在的盂肱关节不稳。

影像学检查

- 前后位 X 线：可能是正常的，但可以显示以下内容。
  - 肩峰下肌腱炎，肩峰肱骨间距减小，骨赘生成。
- MRI 检查。
- 超声波[5]：
  - 肌腱低回声或变厚，伴有也可能不伴有内部积液征或低回声病灶。

治疗方案

- 冰敷，非甾体抗炎药，在急性期适当休息，调整活动。
- 局部理疗（冷疗，经皮神经电刺激疗法，超声波）。

康复方案[1]

康复的时期

- 急性期（应提供最大的保护）：

- 目标：缓解疼痛和肿胀，减轻炎症反应，维持关节的灵活性。
- 活动调节：排除加剧病情的行为（过头扔物、够物及上抬）。
- 理疗：冷疗，经皮神经电刺激疗法。
- 关节活动度训练：钟摆运动，主动助力关节活动度训练（屈曲和中立位外旋），1 级和 2 级关节松动术（前后向滑动）。
- 力量训练：亚极量等长收缩（外旋、内旋、肱二头肌及三角肌）。

• 亚急性期：
  - 目标：重建无痛的关节活动度，延迟肌肉萎缩。
  - 理疗：冷疗，超声。
  - 关节活动度：屈曲、外展及 45° 外展时外旋和内旋，渐进至 90° 展时内外旋，2、3、4 级的关节松动术（前、后、侧向滑动）。
  - 力量训练：等长收缩、肩胛胸的力量训练及神经肌肉控制训练。
• 中间加强期：
  - 目标：关节活动度恢复正常，提高肌肉性能。
  - 关节活动度：主动助力关节活动度训练，自我牵伸（前后向）。
  - 力量训练：侧卧位中立位内外旋，俯卧位伸展和水平外展，站立位 90° 屈曲，锯肌训练（推墙练习），渐进性轻度外展位的内外旋力量练习，开始用上肢测力计训练耐力。
• 动态加强期：
  - 目标：提高力量、耐力、做功及神经肌肉控制。
  - 投手十项运动、增强式训练及等张收缩训练。

肩锁关节的疼痛（831.04）

• 直接影响肩（踢足球或骑车）。

- 依照损伤的级别治疗（表 11.2）。

表 11.2 肩锁关节损伤的分级和治疗

分级	肩锁关节	喙肩韧带	锁骨移位	治疗
Ⅰ	扭伤	完整	轻微上移	保守
Ⅱ	撕裂	扭伤	绝对上移	保守
Ⅲ	撕裂	撕裂	喙肩区 25% ~ 100% 抬高	保守或手术
Ⅳ	撕裂	撕裂	后移	手术
Ⅴ	撕裂	撕裂	喙肩区 100% ~ 300% 抬高	手术
Ⅵ	撕裂	撕裂	肩峰下或喙突下移位	手术

肩锁关节损伤的分级和治疗

相关解剖

- 关节位于锁骨外侧端和肩峰内侧之间。
- 由肩峰锁骨韧带稳固（梯形、圆锥形和肩峰锁骨韧带）。

症状

- 在上抬上肢和过头够物时前肩疼痛加重。
- 可放射至颈部和上肢。
- 在日常生活活动做上肢位于胸壁周围的活动（插夹克衫的口袋及掖衬衫）时疼痛。

体格检查

- 在肩锁关节处触诊有压痛。
- 肩胛骨相对于锁骨的下移可造成肩锁关节抬高。
  - 有Ⅲ型明显畸形或更严重。
- 关节活动度正常：可能会因疼痛受限。
- 诱发性检查：
  - 内收试验（Scarf test）：上肢前屈 90° 时做最大程度的内收动作，肩锁关节出现疼痛为阳性。
  - 主动加压试验（O'Brien）：上肢前屈 90°、内收 10° 时做内旋

（大拇指向下）的动作，患者抵抗检查者向下的力量。若以上活动引起疼痛且上肢外旋（手掌向上）时减轻，则为阳性。

影像学检查

- X 线检查：前后位、横向 Y 位及腋窝位。
  - 负重（10 磅）：锁骨 - 喙突区域增宽。
- MRI：骨水肿，可探测肩锁关节炎的范围。
- 超声：可观察关节间隙。患有关节炎的患者肩锁关节软组织改变，有渗出。

治疗方案 [1] **（依据分级，见上表）：**

- 注射：25G 的针，将 40mg 甲泼尼龙或曲安西龙和 1 ml 的局麻药混合注入肩锁关节。
- Ⅰ和Ⅱ型：悬吊保持舒适并冰敷若干天，进行耐受范围的活动。只要患者可以耐受，损伤后 4 周可进行全范围的活动。
- Ⅲ型：可进行保守治疗，如果患者年轻或为体力劳动者，考虑进行手术修复。
- Ⅵ ~ Ⅴ型：手术复位和重建。

康复方案：该计划适用于常见的肩锁关节损伤。若损伤特殊，须设计更有针对性的方案。

- 目标：改善关节活动时的疼痛。
- 理疗：冰敷、超声及超声药导。
- 关节活动度训练 [1]：
  - 早期：主动活动手指、手腕和肘关节，轻度活动肩关节，进行简单的日常生活活动（吃饭和穿衣）。
  - 第 2 ~ 3 天：进行科德曼钟摆练习。
  - 损伤后 1 ~ 2 周：停止悬吊，缓慢渐进至肩关节轻柔的被动和主动 / 助力关节活动（屈曲和外展）。
- 活动调整：在疼痛缓解和恢复全范围的关节活动度之前（2 ~ 6

周）不要进行任何接触性体育活动。避免举重、推、拉等诱发疼痛的活动。

- 力量训练：肩带组合（重量或抗阻滞），肩胛内外旋（尤其是肩胛在收缩和伸展的情况下）。

粘连性关节囊炎（726.0）

- 冻结肩。
- 在无主被动关节活动时的自发疼痛。
- 常见于糖尿病、甲状腺异常、炎症性关节炎和外伤。
- 三个时期[4]：
  1. 疼痛冻结期（3～6 个月）：由滑膜炎造成的关节囊在前方和下方的增厚，同时滑液分泌减少。
  2. 进行性僵硬或粘连期（3～18 个月）：关节囊纤维化更加显著，肩袖肌腱增厚，盂肱关节关节间隙减小。
  3. 解冻或重建期（3～6 个月）：慢性炎症伴有关节间隙消失。

相关解剖

- 关节囊包裹着盂肱关节并附着于肩胛骨、肱骨和肱二头肌长头。
- 内部由薄层滑膜液填满。

症状

- 疼痛，做过头活动时疼痛加重，夜间疼痛加重。
- 肩关节活动能力下降，无法举起上肢。

体格检查

- 触诊时有弥漫性压痛。
- 活动时疼痛。
- 与健侧相比，患侧肩关节在所有平面主被动活动范围均显著减小，尤其是外旋、外展和内收。
- 被动关节活动范围的消失有助于同其他肩关节病理变化进行鉴别。

影像学检查

- X 线：正常，用于排除其他病因。
- MRI 关节造影：显示关节囊缩小及关节间隙狭窄。
- MRI：喙肱韧带肥厚和喙突下空间闭塞。

治疗方案

- 冰敷，非甾体抗炎药，湿热疗法。
- 早期积极治疗手段：
  - 须进行注射和使用镇痛药，以使患者能忍受治疗。
- 短期口服类固醇。
- 关节腔内注射
  - 22 G 的针；40 ~ 80 mg 甲泼尼龙或曲安西龙和 3 ~ 5 ml 局麻药混合注入盂肱关节（肩峰下区）。
  - 可能需要 1 ~ 2 年才能达到全范围关节活动度。

康复方案

- 目标：减少盂肱关节肩胛骨的疼痛，并提高关节活动度。
- 理疗：治疗前——湿热因子、经皮神经电刺激疗法、超声及药导；治疗后——给予冰敷以控制肿胀。
- 关节活动度训练：渐进性关节松动术结合主动助力关节活动度训练，主、被动关节活动度训练。
- 牵伸训练：内旋被动牵伸，过头牵伸，交叉内收的动作拉伸至极限，末端拉伸位维持 30 s。
- 力量训练：一旦患者发展到可以增加肩袖的力量训练，即开始进行闭链的等长收缩训练并渐进至使用弹力带的开链训练。

肘上髁炎（内侧 726.13，外侧 726.32）

- 肱骨内外上髁区域的炎症、疼痛和压痛。
- 重复压力损伤：扔东西时生物力学模式错误，重复抬高东西等。

相关解剖

- **外上髁**
  - 是腕伸肌群的附着点。
    - 首先影响桡侧腕短伸肌。
    - 但也可能会影响桡侧腕长伸肌和指总伸肌。
  - 网球肘：因过度使用反手击网球导致。
- **内上髁**
  - 是腕屈肌群的附着点。
    - 影响桡侧腕屈肌、尺侧腕屈肌、拇浅屈肌及掌长肌。
  - 高尔夫球肘：在高尔夫的挥杆动作中重复屈腕导致。

症状

- 内上髁或外上髁的疼痛。
- 疼痛可能会放射至近端或远端。
- 腕关节的活动可加重肘关节的疼痛。

体格检查

- 常规神经检查（腕关节的力量可能受疼痛限制）。
- **外上髁炎**[3]
  - 外侧伸肌起点处压痛。
    - 位于外上髁或外上髁下一指的位置。
  - Cozen 试验：做抗阻伸腕时疼痛为阳性（特别是在肘关节伸展、前臂旋前、腕关节桡偏和手握拳的状态下）。
  - Mill 试验：做全范围的被动腕关节屈曲时有疼痛为阳性。该动作牵拉了伸肌腱，对外上髁施加压力。
  - 中指抗阻试验：做近端指间关节的抗阻伸展时外上髁疼痛。
  - 评估桡神经的神经卡压：桡骨头附近神经走行处有压痛。
- **内上髁炎**
  - 屈肌起点压痛。

    - 位于内上髁或内上髁下一指的位置。
  - 抗阻屈腕时有疼痛。
  - 腕关节全范围被动伸展时疼痛。

影像学检查：用于鉴别其他疾病

- X 线：用于鉴别诊断隐匿性骨折、关节炎及骨软骨病，很少需要。
- 超声：低回声区显示胶原变性和腱内纤维。
- MRI：可用于评估炎症、部分或完全肌腱撕裂和韧带脱离，很少需要。

治疗方案

- 早期治疗方案：休息，避免重复活动，进行活动纠正，给予非甾体抗炎药治疗，物理因子治疗（热敷和冰敷）。
  - 外上髁炎：网球击球过程和设备调整（弦张力、握柄的粗细）。
  - 内上髁炎：调整高尔夫球的挥杆动作或棒球的投球动作，以避免腕屈肌的过度用力。
- 前臂绷带（支撑）：紧紧地固定于伸肌群和屈肌群的远端，同时不可限制肘关节的屈曲或造成感觉异常。这样可建立一个新的远端固定点，以减少肌肉内部的压力。
- 腕关节中立位固定夹板。
- 上髁注射：注射至压痛最严重区域。
  - 22G 的针；将 40 ~ 80 mg 甲泼尼龙或曲安西龙和 1 ~ 2 ml 局麻药混合注入上髁。

康复方案[1]

- 理疗：超声、电刺激、超声药导、离子导入、热敷、冰敷及按摩。
- 牵伸：伸腕肌群、屈腕肌群及肩关节囊后部肌群。
- 伸腕肌群和屈腕肌群的力量训练、向心和离心运动、初期静态（等长）训练、逐渐增强至抗阻训练，同时通过肩胛骨的稳定性训练处理近端动力链。

腕管综合征（354.0）

- 在膝上截肢患者腕关节正中神经损伤。
- 由于正中神经走行于腕管，易受压迫。
  - 特发性、重复性压力造成腕管容积的变化或继发于甲状腺疾病、充血性心力衰竭、肾衰竭、占位、妊娠、骨折、关节炎和风湿性腱鞘炎。

相关解剖

- 腕管内结构：指浅屈肌、指深屈肌、拇长屈肌的肌腱和正中神经。
- 腕管下方为上界，腕横韧带上方为下界。
- 正中神经支配肌肉受腕管综合征的影响：第1~2蚓状肌、拇对掌肌、拇短展肌及拇短屈肌。
- 正中神经支配区域受腕管综合征的影响：前三个半手指的掌侧。

症状

- 感觉异常、麻木、疼痛、主观感觉肿胀、手无力（主要是拇指、示指和中指）。一些患者诉全手无力。
- 夜间睡觉时可能会由于挤压而加重。
- 影响进行精细活动的能力。

体格检查

- 上述区域的轻触觉减退。
- 手部内在肌群、拇展肌、拇屈肌和（或）对掌肌的力量减弱。
- 在一些严重的患者可见鱼际隆起消失。
- 诱发性检查：Phalen征、Tinel征、反Phalen征及腕管加压试验。

影像学检查

- X线：在骨折或怀疑有退行性关节疾病时须检查。
- 超声：可能显示正中神经增粗。
- 电诊断检查：SNAP延迟，振幅减少或缺失，肌电图显示异常的自发活动，详细介绍见肌电图一章。

治疗方案

- 保守治疗：腕关节中立位（伸展 0°　）夹板固定 3 ~ 4 周（日夜固定，以预防急性损伤）。
- 冰敷或热敷，给予非甾体抗炎药，在急性期适当休息并调整活动。
- 若疼痛难以忍受，可口服类固醇。
- 超声药导和离子导入。
- 腕管注射：
  - 25 G 的针；注射甲泼尼龙或曲安西龙：将 20 ~ 40 mg 和 1 ml 局麻药混合注入腕管。
- 手术：对保守治疗无效或腕管综合征严重的患者行腕管松解手术。

康复方案

- 目标：减小对神经的压力，减轻炎症反应，缓解疼痛。
- 牵伸：牵伸肘关节和前臂的屈肌群和伸肌群以产生肌腱滑动。
- 避免过度牵伸。

尺神经病（354.2）

- 可能产生压迫的位置：
  - 肘关节处的尺神经沟（最常见）。
  - 尺侧腕屈肌腱膜的近端。
  - Struthers 弓 Guyon 管。
    - 常常继发于骑车活动、腕关节神经节囊肿或风湿性关节炎。
  - 可在肱骨远端骨折（缓慢的尺神经麻痹）后数月至数年发生。

相关解剖

- 尺神经：
  - 起于 C8 和 T1 神经根（臂丛神经下干和内侧束）。

  - 走行：
    - 沿肱三头肌内侧头进入 Struthers 弓，继续向后走行于内上髁和鹰嘴（尺神经沟）之间。
    - 继续走行至肘管后通过腕关节的 Guyon 管（豌豆骨下方）。
- 神经支配[4]：
  - 尺侧腕屈肌。
  - 指深屈肌。
  - 掌侧尺神经皮肤支配区：掌侧第四和第五指的感觉。
  - 背侧尺神经皮肤支配区：背侧第四和第五指的感觉。
  - 指背神经。
  - 小鱼际分支：小指对掌肌、小指外展肌及小指屈肌。深部运动支：掌短肌、四个手背内在肌、三个掌内在肌、第三和第四蚓状肌、拇内收肌及拇短屈肌的深头。

症状

- 手背和（或）第五指的掌侧、第四指的尺侧麻木和感觉异常。
- 手部肌肉力量减弱。
- 肘关节屈曲时产生对神经的压力放射至近端和（或）远端的疼痛加重。

体格检查[3]

- 拇指外展，手握拳，钳握的力量变弱。
- Struthers 弓及 Guyon 管：此处的损伤将累及所有受尺神经支配的肌肉。屈腕动作将偏桡侧影响第四和第五指手掌和手背的感觉。
- “爪形手”：休息时，手部指总伸肌被过度拉伸→掌指关节的伸展→第四和第五指的近端指间关节和远端指间关节的屈曲活动。
- Froment 征：拇指和示指之间无法通过拇指内收的力量握住一张纸，可见拇指的远端指间关节屈曲，以代偿拇指内收力量的减少。
- Wartenberg 征：不能内收第五指，由于伸指肌缺少拮抗肌，第五指轻微外展。

- Guyon 管：尺神经干分裂成深、浅两支。
  - 可能包括所有尺神经支配的手部固有肌。

Shea 分级见表 11.3[4]。

表 11.3 Shea 分级

Ⅰ型	包括小鱼际和尺神经深支
Ⅱ型	尺神经深支
Ⅲ型	尺神经感觉浅支

电诊断

- 依赖于损伤部位，可在“肌电图”一章看到更多的详细介绍。
- 神经传导研究：异常的 SNAP 和 CMAP。
- 肌电图：尺神经支配肌肉出现异常的自发活动。

治疗方案

- 休息，用垫板保护肘关节，给予非甾体抗炎药，冰敷。
- 手术：
  - 如果保守治疗的处理方法失败，则根据损伤部位进行手术：
    - 肘管松解术。
    - 尺神经移位术。
    - Struthers 弓减压术。
    - 部分内上髁切除术。
    - 尺侧副韧带修复术。

康复方案

- 人体工效学：调整工作方式，以减少肘关节的屈曲。
- 力量训练：前臂内旋和屈曲，进行离心动态的关节稳定性加强训练。

拇指腱鞘炎（727.04）

- 腕关节桡侧的腱鞘发生炎症或狭窄。
- 过度使用造成损伤：与家务及娱乐活动有关，包括一些快速重复的动作，如捏、抓、拉和（或）推。
- 起病隐匿，通常无急性外伤史。
- 主要影响中年女性（10∶1）。

相关解剖

- 肌腱滑液鞘有狭窄性腱鞘炎：
  - 拇长展肌。
  - 拇短伸肌。

症状

- 在腕关节外/桡侧疼痛，拇指外展和抓握时疼痛加重。
- 可能伴有该区域的僵硬。
- 罕见感觉异常。

体格检查

- 腕关节桡侧的局部水肿。
- 桡侧腕关节或桡骨茎突的压痛。
- 诱发性检查[3]：
  - Finkelstein 试验：患者向手掌方向弯曲大拇指，腕关节尺偏。若在腕关节桡侧产生疼痛，则为阳性。

影像学检查

- X 线检查：用于排除其他病理情况，如桡骨远端或腕关节（特别是舟状骨）的骨折。
- 超声：腱鞘炎的特点是腱鞘在周围低回声液体的包围下扩张。

治疗方案

- 保守治疗：包括冰敷、非甾体抗炎药、热因子、夹板固定，休息获益有限。
- 拇指 SPICA 夹板：关节松动术，抑制肌腱在纤维与骨之间的异常滑动，保持拇指外展位腕关节伸展位固定。
- 向第一伸肌间隔注射糖皮质激素。
- 手术：切除部分腱鞘以减压（治愈率为 83%～92%）。

康复方案

目标：降低活动时的疼痛，加强和再获得拇指、手和腕的关节活动度。
- 理疗：冰敷、热疗、神经电刺激、超声及离子导入。
- 活动纠正。

扳机指（727.03）
- 由于屈肌肌腱腱鞘的结节性水肿或炎症手指在屈曲和伸展时出现卡顿现象。
- 由于第一掌骨头 A1 滑车的近端高压。
- 通常影响中年女性，受累手指包括拇指、中指和环指。
- 通常可见于患有糖尿病和风湿性关节炎的患者。

症状
- 近端指间关节疼痛（不在掌指关节）。
- 手指屈伸时断断续续地卡顿，须通过用力活动或另一只手的被动助力实现继续活动。
- 拇指出现扳机指时较其他手指的扳机指疼痛更为常见。

体格检查
- 掌骨头掌侧面小结节。
- 在手开合时伴有疼痛。
- 指间关节挛缩（慢性）。

影像学检查

- 非必须，临床诊断。

治疗方案

- 用夹板固定掌指关节于 10° ~ 15° 屈曲位，保持近端和远端指间关节放松（持续至 6 周）。
- 冰敷，给予非甾体抗炎药。
- 局部糖皮质激素注射伴局麻药注射通常是一线用药。
  - ○ 用 27 5/8in，标准针，2 ~ 3 ml 的糖皮质激素和麻药的混合（40 mg 甲泼尼龙和 1 ml 1% 利多卡因）。
  - ○ 在肌腱上方的远端手掌掌横纹处注射。注射后，1 周内避免手部活动，对须保护区域行夹板固定。
  - ○ 通常可治愈，但可能须反复多达 3 次。
- 手术：A1 掌骨头松解术（在保守治疗无效的情况下使用）。

康复方案

- 目标：减轻疼痛，改善功能。
- 理疗：低温按摩，对流浴，超声，类固醇离子透入。
- 定制夹板。

下肢

髋关节骨关节炎（715.15）

- 为髋关节的退行性关节病变。
- 为由于磨损、撕裂和过度使用等逐渐造成的滑囊关节关节软骨缺失，并继发软骨下骨和关节缘的肥厚反应。

相关解剖

- ○ 髋关节：由股骨头和髋臼（耻骨、坐骨和髋骨的连接处）组成。
- ○ 关节囊：纤维关节囊包绕关节和股骨颈的一部分。

  ○ 韧带：三角状髂股韧带（从髂前上棘至粗隆间线）、耻骨韧带（髋臼的耻骨部或耻骨支到股骨颈）及坐骨韧带（从髋臼的坐骨面到股骨颈内侧到大转子）。

症状

- 腹股沟疼痛，缓慢起病，远侧可达膝关节内侧。
- 关节僵硬。
- 感觉不稳。
- 负重和旋转活动差。
- 从椅子上坐起时困难，可能需要上肢或辅助器具的帮助。

体格检查

- 视诊：疼痛步态，患侧被代偿（患者倾向于在行走时避免患侧髋关节负重）。
- 关节活动度：在下肢外展和内旋时感到腹股沟疼痛。
- 检查其他关节（膝、踝、腕和指）是否有骨关节炎。
- 徒手肌力检查：正常。
- 反射：正常。
- 神经完整性检查（仅限于神经根病变引起的髋关节退行性变伴有肌肉无力时）。
- 诱发性检查：
  ○ FABER 试验（Patrick 试验）：将一侧足跟置于对侧膝关节上，同时用力向下压该侧的膝关节（髋关节屈曲外展、内旋），若产生腹股沟疼痛则为阳性。

影像学检查

- 通过髋关节前后位 X 线可测量最小关节间隙（股骨头边缘和髋臼之间的最短距离）或得到 Kellgren-Lawrence 分级（可评估关节间隙狭窄，同时也可评估其他一些指标，包括软骨下硬化、囊性病变和骨质增生）。可判断软骨损伤、骨赘增生、关节间隙变窄和骨硬化。

- MRI：一般不需要。然而在怀疑有其他疾病如唇上撕裂或缺血性坏死时有效。

治疗方案

- 鼓励减肥。
- 对乙酰氨基酚（扑热息痛）和非甾体抗炎药（萘普生 500 mg，一天 2 次，口服）。
- 建议葡萄糖胺（每天 1 g）和软骨素（每天 1200 mg），但它们对关节的保护作用尚无科学证据。
- 髋关节注射：在透视镜指导下从后方或前方入路注射 1% 利多卡因或 0.25% 布比因 4 ml 和 1 ml 糖皮质激素（特殊情况下，如 40 mg 丙酮化去炎松、甲泼尼龙、地塞米松和倍他米松等）。这是有治疗效果的，但也是在诊断为须进行髋关节手术之前进行。

康复方案

- 目标：减轻关节周围疼痛并获得适当的生物力线以限制异常力线。
- 关节活动度：尤其是髋关节的内旋和外旋；强调伴有内收和外展的屈和伸，允许有轻微症状的主动关节活动度以及有中度到重度症状的主动助力关节活动度。
- 牵伸训练：从轻柔的牵伸开始。若无痛，可渐进至全范围的牵伸（以预防关节僵硬）。开展髋关节屈曲、内收的牵伸，以及髂胫束、腓肠肌和腘绳肌的牵伸。
- 力量训练：髋关节屈曲和外展，常规直抬腿和侧抬腿，侧卧位腿外旋和内收训练，也允许 30° 最小范围的下蹲运动和轻柔的靠墙滑动（闭链运动）。
- 使用直拐杖的步行训练（在患侧髋关节的对侧手持拐杖）。
- 在允许的情况下进行蹲跑训练。

梨状肌综合征（355.0）

- 梨状肌挤压坐骨神经造成神经病变（可能是内在肌肉拉伤或在骨盆出口处发生挤压）。

相关解剖

- 梨状肌和坐骨神经都通过坐骨大结节。它们的解剖关系有几种情况（坐骨神经位于梨状肌下；穿行肌腹；因为是神经分支，也可能位于肌腹上方）。
- 梨状肌起于骶骨前面，止于股骨大转子。

症状

- 臀部疼痛伴或不伴腿部辐射痛。
- 臀部和大腿后部偶尔麻木。
- 髋关节内收或内旋时伴有疼痛。
- 用患侧坐可加重疼痛。

体格检查

- 神经检查正常。
- 触诊从骶骨到大转子有紧张带并有压痛。
- 诱发性检查：
  - Freiberg 征：髋关节被动外展和内旋时疼痛。
  - APace 征：抗阻进行髋关节主动外旋和外展以实现梨状肌收缩。

治疗方案

- 非甾体抗炎药和镇痛药。
- 热疗，以增加胶原蛋白的膨胀性。
- 如长时间保持坐位，应使用软垫。
- 梨状肌注射：位置为骶髂关节下缘尾骨方向 1 cm 和外侧 2 cm，注射 2 ml 利多卡因和 1 ml 糖皮质激素。

康复方案

- 目标：减少疼痛并提高梨状肌的拉伸能力。
- 理疗：用产热超声进行深部热疗。
- 牵拉：轻柔地牵拉梨状肌：屈髋 90° 以上时进行髋关节内旋。
- 力量训练：增强髋关节外展肌群的力量尤其是臀中肌。
  - 侧方行走；弹力带训练。

大粗隆滑囊炎（726.5）

- 发病高峰人群为 40 ~ 60 岁的人。
- 通常是由于在大转子结节周围软组织的重复微创伤引起。臀肌肌腱在起止点处变性和撕裂造成滑囊炎症。
- 其他诱发因素：髋关节外展及外旋力量弱，髋关节骨性关节炎，腰椎病，双腿不等长，髂胫束综合征。
- 患者可能通常将髋关节外侧疼痛（大转子疼痛综合征）误认为髋关节疼痛。

相关解剖

- 滑囊位于大转子和髂胫束、臀中肌上方。

症状

- 髋关节外侧疼痛。
- 大转子上方疼痛，或其后方疼痛，有时可放射至大腿外侧中部。
- 在睡觉时患侧卧位或外旋外展位可诱发疼痛。

体格检查

- 在大转子（大腿外侧）区域触诊有压痛，臀中肌附着点处压痛最为严重。
- 可能有摇摆步态。
- 当患者侧卧或 45° 外展时做抗阻外展出现疼痛。
- 对腰骶神经根病应通过神经病学检查进行鉴别。

- 检查是否有双腿长度异常或髋关节炎（FABER 和 FADIR 等）。

影像学检查

- 影像学检查无特殊。然而，髋关节的分级可通过 X 线观察（在滑囊或肌腱附着点）。

治疗方案[1]

- 冰敷，非甾体抗炎药，泰诺，活动调整（应避免直接的压力），局部用软膏。
- 轻柔地牵拉。
- 减轻体重。
- 向关节囊注射糖皮质激素。用 22G 或 25G 的针，含 20 ~ 40 mg 曲安西龙混合 1% 利多卡因（3 ~ 4 ml）进针直至接触骨，然后轻微回抽以便注射。新的技术有在超声引导下对关节囊和炎症进行可视注射。

康复方案

- 目标：减轻疼痛，重建合理的生物力线模式。
- 理疗：
  - 早期：冰敷按摩和离子导入。
  - 1 周后：热疗、声透疗法及超声治疗。
- 在各方向进行轻柔的牵拉训练（外展、内收、内旋、外旋、屈曲及伸展）。牵拉髂胫束。
- 针对髋关节外展、伸展及外旋的力量训练。

股外侧皮神经综合征（355.1）

- Aka——感觉异常性股痛。
- 可见于肥胖患者或穿紧身衣、安全带或腰带的患者，也可能由于瘢痕的发展而产生或发生于妊娠期。
- 在股外侧皮神经出骨盆的位置出现压缩或截留。

相关解剖

- 神经纤维来自 L2～L3 神经根。
- 神经从腰大肌外侧走行至髂肌前方，穿行于腹股沟韧带下方。

症状

- 大腿前外侧烧灼（感觉障碍）痛和（或）感觉迟钝。
- 在髋关节伸展时疼痛。
- 运动力量无异常。

体格检查

- 视诊：寻找以前有瘢痕形成的手术痕迹或紧身衣服留下的痕迹。
- 触诊：髂前上棘内侧压痛，触诊时产生疼痛。
- 徒手肌力检查：正常。
- 感觉：大腿前外侧轻触觉下降。
- 反射：正常。
- 髋关节伸展可能激发症状。

影像学检查

- 尽管前后位骨盆影像检查可用于鉴别其他异常，但是没有必要。

治疗方案 [1]

- 注射：用于急性疼痛，只注射 4 ml 利多卡因或 4 ml 利多卡因伴类固醇（1 ml 40 mg/ml 甲泼尼龙或曲安西龙）注射至神经区域。这也是一项诊断性治疗（若疼痛减轻），也起到了治疗的作用（髂前上棘内侧 2 cm 和后面 2 cm）。
- 不穿紧身衣服或减肥。
- 若正在持续或反复 3～4 个月，可能须咨询神经减压手术。

膝关节

前交叉韧带断裂（717.83）

- 前交叉韧带的主要作用是稳定膝关节。
- 基本功能：抗过伸和屈曲时胫骨前移，也有一些控制旋转的功能。
- 造成撕裂的可能原因有：旋转、轴性旋转及外翻运动。过伸力量超过了韧带的承受力。
- 常见于高能量运动中突然减速，此时股四头肌强力收缩。
- 可伴有半月板撕裂和内侧副韧带损伤。

相关解剖

- 起止点：起自胫骨髁间的前方，止于股骨外髁的内面。

症状

- 突然疼痛和肿胀。
- 膝关节发生解锁现象。
- 可听见撕裂声。
- 膝关节不稳定。

体格检查

- 视诊：急性肿胀（前 24 h）。
- 关节活动度：由于膝关节肿胀以及限制性保护，使关节活动度受限。
- 感觉：完好。
- 诱发性检查[3]：
  - Lachman 试验：膝关节屈曲 25°，固定股骨向前并移动胫骨，如胫骨活动范围增大并且没有固定端，说明前交叉韧带撕裂。
  - 前抽屉试验：膝关节屈曲 90°，胫骨相对于股骨前移。
  - Pivot-shift 试验：大腿内旋，在膝关节屈曲的同时向其施加一扭转力以产生前外侧的不稳定（胫骨相对于股骨前移）。

影像学检查

- 影像片：前后位、侧位及隧道位。
- MRI：最敏感。

治疗方案

- 早期休息，冰敷，加压，抬高，拄拐步行。
- 止痛或抗炎（萘普生 500 mg 口服 bid × 5 天，与食物一起吃，必要时服用）。
- 如果膝关节存在渗出，应为无菌。
- 膝关节固定或关节活动度固定架（如 DonJoy 膝关节支具）。
- 对年轻患者来说手术是确切的治疗方式（可能不适用于老年患者，因为其运动较少）。前交叉韧带损伤在膝关节活动中存在关节不稳的风险，如果不治疗，可能造成半月板损伤、关节软骨损伤及退行性改变。

康复方案 [1]

早期：

- 目标：促进组织愈合，减少疼痛或炎症反应，提高关节活动度。
- 理疗：冷疗，电刺激。
- 设备：膝关节固定架——早期尝试带固定架负重。
- 关节活动度：患者坐位时主动助力屈曲和伸展，维持关节活动度以避免关节纤维粘连。这对手术是非常重要的。
- 力量训练：股四头肌和腘绳肌的静态力量训练。
- 自行车 / 游泳池锻炼。
- 开始神经肌肉和本体感觉的再训练。
- 拄拐步行

后期（2 ~ 8 周）：

- 目标：维持正常的主动关节活动度和肌肉平衡。

- 理疗：浅表热因子治疗、脉冲超声及电刺激。
- 关节活动度，灵活性训练。
- 力量训练：动态下肢力量训练。
  - 闭链运动，下肢各活动方向的力量训练。
- 渐进至带固定架的运动水平的训练。

重建术后：

- 目标：维持关节活动度和力量。
- 理疗：冷疗、加压和抬高患肢，以减轻肿胀和疼痛。
- 关节活动度（患者通常在伸展上受限更多）。患者在坐位时进行屈曲和伸展的主动助力关节活动度。
- 力量训练：力量训练方案包括早期几天的股四头肌和腘绳肌的静态力量训练并渐进至闭链运动，几周后进行动态的开链运动。
- 逐渐恢复至运动训练水平。

膝关节半月板损伤

717.0 膝关节内部失衡。

836.2 膝关节软骨或半月板的其他撕裂。

836.0 膝关节软骨或半月板的撕裂。

717.1 内侧半月板后角损伤。

717.4 外侧半月板损伤。

717.42 外侧半月板的后角损伤。

- 半月板边缘厚，中间薄。
- 旋转屈曲或伸展膝关节进行轴向载荷。
- 由于半月板与关节囊、侧副韧带紧密连接，内侧半月板撕裂较外侧半月板撕裂更为多发。急性前交叉韧带撕裂通常是由于膝关节扭转造成的，外侧半月板通常也出现撕裂。
- 半月板可缓冲膝关节的力量并增强稳定性。
- 五种最常见的半月板撕裂为：纵向、退行性、旗状、水平和放射状。

- 年轻的患者通常伴有垂直纵裂（以桶柄状撕裂最为常见）。然而，在患有退行性关节病的老年患者常常是水平撕裂。撕裂可能是全部或部分撕裂。桶柄状撕裂通常是在半月板的后 2/3 并发生于 20 ~ 30 岁的运动员。

相关解剖 [4]

- 内、外侧半月板和各自侧的前交叉韧带的前面和股骨、髌骨、胫骨通过韧带相连。
- 只有半月板的外侧有足够的血供（对愈合有重要的意义）。

症状

- 有撕裂声。
- 膝盖深弯曲时有疼痛。
- 机械交锁。
- 迟发膝关节肿胀。

体格检查

视诊：膝关节伸展降低的疼痛步态；膝关节渗出；触诊时膝关节的内后侧和外侧有压痛。

- 诱发性检查 [3]。
- Bounce Home 试验：当患者的膝关节被动伸展时出现疼痛或交锁的现象。
- McMurray 征：沿着关节隙一手托起膝关节，在将其屈曲至最大角度的同时另一只手托起足。给膝关节施加一扭转力，使大腿外旋，同时伸膝。若有疼痛和咔嗒声则为阳性。膝关节内侧可通过完全屈曲位得到固定，大腿在内旋的同时伸展时如产生“咔”的声音，则说明外侧半月板撕裂。
- Apley 加压试验：膝关节前屈 90° 轴向负荷时产生疼痛。

影像学检查

- 不负重的前后位 X 线在有关节退行性变化时出现的退行性半月板撕裂有意义。
- MRI 检查是最有用的（矢状面和冠状面）。

治疗方案

- 如果膝关节发生急性交锁，应在 24 h 内解锁。
- 早期进行休息、冰敷和抬高。
- 在耐受范围负重。
- 镇痛药：对乙酰氨基酚、阿片类药物或非甾体抗炎药。
- 关节穿刺术：对渗出的诊断和治疗。
- 半月板周围撕裂后愈合潜力最大。

康复方案 [1]

急性期

- 目标：减轻疼痛和肿胀，提高关节活动度和力量（1 周）。
- 理疗：针对关节肿胀进行冷疗。
- 关节活动度：膝关节轻柔的关节活动度训练。
- 拄拐步行训练至不负重的步行，再至可耐受范围的独立步行。
- 力量训练：
    - 等长闭链力量训练，由部分伸膝训练股四头肌力量，渐进至登自行车训练。
    - 训练髋关节外展、内收和伸展的力量。

恢复期

- 目标：重新进行功能性活动（2 ~ 8 周）。
- 牵拉：腘绳肌 / 股四头肌的牵拉应继续进行。
- 力量训练。
    - 开链和闭链的力量训练。
    - 功能性活动，弹力带抗阻训练。

- 本体感觉和平衡训练。
- 增强式和运动训练。

接受了半月板修复术的患者应先进行无侵害性、最小剪切力的训练，2～3 周后逐渐进展至负重状态，以提高关节活动度和功能性活动。

膝关节炎（715.96）

- 骨性关节炎是膝关节炎最常见的形式。
- 可涉及膝关节的所有部位（内侧、外侧和髌骨关节）。
- 最常见的是由于膝内翻造成的内侧骨关节炎。

症状

- 显著影响老年患者。
- 起病隐匿。
- 由于骨骼的相互碰撞造成膝关节屈曲。
- 上、下楼梯困难。
- 僵硬和间歇性的关节肿胀可限制活动，尤其是在极端屈伸时。

体格检查

视诊：膝关节可能有角度畸形（内翻或外翻），轻度积液。

触诊：沿着关节隙到内侧腘绳肌肌腱止点和胫骨前内侧有压痛，股骨关节缘肥厚和骨赘形成。

髌骨关节周围有捻发音。

关节活动度：出现关节活动度丧失。在随后的复诊中可见关节活动度下降。

影像学检查[4]

- 膝关节完全伸展时的负重前后位影像片：可以尝试膝关节屈曲 40° 的负重前后位影像片，以鉴别其他区域的狭窄。
- 退行性关节炎：不对称的关节空间狭窄、骨硬化、关节周围囊肿及骨赘形成。
- 炎性关节炎：对称的关节空间狭窄，失用性骨量减少，在关节周围的骨侵蚀。
- 外位和髌骨关节轴位。
- 髁间窝位和隧道位可以反映骨赘形成和软骨游离体。

治疗方案

- 保守的管理方案包括非甾体抗炎药，物理治疗如冰敷和热疗。
- 给予糖皮质激素和透明质酸（每周 3 次注射）。

  3 ml 1% 利多卡因和 40 mg 糖皮质激素 25 G 的针。
- 氯丁橡胶套和弹性绷带。
- 消除重力的运动，如水中有氧运动和卧位登自行车。
- 内侧间隙狭窄：在鞋里垫一个外侧楔形垫。
- 外侧间隙狭窄：在鞋里垫一个内侧楔形垫。
- 用手杖减轻患侧负重。

康复方案

- 目标：缓解疼痛和肿胀并增强功能。
- 理疗：如果没有肿胀，用热袋在锻炼之前敷 10 min 进行热身。如果存在肿胀，则用冰袋。
- 牵伸：牵伸股四头肌和腘绳肌。
- 牵伸：
  - 在无痛弧内进行渐进的抗阻训练（负重训练）可提高耐力。
  - 应着重于逐渐进行患者期望的功能锻炼。
- 在患肢的对侧拄拐，进行步行可帮助减轻疼痛。
- 姿态调整和关节力线调整技术。

髌骨关节综合征（717.7）

- 患者中女性是男性的两倍。

- 普遍认为是髌骨关节的重复负荷过度使用造成的损伤。
- 生物力线改变。
- 髌骨异常轨迹。
- 无明确病因。

症状

- 最可能是位于膝关节前方的弥漫、模糊的疼痛。
- Theater 征：膝关节屈曲且久坐，站起后出现疼痛。
- 上、下楼时疼痛。
- 在伸展位偶尔出现膝关节锁住。

体格检查

- 视诊：最小积液量，让患者伸展膝关节，观察髌骨的移位轨迹。
- 触诊：位于髌骨内外侧缘的疼痛。
- 徒手肌力检查：正常。
- 反射：正常。
- 患者伸膝时观察髌骨的移位轨迹。

治疗方案

- 用支架或绑带进行髌骨力线调整可减轻力线异常。

康复方案

- 目标：着重于力量、灵活性和本体感觉障碍。
- 关节活动度：膝关节屈曲和伸展的全范围关节活动度。
- 力量训练：
    - 0° ～45° 的膝关节屈曲的闭链运动训练，训练股四头肌。
    - 家庭训练方案包括“滑墙”和“弓步”。
    - 选择性地训练股内侧肌和髋关节内收。

踝 / 足

跟腱炎（845.09）

- 跟腱疼痛肿胀压痛区域通常是由于腓肠肌复合体重复的离心收缩造成的，给相对灵活性较差的跟腱造成炎症和微撕裂。
- 跟腱止点处血供减少，同时出现周期性的机械损伤，炎症和胶原纤维的退行性变。
- 大部分患者是参加运动比赛且跟腱灵活性较差的中老年男性。跟部着力运动的年轻的运动员也容易受累。
- 存在较高的跟腱撕裂的风险。
- 询问是否有长期喹诺酮类药物使用史，是否使用类固醇，及是否有吸烟史。

相关解剖

- 跟腱：止于跟部的肌腱。

症状

- 与运动相关，尤其是迅速的“起动”运动相关的跟腱处疼痛和压痛。
- 有外伤史。如听到“噗”声，说明有跟腱断裂。

体格检查

- 在跟腱止点近端约 2.5 cm 处触诊有主观的疼痛和压痛。
- 触诊：沿着跟腱触诊有压痛。
- 关节活动度：踝关节背屈受限。
- 反射：跟腱反射正常。
- 力量：由于疼痛受限。
- 感觉：完整。
- 诱发性检查[3]：
  - Thompson 试验：用于排除跟腱撕裂（若跟腱完整，在患者俯卧位挤压小腿时会造成跖屈。若跟腱断裂，则无运动产生）。

影像学检查

- 一般并不需要 X 线，除非怀疑有跟腱钙化。
- 若怀疑有跟腱撕裂，MRI 检查可用于评估跟腱的部分撕裂。
- 超声是寻找炎症和撕裂的有效工具。

治疗方案

- 目标：减少疼痛，减轻炎症，活动调整包括逐渐恢复生活活动。患者最初应停止斜坡跑和间歇性的爆发训练，直到疼痛和肿胀缓解。逐渐开始进行的活动包括游泳、水中跑步、骑自行车和步行，逐渐加强至慢跑，最终进行跑步。
- 休息或者调整活动量，在减轻水肿的前 2 周进行冰敷，一天 3 次，每次 20 min。
- 给予非甾体抗炎药。
- 提踵可缓解疼痛。
- 禁用类固醇注射，因其可能会破坏跟腱结构的完整性。

康复方案

- 减少肿胀和疼痛，以重获功能和力量。
- 理疗：离子导入，超声药导，治疗后对肿胀的跟腱进行冰敷。
- 对于严重的跟腱痛，推荐小范围的提踵。
- 关节活动度：在允许的范围内进行踝关节的主动助力关节活动。
- 牵伸：前 3 周进行腓肠肌、跟腱和腘绳肌的轻柔牵伸。对于跟腱持续的紧张，若进行 6 周的治疗后依然难治，可考虑夜间佩带踝足矫形器（5° 背屈）。
- 力量训练：
    - 对腓肠肌、股四头肌和腘绳肌进行等长训练。一旦患者无痛，则渐进至循环往复运动。康复开始 2～3 周后，可以开始腓肠肌和跟腱的向心训练。
- HEP：教跑步运动员在训练前后进行正确的牵伸。

☑ 踝关节炎（715.97）

- 为胫距关节内软骨退行性变。
- 外伤后的关节退行性关节病（慢性）。

症状

- 疼痛、肿胀和僵硬，进行性畸形。
- 软骨断裂形成游离体。
- 由于存在游离体，关节可在某个方向交锁。
- 由于肌肉力量减弱和韧带松弛而出现关节不稳。
- 最初开始负重时出现僵硬，步行后有所缓解。
- 长距离步行后出现疼痛。

体格检查

- 肿胀和疼痛，可能伴有体温升高。
- 沿距小腿关节隙前面疼痛。
- 关节活动度可能减小。
- 疼痛步态。
- 排除感染性关节炎：急性、红斑、肿胀及严重疼痛。

影像学检查

- X 线：前后及侧负重位。

治疗方案

- 缓解疼痛，减轻炎症至最轻。
- 采用非甾体抗炎药或其他镇痛药。
- 给予踝关节全支持以保持其稳定性。
- 注射（22 号针）3 ml 利多卡因和 40 mg 糖皮质激素。将针刺入胫骨前肌肌腱内侧并直接进针到外侧和上方。在关节腔内感觉不到任何阻力。

康复方案

- 目标：减少肿胀和疼痛，维持稳定性。
- 理疗：用冰袋治疗肿胀的踝关节，水疗。
- 尽管一个踝关节的全支持带可以有效地进行踝关节保护，若有需要，患者也可以定做一个踝足矫形器。
- 指导患者进行拄拐步行以减少踝关节的力量。
- 关节松动术和牵伸技术。
- 力量训练：训练踝关节背屈、跖屈、内翻和外翻各组肌群的肌肉力量（尤其是外翻）。

外踝扭伤（845.00）

- 最常出现的损伤是距腓前韧带和跟腓韧带。
- 不同的是高踝扭伤（下胫腓联合损伤）——胫腓前韧带远端部分撕裂——内侧（三角韧带）扭伤。
- 韧带损伤：
  - 1级：距腓前韧带的部分撕裂，无松弛现象，仅有轻度水肿和压痛，无关节不稳定现象。
  - 2级：距腓前韧带的完全撕裂和跟腓韧带的部分撕裂，有轻微松弛、重度的疼痛压痛和不稳定。
  - 3级：距腓前韧带和跟腓韧带的完全撕裂，造成严重的水肿、疼痛加剧、明显的松弛，以及有时出现的关节不稳定。
- 最常见的损伤（由于过度内翻）是由于跖屈时过度内翻造成的踝关节韧带损伤。

症状

- 损伤的韧带处有疼痛或压痛。
- 损伤区域初期有肿胀。
- 关节活动度减少。
- 关节不稳定。

体格检查

- 视诊：肿胀，有时出现瘀斑。肿胀和水肿会造成关节活动度下降。
- 触诊区域包括前后距腓韧带、跟腓韧带、下胫腓联合区和三角韧带内侧。
- 触诊腓骨远端、跟骨内侧、第五跖骨底、舟骨、距骨外侧突及骨骺，检查是否有潜在的骨折。
- 在腓深神经和腓浅神经分布区检查感觉变化。
- 检查踝关节力量，主要是背屈和外翻，也应检查跖屈和内翻。
- 特殊检查：
    - 前抽屉试验：将踝关节跖屈 30° ，加一向前的作用力作用于跟骨，同时用另一只手稳定胫骨，观察移动是否增加。若移动增加，可能有前距腓韧带松弛。
    - 距骨倾斜试验：使脚踝位于中立位，稳定胫骨，用杯状手握住跟骨。施加内外翻移位的力量，进行健侧和患侧对比。与另一侧相比，若出现跟骨移动的度数相对较大，则为阳性。
    - Squeeze 试验：在小腿中部挤压近端的腓骨和胫骨，有韧带联合损伤时会产生疼痛。
    - 分级：
        - 1 级：距骨倾斜试验或前抽屉征试验阴性。
        - 2 级：前抽屉征阳性。
        - 3 级：前抽屉征和距骨倾斜试验阳性。
    - 并发症：腓骨肌腱损伤。

影像学检查

- 拍摄 X 线的前后位、侧位及斜位视图，观察是否有撕脱骨折。很少做踝关节的压力位。通常观察踝关节在距骨倾斜试验和前抽屉试验的末端位的影像视图。

治疗方案

- 休息，冰敷，加压，抬高。
- 短期可使用拐杖
- 1 级和 2 级：
  - 冰敷，给予非甾体抗炎药，短期制动。
  - 物理治疗。
- 3 级：
  - 保守治疗 vs 手术咨询。
  - 可以尝试 6 个月的物理治疗。

康复方案

- 目标：使肿胀减轻至最小，减轻疼痛，提高关节活动度和力量。
- 理疗：在康复中超声和电刺激被用来减轻疼痛和水肿。采用冰袋或冷袖机以消肿。
- 保护技术：绷带，对 2 级和 3 级损伤的患者采用硬靴子。
- 关节活动度：不抗阻的主动关节活动，背屈、内翻、脚环转、跖屈及外翻。
- 牵伸：牵伸跟腱以避免失用性挛缩，只在背屈和跖屈的初始位进行牵伸。
- 在症状允许的范围内进行负重。如果无异常步态，可以尝试全负重训练。
- 力量训练：
  - 首先进行背伸 / 外翻的力量训练和静态训练。
  - 在无痛范围进行等长训练。
  - 足趾牵伸：足趾抓物练习。
  - 1 ~ 2 周后可渐进至有更大强度的训练包括踮脚站立、提脚尖站立和 1/4 蹲。
  - 一旦可无痛负重，则渐进至向心和离心的训练。这些包括内翻、外翻、跖屈和背屈。

- 本体感觉训练：先在坐位，后在站位。
    - 坐位生化脚踝支撑系统（Seated Biochemical Ankle Platform System）。
    - 平衡板。
- 抬高并给踝关节加压以控制肿胀。
- 在无痛范围进行的力量训练已达最大后，可开始间歇跑和曲线跑的有氧训练，同时进行敏捷性训练（回踩和侧步）。

高位踝扭伤

- 韧带联合复合体的破坏（距腓韧带和骨间膜）。
- 相对外侧扭伤，下胫腓联合损伤的恢复期较长（并且更加疼痛），但也更为少见。
- 与三角韧带断裂或腓骨骨折有关。
- 患侧踝关节难以承受任何重量。
- 可能有完全或部分撕裂。
- 机制：足旋前外翻，同时伴有胫骨内旋（如迈步的同时俯卧摔倒）。

体格检查

- 胫腓联合的前面首先出现压痛点和疼痛。
- 踝关节不能负重。
- 诱发性检查：
    - Squeeze 试验：挤压腓肠肌或小腿，同时施加轻微的旋转力，在高位踝扭伤的患者中会产生疼痛。

影像学检查

- 踝关节前后位、侧位和 Mortise 位；足的前后位、侧位和斜位的视野。用于排除踝关节、第五跖骨基底部的骨折，特别是在体格检查时出现疼痛者。

- 在踝关节外旋位加压拍片可以显示胫骨和腓骨的分离情况。

治疗方案

- 韧带联合部分撕裂：为非手术性治疗，用可拆除的石膏固定 6～8 周（用支架固定部分负重）。
- 韧带联合完全撕裂：通过缝合韧带治疗，暂时用螺钉固定胫骨和腓骨，因为腓骨易对线不齐。术后 6～8 周使用步行靴，6 周后可全部负重，可以在术后 7 天进行主动和被动关节活动度训练。

跗管综合征（355.5）

- 胫神经受压或其位于踝关节内侧屈肌支持带下方的分支受压。
- 通常是自发的，然而，神经挤压也可能是由软组织增加造成的（脂肪瘤和肿瘤），或由于踝关节的外翻畸形或骨赘造成胫神经的过度牵拉。

相关解剖

- 跗管：为起于内踝后方的纤维骨结构。屈肌支持带和胫后肌、趾长屈肌、踇长屈肌围成该结构的上方和下方。
- 胫神经的神经分支：足底内侧神经、足底横神经、跟骨内侧神经和足底横神经的分支。

症状

- 足底疼痛、感觉异常和麻木。
- 烧灼痛和酸痛。
- 长时间站立或步行可加重疼痛。
- 夜间疼痛加重。
- 单侧症状。

体格检查

- 胫神经或其分支在跗管的 Tinel 征。

- Valleix 现象：叩击踝关节处的胫神经会引发疼痛并向近端延伸。
- 在踝关节被动外翻位伸踇指可能引发疼痛。
- 足底面的轻触觉和针刺觉感觉下降。
- 长期加压后可能出现内在肌的萎缩。
- 反射正常。

诊断分析

- 肌电图。
- MRI 和超声可能对寻找损伤位置有帮助。

治疗方案

- 相对休息。
- 给予非甾体抗炎药（口服或外用）和神经性疼痛药物。
- 用足内侧弓垫纠正足内翻或用足矫形器调整后足外翻。
- 严重时采取手术松解。

康复方案

- 目标：减轻疼痛感觉，提高足的功能。
- 设施：减少踝外翻畸形，用足内侧弓垫纠正足过度内翻或用踝矫形器纠正后足外翻。
- 牵伸：主要牵伸小腿远端后方的肌肉（腓肠肌和比目鱼肌）和足内在肌，强调踝关节背屈位的牵伸。
- 力量训练：进行足内在肌的力量训练（足趾屈曲、足趾抬高、足趾伸展和足趾抓笔）之后进行踮脚和用足跟步进行训练。

足底筋膜炎（728.71）

- 重复的张力作用于附着于足底的软组织。
- 跟腱相对短缩（在夜间加重，因为足跟在夜间保持跖屈）。
- 足底纵弓的静态支撑，压力作用于纵弓尤其是跖腱膜内侧面。
- 并发症：跖腱膜撕裂（通常发生者有跖腱膜的类固醇注射史）。

相关解剖

- 跖腱膜是一种致密的纤维连接组织结构，起于跟骨结节内侧，起到减震器的作用。
- 分为内侧、外侧和中间带（腱膜）。

症状

- 足掌和足跟内侧痛。
- 早晨疼痛加重。
- 步行困难。

体格检查

- 观察是否有高足弓畸形、扁平足、下肢不等长、脂肪垫萎缩及关节炎改变。
- 观察穿鞋：足弓支撑较差或者鞋底异常磨损。
  - 询问患者是否在高跟鞋和平底鞋之间频繁更换也很重要。

影像学检查

- 一般不需要。然而，如果怀疑有跟骨的压力骨折，可通过 X 线进行鉴别。

治疗方案

- 教授患者牵伸技术。
- 全天重复每天的足底和跟腱的牵伸，尤其是在早上。
- 可进行抗炎治疗，但通常不需要。
- 1 个月以后，若症状没有得到解决或减少，可在足位于中立或轻微背屈位时提供一个支具。
- 可的松注射：仅用于康复方案无效者。将药物注射至跖腱膜跟骨起始区。要谨慎，因可造成筋膜脆弱。
- 对于很少见或很严重的顽固性足底筋膜炎的患者，如病情长于 1 年或 18 个月，可建议咨询外科进行筋膜松解手术。

康复方案

- 目标：减轻疼痛和肿胀。
- 教授患者家庭牵伸方案非常重要。
- 理疗：用冰敷来减轻炎症，离子导入，超声。
- 牵拉足底筋膜和跟腱。
  - 坐位足底屈曲牵伸。
  - 跟腱牵伸 / 腓肠肌比目鱼肌牵伸。
- 力量训练：健身自行车、游泳或深水跑，开始渐进至在软地面上跑步。鞋垫对短距离行走有帮助，当无痛时开展在硬地面的跑步。
- 矫形器：可在夜间使用夹板将足固定于背屈 5°。

莫顿神经瘤（355.6）

- 为跖骨头之间足底固有神经的周围神经纤维瘤。
- 通常位于第 3 与 4 指之间。
- 男女发病比例为 5：1。

症状

- 前脚足底疼痛。
- 受累足趾处有烧灼感伴阵发性麻木。
- 夜间无加重。

体格检查

- 足底趾蹼间固定痛点。
- 按压患处，检查者再用另一只手挤压足趾靠拢会产生疼痛。
- 通过触诊和视诊观察每个跖骨。

影像学检查

- 影像学检查非常用。

治疗方案

- 过紧的鞋子或高跟鞋是诱因，建议穿低跟鞋、软底且前脚宽的鞋。
- 可以利用跖骨垫改变跖骨头的力量，以减少对神经的压迫。
- 注射：使用 1 in 或 1/2 in. 长 27 号针，将 1 ml 利多卡因加 1 ml 糖皮质激素跖骨头近端注射。
- 如果症状复发，对一些病情严重的患者可建议手术。

康复方案

- 除了更换合适的鞋外，患者可接受理疗，包括冷疗、超声、超声透入、深部组织按摩及牵拉训练。
- 通常家庭训练方案包括所需的运动，以及减少与之相关炎症的冰敷。

脊柱

相关解剖 [4]

椎骨

- 7 个颈椎。
  - C1（寰椎）; C2（枢椎）; C3 ~ C7。
- 12 个胸椎。
- 5 个腰椎。
- 5 个骶椎：已融合。
- 2 个尾椎。

椎间盘

- 髓核：
  - 胶状的，Ⅱ型胶原蛋白。
- 纤维环：
  - 由Ⅰ型胶原蛋白组成的放射状结构包绕着髓核。

韧带

- 前纵韧带（anterior longitudinal ligament，ALL）。
  - 起于骶骨，止于颅底。
  - 附着于椎体和椎间盘前。
  - 抵抗前屈。
- 后纵韧带（posterior longitudinal ligament，PLL）。
  - 起于骶骨，止于 C2。
  - 附着于椎体后缘。
  - 前屈时收紧。
- 黄韧带（ligamentum flavum，LF）
  - 形成椎管的后面，与关节囊外侧融合。
  - 通过纵向连接邻近的椎弓，附着于椎板之间。
  - 屈曲时被拉伸。
- 棘间韧带和棘上韧带。
  - 连接棘突和棘突之间。
  - 棘上韧带：C7～L3。

腰椎

椎体退行性病变（721）/ 椎峡部裂（738.4）/ 椎体滑脱（756.12）

定义[4]

- 椎体退行性病变为椎体和椎管的退行性骨关节病。
- 椎峡部裂为椎弓根峡部裂。
- 椎体滑脱为相对于下位椎体的位移，由应力性骨折发展而成。

椎峡部裂

- 最常出现的位置：L5 椎体。
- 男性较女性更普遍。
- 通常是由椎弓根峡部的应力性骨折引起的。
  - 在参加过伸力量体育运动的年轻成年可见。
    - 体操、摔跤、足球、跳舞和游泳。

症状

- 背部局部疼痛。
  - 在过伸、站立和俯卧时加重。

体格检查[6]

- 视诊：脊柱前凸过度，步态正常或有疼痛步态。
- 触诊：通常无压痛。叩击腰部中部可激发一些不适感，腰旁肌肉紧张。
- 关节活动度：全范围关节活动度。若疼痛严重，活动度可能会下降，腘绳肌紧张。
- 反射：正常，除非有特定神经根受累。
- 牵伸：正常，除非有特定神经根受累。
- 感觉：正常，除非有特定神经根受累。

影像学检查

- X 线：前后位、侧位和斜位。
  - 前后位通常是正常的。
  - 斜位用于观察椎弓根峡部骨折。
    - 如小狗的颈部。
- 骨扫描：
  - 鉴别在斜位时可能忽视的椎弓根峡部压力性骨折。
  - 在第 5 ~ 7 天时为阳性，可长达 18 个月。
  - 骨扫描阴性，但是影像检查为阳性→非活动性的椎峡部裂缺陷或陈旧未愈合的骨折[6]。
  - 鉴别急性和慢性骨折。
    - 对急性压力性骨折最好用 CT 进行鉴别。
- CT：在鉴别急性压力性骨折、关节面的变化及椎间盘突出时更加敏感。
  - 可以尽早鉴别早期 vs 进展期 vs 终末期。
    - 早期：峡部裂纹。

    进展期——峡部裂纹变成沟。
    - 终末期：出现一个假关节，因为没有连接而形成假性关节。
- MRI 检查：在直接观察峡部裂时没有 CT 检查敏感。

治疗方案
- 对乙酰氨基酚、非甾体抗炎药和镇痛药。

康复方案
- 目标：减轻疼痛，促进峡部缺陷愈合。
- 理疗：支具（到损伤愈合）、经皮神经电刺激疗法及针灸。
  - Boston 支具：用于固定骨盆和预防过伸。
- 牵伸：胭绳肌，背部下方。
- 力量训练：脊旁肌、髂腰肌、内斜肌、腹横肌及腰部多裂肌。
- 关节活动度：胭绳肌的牵伸，腰椎灵活性运动[6]。

椎体滑脱[1]
- 相对于下方椎体，椎体发生移位。
  - 前滑脱：椎体向前移位。
  - 后滑脱：椎体向后移位。
- **五种椎体滑脱的类型**（依据 Wiltse 分类系统）。

  1. 退行性
    - 见于老年患者，是由小关节蜕变和增生引起。
      - 多在矢状位滑脱。

- 退行性椎体滑脱伴腰椎狭窄。
  - 老年患者常见的脊柱手术：通过解压和融合 vs 仅仅解压受益。
- 最常见的部位：L4 ~ L5。

2. 病理性
   - 非常罕见。
   - 由恶性肿瘤所致椎体后方损害、感染及骨代谢疾病。
     - 如 Paget 病、肺结核和肿瘤转移。
3. 创伤性
   - 非常罕见。
   - 与关节面和峡部的急性骨折相关。
4. 发育不良
5. 先天性
   - 罕见，但是进展快。
   - 与一些严重的神经缺陷相关。
   - 腰骶关节畸形伴小关节失能很难治疗，因为后部结构和横突发育不良，几乎没有后外方融合的关节面。
6. 峡部 / 脊椎炎
   - 也称崩脱性脊柱滑脱。
   - 6 ~ 16 岁发病。
     - 在美国的患病率为 5% ~ 7%。
     - 90% 的峡部滑脱为轻中度：＜50%。
     - 10% 为重度：＞50% 的滑脱[6]。

Meyerding 分级系统

- 评估滑脱的严重性。
- 在侧位 X 线上测量从上位椎体后缘至邻近下位椎体后缘线之间的距离。

- ○ 根据测量距离占下位椎体的百分比进行分级：
  - ■ Ⅰ度：5%～25%。
  - ■ Ⅱ度：26%～50%。
  - ■ Ⅲ度：51%～75%。
  - ■ Ⅳ度：＞75%。
  - ■ 超过 100% 为完全滑脱。
    - – 椎体和支撑的椎体完全脱离[4]。

症状

- 可能无症状。
- 如果有症状，患者可能有腰痛。
  - ○ 一般为麻木、酸痛和臀部疼痛，有时可放射至大腿后方。
    - ■ 臀部、大腿后方和（或）小腿有间歇性的冲击痛。
    - ■ 可有放射至膝关节下和足的坐骨神经痛。
  - ○ 通常腰部僵硬，姿势和步态改变时腘绳肌紧张。
  - ○ 由于脊柱前凸而轻微前倾。
  - ○ 由于骨盆旋转增加而出现严重的鸭步，腘绳肌活动性下降。
  - ○ 由于废用而产生臀肌的萎缩。
  - ○ 麻木和刺痛感。
  - ○ 由于疼痛，从坐位到站位存在转移困难。
  - ○ 在咳嗽、感冒及活动后几天疼痛加重（因此休息后可得到缓解）。
- 如果联合有椎间盘退行性变。
  - ○ 疼痛放射至下肢。
  - ○ 神经系统的症状分布同受影响的椎间盘。
    - ■ L4 神经根：大腿前侧。
    - ■ L5 神经根：大腿外侧。
    - ■ S1 神经根：大腿后侧。

体格检查

- 视诊：通常正常，在严重的病例中可见姿势的畸变。
- 触诊：腰部椎旁肌肉压痛。如果有高度滑脱，可在滑脱处触摸到棘突明显下降（由于椎体后弓相对于原来位置的前移）。
- 关节活动度：腰椎前屈受限，腘绳肌紧张。
- 反射：双侧对称。注意是否存在过反射和低反射，以鉴别脊髓是否受累，如马尾或脊髓圆锥。
  - 内收肌反射：L2、L3、L4，L3 最多受累。
  - 髌骨反射：L2、L3、L4，L4 最多受累。
  - 腘绳肌内侧反射：L5、S1，L5 最多受累。
  - 力量：如果有神经根病或者狭窄，会出现皮节力量减弱，特异神经根检查见表 11.4。
- 感觉：下肢麻木或刺痛，应该注意鞍区感觉缺失以鉴别脊髓是否受损。
- 诱发性检查：
  - 单边扩展测试（aka Michelis 试验）。
    - 患者单足站立，在腰椎过伸的同时使对侧臀部和膝关节屈曲。换对侧腿重复进行。检查侧足的疼痛预示着椎体滑脱。

影像学检查

- X 线：
  - 站立侧位视图。
    - 可评估椎体滑脱，监视进展情况。
    - 关注矢状面（腰骶部椎间盘的斜位）。
  - 站立时屈曲 / 伸展位视图。
    - 可评估涉及椎体的不稳定。
  - 前后位：
    - 严重的椎体滑脱中出现拿破仑帽征。
- L5 椎体到骶骨→可见倒拿破仑帽征。

表 11.4　神经根检查（a）[9]

神经根检查（a）[9]
T12~L3 神经根病
• 感觉减退：从肚脐下方到膝关节内侧
• 最受影响的肌肉：髋关节屈曲→髂腰肌，伸膝肌肉→股四头肌（股神经）
• 反射减退：无
L4 神经根病
• 感觉减退：内踝和内侧腿
• 最受影响的肌肉：足内翻→胫骨前肌（腓深神经）
• 反射减退：膝腱反射
L5 神经根病
• 感觉减退：第一背根神经支配网和外侧腿
• 最受影响的肌肉：大足趾的伸肌→拇长伸肌（腓深神经），髋外展肌→臀中肌（臀上神经）
• 反射减退：无
S1 神经根病
• 感觉减退：足外侧面
• 最受影响的肌肉：足内翻→腓骨长短肌（腓浅神经），跖屈肌→腓肠肌，比目鱼肌（胫神经）
• 伸髋→臀大肌（臀下神经）
• 反射减退：跟腱反射

- 斜位：
  - 评估椎弓根峡部的完整性。
- 观察小狗的脖颈（项圈）。
- 骨扫描：
  - 评估急性椎关节强直损伤。
  - 骨扫描阳性而 X 线阴性：近期损伤（须要制动）。
  - 骨扫描阴性而 X 线阳性：陈旧损伤未愈合。
- 单光子放射显像（single-photon emission computed tomography，SPECT）扫描：
  - 在评估关节间的完整性时敏感。
    - 在急性椎体退行性病变为异常。

    - 如为慢性则为正常，即使尚未愈合。
  - 用于鉴别是否为急性滑脱：帮助判断患者是否应接受脊柱融合术。
- CT 扫描：
  - 可以增加骨性结果的细节信息（对手术评估有利）。
  - 可以测量椎弓根峡部的大小。
  - 鉴别损伤处纤维软骨组织的情况（可能造成神经根挤压→神经根症状）。
- MRI：
  - 增强硬膜囊受压的可视化，尤其是退行性的情况。
    - 滑脱造成的后方受压情况[6]。

治疗方案

- 控制疼痛。
  - 对乙酰氨基酚，非甾体抗炎药，镇痛药。
    - 如果存在严重的神经根痛，可短期口服激素，如泼尼松或甲泼尼龙。
- Ⅰ度、Ⅱ度、Ⅲ度：保守治疗（特别是无症状时）。
  - 运动纠正。
  - 药物介入。
  - 脊柱矫正。
  - 物理治疗。
  - 如果疼痛加重，考虑使用胸腰骶矫形器。
  - 避免由于活动加重疼痛。
- 糖皮质激素注射。
  - 椎板或椎孔间。
- 手术：
  - 轻中度：
    - 6 周后考虑；6～12 个月的保守治疗无效后考虑。

    - 侧后方减压融合。
  - 重度：
    - 后路椎板间融合、原位后外侧融合、原位前外侧融合、原位圆周融合、内固定后外侧融合及后外侧手术复位椎体间融合。

康复方案

- 目标：缓解疼痛，提高核心稳定性。
- 理疗：热疗、电刺激和腰椎牵引可对活动性差的肌肉挛缩有帮助。
- 牵伸：作用于背部下方、腘绳肌的灵活性及股四头肌的牵伸[1]。
- 力量训练：
  - 脊柱的稳定性训练（以屈曲为主）。
    - 髋关节屈曲肌群、腰部脊旁肌和腹肌。
  - 对于无症状的Ⅱ度和Ⅲ度患者，要求限制对抗性的运动。

腰神经根病（724.4）

- 最常见的原因：
  - 神经根撞击。
  - 椎间盘突出。
  - 小关节病。

症状

- 腰部和受累神经根区的疼痛。
  - 严重程度和位置不同。
  - 在站立、坐下、咳嗽及打喷嚏时加重。
  - 症状出现的部位取决于受累的神经根。
  - 从腰部开始出现，反射至下肢。
    - 在臀部和下肢都可能有。

- 感觉异常：
  - 受累神经根的皮节支配区。
- 力量减弱：
  - 部分肢体。

体格检查

- 视诊：在站立位可能不对称，重量可被转移至一侧骨盆以避免疼痛。
- 触诊：在腰部可能有压痛或痉挛。
- 关节活动度：活动范围受限或疼痛增加，尤其是屈曲。
- 反射：在受累神经根支配区的反射可能减弱。
  - 髌骨反射：L2、L3、L4。
  - 内收肌反射：L2、L3、L4。
  - 内侧腘绳肌反射：L4、L5、S1、S2。
- 力量训练：
  - 受累椎间盘区域力量减弱。
  - 神经根支配区近侧力量减弱，但对双侧和周围神经病不同。
- 感觉：受累神经根支配区的感觉可能减弱[8]。
  - L1：大腿上前部的倾斜条带（在腹股沟韧带下方）。
  - L2：L2 的下方，L3 的上方（见下）。
  - L3：大腿前部到膝盖上方的倾斜带。
  - L4：腿的内侧面。
  - L5：腿的外侧面和足背。
  - S1：踝关节外侧和足的掌侧和外侧面[8]。
- 诱发性检查：
  - 直腿抬高试验：患者取坐位或卧位，在膝盖伸直的同时直抬腿，在下肢抬高 80° ~ 90° 时产生疼痛为阳性。
  - Slump 试验：患者取坐位，屈颈以提高硬脑膜的张力，如果下肢产生疼痛则为阳性。

    ○ Seated root 试验：患者坐在检查桌上，检查者抬高患侧腿，使髋关节屈曲，膝关节伸展，如果受累的下肢产生疼痛则为阳性。

    表 11.4——神经根检查[9]（a）

影像学检查

- X 线：
    - 继发于髓核突出的神经根病通常不显著。
    - 用于鉴别严重的病理性病变。
- MRI 检查
    - 观察神经根病变。
    - 对于急性神经根病，应立即做 MRI 检查。如怀疑恶性肿瘤、炎症性疾病及感染等，也应做 MRI 检查。
- EMG 检查
    - 在诊断不明确时使用（疼痛部位或神经根支配区）。
    - 排除其他感觉或运动损伤。
    - 评估轴索的损伤程度。

治疗方案

- 减轻炎症：
    - 避免弯腰和抬东西（使椎间盘内压增加）。
- 药物治疗：
    - 非甾体抗炎药。
    - 阿片类药物。
    - 抗惊厥药（加巴喷丁和拉莫三嗪）和 TCA（多虑平和去甲替林）。
        - 周围神经病[5]。
- 物理治疗。
- 硬膜外皮质激素注射。

- 手术：
  - 急诊：进行性神经病（大、小便失禁）。
  - 对于单神经根受累有良好的效果。
  - 伴有椎管狭窄。

康复方案

- 目标：缓解疼痛，提高背部 / 核心肌群的稳定性。
- 理疗：冰敷、热疗、按摩、经皮神经电刺激疗法及电刺激。
- 腰背学校：
  - 学会正确地抬物姿势，提高正确姿势的意识。
- 腰部稳定性训练方案：
  - 屈曲 / 伸展训练（见下）。
- 牵伸：
  - 核心肌群的牵伸（腹肌、脊旁肌和臀肌）。
- 屈曲：
  - 通常在关节面出现病理性改变时使用。
  - 减少关节面的压缩。
  - 增强腰部肌肉和韧带。
- 心血管的体适能训练方案（训练轻微的腰部屈曲）：
  - 静态自行车训练。
  - 水中稳定性训练[10]。
- 伸展：
  - 椎间盘的病理学调整。
  - 减轻椎间盘之间的压力。
    -神经核远离受压区的前移。
  - 可能加重腰椎间盘突出症的症状。
  - 若须进行心血管的体适能训练，应避免在运动中加重症状。

腰椎椎管狭窄（724.02）

- 指椎管、神经根管及椎间孔狭窄。
- 先天和后天相结合的狭窄比单纯先天的狭窄更为常见。
- 由退行性变引起。
- 狭窄可影响到很多解剖位置。
  - 中央管。
  - 侧隐窝。
  - 椎孔内外区域。
- 成人椎管：
  - 腰椎前后的距离为 15 ~ 27 mm。
    - 当 < 12 mm 时为狭窄。

病理生理学

- 由退行性变引起，分为三个阶段：
  - 椎间盘脱水→椎间盘高度下降。
  - 关节面的负荷增大→退化、骨赘形成及椎管狭窄。
  - 黄韧带肥厚，抵抗椎间盘高度的降低→椎管进一步狭窄[4]。

症状

- 背痛：
  - 轴向（小关节病）。
  - 慢性背部疼痛，后期发展为腿痛。
- 腿痛：
  - 根性的（神经根受压）。
  - 单侧的 / 双侧的，单根的 / 多根的。
- 臀部、大腿及小腿痛（神经性跛行）：
  - 不适：麻木、酸痛及疼痛（血管性跛行：挤压、紧）。
  - 步行下坡：疼痛（血管性跛行：无痛）。
  - 步行上坡：无痛（血管性跛行：疼痛）。

- ○ 缓解情况：屈曲姿势、弯腰及坐位（血管性跛行：站立、休息及平躺）[4]。

体格检查

- 视诊：阔腿步态（由于后柱的累及造成平衡缺失）。在这个姿势时腰部向前屈曲可减轻疼痛。
  - ○ 前屈位时，从椎管中牵拉黄韧带。椎管的变大减少了对关节面和薄层的覆盖，使椎孔扩大。
- 触诊：在脊旁区可能有压痛。
- 关节活动度：取决于疼痛的程度，活动范围从受限到最大被动关节活动范围。
- 反射：下肢反射减弱，跟腱反射消失。
- 力量：神经根受累后相应下肢的力量减弱，疼痛也可能限制力量。
- 感觉：正常；受累神经的皮支支配区可能出现感觉障碍[10]。

影像学检查

- X 线：
  - ○ 屈曲 / 伸展位。
  - ○ 椎间狭窄、不稳定、骨赘形成及韧带钙化。
- CT：
  - ○ 冠状位 / 矢状位。
  - ○ 中央管狭窄（前后位直径 <10 mm）。
  - ○ 侧面狭窄。
  - ○ 椎孔狭窄[11]。

治疗方案

- 对乙酰氨基酚、非甾体抗炎药、少量阿片类药物及非苯二氮䓬骨骼肌松弛药。
- 硬膜外注射激素。
- 考虑手术。

康复方案

- 相对休息。
- 理疗（热袋或冰袋、超声离子导入及经皮神经电刺激疗法）。
- 屈曲位基础的训练方案
  - Williams 训练[10]。

骶髂关节紊乱（先天性：755.69；后天性：738.5）

骶髂关节是位于骶骨和髂骨之间的 L 形关节。

- 前面：滑膜关节。
- 后面：韧带联合。

- 骶髂关节功能紊乱不常见，易过度诊断。
- 病因为特发性的，与以下危险因素相关：
  - 摔倒。
  - 下肢不等长。
  - 腰椎融合。
  - 怀孕

症状

- 后背下方痛，通常低于 L5。
  - 从下侧面到骶沟。
- 臀部疼痛，通常低于 L5 并延伸至臀沟。
- 疼痛变化；下肢痛（包括足）：排除其他病因。
  - 长时间坐位、站立、上楼梯、跑步（大步）及极端姿势可加重疼痛。

体格检查：全面检查后背、髋关节和骨盆，以鉴别诊断。

- 视诊：腰椎前凸增加，评估髂后上棘、髂前上棘、臀纹、耻骨结节、坐骨结节和内踝（评估骨盆对称性）；臀肌肌肉萎缩，远端肢体。

- 触诊：影响骶髂关节的压痛。
- 关节活动度：取决于疼痛的程度，活动范围从受限到全范围。
- 反射：正常。
- 力量：正常。
- 感觉：正常。
- 测量腿长。
- 诱发检查：
  - Gaenslen 试验：患者取仰卧位，躺在桌子边缘。
    - 膝关节屈曲。
    - 对侧腿（靠近桌子边缘）垂于桌子下方，使髋关节过伸。
    - 若有骶髂关节紊乱，则出现疼痛。
  - 骶部触诊。
    - 向臀区施加压力。
    - 若从内侧到髂后上棘出现疼痛，可能存在骶髂关节紊乱。
    - 假阳性率高（在轴向疼痛、根性痛、骶骨骨折、小关节紊乱及梨状肌综合征中也可见）。
  - 髂骨加压试验：
    - 患者取侧卧位。
    - 下压髂嵴。
    - 如骶髂关节紊乱则出现疼痛。
  - Patrick 试验（FABER）：4 字试验。患者取仰卧位，膝关节屈曲，将外踝置于对侧腿的髌骨上方，对屈曲的膝关节屈曲及对侧髂前上棘向下施压。
    - 骶髂关节紊乱者对侧髋关节 / 腹股沟疼痛[8]。

影像学检查

- X 线：
  - Ferguson 位，前后位：鉴别血清反应阴性的关节病，可能与骶髂紊乱并存。

- 骨扫描和 CT：
  - 发现由骨折、感染、肿瘤和关节炎造成的骨改变。
- MRI：
  如上，软组织疾病，与骶髂关节炎相关的骨髓改变。
- 透视：
  - 诊断和治疗性骶髂关节注射：金标准。

治疗方案

- 相对休息。
- 避免诱发性运动。
- 热袋、冰袋和药膏。
- 注射：诊断与治疗。

康复方案

- 理疗：冰敷、按摩、热疗和电刺激。
- 牵伸髂胫束、腘绳肌、外旋肌和髋关节屈曲肌肉。
- 腰带和核心肌群肌肉的力量训练。
  - 臀大肌、臀中肌、竖脊肌、背阔肌、股二头肌、腰大肌、梨状肌、腹横肌及腹斜肌。
- 姿势教育训练。
- 骶髂关节关节松动技术。
- 髋关节关节活动度[11]。

颈椎

颈神经根病（723.4）

- 最常见的原因
  - 颈椎间盘突出症。
  - 退行性病变。
    - 骨赘形成，椎间盘高度减小，钩椎关节前面和后关节面的退行性变。

- 最常累及神经根：C7>C6>C5。

症状 [12]

- 颈部疼痛可放射至肩部、上肢和（或）手。
- 在患侧的皮神经可能有感觉异常。
  - 分布取决于受累的神经根。
- 过伸、侧弯和同侧旋转时加重。
  - 远离患侧倾斜头部可能会改善。
- 运动、感觉和反射改变：参考特定神经根检查（表 11.5）。
  - 力量减弱：如推、拉和抓握。
- 脊髓病变：
  - 麻木，精细运动受影响。

体格检查

- 视诊：在正常或严重患者的颈部可见肌肉痉挛，可能出现疼痛保护动作。
- 触诊：在身体同侧的颈部可能有压痛。
- 关节活动度：伸展、侧曲及向患侧旋转的活动范围减少，在严重的患者所有的方向都可能受限，屈曲时疼痛可能加重。
- 反射：正常或受累神经根支配的反射减弱。
  - 肱二头肌反射：C5~C6。
  - 肱桡肌反射：C5、C6、C7。
  - 肱三头肌反射：C6、C7、C8。
- 力量：受累神经根支配的肌肉力量减弱。
- 徒手肌力检查：受累神经根支配的肌肉力量减弱。
  - C5：肩关节外展（三角肌；肩袖）。
  - C6：肘关节屈曲（二头肌）；腕关节伸展（桡侧腕长伸肌和腕短伸肌）。

表 11.5 特定神经根检查

特定神经根检查[9]
C5 神经根病
• 感觉减弱：肩关节外侧（腋神经）
• 最易受累的肌肉：肩关节外展→三角肌（腋神经），冈上肌（肩胛上神经）；肘关节屈曲→肱二头肌，肱桡肌（肌皮神经）
• 反射减弱：肱二头肌（多是 C5，有时 C6）
C6 神经根病
• 感觉减弱：前臂外侧、拇指、示指和 1/2 的中指（肌皮神经）
• 最易受累的肌肉：桡侧伸腕→桡侧腕长伸肌，桡侧腕短伸肌（肌皮神经）
• 反射减弱：肱桡肌
C7 神经根病
• 感觉减弱：中指
• 最易受累的肌肉：肘关节伸展→肱三头肌（桡神经）；桡侧屈腕→桡侧腕屈肌（正中神经）
• 反射减弱：肱三头肌
C8 神经根病
• 感觉减弱：前臂尺侧远侧半，环指和小指（前臂内侧皮神经）
• 最易受累的肌肉：尺侧屈腕→尺侧腕屈肌（尺神经），屈指→指浅屈肌（屈曲近端指间关节），所有都是正中神经，指深屈肌（屈曲远端指间关节），1/2 正中神经，1/2 尺神经
• 反射减弱：无
T1 神经根病
• 感觉减弱：前臂内侧上 1/2（前臂内侧皮神经）
• 最易受影响的肌肉：伸指→骨间背肌（尺神经）
• 反射减弱：无

  - C7：肘关节伸展（肱三头肌），指伸展（指伸肌）。
  - C8：拇指伸展（拇长伸肌），腕关节尺偏（尺侧腕伸肌和腕屈肌）。
  - T1：内收和外展（手内在肌；骨间肌和蚓状肌）。
- 感觉：正常或受累神经根支配区的感觉下降。
  - C5：上臂外侧。
  - C6：前臂外侧、拇指、示指及中指的一半。

    - C7：中指。
    - C8：环指和小指，前臂内侧。
    - T1：上臂内侧。
- 上运动神经元（病理）征：
    - 霍夫曼反射：轻刮中指的末端指甲。
        - 阳性结果：拇指的末节屈曲。
    - 巴宾斯基征：用一钝器从外到内划足底。
        - 阳性结果：大踇趾背屈。
    - 痉挛：速度依赖于阻力牵伸关节，导致牵张反射超兴奋。
        - 阳性结果：肌肉过度收缩缺乏抑制，导致关节过度屈曲。
- 诱发性检查：
    - Spurling 征阳性：仰头并转向患侧的同时在头顶加压，出现颈痛并向患手放射。

影像学检查

- X 线：
    - 可能阴性。
    - 可显示椎间隙狭窄、软骨下硬化和骨赘形成。
    - 斜位。
        - 如怀疑有神经根病，可观察是否有椎间孔狭窄。
    - 张口位：
        - 鉴别寰枢关节损伤。
- 寰齿间距（ADI）：从 C1 前弓的后缘到齿状突的距离。
- 成年人应＜3 mm，儿童应＜4 mm。
    - 距离增加提示有不稳定
- CT：
    - 评估骨性结构，鉴别骨折。

- 脊髓造影：较平扫 CT 能更好地鉴别出脊髓压迫和潜在的萎缩。
- MRI：
  - 评估软组织。
    - 韧带和椎间盘破坏。
  - 评估狭窄区域脊髓周围的脑脊液。

治疗方案

- 对于较轻的患者可通过外用药物治疗，如泰诺和非甾体抗炎药。
- 如果是难治性的，考虑用阿片类药物和肌松药。
- 甲泼尼龙口服或硬膜外注射可缓解。

若有如下情况，提示手术

- 严重的或进行性肌肉无力和麻木。
- 脊髓病：上运动神经元征。
- 顽固性疼痛。

康复方案

- 目标：缓解疼痛，提高功能，提高无痛关节的活动范围。
- 理疗：冰敷、热疗、按摩、经皮神经电刺激疗法及电刺激。
- 颈部渐进性的全范围关节活动度牵伸。
- 颈部脊旁肌、肩胛带和背肌的力量训练 [10]。
- 人体工效学：
  - 电脑屏幕的最高点应与眼平齐。
  - 使用电脑时不要使用远近视两用的眼镜（会造成颈部的过伸）。
  - 夜间只用一个枕头。
  - 不要在床上看书和看电视。
  - 不要用脖子夹着电话通话。
  - 转整个身体而不是仅仅转头，以避免长时间的侧方转头的体位。

颈椎管狭窄（723.0）

- 为椎管的病理性狭窄。
- 先天或后天：
  - 先天者是由椎弓根较短所致。
  - 后天者是由于退行性变和增生改变了椎间盘、小关节、钩椎关节和黄韧带。
- 脊髓受压通常出现在 C5 ~ 7，否则称为“颈脊髓病”。
- 成人椎管。
  - 颈椎前后径为 12 ~ 14 mm。
    - 当＜10 mm 时为狭窄。

症状

- 轴向颈痛：
  - 源于椎间盘退行性病变及钩椎关节炎。
- 表现为上肢的根性痛、感觉异常、麻木及上肢力量减弱。
  - 源于椎间孔狭窄。
- 上肢骨髓病的症状、神经性膀胱和肠道功能障碍、性功能障碍、步态不稳、无力、感觉障碍和麻木。
  - 源于椎管狭窄。

体格检查：取决于病变的部位。一般表现为上肢病变者为下运动神经元损伤，表现为下肢病变者是上运动神经元损伤。

- 视诊：颈椎前凸。寻找上运动神经元损伤和下运动神经元损伤的征象，包括冈上肌、冈下肌、三角肌、肱三头肌和第一背侧骨间肌的肌肉萎缩情况。
- 触诊：锁骨上窝从外侧到颈部的压痛。
- 关节活动度：由于僵硬和疼痛而受限。
- 反射：上肢的兴奋抑制，下肢的兴奋增强。
- 力量：上肢的力量减弱。

- 感觉：上肢感觉消失。
- 神经元：上肢的张力减弱，下肢的张力增强。
- 诱发性检查[3]：
    - Spurling 征：仰头并转向患侧的同时在头顶加压，出现颈痛并向患手放射。
    - Lhermitte 征：当颈部屈曲时后背有过电感。

影像学检查

- 颈椎 X 线：
    - 小关节和钩椎关节关节病。
    - 椎间盘间隙狭窄。
    - 神经孔狭窄。
    - 脊椎前移（用屈曲和伸展位评估稳定性）。
- CT：
    - 可评估骨性疾病的程度。
    - 屈曲或伸展时神经压迫的动态视图。
- MRI：
    - 骨或软组织疾病。
    - 可以评估脊髓或神经根受压的程度[6]。

治疗方案

- 对于只有疼痛但没有脊髓症状的情况采用保守治疗。
- 如果怀疑有颈脊髓病，考虑手术。
- 戴几天软颈围，对于严重神经根痛者改为一段时间的颈托。
- 采用冰敷、热疗及经皮神经电刺激疗法。
- 采用非甾体抗炎药。每隔一定时间服用泰诺，短期用阿片类药物，肌松药。
- 采用大剂量激素（对于限制功能的疼痛）7～10 天，并逐渐减少。
- 对于持续的神经根疼痛，用神经病理疼痛药物治疗。

  - 加巴喷丁、普瑞巴林、三环类抗抑郁药、氯硝西泮：用于持续的根性痛。
- 硬膜外类固醇注射。
- 患者教育：
  - 加重的步态，肠道 / 膀胱失禁。
  - 跌倒预警和对老年人的预防措施。
  - 严重的颈椎狭窄患者注意避免加重的活动。
    - 骑马、骑摩托车、爬楼梯及接触性的运动[4]。

康复方案

- 理疗：冰敷、热疗、按摩、经皮神经电刺激疗法及电刺激。
- 患者教育：
  - 保持活动。
  - 避免可造成损伤的活动。
    - 颈部的过度屈曲或伸展。
- 牵伸，在疼痛期进行等长手术训练。
- 力量训练：在可进行无痛关节活动后进行等张训练。
- 家庭训练计划。
- 工作位置评估和限制（人体工效学）。
- 认知行为治疗、生物反馈及放松疗法[10]。

脊柱侧凸（737.43）和驼背（737.10）

- 脊柱侧凸：指侧方和椎体的旋转造成的脊柱畸形。
- 原因：

  （1）先天性。

  （2）退行性病变。

  （3）神经肌肉性（由于脑瘫造成的较差的肌肉控制、肌肉萎缩、脊柱裂及小儿麻痹症）。

  （4）特发性。

症状：与曲度相关（>20°）。
- 疼痛 / 感觉异常 / 感觉过敏。
  - 成年人。
  - 儿童通常无痛。
- 呼吸浅短（肺部疾病限制）。
- 运动耐受限制。

体格检查
- 视诊：胸 / 腰椎的曲度；背部前屈时不对称；胸、腰部折叠线，髂嵴和（或）肩的高度不对称。
  - 畸形：驼背，肩、髋或胸的两侧不对称。
- 触诊：触诊无压痛。
- 关节活动度：范围从受限至全范围关节活动度。
- 放射：正常，除非曲度>40°。
- 力量：正常。
- 感觉：正常，除非曲度>40°。
- 特殊：
  - 从枕骨 /C7 棘突沿铅垂线向下。
    - 观察线的侧移。
  - 测量腿长[4]。

驼背：脊柱在矢状位的弯曲畸形。
- 正常：20°～40°。
- 病理性驼背的原因：
  - 骨质疏松压缩性骨折。
  - 肿瘤。
  - 青少年驼背。
  - 放射治疗后。

症状：与驼背的程度和位置相关。

- 疼痛和僵硬：
  - 为间歇性的。
  - 位于驼背的顶端。
  - 腰痛（由于代偿性腰椎前凸）。
- 心肺功能退化（罕见）。

体格检查

- 视诊：头或颈的前移造成代偿性的腰椎前凸；后背变圆（在俯卧时姿势不能纠正）。
- 触诊：触诊棘突有疼痛产生。
- 关节活动度：在所有的颈椎和腰椎平面关节活动度受限，躯干伸展受限［畸形和（或）疼痛］。胸肌紧张或腘绳肌紧张。
- 反射：正常，应注意是否有反射亢进，考虑脊髓是否被累及。
- 力量：正常。
- 感觉：正常。

影像学检查

- X 线（脊柱侧凸）：
  - 全脊柱前后位或侧位（从枕骨到骶骨）。
  - 侧位（评估脊椎滑脱和椎骨前移）。

治疗方案

- 目标：区别对待进展的脊柱角度。
  - 连续性评估：如果脊柱侧凸＜20°，驼背曲度＜40°。
  - 支具 / 手术：如果脊柱侧凸＞20°，驼背曲度＞40°。
    - 夜间佩带矫形器。
- 疼痛：非甾体抗炎药及经皮神经电刺激疗法[2]。

康复方案

- 锻炼：改善姿势。

- 在所有平面可获得的范围进行主动助力关节活动度。
  - 颈胸伸展训练（驼背）。
  - 骨盆倾斜（治疗代偿性骨盆前倾）。
- 胸肌、腘绳肌及髋关节屈肌的牵伸和力量训练。
- 支具：胸腰骶的支具（夜间使用）。
- 家庭训练计划。

脊柱疼痛的红色预警

以下表征预示着更加严重的后背疼痛，有危及生命的可能，须要进一步治疗。

下列情况应警惕马尾的损伤

- 尿失禁。
- 鞍区麻木。
- 肛门括约肌张力下降，大便失禁。
- 双侧下肢力量减弱或麻木。
- 进行性神经病理征。

以下情况怀疑有肿瘤

- 有癌症史。
- 无法接受的体重减轻。
- 在夜间或休息位的疼痛。

以下情况怀疑有感染

- 持续性发热。
- 严重疼痛。
- 静脉注射药物。
- 前一年进行过腰椎手术。
- 近期细菌感染：
  - 上尿路感染。

  - ○ 肾盂肾炎。
  - ○ 蜂窝织炎。
  - ○ 肺炎。
  - ○ 伤口。
- 免疫功能不全：

相关检查

- 全血细胞计数及分类。
- 综合代谢全套。
- 血液培养。
- ESR。
- CRP。
- X 线。
- CT。
- MRI。

（喇高燕　周谋望）

参考文献

1. Brotzman B, Wilk K. Clinical orthopedic rehabilitation. Philadelphia: Mosby; 2003.
2. Frontera W. Essentials of physical medicine and rehabilitation. Philadelphia: Saunders Elsevier; 2008.
3. Malanga G. Musculoskeletal physical exam: an evidence-based approach. Philadelphia: Mosby. Elsevier; 2006.
4. Cuccurullo S. Physical medicine and rehabilitation board review. New York: Demos Medical Publishing; 2010.
5. Jacobson J. Fundamentals of musculoskeletal ultrasound. Philadelphia, Pennsylvania: Saunders; 2007.
6. Litao A. Emedicine. [Online] December 14, 2011. http://emedicine.medscape.

com/article/95691-clinical#showall . Accessed 11 June 2012.
7. Krabak B. Passor musculoskeletal physical examination competencies list. PASSOR Task Force on Musculoskeletal Education; 2001.
8. Hoppenfeld S. Physical exam of the spine extremities. Saddle River, NJ: Prentice Hall; 1976.
9. Hoppenfeld S. Orthopedic neurology. Sydney Australia: J.B. Lippincott Company; 1977.
10. Greene B. Essentials of musculoskeletal care. Columbia, Missouri: American Academy of Orthopaedic Surgeons; 2001.
11. Wheeless C. Wheeless online. [Online] April 12, 2012. http://www.wheelessonline. com/ortho/lumbar_stenosis . Accessed 11 June 2012.
12. Malanga G. Emedicine. [Online] December 14, 2011. http://emedicine.medscape. com/article/94118-workup#showall. Accessed 12 June 2012.

第 12 章　介入疼痛治疗

Houman Danesh, Jennifer Sayanlar

临床要点 [1]

- 患有糖尿病或严重并发症的患者应降低类固醇激素的使用剂量（如 40 ~ 60 mg 曲安奈德）。
- 注射药物时如患者感到严重疼痛，首先应确认针的位置。如位置不佳，应在影像学介导下重置。如位置正确，应间断推药。药物的容积可造成炎性神经根受压力增加，从而加重疼痛，通常在数秒内缓解。否则，如果疼痛剧烈，可考虑终止操作。
- 如果推注药物时有阻力，不要强行推药。
- 因存在置针于血管内的可能，必须先回抽。但针在血管内并不一定总是回抽有血。如回抽未见血也不意味着针不在血管内。
- 即使已经有人采集过患者的抗凝药用药史，再次询问确认可有助于预防出血性并发症。
- 关于类固醇激素的年最大剂量尚无循证依据。多数医师赞成每 6 ~ 12 个月进行 3 ~ 4 次治疗。当采用类固醇激素治疗时应格外小心，在每次注射前评价患者的一般情况及合并症。

注射治疗的禁忌证 [2]

- ○ 近期感染（泌尿系统感染、上呼吸道感染和皮肤病等）。

○ 出血倾向，凝血功能异常史。
○ 怀疑妊娠。
○ 近期使用抗凝药。

操作前须考虑停止使用的药物

- 如果患者正使用抗凝药如华法林或氯吡格雷作为脑卒中、心肌梗死和下肢深静脉血栓等情况的治疗或预防用药，操作前停药应获得处方临床医师的准许。
- 在一些情况下，如抗凝的风险超出了收益，则医师不会采用。
- 操作前平均停用抗凝治疗 7 ~ 10 天。不同的抗凝药有不同的推荐用法，应遵循。以下列举了一些药物，但仍应遵照处方医师建议用量。如果进行穿刺不安全，则应避免。
  - ■ **NSAIDs**：研究证实 NSAIDs 不会增加脊髓血肿的风险，除非同时应用抗凝药或多种 NSAIDs 联合使用。
    ○ 可考虑用至治疗前 3 ~ 5 天。
  - ■ **阿司匹林**：研究证实低剂量阿司匹林不会增加脊髓血肿的风险。应用大剂量及进行颈部操作时应提高警惕。保险起见，可在操作前停用阿司匹林 5 ~ 6 天，但要征得处方医师的同意。
    ○ 对于腰椎的操作，根据内科医师的意见，单独使用小剂量阿司匹林是可以的。
  - ■ **依诺肝素和利伐沙班（拜瑞妥）**：在处方医师允许下停药 24 h。
  - ■ **氯吡格雷**：在处方医师允许下停药 7 ~ 10 天。
  - ■ **华法林**：在处方医师允许下停药 5 天，操作当天或前一天检查 INR。
    ○ INR 应在操作前降至 <1.5 或更低。
    ○ 如没有复查 INR，则应停药 10 天。
  - ■ **达比加群**：在处方医师的允许下，肾功能正常的情况下停药

2 天，肾功能不全者停药 3 ~ 5 天。

- **与出血有关的中药和维生素**：大蒜素、葡萄籽提取物、维生素 E、维生素 C、银杏、人参、Omega 3 维生素片和鱼油。

类固醇药物

天然皮质醇激素按功能可分为三组：盐皮质激素、糖皮质激素和肾上腺素。糖皮质激素最初是由其在糖代谢中的作用而得名的，是疼痛注射治疗最常采用的皮质醇激素。

皮质醇激素的治疗作用机制有如下几条：

1. 抗炎作用。
2. 神经膜稳定作用。
3. 神经调节作用。

通常，皮质醇激素制剂的可溶性越低，则抗炎效果和作用持续时间就越好。多年以来，皮质醇激素的选择取决于抗炎效果和作用时间。但近年来，激素微粒相对红细胞的大小和聚合性成为了选择激素的重要标准。

在接受经椎间孔硬膜外注射的患者中，有越来越多的严重不良事件报道。例如，在进行胸腰椎经椎间孔硬膜外注射时（左侧较右侧更易发生），误将激素颗粒注入根最大动脉（Adamkiewicz 动脉），理论上会导致脊髓缺血。因此，对颈部或经椎间孔的注射应使用像倍他米松一类的非颗粒型激素，不易发生缺血或并发症。类固醇药物的等效剂量和硬膜外剂量见表 12.1

表 12.1　类固醇药物的等效剂量和硬膜外剂量

类固醇药物	等效剂量（mg）	硬膜外剂量（mg）
曲安奈德（氟羟氢化泼尼龙）	4	40 ~ 80
倍他米松（倍他米松）	0.6	6 ~ 12
地塞米松（地塞米松）	0.75	8 ~ 16

类固醇的等效剂量（数据来自于：International techniques in chronic spinal pain. Manchikanti and Singh）

疼痛注射治疗记录

药物编码

这些编码易被修改，应在使用前核实（表 12.2）。

表 12.2 药物编码和单位剂量

药物编码	单位剂量
J1030	甲泼尼龙 40 mg
J1040	甲泼尼龙 80 mg
J1100	地塞米松 1 mg
J3301	曲安奈德 10 mg
J0702	倍他米松 3 mg
J3490	利多卡因 / 布比卡因（1 单位）
J1885	酮咯酸 15 mg
Q9965	碘海醇（欧乃派克，1 单位）

操作前可能需要用的药物：用药须在操作前 30 min 使用。如 30 min 后未完全起效，可给予重复剂量。

术前给药后应观察重要器官，须随时陪护患者以保证他们回家的安全。

- 阿普唑仑 0.5 ~ 2 mg 口服或舌下含服，根据患者的耐受性使用 1 ~ 2 倍的剂量。
- 如果需要，可口服地西泮（安定）5 ~ 10 mg。

一些医师选择在操作时镇静患者。在这种情况下不须要使用口服药物。

脊柱注射使用药物的特性见表 12.3。

表 12.3　脊柱注射使用药物的特性

药物	生物半衰期（h）	抗炎效力	盐保留效力	微粒大小（聚合性）
氢化可的松（氢化可通）	8 ~ 12	1	1	
曲安奈德（去炎松 40）	12 ~ 36	5	0	红细胞大小到 133（大量，密集聚集）
甲泼尼松（Depo-Medrol）	12 ~ 36	5	0.5	红细胞大小（少量，密集聚集）
地塞米松（地卡特隆）	36 ~ 72	25	0	红细胞大小（无聚集）
倍他米松（Celestone, Soluspan)	36 ~ 72	25	0	大小不一（大量，密集聚集）

脊柱注射使用药物的特性。

（资料来源：Essentials of Pain Management, Benzon）

腰骶注射

腰椎椎板间硬膜外注射（IL LESI）[3]

- 适应证
  - 继发于以下疾病的腰椎根性痛：
    - 腰椎间盘突出。
    - 韧带肥厚。
    - 椎管狭窄——中央型或椎间孔型。
    - 腰椎滑脱。
  - 椎间盘破碎（interval disc disruption，IDD）。

- 透视下定位
  - 确认治疗节段腰椎椎板间隙。
  - 如所需节段进针点狭窄，可考虑对上或下一节段进行注射，以利于进针。
  - 对于术后的患者，他们应在术区的上或下一节段接受椎间注射。由于解剖结构改变和瘢痕组织，由术区进针可增加出血的风险。经椎间孔或尾骨入路也能作为避开这些组织的替代方法。

- 进针
  - **透视观察**：通过头或脚的倾斜使椎体成一列，这样终板也能排成一列。这使终板表现为一条实线，而不是两条分开的线。还可以排列视野以暴露椎板间隙，从而易于进针。
  - **进针点**：在棘突稍旁开。如果间隙较大，也可选择棘间(图12.1a)。如果疼痛局限在一侧下肢，也可在进针时少偏向患侧。
  - 用 1% 利多卡因平行 X 线投照方向麻醉皮肤。
  - 用图伊针进针至硬膜外（图 12.1b），置管。应在前后位投照下进行操作，以确保针位于中线。
  - 如果感到黄韧带的阻力，调整到阻力消失并在侧向 X 线投照下推注空气或生理盐水进行阻力试验，以测试穿刺针到达硬膜外间隙。

- **最终位置**：针尖应越过后柱后缘置于硬膜内。
- 在前后和或侧位透视下用 0.5 ml 造影剂确认针的位置（图 12.1c 和 d）。
- **药物注射**：
  - 总容积：5 ~ 6 ml。
  - 混合：40 ~ 120 mg 曲安奈德（常用 80 mg），1 ~ 2 ml 局麻药（常用 1 ml 0.25% 布比卡因），以及 2 ~ 3 ml 无菌生理

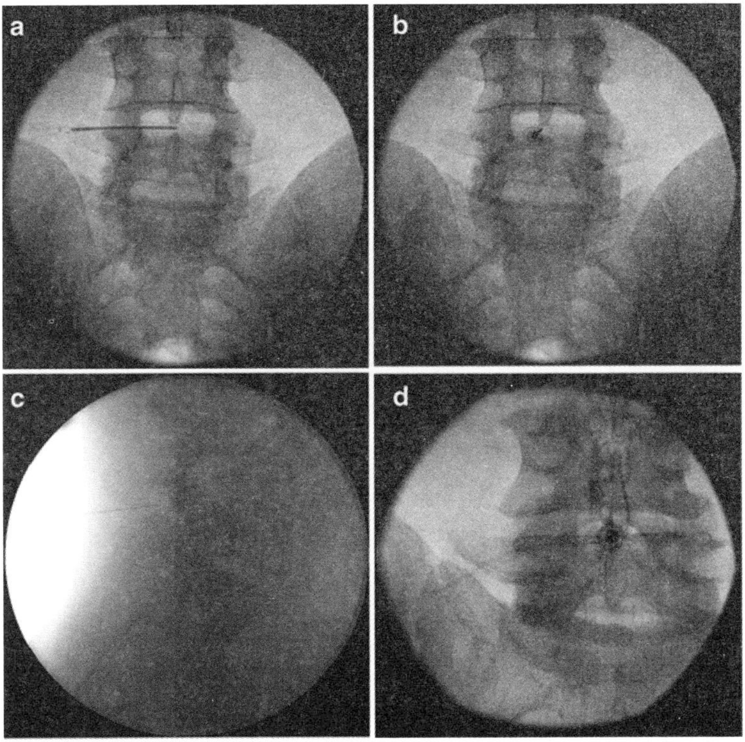

图 12.1　腰椎硬膜外激素注射。（a）透视图像显示治疗时开始麻醉的位置和方向。（b）前后位图像上的图伊针。（c）侧位图像显示的造影剂的扩散。（d）前后位图像中显示的硬膜外造影剂的扩散

盐水。

- **记录编码**
  - 62311（包括对照）。
  - 77003（透视）。
  - 包含使用药物的编码及使用剂量。
  - 724.4 腰椎神经根病变或 724.02 腰椎管狭窄是常用的诊断编码。

腰椎经椎间孔硬膜外激素注射（transforminal epidural steroid injection，TFESI）[4]

- 适应证
  - 继发于以下疾病的腰部放射痛：
    - 椎间盘突出。
    - 韧带肥厚。
    - 中央型或椎间孔型椎管狭窄。
    - 腰椎滑脱。
  - 在治疗术后有持续放射痛的患者，倾向于选择经椎间孔或尾骨入路，因手术改变了解剖，这样可以避免出血。

- **透视下定位**
    - 在前后位下：椎弓根下方（近狗颈部）。
    - 在侧位下：椎间孔上 1/3 的神经节背根的背侧。

- **进针**
  - 透视观察：通过头或脚的倾斜使相应的终板成一列，向受累方向倾斜 10° ~20° ，以观察苏格兰狗（Scotty dog）的征象。
  - **进针点**：稍旁开并低于椎弓根。
  - 1% 利多卡因平行射线方向麻醉局部皮肤（图 12.3a）。
  - 腰穿弯针进针。
  - 通常在透视前后位像下进针，以确定进针到正确的位置（图

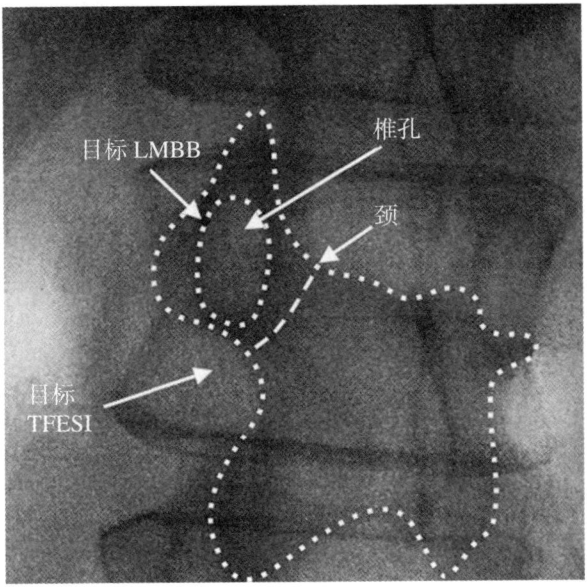

图 12.2　腰

12.3b)。如果不确定进针的深度，可侧位投照检查。

- 确认深度，避免沿穿刺入路太过内侧。
- 目标是保持针尖正处于椎弓根下方。
- 如果发现进针过浅或过于靠近内侧，可将针弯向外向前。这样可以将针的位置调整到椎弓根下方的最佳位置。

○ 进针直至感到神经根孔周围韧带的轻微阻力。

○ **定位**：在侧位图像上确定 (图 12.3c)。

- 针尖的位置应刺入神经根孔。

○ 进针直至处于神经根孔的上 1/3 部位。

○ 在前后位或侧位透视下注射 0.5 ml 造影剂以确定针的位置 (图 12.3d)。

○ **药物注射**。

- 总量：5 ~ 6 ml。

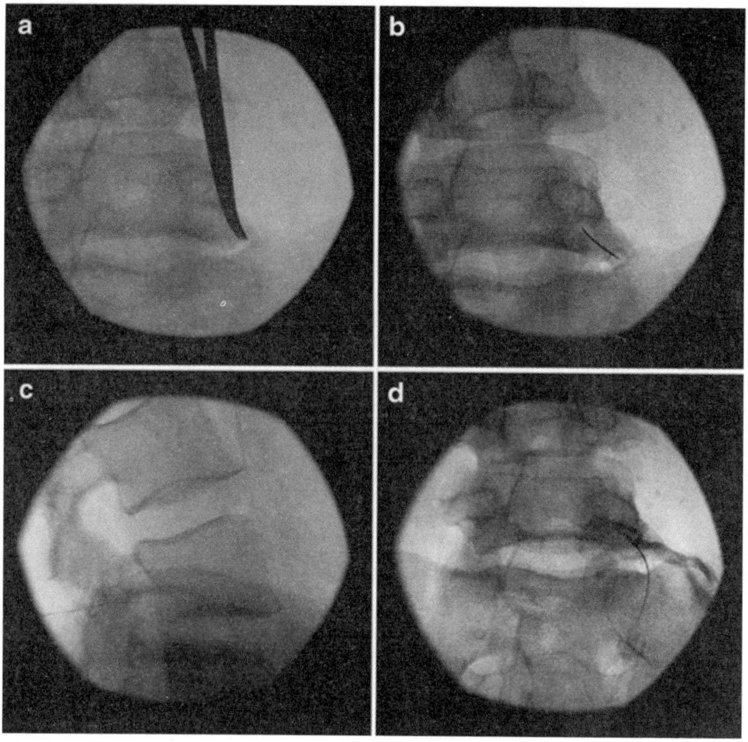

图 12.3 腰椎经椎间孔激素注射（a）前后位影像观察到的起始位置和麻醉部位。（b）前后位影像腰穿针在间隙的位置。（c）侧位影像中腰穿针的位置。（d）前后位投照下正常造影剂的扩散

- 每个节段：1～3 ml，20～40 mg 曲安奈德或等效剂量的非颗粒型激素。
- 最大剂量：曲安奈德 20～120 mg（通常为每节段 20～40 mg），局麻药 1～2 ml（通常为 0.25% 布比卡因 1 ml），以及 2～3 ml 作为溶剂的生理盐水。
- 非颗粒型激素如倍他米松可避免并发症。

• 记录编码：

○ 64483（主要节段）包括透视和造影。

- 64484（附加对侧节段）包括透视和造影。
- 包括适当的药物编码和使用的剂量。
- 如果进行了双侧操作，将 64483 剂量调整一半（标记一个节段进行了双侧的操作）。
- 724.4 腰椎神经根病变是常用的诊断编码。

腰内侧支阻滞（lumbar medial branch blocks，LMBB）[6]

关节突关节受腰脊神经后根的内侧支支配。

适应证

- 腰背痛。
- 腰关节突关节病。
- 腰椎管狭窄症。
- 诊断关节突关节病的诊断性注射。
- 关节突关节病对症治疗性注射。

透视下定位

- 在斜位片下，定位在“苏格兰狗”眼睛的稍上方或者上关节突和横突的连接部位。该位置为目标神经穿出的部位，在横突上表面和乳突凹之间。
  - 如果是右侧关节，定位在“狗眼睛”1 点钟位置。
  - 如果是左侧关节，定位在“狗眼睛”11 点钟位置。

进针

- **透视观察：**取适当水平的前后位，向患侧倾斜 10°~20°。
- **进针点：**稍旁开，椎弓根上方（图 12.4a 和 b）。
- 用 1% 利多卡因平行于 X 线的投照方向麻醉进针点处皮肤。
- 腰穿弯针进针。
- 向靶点进针。
  - 如果进针过于靠近内侧，可回撤，将弯针尖朝向外侧重新进针以进入行更深。

- ○ 当针触及骨膜后，不应再向深方进针。
- ○ **最终位置**（图 12.4c）：前后位像，终末位置应位于上关节突和横突的连接处或“狗眼睛”的位置。图 12.4d 为侧位像下的位置。

注射药物：

- ■ 总剂量：取决于总注射节段数。
  如果单侧 3 个节段，3~6 ml。
  如果双侧 3 个节段，6 ~ 12 ml。

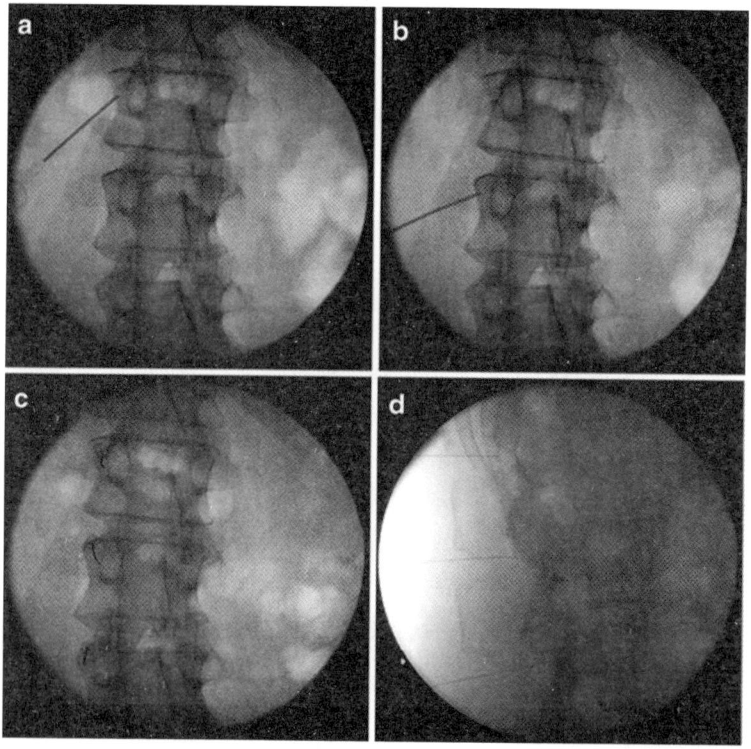

图 12.4 腰

- 每节段：每节段 1 ~ 2 ml。
- 配药：曲安奈德 20 ~ 120 mg（通常为 20 ~ 40 mg 每节段），局麻药 1 ~ 2 ml（通常为 0.25% 布比卡因 1 ml），2 ~ 3 ml 作为溶剂的生理盐水。

• 记录编码：
  - 64493（第一节段）编码包括透视。
  - 64494（第二节段）编码包括透视。
  - 64495（第三节段）编码包括透视。
  - 包括适当的药物编码和使用的剂量。
  - 721.3 腰椎管狭窄含或不含脊髓病变是常用的诊断编码。
  - 如果进行的是双侧操作，调整为双侧各采用一半的剂量。

腰椎射频消融[7]

• 适应证
  - 腰椎关节突关节病 / 硬化。
    - 此前进行了成功的一个或多个节段的内侧支阻滞。

• 射频消融的类型
  - 脉冲：
    - 有争议——保险可能不赔付。
    - 产生针点状脉冲烧灼阻断神经。
    - 共 240 次 40 ~ 70 ℃脉冲。
  - 热疗：
    - 产生球形灼烧。
    - 在腰部区域进行 90 s 80 ℃的治疗。
    - 在治疗后 3 周，内侧支发生瓦勒变性。

• 透视下定位
  - 前后位像，定位在上关节突和横突间的部位，即“苏格兰狗”

的眼睛部位。该部位是目标神经走行的位置，在横突上表面和乳突凹之间。

- 如果是右侧关节，定位在“狗眼睛”1 点钟位置。
- 如果是左侧关节，定位在“狗眼睛”11 点钟位置。

○ 脉冲：使针垂直于神经，这是首选的方法。

○ 热疗：为了达到更大的损伤范围，针应平行于神经，这是次选的方法。

• **进针**

○ 确认患者接地贴片的位置，应置于注射部位的对侧面。

○ **透视观察**：正确节段的前后位像，斜向受累侧 10° ~ 20° 。**进针点**：

- 首选：在椎弓根上方稍旁开，脉冲消融为垂直向。
- 次选：如拟采用平行热消融，在目标部位稍外下方。

○ 用 1% 利多卡因平行 X 线投照方向麻醉进针点处皮肤（图 12.5a）。

○ 腰穿弯针进针。

○ 采用弯曲的暴露针尖的射频针进针。

○ 向靶点进针。

- 当针触及骨膜时，停止进针（图 12.5b 和 c）。

○ **测试**：

- 感觉：从 0 Hz 开始，最高可到 1 Hz，确认针的位置。患者应能在 1 Hz 以下即感到压力或感觉。理想的位置应在 0.5 Hz 以下。
- 运动：从 0 Hz 开始，可到 2 Hz。应能观察到多裂肌的收缩。不要期待或使患者感觉到下肢任何刺激或运动。如有下肢肌肉运动，严重的疼痛或感觉应重置针的位置。

○ 在测定检查针的位置前先不要局部注射局麻药，否则会影响测定并导致并发症。一旦通过感觉或运动确定了针的位置，在毁损前可每侧推注 1% 或 2% 利多卡因 0.5 ml。

- 注射麻醉药 30 s 到 1 min 后可进行损毁。

○ 如果在损毁过程中有沿下肢的剧烈疼痛，马上停止损毁并重新核实针的位置。

○ 在完成损毁后，糖皮质激素和局麻药的混合物可用来预防毁损后炎症反应。

记录编码

○ 64635（首个节段）编码包括透视。

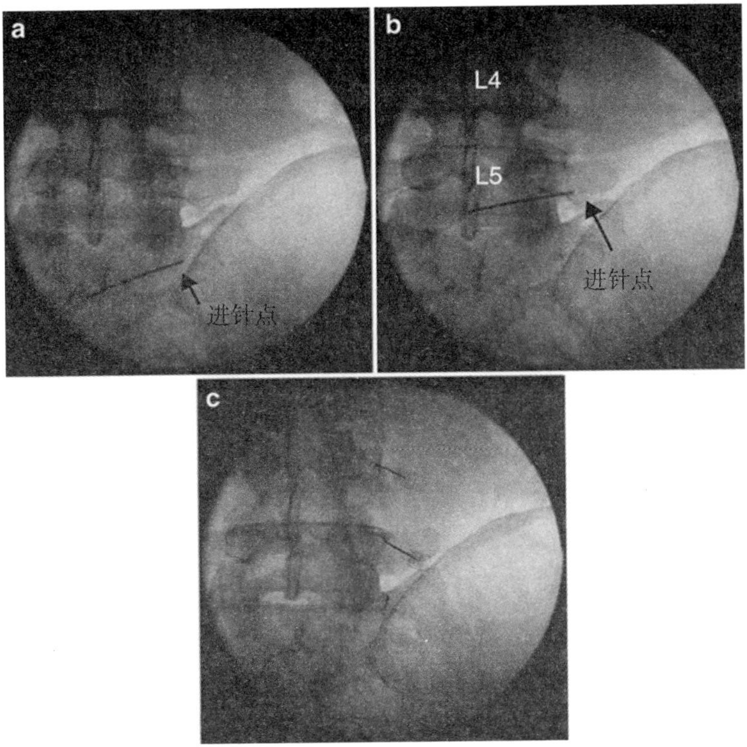

图 12.5　腰椎射频（首选方案）——（a）透视图像显示了麻醉针在髂骨翼的起始位置和方向。（b）透视图像显示了腰穿针在髂骨翼起自 L5 的位置。（c）透视图像显示了腰穿针在 L4、L5 和髂骨翼的位置

- 64636（每个附加节段）编码包括透视。
- 包括适当的药物编码和使用的剂量。
- 721.3 腰椎管狭窄伴或不伴脊髓病是常用的诊断编码。

☑ 骶椎经椎间孔硬膜外激素注射（SI TFESI）[8]

适应证

- 继发于以下疾病的骶部放射痛。
  - 椎间盘突出。
  - 韧带肥厚。
  - 狭窄——中央型或神经根管型。
  - 滑椎。

骶椎手术后的患者如有持续放射痛，建议采用经椎间孔入路，以避免由于手术改变了解剖结构导致的误抽。

透视下定位

- 靶点
  - 在前后位像下：进入目标骶孔。
  - 在侧位像下：在目标骶孔的水平，在相应的椎间隙。

进针

- **透视观察**：相应水平的前后位像，须稍向头侧或脚侧倾斜，以更好地观察到相应的骶孔。S1 更接近圆形，S2 ~ 4 更像卵圆形。
- **进针点**：在椎间孔开口处稍旁开偏下。
  - 如果是右侧关节，起自 5 点方位向 11 点方位进针，进入椎间孔。
  - 如果是左侧关节，起自 8 点方位向 1 点方位进针，进入椎间孔。
- 用 1% 利多卡因沿投照射线方向麻醉进针点皮肤。

- ○ 腰穿弯针进针。
- ○ 进针，直至触及椎间孔周围骨质，抵着骨质轻柔地移动针的位置，直至针落入椎间孔（图 12.6a）。如果选择直接进入椎间孔，须注意不要进针太深。通过侧位透视以保证适当的深度（图 12.6b）。之后，针不再触及椎间孔周围骨质，因此，要注意深度以避免造成并发症。
  - ■ 目标是将针尖置于椎间孔开口处。
- ○ 当感到触及骨组织或针尖进入椎间孔时，进行侧位投照观察。
- ○ 采用 0.2 ~ 0.5 ml 造影剂在前后位或侧位实时投照下确认针的位置。
- ○ 注射用药：
  - ■ 总剂量：每节段 2 ~ 3 ml。
  - ■ 最大：曲安奈德 20 ~ 80 mg（常用每节段 20 ~ 40 mg），局麻药 1 ~ 2 ml（常用 1 ml 0.25% 布比卡因），2 ~ 3 ml 生理盐水作为溶剂。
  - ■ 采用非颗粒性激素以避免并发症。

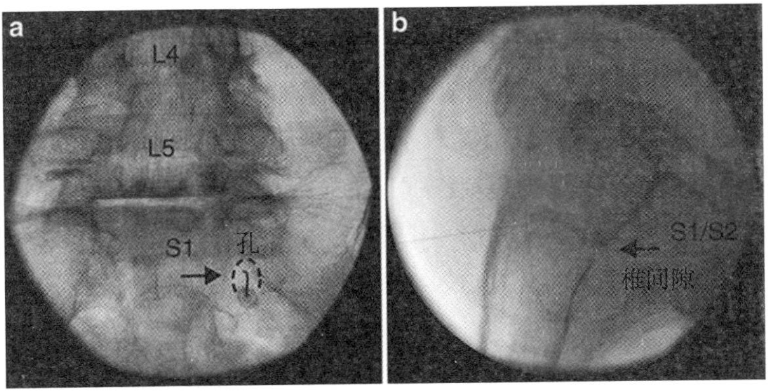

图 12.6　S1经椎间孔激素注射（a）腰穿针在 S1椎间孔的前后为透视。（b）侧位像

- 记录编码：
  - 64483（第一个节段）编码包括了透视及造影剂。
  - 64484（同侧附加节段）编码包括了透视及造影剂。
  - 如果进行了双侧操作，使用 64483 时须用 50 修订。
  - 包括相应的药物编码和剂量。
  - 724.4 腰骶神经根病是常用的诊断编码。

骶髂关节注射（sacroiliac joint injection，SIJ）[9]

适应证

- 骶髂关节炎的诊断或治疗性注射。
- 放射至下肢的腰痛，通常放射不超过膝关节。

透视下定位

- 骶髂关节的下 1/3。

进针

- 透视下观察：先在前后位像下观察受累关节，然后向受累侧对侧倾斜直至前后关节线重叠。在该位置下可以最大化地观察关节间隙。
- 进针点：从关节线下 1/3 外侧开始。
- 平行投照方向，用 1% 利多卡因麻醉进针点皮肤。
- 将腰穿弯针进针直至触及骨组织。针尖应紧贴关节线外侧。有可能须要在这个点注射少量局麻药以避免不适。在进针时，骨性结构更易产生不适。进针时可稍靠向内侧，直至感到针尖落入关节间隙。在前后位或侧位实时透视观察下推注少量造影剂以确定针的位置（图 12.7）。
- 注射用药：
  - 总剂量 2 ml。
  - 混合物：20 ~ 40 mg 曲安奈德或等量激素加 1 ~ 2 ml 局麻

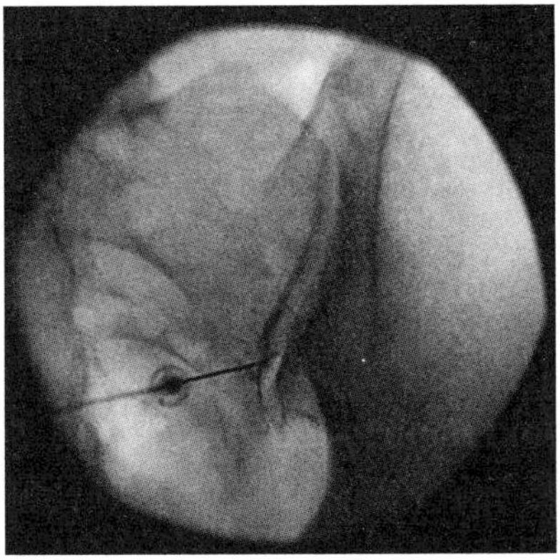

图 12.7　骶髂关节注射。透视图像显示骶髂关节注射，斜位观显示针处于关节内

药（0.25% 利多卡因）。

记录编码

- 27096（骶髂关节注射）。
- 77003（透视）。
- 包括相应的药物编码和使用的剂量。此操作可单独记录造影剂。
- 720.2 骶髂关节炎是常用的诊断编码。
- 如果进行双侧操作，可用 50 修订。

颈椎注射

颈椎椎板间硬膜外激素注射（cervical interlaminar epidural steroid injection，CESI）[10]

适应证

- 颈椎放射痛。
- 颈椎椎管狭窄。

- 急性椎间盘突出。
- 颈椎滑脱。
- 颈椎术后持续的神经根病变——在这种情况下应低于手术节段。

透视下定位

- 确定须要治疗颈椎节段的椎板间隙。
- C7/T1 是最安全的节段，也是最常用的节段。

进针

- 透视观察：在相应的节段先采用前后位投照观察。可通过从头向脚的倾斜方向暴露椎板间隙并将终板排列成线。使终板呈现出一条实线而不是两条分离的线。
- 进针点：在棘突稍旁侧，尽量贴近中线。
- 平行于投照射线麻醉皮肤。
- 用图伊针进针，直到感到黄韧带轻微的阻力（图 12.8a）。
    - 如果在进针时不能确定深度，可通过侧位投照来检查，以确保不会进针过深。有些医师为了确保进针的深度和安全性，在注射的全程都使用侧位投照监视。
- 当感到黄韧带的阻力时，应在侧位 X 线下改为丧失空气或生理盐水技术。
- 针尖应超出棘突根部的边界。
    - 并非所有的患者在颈椎都有完整的韧带覆盖，因此进针时一定要小心，因为不一定能感到阻力。在颈椎要额外地小心。
- 在前后位或侧位实时透视下通过推注 0.5 ml 造影剂来确认针的位置（图 12.8b）。
- 注射用药：
    - 总容量：4 ml。

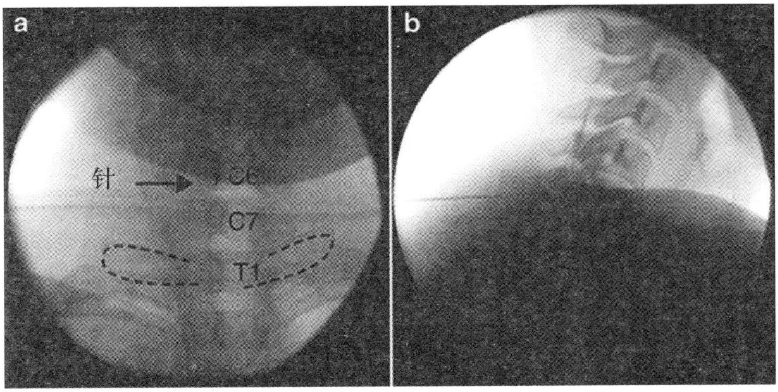

图 12.8　颈椎硬膜外激素注射。(a) 前后位透视观察显示针的位置。(b)透视图像显示侧位下注射造影剂

- 混合物：1 ~ 2 ml 非颗粒性激素及 2 ml 生理盐水。
- 有些操作者为了避免并发症，在颈椎节段不使用局麻药。

记录编码

- 62310 (包括造影剂)。
- 77003 (透视)。
- 包括相应的药物编码和采用的剂量。
- 723.4 颈神经根病变是常用的诊断编码。

颈内侧支阻滞(cervical medical branch blocks，CMBB)[11]

适应证

- 颈椎小关节关节病。
- 颈椎病。
- 诊断或治疗性注射。

透视定位

- 前后位像→椎体腰部(图 12.9a)。

- ○ 侧位像→相应节段四边形中心（图 12.9b）。
- ○ C3～C6，以同阶段侧块中心为目标神经。
- ○ C7，位置在 C7 上关节突尖端的高度。

- **进针**
  - ○ 先采用前后位图像，可向头侧或脚侧倾斜以对齐所需节段的终板。
  - ○ 透视观察：采用腰穿弯针，向着椎体腰部，沿投照方向缓慢进针。
  - ○ 向椎体腰部进针时，保持弯针屈曲方向朝向患者的身体中线。
  - ○ 当针尖触及骨组织时，将针弯转向外侧。
  - ○ 改为侧位像。
  - ○ 扭转弯针时，针会沿着骨的边缘滑过。
  - ○ 继续进针，到达四边形的中心。
  - ○ 在实时前后位和侧位投照下，用 0.2～0.5 ml 造影剂确定针的位置。
  - ○ 注射用药。

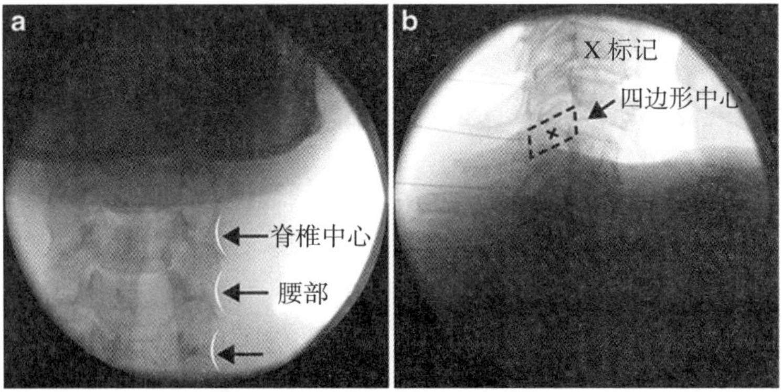

图 12.9 颈内侧支阻滞。（a）前后位像，椎体腰部用白线标识，目标位置用箭头指出。（b）侧位像显示针位于四边形的中心

- 总容量：取决于注射节段数量
  如单侧 3 个节段，则为 3 ml。
  如双侧 3 个节段，则为 6 ml。
- 每个节段：1 ml。
- 混合物：1 ~ 2 ml 非颗粒性激素，1 ~ 4 ml 局麻药（通常为 1 ml 利多卡因）等比例溶液。

记录编码

- 64490（首节段）包括透视。
- 64491（第二节段）包括透视。
- 64492（第三节段）包括透视。
- 包括相应的药物编码和使用的剂量。
- 721.0 颈椎病伴或不伴脊髓病变是常用的诊断编码。

颈椎射频消融（颈椎 RF）

适应证

- 颈椎小关节病。
- 颈椎病。
- 只在患者对一个或多个节段内侧支阻滞治疗反应好的时候考虑射频。

分型

- 脉冲：
  - 争议：医疗保险可能不负担。
  - 制造出针点状脉冲灼烧，阻滞神经。
  - 由 240 次 40 ~ 70 ℃的脉冲实现。
- 热疗：
  - 产生球形灼烧。
  - 在 80 ℃下持续 60 s。

- 在治疗后 3 周导致内侧支的瓦勒变性。

透视定位

- 前后位像→椎体腰部。
- 侧位像→相应节段四边形中心。
- C3 ~ C6，以同节段侧块中心为目标神经。
- C7，C7 上关节突上方。

进针

- 首先在相应节段进行前后位像下投照，可向头侧或脚侧倾斜以对齐终板。
- 透视：沿投照方向，用弯针向着椎体腰部进针。
- 向椎体腰部进针时弯针的弧线应朝向内侧患者的身体中线。
- 当针触及骨组织后，将针的弧度转为朝向外侧。
- 改为侧位像。
- 当旋转针尖后，针尖刚好沿骨质边缘划过。
- 之后向四边形的中央进针。
- 在前后位像和侧位像的影像下，针的位置是不同的。
- 测试。
- 感觉：从 0 Hz 开始，最高可达 1 Hz。在适当的置针点，患者应能在 1 Hz 以下即感到压力或感觉。
- 运动：从 0 Hz 开始，最高可到 2 Hz。应可以看到多肌肉的收缩。不希望出现肢体的运动或患者自觉的刺激。如出现肌肉运动或严重的疼痛，应重新定位。
- 在定位完成后不应采用任何局麻药，因为会影响测试并导致并发症。
- 当通过感觉和运动测试完成定位后，在每个点注射 0.5 ml 的 1% 或 2% 利多卡因进行前期麻醉。
- 注射后 30 s 到 1 min 显效。

- 当麻醉完全后，用 0.2 ~ 0.5 ml 造影剂再次定位穿刺针，以确定不在血管内。
- 局部应用激素和局麻药混合物，以防止神经根损伤后的炎性反应。
- 置针位置正确后，每节段应用 0.5 ~ 1 ml 的局麻药（0.25% 布比卡因）和糖皮质激素（考虑到颈部节段的安全性：倍他米松为非颗粒型，曲安奈德为颗粒型但可溶于水，或地塞米松为非颗粒型，可溶于脂）的混合物。

记录编码

- 64633（第一个节段），包括透视。
- 64634（每个增加的节段），包括透视。
- 包括相应的药物编码和使用的剂量。
- 721.0 颈椎病伴或不伴脊髓病变是常用的诊断编码。

其他疼痛治疗

脊髓刺激（spinal cord stimulator，SCS）试验治疗

适应证

- 难治性背痛综合征。
- 躯干和（或）肢体的慢性顽固性神经痛。
- 慢性区域疼痛综合征（chronic regional pain syndrome，CRPS）。
- 周围神经病。
- 椎板切除术后综合征。
- 腰神经根炎。

SCS 试验术前用药

- 抗生素：可选用口服或静注抗生素。
    - 术前 45 min 采用负荷剂量。

- 根据过敏史选用：
  - 头孢唑啉 2 g 或克林霉素 600 mg 静注。
  - 头孢氨苄 2000 mg 或克林霉素 900 mg 口服。
- 如果不是在镇静状态下进行，建议口服镇静剂。
  - 术前 30 min 口服地西泮。
  - 阿普唑仑 0.5 ~ 2 mg 即 2 片，视需要术中给药。
- 操作过程中不要求患者过度镇静，须要他们能感知术中的刺激以确定治疗的目标范围。

透视下定位

- 确定相应椎体的椎板间隙，通常为 L1/2。

进针

- 透视观察：从下一椎体节段的前后位像开始，向头侧或脚侧倾斜，以对齐终板并打开椎板间隙。
- 进针点（中线附近进针）：在目标椎体下一椎体的椎弓根内侧进针。
- 平行射线方向麻醉皮肤。
- 用 11 号刀片做小切口，使金属图伊针能够进针。
- 沿与皮肤切线夹角小于 45° 的锐角向椎板间隙进针。
  - 锐角可以保证穿刺针正确的路径。
  - 如以 90° 垂直皮肤进针，更易导致偏离和损伤。
- 可将针朝向椎板以确保深度。
- 任何时候不确定进针深度时马上通过侧位投照确定。
- 触及骨组织时，进行侧位投照检查。
- 安装低阻力注射器，缓慢进针。在骨组织上移动，直到感到落空感。
  - 将针立起至与皮肤夹角 30° ~ 45°，穿刺进入韧带。
- 当进入硬膜外间隙后，透视改为前后位像。拔掉填塞器，置入导丝。

  - 如果导丝进入并不顺滑，有可能不是位于硬膜外间隙内。不要用力将导丝向里塞。在位置正确的情况下，导丝的置入应是很轻松的。

- 在置入导丝的同时继续向相应节段中线方向进针（通常为 T8 上部，但视患者的疼痛部位而定）。
- 任何时候都可以进行侧位片检查，以确保是将导丝是置于针尖后的。
  - 当导丝前置后，会导致刺激时腹部和胸部的感觉异常。如怀疑导丝前置，可通过侧位片检查。
- 当认为导丝到位后可通过仪器确认位置。
- 当确定好适当的刺激范围后，可缝合固定导丝以避免导丝移位。用大号留置针敷贴包扎整个区域。
- **术后用药**：
  - 如果不过敏，头孢氨苄 500 mg bid 至 q6，10 天（或试验期间用药）。
  - 如果过敏，克林霉素 300 mg tid/qid，10 天。
  - 如果在门诊进行，患者术前应足疗程用药，并自带治疗当日的药。
- **术后指导**。
  - 禁止扭转、弯腰或负重。
- 患者 1 周后复诊移除导丝。

记录编码

- 63650：经皮导丝植入神经电刺激（包括透视）。
- 如果进行双侧操作，也采用 63650，用 51 来修正。
- L8680：表示触点数量。
- 95972：复合操作。
- 采用如下相应的诊断：

腰椎神经根病变（724.2）、CRPS（上肢 337.21，下肢 337.22）、周围神经病（356.8）、难治性背痛综合征或椎板切除术后综合征（腰 722.83，胸椎 722.82，颈椎 722.81）。

注射并发症[2, 14–15]

本节探讨脊柱注射后可能发生的并发症，但未涵盖全部可能的并发症。

- 血管迷走神经反应。
- 血管或蛛网膜下腔误给药。
- 神经根注射损伤及继发痛。
- 感染：皮肤、脓肿、椎间盘炎、蛛网膜炎及脑膜炎等。
- 药物过敏反应。
- 出血。
- 硬膜外血肿。
- 脊髓损伤或一过性神经性综合征。

术前造影剂过敏

如果已知造影剂过敏，可改用欧乃影或钆喷酸葡胺（马根维显）替代造影剂，但在透视下将不易观察。

如果进行的操作须使用造影剂，可预先给患者糖皮质激素和苯海拉明以避免对药物的反应。在开始操作时一定要格外注意。

造影剂给药前 12 h

- 口服泼尼松 20 ~ 50 mg。
- 口服雷尼替丁 50 mg。
- 口服苯海拉明 25 ~ 50 mg。

造影剂给药前 2 h

- 口服泼尼松 20 ~ 50 mg。

- 口服雷尼替丁 50 mg。
- 口服苯海拉明 25 ~ 50 mg。

注射前

- 静注苯海拉明 25 mg。

硬脊膜穿刺后头痛

定义：为硬脊膜穿刺后出现的头痛，在年轻患者中更为常见，站或坐时加重，平卧时减轻。

治疗：使患者平卧，增加口服液体量或开始静脉补液。可使用布他比妥对症，增加咖啡因的摄入量。严重者可做硬膜外腔注射自体静脉血。

血管迷走神经反应

定义：为一组临床前驱症状，包括轻度的头痛、耳鸣、乏力及视力改变，严重者可出现意识丧失。

治疗：将患者置于 Trendelenburg 体位，大量静脉补液或鼓励口服补液（如果症状较轻）。注意监测重要脏器的功能，以避免功能衰竭。

血管内误给药

3D 数字减影有助于识别血管内注射，但并不能完全避免。

治疗：如果是将局麻药注入血管，观察即可。如果表现出利多卡因中毒的症状，则静脉注射脂乳。

静脉注射的造影剂在肾功能正常的患者中会被自然清除。

将颗粒型激素注入 Ademkowitz 动脉可导致 L3 水平的截瘫。特别是左侧的经椎间孔硬膜外激素注射（TFESI），因为 Ademkowitz 下行的动脉环会降至 L3 水平。

一过性神经性综合征

定义：在术后 24 h 内出现的疼痛或麻木加重。

通常继发于鞘内利多卡因注射。

通常需要 72 h 完全缓解。

在患者自操作台站起时应保证其安全，以避免摔倒。

治疗：休息，肌肉放松，止痛药，非甾体抗炎药。

硬膜外血肿

定义：在硬膜外间隙的出血。

在术后 0 ~ 2 天内发生。

症状：疼痛，感觉或运动的异常，直肠或膀胱功能的改变。

源于硬膜外固有静脉丛的出血。

临床急症：会导致脊髓压迫和严重的神经损害。

诊断：急诊 MRI。

治疗：手术椎板切除，清除血肿。

最好在出现症状后 8 h 内进行手术。

浅表脓肿

定义：包括皮肤及周围组织。

可表现为发热，局部组织肿胀，皮肤发红及或渗出。

极少发生神经后遗症。

治疗：可能须使用抗生素。引流及适当地换药。

硬膜外脓肿

定义：发生在硬膜外间隙的脓肿。

可导致脊髓受压。

通常与其他组织感染的血行播散有关。

常见致病菌为金黄色葡萄球菌。

在注射后数天至数周发生。

危险因素：糖尿病、静脉药物成瘾、类风湿、酒精中毒、创伤及恶性肿瘤。

症状：背痛加重，程度剧烈，感觉和运动异常以及直肠或膀胱功能障碍。

诊断：全血细胞计数白细胞升高，血培养，急诊 MRI。

治疗：急诊手术椎板切除减压，脓液引流。

静脉应用抗生素 1 个月改为口服继续应用 2 个月。

射频后神经炎

定义：射频后内侧支的炎性反应。

症状：射频后疼痛明显加重。

治疗：虽然目前尚无文献支持，甲泼尼龙冲击和肌松药可用于缓解加重的疼痛（如还苯扎林或地西泮）。

药物的急性过敏反应

如果严重，可立即注射肾上腺素治疗。

也可采用苯海拉明肌注、静脉注射并静脉补液以对症治疗（详见临床并发症及急症章节）。

蛛网膜炎

定义：局部急性炎性反应伴纤维化及粘连形成。

术后数天至数月发生。

极罕见。

可源于感染或硬膜外出血或血管内误给药。

症状：逐渐发生的运动及感觉的改变，并进行性加重。

诊断：MRI。

治疗：静脉注射甲泼尼龙，非甾体类抗炎药。

透视引导下注射总结表见 12.4。如果患者在每次术前回答了以下全部问题，则有助于避免争议。

术前备忘录

日期:________________

患者姓名________________

<u>在此前的 10 天内，您是否使用过血液稀释药物？</u>

是　否

<u>包括以下及其他</u>

阿司匹林	是	否	艾德维尔	是	否
萘普生（ALEVE）	是	否	布洛芬	是	否
萘普生（NAPROSYN）	是	否	塞来昔布	是	否
莫比可	是	否	香豆素	是	否
波立维	是	否	肝素	是	否
摩特灵	是	否	瑞力芬	是	否

<u>是否有以下过敏史</u>

造影剂	是	否
碘剂	是	否
贝类	是	否

<u>此前是否使用过造影剂</u>

是　否

<u>是否有近期感染或疾病史</u>

尿路感染	是	否
呼吸系统	是	否
皮肤感染	是	否
其他感染	是	否

是否有糖尿病?　是　否

女性患者回答

是否可能怀孕?　是　否

患者签字________________________________

医疗机构用

<u>术前访视</u>

BP:　/　HR:__________ O_2 饱和度:__________% 血糖:__________

患者是否陪护回家?　是　否

术前给药：阿普唑仑______mg，地西泮______mg

<u>术后访视</u>

BP:　/　HR:__________ O_2 饱和度:__________%

表 12.4　透视引导下注射总结表

		操作	注释
内侧支阻滞 / 背侧支	L1～4 内侧支阻滞	患者俯卧，同侧倾斜投照以观察到“苏格兰狗”的影像 定位：在“苏格兰狗”眼的后上方。如触及骨组织则停止进针。在前后位片中确认，目标在上关节突和横突的衔接处。该位置在乳突切迹和横突上缘之间 理想的显影方式：上关节突基部的内缘正对外表面 解剖：内侧支绕上关节突颈部腹侧的凹面，自后部进入背侧，在乳突韧带下方拐向内侧	命名：关节命名和针所处的横突命名数字是一致的，但神经要上一个节段 例如，L4～5 关节由 L3、L4 内侧支支配。它们分别穿过 L4、L5 横突 每个 Z 关节，要处理两个节段的神经 每根神经给予 1 ml 0.25% 布比卡因 3.5～5 英寸 25 号腰穿针 记录疼痛日记 1997 Dreyfuss in Spine 靶特异性
	L5 后根内侧支阻滞	患者取俯卧位，前后位投照，视需要同侧倾斜 15°～20° 以显露 S1 上关节突 定位：在髂骨翼和骶骨上关节突联合的上部。L5 后根在这两块骨间的切迹中 理想的显影方式：骶骨上关节突基底部内侧边缘清晰 解剖:L5~S1 关节由 L4 后根内侧支（穿过 L5 横突）和 L5 后根（穿过髂骨翼）支配	1998 Kaplan Spine——有效性试验 记录：每个腰骶椎旁关节突关节的节段，下一阶段等 双侧：用 50 来矫正 编码：腰痛，腰部扭伤，腰椎僵硬

续表

		操作	注释
经椎间孔激素注射	腰椎经椎间孔激素注射	椎弓根下： 患者取俯卧位； 先进行斜位观察： 定位：神经根出口的前上外 = 通常椎弓根的下表面即椎间孔的上缘（苏格兰狗的颈部）。当倾斜充分时，上关节突的顶点应位于椎体的 1/4~1/3。向头部或脚部的倾斜可将椎间孔打开到最大。这与 6 点方向的椎弓根有关 注释：6 点方位的椎弓根并不是斜位下直接可见的，因为只在前后位像上能看到 进针时应从目标位置的稍下方或稍偏外开始。有落空感时停止，改为前后位像及侧位像确定针尖位于椎体的后方（保持针屈曲的方向）。在前后位影像上不要超过 6 点钟的位置 最后是前后位像： 定位：神经根出口的前上外方（对应 6 点钟方位的椎弓根的下表面，即椎间孔的上缘） 造影成像：勾勒出脊神经和背侧根神经节，绕过椎弓根的下表面和内侧面，并进入椎间孔上方	安全三角 4 ml 1% 利多卡因局部麻醉用 40 mg 曲安奈德［或 1 ml 长效药（或得到长效作用）］溶于 2 ml 0.25% 布比卡因或生理盐水做准备 记录：注射，每个单独经椎间孔硬膜外注射的节段，每个附加节段，如果双侧注射，用 50 矫正（包括透视） 编码：胸腰神经根炎 / 神经炎、胸腰椎椎间盘移位、椎管狭窄及腰椎管狭窄 重要人物：Lutz APMR 1998 Seiner and Fraser J Bone Joint Surg 1997 Vad Spine 2002

续表

	操作	注释
S1 经椎间孔糖皮质激素注射	患者取俯卧位。投照向头侧旋转并稍同侧倾斜，使 S1 椎间孔前后口重叠 定位：在 S1 椎间孔的外上，可现实 S1 椎弓根的轮廓即目标定位的头侧 穿刺点位于 S1 后方骶神经根孔的外侧边缘，向着骶骨的背侧表面，并立即背向 S1 神经根孔的外侧缘。有落空感时停止进针，改为侧位像确定深度，应处于 1/3~1/2 骶管的位置对应 S1~S2 椎间盘的位置 造影显影：沿 S1 脊神经鞘弥散	
腰椎椎板间硬膜外激素注射	患者取俯卧位，前后位像，脚侧倾斜以打开椎板间间隙，同侧倾斜 10° 。 定位：在病理改变节段或下一节段有症状侧椎板间隙的下方（在中央型椎管狭窄或严重的椎间盘突出情况下，刺入蛛网膜下腔的风险高，要向下留出空间，药物会流向近端） 或者，通过透视定位	记录：注射，单一腰椎节段 影像介导 编码：胸腰神经根炎或神经炎、胸腰椎间盘突出及椎管狭窄

续表

		操作	注释
内侧支阻滞	颈内侧支阻滞	可取俯卧位或侧卧位。如为侧卧位，必须保证得到颈椎的侧位影像：观察到同侧及对侧侧块的重叠（由关节突和关节间组成）。通过短暂倾斜 X 线投照射线使重叠轮廓分开来确认	如未能经确实的侧位影像确认，有将针指向对侧的风险
	C3～C6 内侧支阻滞	侧卧位：定位：靶神经同节段侧块的几何中心（几何中心：侧块形成的四边形两条对角线交叉点） 前后位像：将针置于侧块外侧的凹面上 造影显影：填充了侧块凹面向头背侧弥散	将针保持在：C3～C7：侧块内侧半，即神经走行区 将针保持在：对 C7，应在 C7 上关节突的三角形内 枕第三神经的错误区域：由 C3 上关节突前侧缘围成的四边形，高于或低于上关节突顶部和 C2～3 椎间孔位置向后垂线，后缘为 C2 下关节突后缘 0.25% 布比卡因， 1.5～3 英寸 25 号针头 记录：每个关节突关节节段，次选节段，双侧注射——用 50 矫正 编码：颈痛，颈部扭伤，颈椎病 重要人物：Bogduk, Barnsley, Lord

续表

	操作	注释
C7 内侧支阻滞	侧卧位： 定位：高于 C7 上关节突顶部。（神经支从 C7 横突至此，占据了 C7 侧块大部分的外侧面，因此使 C7 的内侧支高于其他颈椎节段的内侧支。由于 C7 横突在侧位像下不易观察，必须通过前后位像来确定——针尖应与上关节突外侧缘相对） 神经支配可能存在变异，有可能须重复阻滞 1 ~ 2 个额外节段 俯卧位： 向脚侧倾斜，得到腰部和侧块的显影。对准腰部，经侧位像，确定将针置于侧块的几何中心或稍偏上	

续表

	操作	注释
枕第三神经（TON）	侧位像：有 3 个定位点可用（TON 根据 C2～C3Z 型关节的情况存在位置变异，并且比远端的内侧支厚） 定位：在平分 C2～C3 关节的垂线上 上方定位点：在 C3 上关节突对应水平 下方定位点：在 C2～C3 椎间孔底部水平 中间定位点：在前述两点之间，通常位于 C2~C3 关节间隙 在三个点中间进针，穿刺直至到达靶点，回抽后注射 0.3 ml 局麻药，调整位置重复注射其他靶点 要求关节外注射，而不是关节腔注射。造影可显示这一点	
颈椎经椎间孔激素注射	与腰椎相似，从前后位像开始，同侧倾斜 10°，脚侧倾斜打开椎板间隙。暴露间隙后，经 C7~T1 椎板间隙进针，向侧方穿刺以减小脊髓被刺中的可能性，及落空感，造影，观察硬膜外脂肪情况	2 ml 倍他米松，2 ml 生理盐水或 0.25% 布比卡因 记录：注射，硬膜外麻醉，造影介导 编码：颈椎神经根病变，颈椎间盘突出，椎管狭窄（颈椎）
RFA 射频消融	必须将电极平行神经置于上关节突的“颈部” 从定位点下方进针 必须在患者清醒的情况下进行，得到“腰部及侧块”像。向着侧块腰部进针，直到到达椎间孔后方。建议从前后位像和斜位像确定位置	记录的是关节而不是神经 编码：颈痛，颈部扭伤，颈椎病

续表

	操作	注释
骶髂关节注射	患者取俯卧位，前后位对侧倾斜投照。内侧关节轮廓代表后侧关节面，外侧轮廓是前侧关节面。调整射线角度，使前后关节面分离，得到最佳的显影位置（内侧皮质线的下方部分清晰显影）	“看似困难” 布比卡因或利多卡因 造影剂 0.3 ~ 0.5 ml
	定位：在内侧关节轮廓的下面 2.0 cm 以内。进针触及骶骨后停止，稍回撤，转向关节间隙方向。针尖划过骶髂之间，感到落空感后可证实已进入关节腔。侧位像核实	22 ~ 25 号 3.5 英寸针
	造影：显影关节腔	记录：（骶髂关节注射过程的编码，包括造影）实际编码，双侧操作用 50 矫正
	如果前述操作失败，另一可选定位点为旋转 C 臂时内外侧关节轮廓相交尾侧形成的透亮带	编码：腰痛，腰扭伤，骶髂区域扭伤 可用于强直性脊柱炎、原发的骶髂关节炎、骶髂关节紊乱及腰骶扭伤——未归入骶髂扭伤
	解剖： 神经支配： 后侧：后根（L4）L5，S1 ~ 3，（S4） 前侧：L5~S2 VR	

定位、进针、记录及编码（X Ⅵ 和 X Ⅶ——源于 ISIS 指南和 Atlas 影像介导脊柱操作中的资料）

全部注射都是在造影下进行的，除非有其他禁忌。

药物剂量只作为示例。实际中的药物、剂量、穿刺针的选择和定位过程常是多变的。

本表格由 Emerald Lin, M.D. 和 Jonathan Kirschner, M.D 制作提供

术后说明

1. 术后须休息。第二天可恢复日常活动，但要注意避免费力的动作或任何能引起疼痛不适的动作。
2. 注射的药物包含了利多卡因或布比卡因（麻醉药）以及倍他米松、曲安奈德、地塞米松或狄波美（糖皮质激素类药物）。麻醉药的药效持续 3 ~ 5 h，至多 24 h。糖皮质激素开始起作用是在 2 天到 1 周内（在一些患者中，可能要到 2 周才开始起效）。
3. 术后即刻可能会感到下肢不稳或无力。这些表现是暂时、常见的。
4. 暂时的常见副作用包括消化不良、潮红、疼痛、兴奋、食欲增加、心率加快、月经异常及过敏。
5. 术后 24 ~ 48 h 避免以下活动
   - 禁止泡澡、游泳或热浴桶坐浴，可以淋浴。
   - 一次不要坐超过 1 ~ 2 h 。
   - 禁止在无人看护下锻炼。
6. 注射部位的压痛是常见的，可能会持续数天。注射当天注射部位每小时冰敷 15 ~ 20 min 有助于减轻疼痛。
7. 副作用为有可能发生头痛，但仅见于不到 1% 的患者。去枕平卧 24 ~ 36 小时休息是最好的处理方法。如果术后头痛剧烈，请致电您的医生。
8. 可以口服止痛药。
9. 平衡膳食，避免高脂、高糖饮食。复合维生素和 200 mg 维生素 C 可作为膳食补充剂来应付紧张性疼痛。

关于操作如有任何疑问，都可以致电诊室。如果在诊室休息时有任何急症，可求助转接服务转接您的医生或拨打“911”或直接去急诊室。

（谷　莉　周谋望）

参考文献

1. Interventional Techniques in Chronic Spinal Pain Manchikanti, Laxmaiah and Singh, Vijay ASIPP publishing.
2. Benzon H, et al. Essentials of pain management. New York: Elsevier; 2011.
3. Manchikanti L, Boswell MV, Singh V, Benyamin RM, Fellows B, Abdi S. Epidural injections in the management of chronic low back pain. Pain Physician. 2009; 12:109-135.
4. Wybier M. Lumbar epidural and foraminal injections: update. J Radiol. 2010; 91:1079-1085.
5. Botwin K, Natalicchio J, Brown LA. Epidurography contrast patterns with fl uoroscopic guided lumbar transforaminal epidural injections: a prospective evaluation. Pain Physician. 2004; 7:211-215.
6. Schwarzer AC, Aprill CN, Derby R, et al. The relative contributions of the disc and zygapophysial joint in chronic low back pain. Spine. 1994; 19(7):801-806.
7. Kline MT. Stereotactic radiofrequency lesions as part of the management of chronic pain. Orlando, FL: Faul M Deutsh; 1992.
8. Furman M, Thomas L. Contrast fl ow selectivity during transforaminal lumbosacral epidural steroid injections. Pain Physician. 2008; 11:855-861.
9. Maigne J, Aivaliklis A, Pfefer F. Results of sacroiliac joint double block and value of sacroiliac pain provocation tests in 54 patients with low back pain. Spine. 1996; 21(16):1889-1892.
10. Bradly G, Pentalcorin J, Mallempati S. Optimizing patient positioning and fl uoroscopic imaging for the performance of Cervical Interlaminal Epidural Steroid Injections. PM&R. 2010; 2(8):783-786.
11. Bogduk N. Aprill C: on the nature of neck pain, discography and cervical zygapophysial joint blocks. Pain. 1993; 54:213-217.
12. Lord SM, Barnsley L, Wallis BJ, et al. Percutaneous radio-frequency neurotomy for chronic cervical zygapophysial-joint pain. N Engl J Med. 1996; 335(23):1721-1176.
13. Kumar K, Nath RK. Toth c: Spinal cord stimulation is effective in the management of re fl ex sympathetic dystrophy. Neurosurgery. 1997; 40:503-508.

14. Karaman H, Kavak GO, Tüfek A, Yldrm ZB. The complications of transforaminal lumbar epidural steroid injections. Spine (Phila Pa 1976). 2011; 36:E819-824.

15. Akkaya T, Sayin M. Transforaminal epidural steroid injection and its complications. Agri. 2005; 17:27-39.

第 13 章 肌肉骨骼性骨盆痛及盆底功能障碍

Jaclyn Bonder, John-Ross Rizzo, Nayeema Chowdhury, Samia Sayegh

- 造成女性骨盆痛的原因不易诊断和治疗[1]。
- 根据研究数据估算，12% ~ 20% 的女性有骨盆痛，高达 1/3 的女性在一生中有过骨盆痛或盆底功能障碍[2]。
- 盆底肌在支撑腹腔盆腔内脏、控制膀胱直肠功能及性行为中扮演了重要的角色[3]。因此，这些肌肉或骨盆关节和韧带的异常会导致各种症状和体征[4]。

盆腔解剖和支撑

女性的盆腔器官是由附着于骨性骨盆的肌肉、韧带和结缔组织所组成的运动系统来支撑的。

- **肛提肌复合体**
  - 由三块肌肉组成：耻尾肌、耻骨直肠肌和髂尾肌。
  - 该复合体和尾骨肌共同形成盆腔最主要的支撑。
- **盆底肌可分为三层**
  - 第一层位于浅表。
    - 包括会阴浅横肌、球海绵体肌、坐骨海绵体肌、会阴体及肛门外括约肌。
  - 第二层构成泌尿生殖隔。
    - 包括会阴筋膜、尿道括约肌及会阴深横肌。

- 第三层构成骨盆三角或盆隔。
  - 包括：肛提肌（levator ani muscle，LAM）和尾骨肌、腱弓（由盆内筋膜和闭孔内肌筋膜组成）、泌尿生殖裂隙（容纳尿道和直肠通过，也是脱垂发生的地方）。
  - 本层的其他肌肉还包括闭孔内肌（obturator internus，OI）和梨状肌（图 13.1）。

- **骨性标志**
  - 泌尿生殖三角：由耻骨联合 / 耻骨弓、耻骨降支及坐骨结节组成。
  - 肛门三角区：由坐骨结节、骶结节韧带、尾骨及坐骨棘组成。
- **关节**
  - 骶髂关节。
  - 髋关节。
  - 耻骨联合。
  - 腰椎。
- **韧带**
  - 骶结节韧带、骶棘韧带和骶髂后长韧带是主要的支持结构，提供了骨盆的稳定性。
    - 骶结节韧带和骶棘韧带的重要性在于它们是盆底的组成结构。
    - 骶髂后长韧带协同稳定骨盆的骶髂关节。
    - 这些韧带中的任何一个缺陷都会导致盆底功能异常及后方骨盆痛。
    - 神经在骶结节韧带或骶棘韧带的卡压可能是导致疼痛的原因。
- **骨盆内筋膜**
  - 由子宫骶骨韧带和主韧带组成。
  - 提供盆腔器官的稳定性，使骨盆肌肉能更好地支撑盆腔。

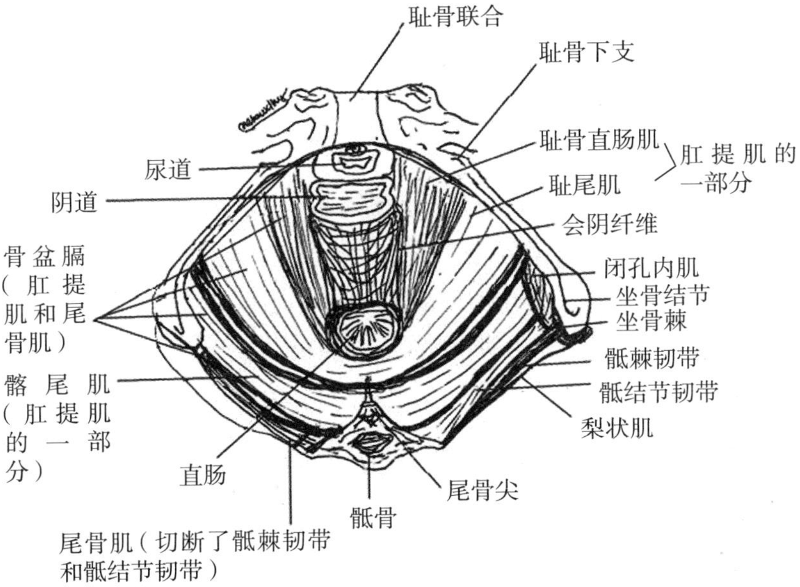

图 13.1　骨盆底下方观

- **神经支配**
  - 盆腔脏器和盆底肌：由 S2、S3 和 S4 脊髓节段支配。
  - 骶节神经混合形成阴部神经，支配尿道和肛门外括约肌，并在性功能方面起重要作用。
  - 虽然认识还不充分，肛提肌、尾骨肌和泌尿生殖隔可能由 S2、S3 和 S4 联合的神经纤维支配。
  - 阴部神经对其走行全程任何部位的卡压都很敏感。

盆底功能

妇科医生 Arnold H. Kegal 在 1948 年发明了 Kegal 镇痛仪和 Kegal 训练。从 Kegel 开始，许多人证实了盆底肌对盆腔脏器的支撑至关重要。这些肌肉的功能就如盆腔内容物的悬吊装置，对抗腹腔内压的升高，并通过其在骨盆底部的持续收缩保持泌尿生殖裂隙关闭而避免失禁。最大的随意收缩会使耻尾肌和耻骨直肠肌将尿道、阴道和直肠进一步压向耻骨。

- 肌肉收缩 / 舒张的类型：
  - 随意收缩：骨盆向腹侧及头侧运动。
  - 随意舒张：患者能随意放松，骨盆自腹侧位置回落。
  - 不随意收缩：先于腹压增加出现（如咳嗽）。
  - 不随意放松：用力时出现（如排便）。

骶髂关节

与骶髂关节相关的后方骨盆痛是造成年轻女性腰痛的常见原因。与骶髂关节痛有关的危险因素包括：生产次数的增加、既往腰痛史、精神压力、肥胖、低龄生育、教育程度低以及腰部应力需求。妊娠导致的骶髂关节疼痛通常是臀部的尖锐疼痛，可向下放射到膝。疼痛在负重时加重，存在疼痛缓解期。

骶髂关节解剖

- 骶髂关节是由骶骨和髂骨关节面组成的两个双髁关节，有近 2°~18° 的活动度。关节被两种类型的软骨覆盖：
  - 骶骨面由透明软骨覆盖。
  - 髂骨面由纤维软骨覆盖。
- 没有直接作用在该关节的肌肉，因此，其稳定性主要取决于强有力的韧带连接。
- 韧带：
  - 骶髂前韧带：一般是前侧关节囊的增厚，起稳定关节的作用。
  - 骶髂后韧带：可分为短（深）和长（浅）两部分。
    - 骶髂后短韧带对抗骶髂关节的分离。
    - 骶髂后长韧带（背侧韧带）连接骶骨和髂后上棘。

    ◦ 骶髂骨间韧带：连接骶骨和髂骨，避免骶髂关节分离。
    ◦ 骶棘韧带和骶结节韧带：避免髂骨后旋。
- 神经支配（了解不多）：
    ◦ 骶髂关节前方由 L1～S2 背侧支支配。
    ◦ 骶髂关节后方由 L4～S3 背侧支支配。
    ◦ 关节囊接受本体感觉和压力纤维。

评价盆底功能异常原因的病史

- 疼痛特点：
    ◦ 性质、强度、发作、部位、感觉异常、加重／缓解、放射及进展。
    ◦ 时间（详情，如发作时间长短，症状缓解期长短，症状发作和缓解的速度）。
    ◦ 全身症状和预警信号。
- 关联：
    ◦ 与月经周期、排尿、排便和或运动的关系。
- 用药：
    ◦ 类型、用量、频率、持续时间、作用及联合用药。
- 非药物干预：
    ◦ 理疗、有氧训练、瑜伽、针灸及持续主动运动。
- 之前的检查：
    ◦ 询问之前所有关于疼痛的诊断和治疗。
- 既往史和个人史：
    ◦ 询问月经史、性生活史、妇产科病史及避孕药用药史。
    ◦ 既往用药史及手术史，特别要关注既往盆腔创伤或手术。
    ◦ 相关情况的家族史（如子宫肿瘤）。
- 社会家庭因素：
    ◦ 评价家庭暴力及身体或性侵害的可能性。
    ◦ 全面系统回顾。

   – 应包括关于二便失禁、尿频、尿急、排便困难、便秘及性交困难的详细问题。
- 限制：
  - 注意与子宫内膜异位症、盆腔炎性疾病、胃肠疾病、泌尿系统疾病、骨骼肌肉疾病及精神疾病等诊断相关的症状。

查体以评价盆底功能异常的原因

- 下肢神经系统检查：
  - 肌力评定、感觉评定、反射及平衡。
- 下肢肌肉骨骼系统检查：
  - 步态、姿势及骨盆对称性。
  - 触诊躯干、腰部、臀部肌肉以及骨性标志。
  - 评定腰椎和髋关节活动度。
- 进行骶髂关节、耻骨联合、髋关节及腰骶部的特殊检查。
- 通过进行阴道和直肠检查评定盆底功能。
  - 盆底外部检查：
    - 检查阴唇、会阴及阴道口。
    - 触诊耻骨联合、阴唇及会阴。
    - 观察盆底肌的收缩和放松。
    - 评估脱垂及不随意的盆底肌放松。
    - 检查肛门反射。
    - 检查感觉。
  - 盆底内部检查（经阴道）：
    - 观察并进行棉签试验。
    - 触诊坐骨并检查 Tinel 征（阴部神经感觉异常）。
    - 触诊骨盆肌，并与双侧对比。检查疼痛、容积及张力。评价肛提肌、闭孔内肌和梨状肌。
    - 评价 5 s 持续收缩。
    - 评价 5 ~ 10 次快速收缩。

  ○ 盆底内部检查（经直肠）：
    – 外部：观察痔或破损，进行感觉检查，检查肛门反射，从外侧触诊尾骨。
    – 内部：检查肛门内括约肌（internal anal sphincter，IAS）以及肛门外括约肌（external anal sphincter，EAS）。检查静息肌张力及内外括约肌的收缩。检查尾骨的位置、活动度及压痛。
      – 检查尾骨肌、肛提肌、闭孔内肌及梨状肌。
      – 进行骶髂关节、耻骨联合、髋关节及腰骶部的特殊检查。
- **可能的阳性发现：**
  ○ 骨盆不稳，骨及关节疼痛。
  ○ 肌紧张、肌痉挛和肌无力。
  ○ 扳机点，神经病理性疼痛及牵涉痛（来自于腰骶部、臀部及髋部）。

骨盆痛及盆底功能异常

ACOG 定义慢性骨盆痛（chronic pelvic pain，CPP）为位于骨盆、脐周或脐下的前腹壁、腰骶部或臀部持续超过 6 个月的非周期性疼痛，严重影响功能或需要医疗干预[11]。

肌肉骨骼情况及盆底功能障碍（pelvic floor dysfunction，PFD）是慢性骨盆痛的常见原因。PFD 泛指多种情况，包括支持盆底的肌肉无力、过紧或肌紧张。耻骨联合、骶髂关节、腰部、尾骨和或髋关节的病理改变也是造成慢性骨盆痛的可能原因。同样的原因也可导致腰骨盆或骶髂关节功能障碍（僵硬或不稳）。慢性骨盆痛还可由慢性腰痛导致的姿势不良、骶髂关节功能障碍、妊娠、分娩、创伤（如摔倒）、既往手术或感染引发。在评估存在骨盆痛的女性时，问诊人员必须询问手术史、创伤史、二便失禁、便秘、性交困难以及与特定活动及月经有关的骨盆痛。如果未能漏诊，肌肉骨骼盆底功能异常会影响正常膀胱直肠的功能、隐私并严重影响生活质量[13]。

骨盆痛及盆底功能障碍的肌肉骨骼因素

- **骨盆带疼痛**（pelvic girdle pain，PGP）：
  - 为一种从髂嵴到臀褶之间的特异性腰痛，通常位于骶髂关节。
  - 常由骨盆后侧的韧带、肌肉和关节协同失调所致。
  - 疼痛可放射至大腿后侧，可能伴或不伴有耻骨联合痛。
  - 站立、行走及坐立的耐力可能下降。
  - 骨盆带疼痛不伴有感觉异常或无力，这一点可区别于腰椎神经根病变。
- **妊娠相关的骨盆带疼痛：**
  - 骨盆带疼痛的常见原因是全骨盆所受生物力学张力增加。
  - 妊娠相关激素的生理学改变（如松弛素）可能导致了骨盆韧带松弛活动度增加。
  - 常用妊娠时重心前移导致的脊柱姿势改变来解释腰椎前突增加，同时增加了盆底、腰部和髋部肌肉的张力。
  - 妊娠前腰痛增加了妊娠腰痛的风险。
- **姿势：**
  - 不良姿势导致的肌肉失衡涉及腹肌、胸腰筋膜、腰椎伸肌或髋屈肌以及外展肌，可导致局部或牵涉的骨盆痛。
- **骶髂关节功能障碍：**
  - 骶髂关节活动受限会影响正常的盆底肌功能。
  - 如果骶髂关节周围软组织导致一侧髂骨旋转，会发生关节紊乱。
- **内脏躯体反应：**
  - 盆腔脏器的感觉感受器与同节段的躯体结构一样，向相应的脊髓节段传入兴奋冲动。冲动随后传出，导致躯干及盆底的肌肉、皮肤和筋膜的感觉和运动改变。
  - 盆底肌的持续收缩源于有害刺激，如子宫内膜异位症、膀胱疼痛综合征、纤维瘤及肠易激综合征，会导致疼痛及功能异常。
  - 因此，机体会调动其他肌肉（如髂腰肌）来代偿异常的功能。这会导致盆底、骨盆后部及腰部的疼痛。
- **髋关节病变／损伤：**
  - 髋关节疼痛可来源于软组织或骨组织。
  - 软组织原因包括肌腱炎、滑囊炎、神经卡压及肌紧张。
  - 骨组织原因包括应力骨折、撕脱伤、髋臼盂唇撕裂、髋臼撞击和股骨头缺血性坏死。
  - 髋关节的病理改变会导致髋关节活动度下降，并最终导致周围盆底肌紧张、短缩及失衡，引发盆底痛。
  - 髋关节疼痛可以放射至盆底。
- **肌筋膜骨盆痛综合征：**
  - 盆底肌持续兴奋会产生肌筋膜骨盆痛综合征中的扳机点。
  - 过劳伤、创伤、姿势／关节畸形、骨盆不对称及内脏病理改变会诱发产生扳机点。
  - 有扳机点的肌肉可能长期处于张力增加及短缩的状态。这会导致疼痛加重、无力及肌肉骨骼失衡，并引发更多的扳机点。
  - 疼痛常为酸痛，呈弥散性和持续性，并且程度有变化。
  - 疼痛常位于骨盆、阴道、外阴、直肠或膀胱，可放射到大腿、臀部或下腹部。
  - 盆底肌的肌筋膜骨盆痛综合征还可能有其他症状，如尿频、排尿困难、便秘或性交困难。
  - 治疗建议包括药物、牵伸练习、物理治疗、整骨手法治疗及扳机点注射。

- **纤维肌痛：**
  - 见于 20 ~ 65 岁的女性，伴有长于 3 个月的慢性广泛疼痛。
  - 其他合并情况及症状包括疲劳、疼痛、肠易激综合征、睡眠障碍及情绪障碍。
  - 在纤维肌痛患者骨盆痛的患病率增加。
  - 根据临床经验，如达到 11/18 个触痛点，可诊断为纤维肌痛。但如果病史吻合，并且排除了其他主要鉴别诊断，即使触痛点数量不够也可诊断。
  - 纤维肌痛在实验室检查或影像学检查中没有异常发现。
  - 虽然不易治疗，但可选药物较多，包括抗抑郁药、抗炎药、镇痛药及抗惊厥药。
- **盆底紧张：**
  - 由不随意盆底肌痉挛引起（如梨状肌、肛提肌、髂腰肌和闭孔内肌）。
  - 病因包括盆腔手术、妊娠、创伤以及功能紊乱导致的炎性反应。
  - 症状包括性交困难及骨盆痛，长时间下蹲可加重症状，热敷及平卧屈髋可减轻。
- **肌痛：**
  - 肌痛通常是由一块或一组肌肉过劳或损伤导致的。
  - 可同时伴有其他多种病变或异常，如系统性红斑狼疮、风湿性多肌痛、皮肌炎及多发性硬化。
  - 其他常见病因包括病毒、感染、药物（如他汀类药物和 ACEI 类）、可卡因以及严重的低钾。
- **尾骨痛：**
  - 为一种尾骨疼痛的常见病变。
  - 常由跌坐外伤引起。
  - 其他病因包括反复微创伤（如飞机或汽车旅行和骑车）、儿时创伤以及关节退变[17]。
  - 在除外炎性因素后，通过直肠检查中尾骨的压痛可以诊断。
  - 疼痛常伴随着坐（特别是后倾背靠姿势）、上举、长时间站立及排便性交痛。
  - 症状通常需要数周至数月缓解，应至少保守治疗 2 个月，无效后再进行有创的治疗[18]。
  - 保守治疗包括止痛药、采用环形或楔形垫保护以及冷热疗法。
  - 对顽固的症状可通过尾骨注射局麻药伴或不伴糖皮质激素。
  - 尾骨切除是最后的手段[19]。
- **肛提肌综合征：**
  - 指在无器质性疾病时慢性或反复发作的直肠痛，发作时可持续 20 min 或更久。
  - 根本原因是盆底肌紧张或肌痛。
  - 患者表现为直肠或阴道深部的钝痛，可放射到大腿及臀部，自觉像是“坐在球上”。伴有性交痛、尿频及尿急。
  - 基本治疗包括保守治疗中的热水浴、止痛药、肌肉放松训练、肛提肌按摩、生物反馈及经皮电刺激神经疗法。
- **梨状肌综合征：**
  - 在坐骨神经穿过梨状肌时，会产生卡压。
  - 可抑制臀中肌，使闭孔内肌在外展中过负荷。
  - 可能的病因包括长时间坐位、髋或腰的扭转性损伤、创伤后纤维化、脊柱过度前凸、肌肉异常肥大及部分或全神经解剖变异。
  - 其他不常见的病因包括毗邻梨状肌的臀下动脉动脉瘤、脑瘫、全髋关节置换、进展性骨纤维发育不良及剧烈运动。
  - 患者出现类似 L5 ~ S1 神经根病变的疼痛和无力，并诉因臀部不能耐受负重而不能久坐。
  - 患侧下肢可能出现短缩。

- 治疗方法包括热疗、牵伸及用于持续症状的糖皮质激素注射。

其他可能导致肌肉骨骼骨盆痛的潜在原因：

- 外阴问题：外阴痛或外阴炎。
- 阴道痉挛。
- 前庭外阴炎综合征。
- 妇科转移或良性赘生物的侵及。
- 性侵犯。
- 腰椎的牵涉痛。

其他与盆底功能障碍有关的问题

盆腔脏器脱垂

盆腔脏器脱垂（pelvic organ prolapse，POP）是盆腔器官疝出到阴道或超出阴道，是女性常见病[20]。估计有 3%～11% 的女性有 POP 的症状[21]。

- **脱垂类型：**
  - 膀胱脱垂和或尿道脱垂：阴道前壁疝出，常伴有膀胱和或尿道下降入其中。
  - 直肠脱垂：阴道后部疝出，常伴有直肠下降入其中。
  - 肠疝：肠道疝出到阴道或超出阴道。
  - 上方结构脱垂：子宫和子宫颈、单纯子宫颈或阴道穹窿下降到阴道下段、处女膜或脱出阴道口。肠疝常伴有上方结构脱垂。
- **危险因素：**
  - 经阴道生产。
  - 多次生产、高龄、肥胖、子宫切除术后、频繁的 Valsalva 动作（如慢性便秘）以及须提举重物的工作。

- **症状：**
  - 盆腔或阴道充盈感、压迫感或有组织从阴道脱出。
  - 患者通常将这种情况描述为“感到胀”或有什么“掉出了阴道”（特别是用力或咳嗽时）。
  - 可能伴有其他盆底功能障碍，包括尿频伴或不伴有尿失禁，以及直肠功能障碍及性功能方面的问题。
- **治疗：**
  - 对有症状的脱垂，可通过保守或手术的方式治疗。
  - 无症状的脱垂通常不需要治疗。
  - 女性盆腔脏器脱垂的保守治疗方法包括子宫托、盆底肌肉训练、生物反馈及行为疗法。
  - 手术适应证为对有症状脱垂的患者保守治疗无效或效果不佳。

针对脱垂有多种术式，包括经阴道及经腹，放置或不放置植入物。

尿失禁

定义为不随意的漏尿。主要的尿失禁类型包括：

- **急迫性失禁：**
  - 因膀胱不稳定收缩（也称逼尿肌过度活动）导致的突然尿急出现的失禁。
  - “来不及开门”现象：常发生在马上就到卫生间了。
  - 治疗包括抗胆碱药、三环类抗抑郁药及行为训练。
- **压力性尿失禁：**
  - 因缺少膀胱及尿道的支撑和或膀胱括约肌功能异常导致的对抗膀胱内压升高时出现的漏尿。
  - 是导致年轻女性最常见的尿失禁原因，是老年女性第二位常见原因，通常伴有盆腔脏器脱垂。
  - 治疗方法包括 Kegel 训练、子宫托及阴道穹窿悬挂术。

- **混合性尿失禁：**
  - 为女性最常见的尿失禁类型。
  - 结合了急迫性和压力性尿失禁。
  - 治疗时基于哪种失禁占主要（急迫性或压力性）。
- **充溢尿失禁**（膀胱排空障碍）：
  - 由于括约肌收缩功能受损和或膀胱出口梗阻导致的流尿或持续漏尿。
  - 症状包括尿线无力、尿不尽、尿间断、尿踌躇和尿急。
  - 残余尿增多会导致夜尿。
  - 可由于抗失禁手术瘢痕或盆腔脏器脱垂所致。
  - 存在骶上脊髓损伤的患者因逼尿肌 - 括约肌协同失调而出现神经性的梗阻。逼尿肌 - 括约肌协同失调是脊髓传导通路中断导致的尿道括约肌和膀胱收缩不协调。在这些患者中发生肾盂积水的风险更高。
  - 紧急处理包括留置导尿及定时引流。
- **神经源性膀胱：**
  - 造成膀胱功能障碍的原因包括神经功能障碍或源自内部或外部创伤、疾病的损害。
  - 根据神经病变的位置，可表现为从逼尿肌无力到过度活动的各种表现。
  - 尿道括约肌也可受累，出现括约肌无力或过度活动，不能与逼尿肌协同。
- 尿失禁也有可能与药物因素有关，特别是在老年人中（如尿道梗阻及活动度下降）。

膀胱痛综合征（painful bladder syndrome，PBS）[也称间质性膀胱炎（interstitial cystitis，IC）]

- 表现为膀胱及周围盆腔区域反复发作的疼痛不适。

- 症状及体征包括排尿前中后的疼痛、尿急、尿频或尿踌躇、性交困难，背部、耻骨上或腹部疼痛及骨盆痛。
- 膀胱痛综合征常与盆底功能障碍有关，膀胱痛保护性反应产生的骨盆肌肉张力升高、紧缩会继而加重症状。

大便失禁

大便失禁伴有不自主排便和排气。盆底肌在协同直肠运动及肛门括约肌收缩扩张中有重要作用。盆底肌功能异常、肛门括约肌、直肠感觉减弱或任何这些功能异常的联合都会导致大便失禁。

- **病因学：**
  - 括约肌撕裂或引导分娩或手术创伤造成的阴部神经的损伤。
  - 由于糖尿病导致的神经病及脊髓损伤或阴部神经病变等神经疾病造成的直肠感觉受损。
- **治疗：**
  - 保守治疗方法包括避免能加重症状的食物（如咖啡因）或动作（如餐后活动）。
  - 进行肠道习惯训练及改善个人皮肤护理。
  - 特殊治疗（药物、生物反馈、植入物和手术），视患者情况而定。

物理医学和康复的治疗选择

骨盆痛分为急性和慢性。在全面检查并采集了包括症状、发作的程度和加剧的频率在内的病史后，有一系列检查可以选用。通常全面的多学科治疗方案和患者教育是缓解疼痛获得良好效果的关键。

骨盆痛的方式

通过物理治疗和对盆底肌的康复训练，有助于改善盆底肌的功能和整体的活动性，以及它们与躯干和髋的协同。通过理疗可定位功能异常，并通过不同的方法治疗疼痛。

- 治疗包括：
  - 手法治疗改善活动受限。
  - 盆底肌练习。
  - 通过牵伸和肌力训练实现肌肉的平衡。
  - 软组织松动术（治疗粘连、扳机点和促脱敏）。
  - 肌肉能量技术。
  - 摆位放松术。
  - 关节松动术。
  - 超声波治疗及冰敷。
- 骨盆痛的药物治疗：
  - 药物治疗包括NSAIDs、抗抑郁药、肌松药、抗癫痫药（卡马西平、普瑞巴林、加巴喷丁、托吡酯、丙戊酸以及拉莫三嗪），口服局麻药（美西律、妥卡尼和氟卡尼）以及长效阿片类。
- 其他治疗：
  - 生物反馈治疗：
    - 为一种无痛、无创的患者认知训练，可治疗尿失禁、大便失禁及其他盆底功能异常的症状。
    - 采用表面肌电电极和腹壁表面电极协助患者改善对盆底肌和腹壁肌肉的控制。
    - 可将探头的表面电极置入阴道或直肠内。
    - 将探头或电极连至电脑或监视器，患者可通过视听的方式了解到盆底功能异常累及了哪些肌肉。
    - 患者通过这些信号学会如何主动收缩及放松功能异常的部分。
    - 美国胃肠病协会（American Gastroenterological Association，AGA）推荐将生物反馈用于括约肌环完好的大便失禁患者。
    - 可能通过以下三种机制改善大便失禁：促进盆底横纹肌更

有效地收缩，使患肢更好地感知直肠扩张，改善控制排便所需的感觉和肌力的协同。
- 已证实对产后 1 年内的分娩所致大便失禁有效。
- 经皮电神经刺激（TENS 装置）：
  - TENS 装置是电池驱动的外部穿戴设备。
  - 经皮发放低水平电刺激作用到肌肉。
  - 通过阀门学说的理论治疗慢性疼痛，用于盆底肌受损或挛缩。
  - 在盆底肌功能异常和盆底痛的患者中，TENS 装置可用于腰部或髋关节，以增加局部血流，增强或促进局部肌肉修复，阻断疼痛。
- 骶神经刺激：
  - 肌肉结构完好的患者可通过骶神经根电刺激恢复控制排便。
  - 骶神经电刺激是专门用于神经性疾病的患者的治疗方式。
  - 将刺激器植入 S3 神经根孔，连接发放低强度刺激的电极。
  - 2011 年 4 月，FDA 批准将骶神经电刺激用于保守治疗无效的慢性大便失禁。

（谷　莉　周谋望）

参照文献

1. Lukacz ES, Lawrence JM, Contreras R, et al. Parity, mode of delivery, and pelvic fl oor disorders. Obstet Gynecol. 2006; 107:1253.
2. Varma MG, Brown JS, Creasman JM, et al. Fecal incontinence in females older than aged 40 years: who is at risk? Dis Colon Rectum. 2006; 49:841.
3. Boreham MK, Richter HE, Kenton KS, et al. Anal incontinence in women presenting for gynecologic care: prevalence, risk factors, and impact upon quality of life. Am J Obstet Gynecol. 2005; 192:1637.
4. Fultz NH, Burgio K, Diokno AC, et al. Burden of stress urinary incontinence

for community-dwelling women. Am J Obstet Gynecol. 2003; 189:1275.

5. Netter, Frank H. "The Netter Collection of Medical Illustrations—Images for Scienti fi c, Pharmaceutical, and Legal Professionals." The Netter Collection of Medical Illustrations-Images for Scienti fi c, Pharmaceutical, and Legal Professionals. Saunders Elsevier. Web. 4 June 2012. http://www.netterimages.com/.
6. MacEvilly M, Buggy D. Back pain and pregnancy: a review. Pain. 1996; 64:405.
7. Colliton J. Managing back pain during pregnancy. Medscape Womens Health. 1997; 2:2.
8. Fast A, Shapiro D, Ducommun EJ, et al. Low-back pain in pregnancy. Spine (Phila Pa 1976). 1987; 12:368.
9. Wang SM, Dezinno P, Maranets I, et al. Low back pain during pregnancy: prevalence, risk factors, and outcomes. Obstet Gynecol. 2004; 104:65.
10. Ostgaard HC, Andersson GB. Previous back pain and risk of developing back pain in a future pregnancy. Spine (Phila Pa 1976). 1991; 16:432. 11. Reiter RC. A pro fi le of women with chronic pelvic pain. Clin Obstet Gynecol. 1990; 33:130.
12. Farquhar CM, Steiner CA. Hysterectomy rates in the United States 1990-1997. Obstet Gynecol. 2002; 99:229.
13. Howard FM. The role of laparoscopy in chronic pelvic pain: promise and pitfalls. Obstet Gynecol Surv. 1993; 48:357.
14. Cervero F, Laird JM. Visceral pain. Lancet. 1999; 353:2145.
15. Scott NA, Guo B, Barton PM, Gerwin RD. Trigger point injections for chronic non-malignant musculoskeletal pain: a systematic review. Pain Med. 2009; 10:54.
16. Hong CZ. Lidocaine injection versus dry needling to myofascial trigger point. The importance of the local twitch response. Am J Phys Med Rehabil. 1994; 73:256.
17. Fogel GR, Cunningham 3rd PY, Esses SI. Coccygodynia: evaluation and management. J Am Acad Orthop Surg. 2004; 12:49.
18. Nathan ST, Fisher BE, Roberts CS. Coccydynia: a review of pathoanatomy, aetiology, treatment and outcome. J Bone Joint Surg Br. 2010; 92:1622.
19. Balain B, Eisenstein SM, Alo GO, et al. Coccygectomy for coccydynia: case series and review of literature. Spine (Phila Pa 1976). 2006; 31:E414.

20. Oliphant SS, Jones KA, Wang L, et al. Trends over time with commonly performed obstetric and gynecologic inpatient procedures. Obstet Gynecol. 2010; 116:926.
21. Wu JM, Hundley AF, Fulton RG, Myers ER. Forecasting the prevalence of pelvic fl oor disorders in U.S. Women: 2010 to 2050. Obstet Gynecol. 2009; 114:1278.
22. Nygaard I. Clinical practice. Idiopathic urgency urinary incontinence. N Engl J Med. 2010; 363:1156.
23. Steege JE, Metzger DA, Levy BS. Chronic pelvic pain: an integrated approach. Philadelphia, PA: WB Saunders; 1998.
24. Ko CY, Tong J, Lehman RE, et al. Biofeedback is effective therapy for fecal incontinence and constipation. Arch Surg. 1997; 132:829.
25. Ryn AK, Morren GL, Hallböök O, Sjödahl R. Long-term results of electromyographic biofeedback training for fecal incontinence. Dis Colon Rectum. 2000; 43:1262.
26. Guillemot F, Bouche B, Gower-Rousseau C, et al. Biofeedback for the treatment of fecal incontinence. Long-term clinical results. Dis Colon Rectum. 1995; 38:393.
27. MacLeod JH. Management of anal incontinence by biofeedback. Gastroenterology. 1987; 93:291.
28. Byrne CM, Solomon MJ, Young JM, et al. Biofeedback for fecal incontinence: short-term outcomes of 513 consecutive patients and predictors of successful treatment. Dis Colon Rectum. 2007; 50:417.
29. Madoff RD, Parker SC, Varma MG, Lowry AC. Faecal incontinence in adults. Lancet. 2004; 364:621.

第 14 章　风湿性疾病

Richard G. Chang, Aziza Kamani, Anureet Brar, David N. Bressler

骨性关节炎

病理生理学：为一种非炎症性的关节功能障碍，特点是关节软骨退变导致关节间隙变窄，以及关节表面和边缘的骨质增生（骨赘）。

分类 [1]

原发性 / 特发性

a. 局灶性的：主要累及膝关节、跖趾关节、远端指间关节、腕掌关节、髋关节和脊柱。

b. 多发的：累及 3 个或更多的关节。

可能会增加骨性关节炎发生风险的继发因素：

- 创伤。
- 假性痛风焦磷酸钙沉积病（calcium pyrophosphate dihydrate，CPPD）。
- 遗传性或发育障碍性骨坏死。
- 类风湿关节炎。
- 痛风性关节炎。
- 化脓性关节炎。
- Paget 骨病。
- 糖尿病。

- 肢端肥大症。
- 甲状腺功能减退症。
- 神经病理性（Charcot）关节病。
- 冻伤。

症状

- 钝痛。
- 局部压痛，小于半小时的僵硬。
- 活动后加重或晚间较重。
- 关节绞锁或活动时可听到摩擦音。

体格检查

- 不对称性的关节受累。
- 被动 / 主动关节活动时有摩擦感。
- 继发于软骨和关节表面慢性磨损和撕裂的关节肥大。
- 关节积液。
- Heberden 结节（DIP 关节骨赘形成）。
- Bouchard 结节（PIP 关节骨赘形成）。

诊断

临床诊断应依据患者的年龄、病史、体格检查以及影像学结果。患者可能只是主诉单一关节的疼痛，但是检查时也要顾及邻近的关节，并探寻疼痛的特点，有无 ROM 下降，是否存在异常的姿势或力线（比如股骨后倾 / 前倾、膝内翻 / 外翻及足内翻）。影像学结果可能与疼痛的程度和体征并不相关。

影像学检查

可以对受累关节进行 X 线检查。通常受累的关节包括第一跖趾关节、腕掌关节、肩锁关节、髋关节、膝关节以及颈椎（C3 ~ 5 的

Luschka 关节）和腰椎。对于髋和（或）膝关节，站立的应力负荷平片应为首选。

X 线检查结果：

- 不对称性的关节间隙变窄（膝内侧关节，髋上外侧关节）。
- 软骨下骨硬化、软骨下囊性变及骨赘形成。
- Heberden 结节（DIP）及 Bouchard 结节（PIP）。

实验室检查：用于排除其他原因引起的类似关节疼痛症状[2]。

- 红细胞沉降率（ESR）和 C 反应蛋白（CRP）是炎症标记物，特异性较差，但是可以区分类风湿关节炎、Reiter 综合征、化脓性关节炎、系统性红斑狼疮和强直性脊柱炎。ESR>30 mm/h 和（或）CRP>80 mg/L 可增加感染性或炎症性病因的可能性，比如化脓性关节炎或类风湿关节炎。
- 类风湿因子（RF）联合或不联合抗环瓜氨酸肽抗体（ACPA）可以除外类风湿关节炎。
- 如果怀疑感染或炎症，可行关节穿刺和关节液的检查。
- 莱姆 ELISA / 蛋白质免疫印迹试验用于除外莱姆病（比较少见，除非有蜱叮咬病史或去过莱姆病流行的地区）（表 14.1）。

治疗

非药物治疗[6-9]

- 减肥（如果有超重或肥胖）。
- 辅具：外侧垫高的鞋垫（针对膝内翻、膝关节内侧疼痛的患者）或弹性鞋垫来降低膝、踝或足的震荡。
- 支具（非肥胖的患者可以使用内侧或外侧减压支具）。
- 关节保护，如髌骨贴。
- 针灸。

药物 [10-11]

轻到中度疼痛

- 强效对乙酰氨基酚 500 mg，每 8 h 服用 1 ~ 2 片，最大剂量为 3 ~ 4 g/d（>2 g/d 就会增加胃肠道或肝的并发症风险）。
- 外用药：辣椒素软膏、利多卡因贴、双氯芬酸吡咯烷乙醇盐贴、双氯芬酸（扶他林）乳胶或双氯芬酸钠洗剂，可以作为单独性治疗，或者是辅助性治疗。
  - 辣椒素软膏应该每天使用 3 ~ 4 次。局部烧灼感很常见，建议涂抹时戴手套，并告知患者避免接触眼睛。疼痛缓解需要 2 ~ 4 周的时间。

中到重度疼痛，或对乙酰氨基酚无效者

- NSAIDs（萘普生 250 ~ 500 mg 口服，每天 2 次与饭同服；乙哚乙酸 400 mg 口服，每天 2 次与饭同服；布洛芬 400 ~ 600 mg 口服，每天 3 次与饭同服；塞来昔布 100 mg 每天 2 次或 200 mg 每天一次，与饭同服），肾功能障碍或消化道溃疡的患者为禁忌，注意老年患者更易出现不良反应。为了减少不良反应，可以服用米索前列醇或质子泵抑制剂（PPI），如奥美拉唑和泮托拉唑。还应注意应用抗凝药的患者，比如华法林，因为它可能会增强抗凝的效果。

重度疼痛，或以上药物无效者

- **阿片类药物（如曲马朵和羟考酮）**短期使用效果较好，尤其是用于疼痛的急性加重。不良反应主要包括镇静、意识模糊和便秘，应向患者说明。还要注意药物之间的相互作用，比如曲马朵与选择性 5- 羟色胺再摄取抑制剂（SSRIs）联合应用会导致 5- 羟色胺综合征。这些情况在选择性 COX-2 抑制剂和非选择性 NSAIDs 不良反应发生风险较高的患者中也应有所考虑。
- **营养类药物**：氨基葡萄糖和硫酸软骨素的补充仍存在争议。鱼油可能会带来益处。但是这两类药物均未经大样本的（omega 3 脂

表 14.1　关节液的分类。摘自 Pages 26-27，Chapter 3：Arthrocentesis and Synovial Fluid Analysis. Pocket primer on the rheumatic disease，2nd. Klippel, John H，2010[5]

项目	组Ⅰ（非炎症性）	组Ⅰ（炎症性）	组Ⅲ（化脓性）	组Ⅳ（出血性）
颜色	黄色	黄色 / 白色	黄色 / 白色	红色
透明度	透明	透明 / 不透明	不透明	不透明
黏度	高	可变	低	不适用
黏蛋白凝块	坚固	可变	松散	不适用
WBC	2000	2000~100 000	>100 000	不适用
多形核细胞	<25%	>50%	>95%	不适用
培养	阴性	阴性	阳性	可变

肪酸）研究证实。

- **注射治疗：**
  - 关节腔内注射类固醇：泼尼松龙或甲泼尼龙，大关节（膝和肩）注射 40 mg，中等关节（腕、踝、肘）注射 20 mg，小关节（PIP、MTP 和腱鞘）注射 10 ~ 20 mg。
  - 黏性补充：比如透明质酸。用于保守治疗、减肥和常用止痛药物治疗均无效的膝骨性关节炎患者，也可以与止痛药联合应用。
  - 再生疗法：12.5% ~ 25% 右旋葡萄糖增生疗法（"增殖疗法"）或自体富含血小板血浆（platelet-rich plasma，PRP）注射。在疼痛的韧带、肌腱止点（附着点）以及邻近的关节腔内少量注射。设想是通过愈合的过程（炎症、增殖和重塑）来促进损伤部位新生胶原的沉积和重塑。已有研究表明在保证安全的前提下，对于疼痛控制和功能改善有益。但目前为止都是非对照的小样本研究，有待于开展进一步的研究来指导应用。目前，对于保守治疗、药物和常规注射治疗无效患者的建议见表 14.2。

表 14.2 黏性补充

类型和品牌	成分	每个周期的注射次数
Synvisc®（Genzyme 公司，美国马萨诸塞州剑桥）（hylan GF-20）	透明质酸钠，自然提取的纯化透明质酸	1 次（Synvisc-One®）或 3 次
Orthovisc®（Anika 医疗公司，美国马萨诸塞州贝德福德）（大分子量透明质酸）	源于透明质酸的 Hylan 聚合物，经过化学加工后增强了黏性	3 次或 4 次
Euflexxa®（Ferring 制药公司，瑞士 Saint-Prex）（1% 透明质酸钠）	源于链球菌发酵而来的透明质酸	3 次

摘自 Stitik's injection procedures：Osteoarthritis and other related conditions, Springer, New York：2011，table3.2[13]

康复方案：膝关节 OA

- 目标：减轻疼痛和炎症，增加和保持 ROM 和关节稳定性，提高有氧能力，改善体重。
- 教育：避免过度使用以保护关节。治疗过程中注意休息，如果治疗后疼痛持续超过 1～2 h，则减少活动量。采用正确的坐姿 / 站姿。
- 理疗：治疗性热疗 / 冷疗、TENS 和（或）冷激光。
- ROM：受累关节的 AAROM/PROM 训练，肌肉能量技术（主动收缩一块肌肉，同时放松其拮抗剂），无痛且能耐受下的关节保护。
- 肌力训练：髋关节屈肌 / 伸肌 / 外展肌、股四头肌，和（或）腘绳肌的等张 / 等速闭链训练，仰卧位直腿抬高，侧卧位抬腿。
- 牵伸：缓慢、轻柔、持续牵伸 20～40 s 周围肌群和关节松动（如针对受累的关节囊）；如对于髋和（或）膝骨性关节炎，牵伸主要集中于股四头肌、髋屈肌和腘绳肌。
- 通过游泳、快步走或功率自行车进行有氧训练。
- 平衡和本体感觉训练，如侧向跨步、平衡板训练或太极。
- 穿戴适当的护具（如橡胶护膝或内侧 / 外侧减压支具）进行功能性步态训练，和（或）辅助设备，如手杖和助行器。
- 上下台阶训练。

类风湿关节炎

病理生理学：为一种慢性系统性炎症性病变，可导致不可控的滑膜组织增生、骨组织损害、关节软骨破坏和关节外表现。

诊断：依据美国风湿病学会（American College of Rheumatology, ACR）1987 年制定的类风湿关节炎分类标准，满足以下七条标准即可诊断为类风湿关节炎。

- 晨僵。

- 三个或更多的关节受累。
- 手部关节受累。
- 病变呈对称性。
- 类风湿结节。
- 血清类风湿因子阳性。
- 影像学有关节损害的表现。

但是，2010 年 ACR 和欧洲抗风湿病联盟（European League Against Rheumatism，ELAR）提出了新的诊断标准，“确诊的类风湿关节炎要求至少有一个关节有明确滑膜炎的表现，并且除外其他疾病导致滑膜炎的可能性，并且患者在以下 4 个方面的评分总和要达到 6 分或更高（最高 10 分）：受累关节的数量和部位（得分 0 ~ 5 分），血清学检查异常（得分 0 ~ 3 分），急性期反应指标升高（得分 0 ~ 1 分），以及症状的持续时间（两个水平，得分 0 ~ 1 分）”（表 14.3）。

表 14.3　2010 年 ACR 和欧洲抗风湿病联盟提出的类风湿关节炎诊断标准

关节受累情况	得分
2 ~ 10 个大关节	1
1 ~ 3 个小关节（合并或不合并大关节受累）	2
4 ~ 10 个小关节（合并或不合并大关节受累）	3
≥10 个关节（至少包含一个小关节）	5
血清学	
RF 低滴度阳性或 ACPA 低滴度阳性	2
RF 高滴度阳性或 ACPA 高滴度阳性	3
急性期反应指标	
CRP 异常或 ESR 异常	1
症状持续时间	
≥6 周	1

症状

- 全身症状：乏力，不伴寒战的低热。

- 晨起疲劳和僵硬感，持续至少 1 h。
- 弥漫性骨骼肌肉疼痛。
- MCP、PIP、MTP 关节疼痛。

体格检查 [1, 4, 21-23]

- 对称性关节炎和关节肿胀（最常累及 MCP、PIP 及 MTP 关节，其次是肘、肩、膝和髋关节）。
- 腕关节和 MCP 关节向尺侧偏斜。
- 类风湿结节（位于伸肌表面和骨性突起部位的皮下结节）。
- 鹅颈畸形（骨间和手部伸肌挛缩，导致 MCP 和 DIP 关节屈曲，PIP 关节过伸）。
- Boutonniere 畸形（伸肌腱帽断裂合并侧方结构移位，导致 DIP 关节过屈和 PIP 关节伸展）。
- 巩膜炎。
- 神经卡压病变。

实验室检查 [1, 22-25]

- CBC：明确有无正细胞低色素性贫血，Felty 综合征（类风湿关节炎、脾大及白细胞减少三联征）。
- 类风湿因子（rheumatoid factor，RF）：类风湿关节炎患者的阳性率很高，但是特异性较差，因为在银屑病关节炎、系统性红斑狼疮、Sjoren 综合征、冷球蛋白血症、肝硬化、结节病以及其他一些综合征患者中，此指标也会有阳性或升高的表现。而且 5% ~ 10% 的正常人也会有阳性表现。显著的滴度升高可以作为确定诊断、判断疾病的严重程度以及明确有无全身表现的一条标准。
- ACPA：对类风湿关节炎有 95% ~ 98% 的特异性。
- ESR>20 ~ 30 mm/h，CRP>50 mg/L：急性期反应指标用于监测疾病的严重性和进展情况；CRP 的相关性要高于 ESR。

诊断性检查[1, 6, 25]

- 通过颈椎平片（张口位屈 / 伸成像）来评价寰枢关节不稳和半脱位（齿状突与 C1 前弓之间的距离＞3 mm 为异常）。
- 手、腕及足的 X 线平片：
  - 均匀的关节间隙狭窄。
  - MCP 关节尺侧偏斜。
  - 桡腕关节桡侧偏斜。
  - MCP、PIP、尺骨茎突和 MTP 关节的边缘性侵蚀。
  - 关节周围骨量减少或在一些重症患者中出现关节周围骨质疏松。
  - 半脱位（比如手指的 Boutonniere 畸形或鹅颈畸形，以及近节指骨相对于掌骨头的掌侧和尺侧半脱位）。
  - 对称性的关节周围软组织肿胀。
- 超声心动图（用于评价心脏瓣膜异常和心包炎）。

治疗

非药物治疗：通常须与药物治疗联合应用[22,26]。

- 减肥。
- 针对骨量减少，要补充钙和维生素 D，尤其是服用糖皮质激素的高风险患者，比如常见的每天服用≥7.5 mg 泼尼松 / 泼尼松龙，连续 3 周或以上（每天至少须要从食物及额外补充中摄入 1200 mg 钙和 800 U 维生素 D）。对于绝经后女性、有骨质疏松病史的患者、≥50 岁的男性和（或）脆性骨折的情况，也应该开始服用双膦酸盐类药物（比如阿仑膦酸钠或利塞膦酸盐）。
- 矫形器：手部制动夹板，治疗鹅颈畸形的 Brunell 环形夹板。
- 针灸。
- 太极。

药物治疗[22, 27]

- **止痛药**：比如泰诺，请咨询用药部门。

- **NSAIDs**：应嘱咐患者与饭同服，以降低胃肠道反应，肾疾病或老年患者慎用。每日的有效抗炎剂量为：
  - 布洛芬 800 mg 一次口服，每日 3 次。
  - 萘普生 500 mg 一次口服，每日 2 次。
  - 塞来昔布 100 mg 每日 2 次，或 200 mg 每日 1 次。
- **阿片类药物**：请咨询用药部门。
- **关节腔内注射糖皮质激素**：20 ~ 80 mg 甲基泼尼松龙 / 氟羟泼尼松龙溶于 2 ~ 4 ml 局麻药中，用药量取决于受累的关节。

1. **轻度病变**（满足基本的类风湿关节炎诊断标准，通常发炎的关节少于 6 个，无关节外表现，平片无侵蚀、滑膜炎或软骨缺损的表现）。
   - **抗疟药：羟氯喹**：初始剂量每天 400 ~ 600 mg，与饭或牛奶同服。逐渐增加剂量，直至达到最佳的治疗反应。通常 4 ~ 12 周以后剂量应减至一半，维持在每天 200 ~ 400 mg。
   - **柳氮磺胺吡啶**：口服（肠溶片），初始剂量为每天 0.5 ~ 1 g。剂量每周增加一次，至每天 2 g 的维持量，但要分 2 次服用。最大剂量为每天 3 g（如果每天 2 g 治疗，12 周以后效果不好的话）。
   - **米诺环素**：100 mg 口服，每天 2 次（超说明书使用）。
2. **中度到重度病变**［满足基本的类风湿关节炎诊断标准，同时伴有 ESR 和 CRP 升高。通常有超过 6 ~ 20 个关节发炎，有关节外表现，和（或）平片发现骨量减少、侵蚀、滑膜炎或软骨缺损］。
   - **糖皮质激素**：口服泼尼松龙作为 MTX 或其他 DMARDs 的诱导用药。注意糖皮质激素诱发溃疡的预防，比如 PPI，监测血糖和骨密度（也可考虑双膦酸盐类药物治疗）。
   - **甲氨蝶呤（MTX）**：
     - 口服（说明书标明）：每周 7.5 mg，一次顿服，或者每 12 h

服用 2.5 mg 连服 3 次，每周服用剂量超过 20 mg 就会增加不良反应的发生率和严重程度。建议每周服用总剂量不少于 5 mg 的叶酸来减少血液系统、胃肠道和肝的不良反应。另外，也可以每周 10 ~ 15 mg，一次顿服，然后每 2 ~ 4 周增加 2.5 ~ 5 mg 剂量，直至每周的最大量为 25 mg，一次顿服。孕妇禁用。

   ○ 肌内注射、皮下注射（未标记的途径）：每周 15 mg（剂量的调整与口服类似）。

- DMARDs：MTX 禁忌和（或）反应较差的患者可以单独选择此类药物。
   ○ 来氟米特：口服负荷剂量：每天 100 mg 连服 3 天，然后每天 20 mg 维持。注意：对于肝和血液系统毒性（比如近期正在联用甲氨蝶呤）风险较高的患者，也可以跳过负荷剂量。如果患者必能耐受每天 20 mg 的剂量，那么应将其剂量减至每天 10 mg。由于药物活性产物的半衰期较长，其血药浓度在药物减量后需要一段时间才能下降。
   ○ 阿那白滞素（Kineret）：为白介素 1 受体拮抗剂。对处于活动期的中重度类风湿关节炎患者，如果经一种或几种 DMARD 治疗无效的话，则可以选择此种药物与 DMARD 联合治疗，而不用 TNF 阻滞剂。每天 100 mg，皮下注射。
   ○ TNF 拮抗剂：可以作为 MTX 的替代治疗或联合治疗（如无禁忌的话）。
   ○ 依那西普（Enbrel）：重组融合（IgG-TNF 受体）蛋白，绑定了肿瘤坏死因子（TNF）α，从而阻断了其与细胞表面受体的相互作用。每周 50 mg 皮下注射一次，或者每周 2 次（间隔 72 ~ 96 h），每次 25 mg 皮下注射。
   ○ 阿达木单抗（Humira）：为抗 TNFα 的人类单克隆抗体。20 ~ 40 mg 一次，皮下注射，每 2 周一次。

  - 英夫利昔单抗（Remicade）：直接对抗 TNFα 的人鼠嵌合 IgG1 单克隆抗体。3 mg/kg IV，每 6 ~ 8 周一次。
- **他汀类药物**：可以用于疾病的急性发作。一些研究发现此类药物在提供心脏保护作用的同时可以降低和改善炎症，但是也有一些研究并不推荐使用此类药物。无论如何，此类药物不能替代上述治疗。

康复方案 [1, 6, 30-33]

- 目标：控制疼痛、炎症和疾病的进展，保持和增加 ROM，保护关节，改善耐力，减少疲劳，要强调功能恢复（比如 ADL 能力）而非外在表现。
- 教育：保护关节，避免过度使用，治疗时要注意休息，比如治疗后疼痛持续时间超过 2 h，那么就应该减少活动量，注意正确的坐姿、站姿和卧姿（如床上坐位时应将两腿伸直，而不应屈腿，以减少髋关节的挛缩）。
- 理疗：出现急性炎症积液时可选用冷疗。对慢性炎症和挛缩可选用深部热疗。手部可选用蜡疗和射流治疗。
- ROM：在患者耐受下进行 AAROM 或 PROM 训练。
- 牵伸：针对受累关节，最好在理疗后进行。
- 力量训练：最好是闭链训练。在急性发作期可对受累关节做轻度的等长肌力训练。接下来可做一些低到中强度的等张训练，然后逐渐过渡至中到大强度的等速训练，包括热身和动态负重训练，比如屈膝、向上迈步，同时还要做上肢和躯干的肌力训练。
- 有氧训练：低强度训练，比如游泳、自行车，但要患者能够耐受。
- 矫形器支具等，可能在 ADL 训练中需要，请咨询非药物处理部门。

痛风

病理生理学：在高尿酸血症状态下，尿酸盐结晶会沉积于关节、软骨及软组织中。

危险因素

- 创伤。
- 手术。
- 饥饿。
- 高脂饮食。
- 脱水。
- 药物（别嘌呤醇、排尿酸药、噻嗪类利尿剂、袢利尿剂和小剂量阿司匹林）。
- 酒精。
- 肉类和海鲜。

症状

- 关节重度疼痛和红肿：
  - 最常见的是第一 MTP（足部痛风）。
  - 也见于膝、踝、足跟和肘关节。

  反复发作的患者可能累及的关节包括踝、足背、腕、手指、尺骨鹰嘴滑囊、肩、髋、胸锁关节、脊柱，和（或）骶髂关节。
- 尿酸性肾石病的症状：侧腹部痛，伴有排尿等待和排尿困难。

体格检查 [1, 34]

- 受累关节疼痛、红肿，可能与脱皮有关。
- 痛风石［关节、软骨和（或）骨部位的皮下尿酸沉积］及慢性痛风的皮肤红斑。

诊断

主要依据病史和体格检查。在痛风患者尿酸水平可能并不升高，诊断的金标准是关节穿刺术，在偏光显微镜下呈现双色散阴性的针状尿酸盐结晶。

急性痛风性关节炎的鉴别诊断

- 化脓性关节炎：发热、白细胞升高及 ESR 升高。
- 假性痛风（CPPD 沉积性疾病）。
- 创伤。
- 骨性关节炎。
- 类风湿关节炎。

实验室检查

- 前面已经提到，急性痛风患者的血清尿酸水平可能正常甚至降低（<7 mg/dl）。反之，高尿酸血症的患者可能也会没有任何症状。
- CBC（白细胞升高）、血清尿酸水平、CMP（评价肾尿酸疾病的肾功能和电解质）、ESR 和 CRP（炎症标志物）。
- 关节抽吸和关节液分析：
  - 关节液是否变黄和清亮，白细胞计数与分类，革兰氏染色与培养，偏光显微镜下的晶体分析。如偏光显微镜下见双色散阴性的结晶和中性粒细胞，则可诊断痛风。

影像学检查 [6, 34-35]

- 受累关节 X 线检查：骨皮质下囊性变，关节间隙正常，无骨量减少。
- 超声：滑膜痛风石沉积或软骨表面线性密度增高。发现高回声云雾区（hyperechoic cloudy areas，HCA）对于诊断痛风的敏感性和特异性分别为 79% 和 95%，和（或）软骨表面的高回声增强，即双边征（double contour sign，DCS），对于诊断痛风的敏感性和特异性分别为 44% 和 99%。这些都是有利于临床诊断的。但是，这些表现也可见于无症状的患者。
- MRI 检查：痛风性侵蚀。

治疗 [37]

1. **NSAIDS/COX-2 抑制剂**：发病 24 h 内即可使用，除非存在禁忌证。

萘普生每次 500 mg，每日 2 次，或者吲哚美辛每天 150 mg，分 3 次服用。

降低胃肠道并发症的风险：症状改善后立即将用量减半，通常 3 天内就会起效，整个治疗过程中都要注意逐渐减量。因为多数患者从开始服用 NSAIDs 到症状完全消失通常需要 7 ~ 10 天的时间。

禁用阿司匹林：水杨酸对于血清尿酸的效果通常适得其反，会导致肾尿酸潴留减少（2 ~ 3g/d）而尿中尿酸量增多。

2. **秋水仙碱**：FDA 管理指南

急性发作：首次剂量 1.2 mg（两片），1 h 后追加 0.6 mg（1 片），所以第 1 天秋水仙碱治疗的总剂量是 1.8 mg。肾功能的影响：肌酐清除率 <30 ml/min，也无须减量，但是应有所考虑。血液透析患者：只须单次给药 0.6 mg。对于肾功能障碍的患者，再次给药的时间间隔不能短于 2 周。

预防：0.6 mg qd 至 bid，最大用量为每天 1.2 mg。

确保无禁忌证用药：与其他药物同时服用的相互影响，晚期的肾疾病 / 肾透析。要清楚 P-gp 和 CYP3A4 的相互影响，可能须调整剂量。对于静脉给药，由于其会产生危及生命的不良反应，所以在美国已经被禁止。

3. **糖皮质激素**

a）**关节内使用糖皮质激素**：

- 可以用于 1 ~ 2 个处于急性炎症期的关节。
- 氟羟泼尼松龙或甲基泼尼松龙：膝关节 40 mg，其他小关节应适当减量。

b）**全身应用糖皮质激素**：

- 对于不能服用 NASIDs 或秋水仙碱的患者，或者多关节病变须要长时间维持糖皮质激素治疗的情况。

- **泼尼松或泼尼松龙**：30 ~ 50 mg 每天，用药 1 ~ 2 天，接下来的 7 ~ 10 天逐渐减量，注意监测有无撤药后的反弹。

c）**ACTH**：适用于不能口服药物的患者，是一种静脉应用的糖皮质激素。

- 40 ~ 80 USP 单位，每天 2 次给药 2 天，接下来如果需要，每天给药 1 次；或者单次注射 40 U，如果需要可以重复注射。或者单次注射 25 U，作为治疗急性单一小关节受累的痛风患者。

d）**白介素 1 抑制剂（尚处研究阶段）**：

- 白介素 1 抑制剂用于治疗急性痛风（或痛风发作的预防）的治疗，仍属于超说明书使用的范畴，所以目前并不推荐，尚需要更多的研究支持。

康复方案 [6, 16]

- 目标：减轻疼痛，预防挛缩，维持 ROM。
- 教育：通过调整饮食和生活习惯来避免高尿酸状态，如戒酒，避免高嘌呤饮食、过多食用红肉或海鲜。避免某些可以诱发症状的药物，如噻嗪类利尿剂。
- 理疗：急性发作时应用冷疗，对慢性炎症应用热疗或超声波治疗。
- ROM：进行轻柔的 ROM 训练（即使是受累的炎症关节，每天也至少要进行 1 ~ 2 次）。
- 牵伸：针对受累的关节，比如膝关节，缓慢、持续地牵伸股四头肌和腘绳肌。
- 肌力训练：关节周围肌肉的等长肌力训练，如膝关节周围的股四头肌、腘绳肌和伸髋肌群。
- 矫形器辅具等：必要时可应用，比如第一 MTP，前足减压鞋。

纤维肌痛

病理生理学：为病因不明的功能性躯体综合征，累及肌肉和软组织，导致广泛的肌肉骨骼疼痛，并伴有多发的压痛点。实验室检查通常是正常的，女性发病多于男性。

症状

- 疲劳。
- 弥漫性肌肉骨骼疼痛和压痛。
- 关节疼痛 / 僵硬。
- 失眠。
- 头痛：偏头痛或紧张性头痛。
- 认知、情绪障碍。
- 抑郁、焦虑。
- 感觉异常。
- 不安腿综合征。
- 肠易激惹综合征。

诊断 [38]

美国风湿病学会分类

- 疼痛累及身体的两侧。
- 腰部上下都受累。
- 伴有中轴骨的疼痛。
- 当压力达到 4 kg/cm^2 时就会产生疼痛，该压力相当于按压指尖使甲床变白的力度。
- 以下 18 个明确的压痛点至少要出现 11 个（图 14.1）。
  - 后脑部：枕下肌止点。
  - 下颈部：C5 ~ C7 横突间前侧。
  - 斜方肌：上部边缘的中点。

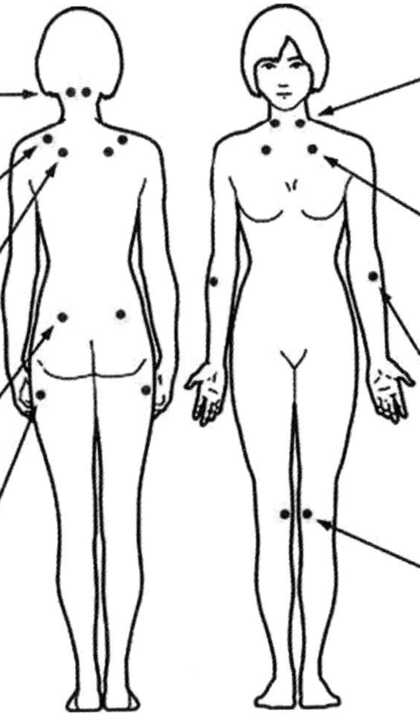

图 14.1　显示九对压痛点的位置（摘自 Freundlich B, Leventhal L. Diffuse pain syndromes. In: Klippel JH, editor. Primer on the rheumatic diseases. 11th ed. Atlanta: Arthritis Foundation; 1997. pp 123-127[39]）

- ○ 冈上肌：肩胛冈上方，靠近内侧缘。
- ○ 第二肋骨：第二肋骨软骨交界处外侧。
- ○ 外上髁：外上髁远端 2 cm 处。
- ○ 臀肌：外上象限区域。
- ○ 大粗隆：大粗隆突起部位的后侧。
- ○ 膝关节：内侧脂肪垫，关节线的近端。

须要做的检查（纤维肌痛是一种排他性诊断）

- CBC、ESR 和 CRP，除外炎症性病变。
- 抗核抗体和类风湿因子，除外系统性风湿性疾病。
- 莱姆 ELISA/ 蛋白质免疫印迹法，除外莱姆病。

- 甲状腺功能检查，除外甲状腺疾病。
- 肌酸磷酸激酶（CPK），除外炎症性肌肉疾病。
- 要评价不安腿综合征、OSA、抑郁和焦虑。
- 可能共存的情况：炎症性风湿状态、OA 及炎症性肠道综合征。

治疗 [40-41]

A. **FDA 批准的用于治疗纤维肌痛的药物有：**

1. **度洛西汀**：抑制去甲肾上腺素和 5- 羟色胺的再摄取。
早晨服用的耐受性最好。起始量每天 20 ~ 30 mg，逐渐增加到推荐剂量每天 60 mg。
2. **米那普仑**：也是抑制去甲肾上腺素和 5- 羟色胺的再摄取。
剂量：每天 100 mg 或 200 mg。
3. **普瑞巴林**：与中枢神经系统中的电压依赖性钙通道结合。
起始量为 25 ~ 30 mg，睡前服用，然后在耐受情况下逐渐增加到推荐剂量每天 300 ~ 450 mg。有些患者可能在低剂量时就获得了良好的效果，这样就没必要增量至每天 300 ~ 450 mg 了。

B. **其他常用的药物：**

1. **阿米替林**　抑制 5- 羟色胺和去甲肾上腺素的再摄取。
起始剂量为 10 mg，睡前一次顿服，逐渐增量至每天 25 mg，然后每隔 2 周增加 5 mg，最终的剂量由药物的不良反应和药效决定。有心脏病史的患者要注意进行监测（会延长 QT 间期）。
2. **加巴喷丁**　与中枢神经系统中的电压依赖性钙通道结合。
起始量为 100 mg，睡前一次顿服，然后逐渐增量至每天 900 ~ 3600 mg，分 3 次服用。
有些患者可能在低剂量时就获得了良好的效果，这样就没必要增量至推荐剂量了。
3. **曲马朵与对乙酰氨基酚联用**　作用于 GABA 氨基丁酸能、去甲肾上腺能和 5- 羟色胺能系统。剂量：每 4 ~ 8 h 37.5 mg，每天的极量为 300 mg。

4. **安非拉酮**　5- 羟色胺受体激动剂，缓慢释放每天 150 ~ 300 mg。

5. **环苯扎林**　作用机制不详，可能是增加了去甲肾上腺素的释放，起始剂量为每晚 10 mg，在耐受情况下逐渐增加剂量。

其他治疗选择 [1, 6, 41-42]

- 肌筋膜扳机点局部封闭：根据注射部位的不同，1% 利多卡因的注射量为 3 ~ 10 ml 不等。
- 针灸。
- 认知行为疗法（cognitive behavioral therapy，CBT）。
- 生物反馈。
- 太极。

康复方案 [6, 17, 30, 34, 42-46]

- 目标：患者及其家属教育，疼痛控制，改善耐受性，维持 ROM 和肌力训练，制订多学科、个性化的治疗方案才能取得最好的治疗效果。
- 理疗：治疗性热疗 / 冷疗，最好在其他治疗开始前应用。
- ROM：AAROM/PROM 训练，包括脊柱、四肢和躯干。
- 牵伸：轻柔地进行肩带、髋带、股四头肌和腘绳肌的牵伸。
- 肌力训练：在疼痛和疲劳程度耐受的情况下，采取针对肩带、髋带、股四头肌和腘绳肌的分级等长至等张抗阻训练。
- 有氧训练：低到中等强度的有氧活动，比如步行、自行车和游泳。
- 平衡和耐力训练。

肌炎

多发性肌炎

病理生理学：病因不明，可能是继发于自身免疫过程的肌肉组织的慢性炎症，也可能与感染有关。

症状

- 全身症状（发热和乏力）。
- 对称性近端肌肉无力（非疼痛），下肢和骨盆带受累程度较上肢重。
- 从椅子上起身、上下台阶和搬起重物困难。
- 颈部屈肌无力：维持抬头姿势困难。
- 典型病变不累及眼肌 / 面肌。
- 吞咽困难。
- 发声困难。

体格检查

- 近端肌肉无力。
- 腱反射正常或减弱。
- 重症患者可以出现肌肉萎缩。
- 肺间质受累：尼龙搭扣样的噼啪声。
- 慢性心力衰竭 / 心律失常。
- 关节疼痛。
- 雷诺现象。

实验室检查 [1, 6,42,47-48]

- 肌酸激酶（CK）升高，至少达到 10 倍 ULN（正常值上限，参考值可能会有不同，但是要达到 1500 U/L）。
- 肌肉相关标志物也会升高：醛缩酶、LDH、肝转氨酶（AST 和 ALT）。
- 要考虑类风湿因子、ANA 及抗 Jo-1 抗体，以除外风湿性疾病的可能，比如狼疮和硬皮病。但是，多发性肌炎患者的 ANA 和抗 Jo-1 抗体也可能是阳性。

影像学 / 特殊检查

- MRI T2 加权像和短 tau 反转恢复法（short tau inversion recovery，STIR）序列成像可以评价软组织和肌肉的异常，比如可以有助于区分急性肌炎和类固醇肌病（在肌炎可以发现水肿和筋膜强化）。
- 考虑对胸部、腹部和骨盆进行 CT 扫描，因为这些患者可能会有相关的恶性肿瘤（通常包括非霍奇金淋巴瘤、肺和膀胱的癌症）。

肌电图（详细内容可以参考电诊断章节）

- 纤颤、正锐波和插入活动的增加。
- 自发的高频放电。
- 多相运动单位电位：低波幅且短时长。

诊断

排他性诊断（除外更常见的代谢性及中毒性病因，如甲状腺功能减退症或酒精中毒）。金标准是肌肉活检，显示 T 细胞（CD8）介导的自身免疫过程，可见处于坏死、愈合和纤维化等不同时期的肌纤维。

治疗

- **非医疗治疗**：对吞咽困难 / 发声困难者进行言语治疗。

药物 [48,50]

1. **糖皮质激素**

   波尼松每天 1 mg/kg，最大剂量每天 60 ~ 80 mg，治疗 4 ~ 8 周，每月进行再次的临床评估并监测肌酸激酶水平。在类固醇肌病患者，肌酸激酶水平通常是正常的。

2. **免疫抑制剂**：用于糖皮质激素治疗 4 ~ 6 周无效者或不能耐受糖皮质激素不良反应的患者。
   - 甲氨蝶呤（MTX），每周 10 ~ 25 mg 口服或 15 mg 皮下注射

或 50 mg IV；使用 MTX 后每 8 ~ 12 h 使用甲酰四氢叶酸 5 mg IV/IM/PO，直到甲氨蝶呤水平 <0.05 mmol/L 为止，或者当用量超过每周 25 mg 时每天使用叶酸 1 mg。

◦ 硫唑嘌呤，每天 2 ~ 3 mg/kg。

– 针对免疫抑制治疗的时长尚未达成共识，每月要进行评估，逐渐减量至停药的时间为 6 个月。

3. **静脉使用免疫球蛋白**（intravenous immunoglobulin，IVIG）：依据 Cherin 等 2002 年的开放性前瞻研究，使用多价人类免疫球蛋白每天 1 mg/kg 的患者，每月内连续使用 2 天，4 ~ 6 个月以后发现在标准治疗不成功的患者中其疗效是有优势的。总之，这是一种临时性的治疗，因此，每隔 4 ~ 8 周要重复一次。

康复方案

- 目标：增加肌力，保持 ROM 防止挛缩，增加耐力，以及最大程度地提高 ADLs。在急性期或加重阶段应进行 PROM 的训练。
- 理疗：在耐受情况下选择适当的热疗、冷疗或超声波治疗（如同时合并急性关节炎或关节肿胀的情况，不宜应用热疗或超声治疗；而雷诺病的患者则不宜应用冷疗）；进行轻柔的肌肉按摩。
- ROM：对肩带或骨盆带肌群进行 PROM 或 AROM 训练。
- 牵伸：主动辅助牵伸髋带肌群和腘绳肌。
- 肌力训练：针对颈部屈肌或伸肌、肩部近端肌群、髋伸肌 / 外展肌、膝伸肌进行低到中等强度的等长抗阻和有氧训练，组间至少休息 20 s。
- 平衡训练和躯干肌力训练。
- 使用辅具下进行步行训练 [带轮子的助行器、双拐，和（或）站立架]。
- 上下台阶训练。
- 呼吸训练。

- 心血管系统有氧训练（请参考心肺章节）。

皮肌炎

本病的病理生理学、诊断和检查与多发性肌炎类似，只是在体格检查时会发现经典的皮肤改变，以及患者罹患卵巢癌和胃癌的风险会更高。

体格检查[1, 48]

- **向阳性皮疹**：眼睑变紫合并眶周水肿。
- **围巾征**：颈部和肩后侧的斑疹性红斑。
- **V 形征**：颈部和上胸部的斑疹性红斑。
- **Gottron 丘疹**：IP 和 MCP 关节背侧的对称性紫色病变。
- **甲周毛细血管扩张**和**甲襞毛细血管变化**。
- **皮肤钙质沉着症**：浅表部位的钙质沉积，主要见于少年皮肌炎患者。

治疗：与多发性肌炎的治疗指南相同，除了皮肤钙沉着症的治疗有所不同。有多种药物可以选择，但治疗效果均不确定，建议可以尝试地尔硫䓬每天 5 mg/kg，用药 1 年。

康复方案：请参考多发性肌炎部分。

风湿性多肌痛

病理生理学：可以单发，也可以同时合并巨细胞动脉炎，病因不明。

症状

- 系统症状（发热、体重下降和乏力）。
- 颈部和近端肌肉（骨盆 / 肩带）晨僵和疼痛 >1 h。

体格检查

- 可能会有 ROM 下降，神经肌肉系统检查不会有阳性体征。

诊断

- 主要依据临床诊断，另外，ESR>40 mm/h 也是一条诊断标准。

治疗

药物 [48, 55-58]

1. **糖皮质激素（一线）**
    - 泼尼松每天 10 ~ 20 mg，用药 1 ~ 2 周，可能几天之内就能看到快速的反应。
    - 如果起初用药 1 ~ 2 周后仍无反应，则最大剂量可以用到每天 30 mg，如果剂量增加后患者仍无改善，则要考虑风湿性多肌痛（poly myalgia rheumatica，PMR）以外的其他诊断。
    - 一旦患者的症状和实验室检查指标恢复正常，便可以每周 3.5 mg 进行剂量的递减，直至每天 10 mg 为止。达到这个剂量以后，递减量可以调整为每月 1 mg。
2. **糖皮质激素的替代药物** 甲氨蝶呤，每周 10 ~ 15 mg 顿服，持续 48 周。远期效果还有待观察。

康复方案 [1,6,42,58]

- 目标：改善肌肉力量、增加耐力和提高 ADLs 能力。
- 理疗：选择适当的热疗 / 冷疗 / 超声治疗。
- ROM：对颈部、肩关节和髋带肌群进行 PROM 和 AROM 训练。
- 牵伸：辅助牵伸颈部、肩关节和髋带肌群。如果存在髂腰肌或腘绳肌紧张，则牵伸的重点应放在髋和膝的屈肌。
- 肌力训练：对肩带、髋带、躯干、股四头肌及髋关节进行渐进性等长抗阻训练。
- 伸肌和外展肌。
- 平衡训练。

颞动脉炎（又名巨细胞动脉炎）

病理生理学：主要见于老年患者，大动脉（颈动脉的颅外分支）受累。

症状

- 头痛。
- 咀嚼暂停。
- 颞动脉或头皮压痛（如梳头时）。
- 视野缺损 / 改变。
- 全身症状（发热、体重下降和疲劳）。
- 双上肢间歇性无力或感觉异常（提示大动脉受累，如锁骨下动脉和腋动脉）。

体格检查 [1, 6, 48, 58-60]

- 颞部头皮和咀嚼肌的压痛。
- 视野检查和眼底检查［来评价视野缺损、视盘大小和形状及马库斯·格恩瞳孔"（又称瞳孔传入缺陷）］。
- 可能会有颞动脉、颈动脉、桡动脉和足背动脉的搏动减弱或消失。
- 心脏检查可及杂音，主动脉瓣反流的体征（提示可能存在主动脉瘤）。

诊断

主要依据临床诊断，满足以下 5 条标准中的 3 条即可 [57, 59-60]：

- 体格检查发现异常的颞动脉（肿胀、压痛、增粗或搏动减弱）。
- 颞动脉活检阳性，发现多核巨细胞。
- ESR 升高，>50 mm/h。
- 年龄大于 50 岁。

- 新发或与以往不同的头痛。

治疗 [47-48, 58-60]

- 无须等待颞动脉活检结果。
- 有急性短暂性视觉症状的患者：应住院治疗，开始使用甲泼尼龙进行治疗，每天 1 g，持续 3～5 天。
- 如果是临床疑似病例，则使用泼尼松每天 40～60 mg 治疗 2 周。如果没有反应，则使用最大剂量治疗至少 1 个月，然后再次评估。
- 可选择添加低剂量的阿司匹林 81 mg。
- 1 个月以后，可以根据临床表现和 ESR/CRP 水平逐渐减量，每周或每 2 周减量 10%。当减到每天 10 mg 时，接下来就要以每 2 周 1 mg 进行减量了。
- 每天补充钙剂 1000～1500 mg，维生素 D 800 IU，对须要服用激素数月以上的患者应该行 DEXA 扫描检查。

康复方案：参考风湿性多肌痛的方案。总之，即便在用药的同时，患者也可以从监督下的康复方案（以及家庭训练计划）中受益，包括全身肌力训练、耐力和 ROM 训练，来防止或减轻激素性肌病或症状发作。

结节病

病理生理学

- 为以 T 辅助细胞免疫反应调节障碍为特征的自身免疫性疾病，导致非干酪样肉芽肿的形成，进而对不同器官系统造成影响。

症状

- 多器官受累，但肺病综合征更常见。
- 全身症状（发热、体重下降和疲劳）。

- 葡萄膜炎。
- 干咳。
- 呼吸困难。
- 多发关节炎，累及 4 ~ 6 个关节［MCP、PIP、腕和(或)膝］。
- 全身肌肉无力。
- 骶髂关节炎。
- 跟腱炎。
- 脑神经病变(最常见的是 Bell 麻痹)。
- 周围神经病变。
- 抑郁。

体格检查

- 通常会有对支气管扩张剂无反应的阻塞性肺病。
- 肺间质受累：有尼龙搭扣样的噼啪声，但杵状指比较少见。
- 结节性红斑。
- 心律失常。
- 淋巴结病变。
- 脾大。

实验室检查

- 血细胞计数(贫血和白细胞减少)。
- 系统的代谢指标检查(高钙血症和肾功能不全)。
- 肝功能检查(明确有无肝受累)。
- 结核分枝杆菌筛查(除外并存的干酪样肉芽肿疾病)。
- 尿液检查：高尿钙症。

影像学 / 特殊检查 [47-48]

- X线胸片(超过90%的结节病患者表现异常)：依据Scadding分期，可以显示双侧肺门腺病、间质浸润和(或)纤维囊性肺疾病。

- 骨骼成像可能会发现“穿凿样”病变，合并囊性变。
- 对脑部/脊柱进行MRI检查（肉芽肿性基底部脑膜炎/脊髓病变）。
- 心电图检查（筛查传导异常）。
- 腰椎穿刺：淋巴细胞增多或蛋白质水平升高，提示有炎症存在。
- 肌电图/神经传导检查（轴突性感觉运动神经病变）。

诊断[1, 47-48]

- 除外恶性肿瘤（淋巴瘤和癌症）和（或）感染。
- 主要通过临床表现和组织活检（最常用的方法是通过支气管镜进行淋巴结活检，尽管也会进行一些浅表组织，如鼻黏膜和周围淋巴结的检查）显示的非干酪样肉芽肿来诊断。
- Lofgren 综合征：以结节性红斑、双侧肺门腺病和多发性关节炎为特征的综合征。

治疗

药物[47-48, 61]

1. **糖皮质激素**：主要用于治疗肺部或系统性疾病。
    - 对于治疗的最佳剂量和时长仍存在争议。但是前瞻性研究显示治疗组可以快速获得症状的改善，以及防止/反转多器官的病变。
    - 泼尼松每天20～40 mg治疗2周，然后再次评估。如果患者对治疗有反应，则可以每2周减量5 mg，直至减到每天10～15 mg的维持量，治疗8～12周。之后经过常规的临床和实验室检查，可能会每隔2～4周减量2.5 mg。
    - 如果患者再次出现急性发作，则应再次增加剂量至起初的每天20～40 mg。
2. **抗疟药**：用于治疗不太严重的皮肤、鼻黏膜和鼻窦结节病。据报告也对骨骼、关节受累或高钙血症有益。

- 羟氯喹 200 mg 每天 1 次或 2 次，治疗 6 个月。
- 氯喹 250 mg 每天 1 次或 500 mg 隔日一次，治疗 6 个月，然后停药 6 个月。
- 由于眼毒性风险较低，所以首选羟氯喹，但是也要进行一系列的眼科检查。

3. **甲氨蝶呤**（MTX）
   - 可以单药治疗或者与糖皮质激素小剂量联合治疗。
   - 很多患者有效，但是要看到疗效可能需要 6 个月或更长的时间。
   - 每周 10 ~ 20 mg 并叶酸每天 1 mg，治疗 6 个月或更长时间。
4. **免疫抑制剂**　替代治疗的选择，用于糖皮质激素不再有效或不能耐受糖皮质激素不良反应的患者。
   - 硫唑嘌呤，首选用于 MTX治疗失败的患者。每天 100~ 200 mg 并联合小剂量泼尼松。治疗时长要根据1个月以后的反应而定。

康复方案 [6, 42, 62-64]

目标：改善肺功能，增加肌力和耐力，提高 ADLs 能力，维持受累关节的 ROM。

- 理疗（热疗、冰疗和超声），针对受累关节，不能用于有神经病变的肢体。
- ROM：在耐受情况下对受累关节进行 PROM/AROM 训练。
- 牵伸：在耐受情况下对受累关节进行牵伸训练。
- 肌力训练：对四肢及躯干进行渐进抗阻训练。
- 有氧训练：跑步机、功率自行车和游泳。
- 适应性设备，如拐杖或矫形器（如下肢感觉周围神经病变患者的 AFO）。
- 肺康复方案请参考心肺康复章节。

淀粉样变（原发性轻链型淀粉样变）

病理生理学[48]：不溶性细胞外蛋白（由骨髓中的浆细胞分泌）在多种组织和器官中沉积。此种蛋白质具有 B 片层结构，导致不能解释的肾病综合征、心力衰竭、肝大和神经病变。

症状：不具有特异性，可能与其他风湿性疾病（类风湿关节炎或巨细胞动脉炎）类似。

- 全身症状（疲劳和体重下降最常见）。
- 并存症状
  - ○ 心力衰竭。
  - ○ 肾病综合征。
  - ○ 特发性周围神经病变：下肢感觉异常（痛觉和温度觉丧失的发生先于轻触觉、震动觉和本体感觉的丧失）。
  - ○ 自主神经病变：体位性低血压、腹泻、阳痿及泌尿生殖器功能障碍（阳痿和膀胱控制）。
- 全身肌肉无力和僵硬，但是也取决于受累的区域。

体格检查[1, 48, 65]

- 巨舌症。
- 心肌病。
- 心律失常。
- 肝大。
- 肩关节“脂肪垫”征（盂肱关节软组织肿胀）。
- 肌肉假性肥大。
- 双侧对称的腕管综合征。
- 周围性水肿。
- Charcot 关节。
- 手部屈曲挛缩（由于掌腱膜增厚）。

实验室检查

- 肾功能不全。
- 低白蛋白血症。
- 肾病范围的蛋白尿（24 h 尿蛋白 >3 g）。
- 血清和蛋白电泳（单克隆免疫球蛋白轻链蛋白）。

影像学 / 特殊检查

- 心电图。
- 胸部 X 线检查显示体液过多。
- 超声心动图。
- 骨骼平片：骨质疏松、软骨下囊性变和侵蚀。
- 免疫组化分析（明确轻链淀粉样纤维）。
- 骨髓活检（发现单克隆浆细胞）。

诊断 [47-48]

金标准：刚果红染色的组织活检在偏振光下可见苹果绿色的双折射。组织可以取自腹部的皮下脂肪。确认前体蛋白有利于指导治疗和处理。

治疗 [48, 66-67]

药物治疗（适用于不接受造血干细胞移植的患者）：

- **一线**：Melphalan（每天 0.22 mg/kg口服）联合地塞米松(每天 40 mg 口服)，每 28天的第 1~4天连续服用 4天，共 9个周期。这种方案每个周期前 10天的预防用药包括奥美拉唑每天 20 mg、环丙沙星 250 mg口服 bid，以及伊曲康唑每天 100 mg。
- Melphalan（每天 0.15 mg/kg 口服，每 6 周使用 7 天）和泼尼松（每天 0.8 mg/kg 口服，每 6 周使用 7 天）。
- 淀粉样沉积后遗症的支持治疗（比如心力衰竭和肾衰竭）。
- 造血（骨髓）干细胞移植：
  - 依据 Dispenzieri 等 2000 年的研究，Mayo 医院制定了接受移植的患者标准：

- 活检证实的淀粉样轻链淀粉蛋白。
- 为症状性疾病。
- 年龄 <70 岁。
- 血清肌钙蛋白 T< 0.06 ng/ml。
- 左心室射血分数 >55%。
- 肌酐清除率 >30 ml/min（除非处于慢性稳定透析状态）。
- 体力状态 <2。
- 纽约心脏病协会（New York Heart Association）心功能分级 Ⅰ 级或 Ⅱ 级。
- 不超过两个器官明显受累。
- 血清直接胆红素浓度 <2.0 mg/dl。

康复方案 [1, 6, 42, 47-48]

- 目标：最优化心肺功能，改善肌力，增加耐力，提高 ADLs 能力，保持受累关节的 ROM 并防止挛缩。
- 患者首先要进行心肺疾病的药物优化治疗。
- 四肢的肌力训练。
- 受累关节和肢体的 PROM、AROM 和牵伸训练。
- 受累关节的理疗，但存在神经病变的肢体不适宜。
- 手 / 腕支具：参考类风湿关节炎章节。
- 对受累的 Charcot 关节可应用坚固的塑料 AFO。
- 辅具（拐杖及助行器）下的步行训练。
- 慢性心力衰竭的处理参考心肺章节。

系统性红斑狼疮

病理生理学：为一种产生识别不同细胞抗原自身抗体的疾病。系统性红斑狼疮（systemic lupus erythematosus，SLE）的发病机制尚不十分明确，可能的病因包括基因和环境因素（包括感染因素、药物、紫外线暴露和应激）。由于女性的发病率较高，因此，性激素（具有免疫调节特性）也可能是影响发病的因素之一。SLE 的表现可轻可重，当多器官受累时甚至会危及生命 [1, 48-49, 68]。

症状

- 全身症状：疲劳（主要症状）和体重下降。
- 手、腕和（或）膝的多发对称性关节疼痛。
- 皮肤对光敏感：脸颊蝴蝶斑。
- 肌肉疼痛和无力。
- 雷诺现象。
- 头痛及记忆障碍。

体格检查和诊断

- ACR 制订了 SLE 的 11 条诊断标准。这 11 条标准中满足任意 4 条即可诊断 SLE。
  1. 脸颊蝴蝶斑。
  2. 盘状红斑。
  3. 皮肤对光敏感。
  4. 口腔溃疡。
  5. 关节炎　关节疼痛是 SLE 常见的症状。
  6. 浆膜炎。
  7. 肾功能障碍。
  8. 神经功能障碍　癫痫发作或精神病（无其他病因）。头痛和认知障碍是 SLE 患者常见的神经系统表现。
  9. 血液系统异常　溶血性贫血、白细胞减少、淋巴细胞减少或血小板减少。
  10. 免疫系统障碍：
      - 抗心磷脂 IgG 或 IgM 异常，或

    - Smith 抗体，或
    - 抗磷脂抗体试验阳性，包括：
        - 抗心磷脂 IgG 或 IgM 异常。
        - 狼疮抗凝物质。
        - 梅毒假阳性血清学检查。

11. 抗核抗体阳性。
    - 当这些标准超过 4 条能够满足时，无论是序贯出现还是同时满足，那么诊断 SLE 的特异性就可达 98%，敏感性可达 97% 了。因为这些症状通常不会同时发生，所以诊断通常也不是在开始阶段就能做出的。在满足临床标准以前，保持高度的临床敏感性和不断评估患者是非常重要的。

其他可以提示 SLE 相关症状的要点包括：

- **关节受累**：通常是 SLE 的突出症状。一般表现为对称性及游走性，可累及多个关节，可以是大关节和（或）小关节，是非侵蚀性病变。
- **神经系统受累**：包括癫痫发作、脑炎、脑卒中、横贯性脊髓炎、精神病、化脓性脑膜炎或脱髓鞘病变。头痛和认知障碍是 SLE 比较常见的神经系统表现，且与疾病活动与否无关。

实验室检查 [68-69]

- 抗核抗体（ANA）：敏感性较高，特异性较差，但却是最好的初筛试验，通常滴度升高 >1∶160。
- 抗 Smith 抗体、抗 Ds-DNA（抗双链 DNA）抗体：对于诊断 SLE 都有非常好的特异性，在 ANA 阳性的前提下可以进一步支持 SLE 的诊断。
- 补体水平下降：C3 和 C4 水平。

影像学检查 [68-70]

- 目前还没有 SLE 的影像学诊断标准。

- 脑部 MRI 检查：用于评价中枢神经系统狼疮，可以表现为小块的白质病变和脑萎缩。
- 髋关节 MRI 检查：股骨头缺血性坏死（AVN）。
- 骨扫描：可以发现其他部位的亚临床病变。

治疗 [6, 47-48, 71-72]

非药物治疗

- 生活方式调整，如减肥、涂防晒霜并减少日光暴露，以及戒烟。
- 如果存在认知问题，则进行神经心理学评估。
- 治疗共存的疾病：加速的动脉粥样硬化、肺动脉高压、抗磷脂抗体、骨量减少或骨质疏松。

药物治疗 [71-72]

- **NSAIDs**：萘普生每天 500 ~ 1000 mg 分 2 次服用。也可以增量到每天 1.5 g，但是只能短时间服用。
- **皮质类固醇**：小剂量单独应用或与免疫抑制剂联合应用。明显器官受累的患者可以应用大剂量泼尼松，每天 1 ~ 2 mg/kg，同时联合或不联合免疫抑制剂。
- **羟基氯醌**：适用于明显器官受累和（或）对糖皮质激素治疗反应不明显的患者，PO，每天 400 mg 或每天 2 次。根据治疗反应可维持数周或数月。每天 200 ~ 400 mg 维持治疗。
- **甲氨蝶呤**：口服（厂商标明）：每周 7.5 mg 顿服或每周分 3 次服用，每次 2.5 mg，每次间隔 12 h（每周剂量超过 20 mg 会导致不良反应的发生率和严重性升高）。另外，也有专家推荐每周 10 ~ 15 mg 顿服，每 2 ~ 4 周加量 2.5 ~ 5 mg，直至最大剂量每周 20 ~ 30 mg。IM、SubQ（非说明书使用）：每周一次 15 mg（剂量有所不同，与口服类似）。孕妇禁用。
- **环磷酰胺**：（IV，每月 500 mg/m^2；可以增量至 1 g/m^2）硫唑嘌呤。治疗狼疮性肾炎：口服，起始量每天 2 mg/kg；1 个月后可减至

1.5 mg/kg（如果蛋白尿每天 <1 g 且血清肌酐水平稳定）或目标剂量：每天 2 mg/kg。

康复方案 [1, 6, 42, 73]

- 目标：最优化心肺功能，改善肌力，增加耐力，以及提高 ADLs 能力，维持受累关节的 ROM 并防止挛缩。康复方案与类风湿关节炎类似。患者首先要进行心肺疾病的药物优化治疗。
- 教育：关节保护和节能技术，如训练间期安排 1 ~ 2 min 的休息时间。
- 理疗：选择适宜的治疗性热疗、冷疗或超声波治疗或 TENs。
- ROM：在耐受的情况下进行受累关节和肢体的 PROM、AROM 和牵伸训练。
- 牵伸：对受累关节的缓慢牵伸。
- 肌力训练：对四肢进行低到中等强度的等长到等张肌力训练（如果训练后出现疼痛，则改为等长训练）。
- 有氧训练：自行车、功率计、跑步机及水中抗阻训练。
- 必要时使用支具或矫形器等。
- 平衡和躯干训练。

镰状细胞病（sickle cell disease，SCD）

病理生理学：为遗传性纯合子障碍，导致血红蛋白异常，血红蛋白 S，甚至是镰状细胞。镰状血红蛋白会导致红细胞变形性下降、溶血和微血管堵塞。

症状

- 疲劳。
- 乏力。
- 气短。

- 关节疼痛。
- 手足疼痛。
- 阴茎持续勃起症。

体格检查[1, 6, 48, 74-75]

- 贫血的表现：结膜苍白及全身无力。
- 脾大。
- 黄疸。
- 肌肉骨骼系统的并发症：
  - 疼痛危象：腹部、胸部、后背和大关节疼痛。
  - 指 / 趾炎：手指 / 脚趾的疼痛性非凹陷性肿胀。
  - 骨坏死，尤其是髋部（股骨头缺血性坏死）。
  - 骨髓炎：由沙门菌导致的骨髓炎最为常见。
  - 脑血管时间：血管堵塞可以导致心血管意外。

诊断

外周图片发现镰状红细胞和 Howell-Jolly 小体，血红蛋白电泳。

实验室检查

- 血细胞计数（评估贫血，尤其是正细胞正色素性贫血）。
- 外周图片（检测红细胞的真实形态结构）。
- 网织红细胞计数、结合珠蛋白、LDH、肝功能试验（评价红细胞破坏和溶血的程度）。
- 血红蛋白电泳。

影像学检查[74-75]

- X 线平片可以很好地发现有无骨梗死的发生：
  - 骨梗死最常发生于长骨的近端骨骺（肱骨和股骨）。
  - 四肢指 / 趾炎，如手、足。
  - 椎体的鱼嘴、雷诺或 H 征，和（或）“鱼骨” 样表现（椎体上下椎板的压缩）。

- 骨髓膨胀（如在颅骨，继发于骨髓增生和不成熟而导致的骨小梁增宽伴外层骨板变薄，MRI 检查更容易发现）。
- MRI 检查可用于早期发现骨髓炎和骨坏死。

治疗 [76]

- 羟基脲（核糖核苷酸还原酶抑制剂）：PO，起始剂量每天 15 mg/kg。监测血细胞计数有无血细胞减少。如果没有，则每 8 周加量一次至耐受的最大剂量每天 30 mg/kg。
- 输血。
- 急性疼痛的处理。
- 抗生素（如果怀疑骨髓炎的话）。

康复方案 [1,6,16,42]

- 目标：控制疼痛，改善肌力，维持 ROM，增强耐力，最大化 ADLs 能力。
- 理疗：针对急性炎症期疼痛肿胀的关节进行治疗性冷疗。
- ROM：对受累关节进行 AROM 训练，在耐受下行 PROM 训练，对于股骨头缺血性坏死的高危患者进行 ROM 训练时要格外小心。
- 牵伸：一般性牵伸。
- 肌力训练：对躯干、肩关节近端、膝屈肌 / 伸肌及外展肌进行等长至等张性抗阻肌力训练。对髋周肌群行等长训练。
- 有心、肺症状患者的康复方案参考心肺章节。

（李　涛　周谋望）

参考文献

1. Cuccurullo S. Physical medicine and rehabilitation board review. New York: Demos Medical Publishing; 2004.

2. Kalunian KC. Diagnosis and classi fi cation of osteoarthritis. In: Rose BD, editor. UptoDate. Waltham, MA: UpToDate; 2012.
3. Margaretten ME, Kohlwes J, Moore D, Bent S. Does this adult patient have septic arthritis? JAMA. 2007; 297(13):1478-1488.
4. Venables PJW, Maini RN. Diagnosis and differential diagnosis of rheumatoid arthritis. In: Rose BD, editor. UptoDate. Waltham, MA: UpToDate; 2012.
5. Klippel JH. Arthrocentesis and synovial fl uid analysis (Chapter 3). In: Stone JH, Crofford LJ, White PH, editors. Pocket primer on the rheumatic diseases. 2nd ed. Atlanta, GA: Arthritis Foundation; 2010.
6. Joe GO, Hicks JE, Gerber LH. Rehabilitation of the patient with rheumatic diseases (Chapter 40). In: Frontera WR, editor. Delisa's physical medicine & rehabilitation: principles and practice. 5th ed. Philadelphia, PA: Lippincott Williams & Wilkins; 2010. p. 1-78.
7. Kalunian KC. Nonpharmacologic therapy of osteoarthritis. In: Rose BD, editor. UptoDate. Waltham, MA: UpToDate; 2012.
8. Vicnent HK, Heywood K, Connely J, Hurley RW. Obesity and weight loss in the treatment and prevention of osteoarthritis. PM R. 2012; 4:S59-67.
9. De Luigi AJ. Complementary and alternative medicine in osteoarthritis. PM R. 2012; 4:S122-133.
10. Kalunian KC. Pharmacologic therapy of osteoarthritis. In: Rose BD, editor. UptoDate. Waltham, MA: UpToDate; 2012.
11. Cheng DS, Visco CJ. Pharmaceutical therapy for osteoarthritis. PM R. 2012; 4:S82-88.
12. Roberts Jr NW. Intraarticular and soft tissue injections: what agent(s) to inject and how frequently? In: Rose BD, editor. UptoDate. Waltham, MA: UpToDate; 2012.
13. Stitik TP. Injection procedures: osteoarthritis and other related conditions. New York: Springer; 2011.
14. Hameed F, Ihm J. Injectable medications for osteoarthritis. PM R. 2012; 4:S75-81.
15. Vora A, Borg-Stein J, Nguyen RT. Regenerative injection therapy for osteoarthritis: fundamental concepts and evidence-based review. PM R. 2012; 4:S104-109.
16. Kisner C, Colby LA. Therapeutic exercise: foundations and techniques. 5th ed. Philadelphia: F.A. Davis Company; 2007.

17. Semanik PA, Chang RW, Dunlop DD. Aerobic activity in prevention and symptom control of osteoarthritis. PM R. 2012; 4:S37-44.
18. Brakke R, Singh J, Sullivan W. Physical therapy for osteoarthritis. PM R. 2012; 4:S53-58.
19. Vincent KR, Vincent HK. Resistance exercise for knee osteoarthritis. PM R. 2012; 4:S45-52.
20. Brander VA, Hinderer SR, Alpiner N, Oh TH. Rehabilitation in joint and connective tissue diseases. 3. Limb disorders. Arch Phys Med Rehabil. 1995; 76:S47-56.
21. Aletaha D, Neogi T, Silman AJ, et al. 2010 rheumatoid arthritis classi fi cation criteria: an American College of Rheumatology/European league against rheumatism collaborative initiative. Ann Rheum Dis. 2010; 69(9):1580-1588.
22. Temprano K, Smith H. Rheumatoid Arhritis. Diamond DS, et al., editor. eMedicine. 23 April 2012. http://emedicine.medscape.com/article/331715-overview. Accessed 7 May 2012.
23. Schur PH, Matteson EL, Turesson C. Overview of the systemic and nonarticular manifestations of rheumatoid arthritis. In: Rose BD, editor. UptoDate. Waltham, MA: UpToDate; 2012.
24. Kushner I. Acute phase reactants. In: Rose BD, editor. UptoDate. Waltham, MA: UpToDate; 2012.
25. Venables PJW, Maini RN. Clinical features of rheumatoid arthritis. In: Rose BD, editor. UptoDate. Waltham, MA: UpToDate; 2012.
26. Schur PH, Maini BA, Gibofsky A. Nonpharmacologic and preventive therapies of rheumatoid arthritis. In: Rose BD, editor. UptoDate. Waltham, MA: UpToDate; 2012.
27. Schur PH, Moreland LW. General principles of management of rheumatoid arthritis. In: Rose BD, editor. UptoDate. Waltham, MA: UpToDate; 2012.
28. Schur PH, Cohen S. Treatment of early, moderately active rheumatoid arthritis in adults. In: Rose BD, editor. UptoDate. Waltham, MA: UpToDate; 2012.
29. Schur PH, Cohen S. Treatment of persistently active rheumatoid arthritis in adults. In: Rose BD, editor. UptoDate. Waltham, MA: UpToDate; 2012.
30. Leonard JB. Joint protection for inflammatory disorders. In: Lichtman DM, Alexander AH, editors. The wrist and its disorders. 2nd ed. Philadelphia: WB Saunders; 1997. p. 1377.

31. Van den Ende CH, Breedveld FC, le Cessie S, et al. Effect of intensive exercise on patients with active rheumatoid arthritis: a randomised clinical trial. Ann Rheum Dis. 2000; 59(8):615.
32. Bilberg A, Ahlmen M, Mannerkorpi K. Moderately intensive exercise in a temperate pool for patients with rheumatoid arthritis: a randomized controlled study. Rheumatology. 2005; 44(4):502-508.
33. Pan JC, Bressler DN. Fatigue in rheumatologic diseases. Phys Med Rehabil Clin N Am. 2009; 20:373-387.
34. Becker MA. Clinical manifestations and diagnosis of Gout. In: Rose BD, editor. UptoDate. Waltham, MA: UpToDate; 2012.
35. Becker MA. Asymptomatic hyperuricemia. In: Rose BD, editor. UptoDate. Waltham, MA: UpToDate; 2012.
36. De Miguel E, Puig JG, Castillo C, Peiteado D, Torres RJ, Martín-Mola E. Diagnosis of gout in patients with asymptomatic hyperuricemia: a pilot ultrasound study. Ann Rheum Dis. 2012; 71(1):157-158.
37. Becker MA. Treatment of acute gout. In: Rose BD, editor. UptoDate. Waltham, MA: UpToDate; 2012.
38. Goldenberg DL, Schur PH. Clinical manifestations and diagnosis of fi bromyalgia. In: Rose BD, editor. UptoDate. Waltham, MA: UpToDate; 2012.
39. Freundlich B, Leventhal L. Diffuse pain syndromes. In: Klippel JH, editor. Primer on the rheumatic diseases. 11th ed. Atlanta: Arthritis Foundation; 1997. p. 123-127.
40. Goldenberg DL, Schur PH. Treatment of Fibromyalgia in Adults. In: O'Dell JR, editor. UptoDate. Waltham, MA: UpToDate; 2012.
41. Braddom RL. Physical medicine and rehabilitation. 4th ed. Philadelphia: W.B. Saunders; 2010.
42. Gilliand RP. Rehabilitation and Fibromyalgia. Childers MK, Talavera F, Foye PM, editor. eMedicine. 28 June 2011. http://emedicine.medscape.com/article/31277-overview#aw2aab6b5. Medscape. 7 May 2012.
43. Kingsley JD, Panton LB, Toole T, Sirithienthad P, Mathis R, McMillan V. The effects of a 12-week strength-training program on strength and functionality in women with fi bromyalgia. Arch Phys Med Rehabil. 2005; 86:1713-1721.
44. Sañudo B, Galiano D, Carrasco L, Blagojevic M, de Hoyo M, Saxton J. Aerobic exercise versus combined exercise therapy in women with fi bromyalgia syndrome: a randomized controlled trial. Arch Phys Med Rehabil.

2010; 91:1838-1843.

45. Kingsley JD, McMillan V, Figueroa A. The effects of 12 weeks of resistance exercise training on disease severity and autonomic modulation at rest and after acute leg resistance exercise in women with fi bromyalgia. Arch Phys Med Rehabil. 2010; 91:1551-1557.
46. Busch AJ, Barber KA, Overend TJ, Peloso PMJ, Schachter CL. Exercise for treating fi bromyalgia syndrome. Cochrane Database Syst Rev. 2007; (4):CD003786. doi: 10.1002/14651858.CD003786. pub2.
47. Firestein GS, Kelley WN. Kelley's textbook of rheumatology. 8th ed. Philadelphia: Saunders; 2009.
48. Imboden JB, Stone JH, Hellmann DB. Current rheumatology diagnosis and treatment. 2nd ed. New York: McGraw-Hill Co.; 2007.
49. Hill CL, et al. Frequency of speci fi c cancer types in dermatomyositis and polymyositis: a population-based study. Lancet. 2001; 357(9250):96.
50. Cherin P, Pelletier S, Teixeira A, et al. Results and long-term follow-up of intravenous immunoglobulin infusions in chronic, refractory polymyositis: an open study with thirty-fi ve adult patients. Arthritis Rheum. 2002; 46:467.
51. Hicks JE, Miller F, Plotz P, et al. Isometric exercise increases strength and does not produce sustained creatinine phosphokinase increases in a patient with polymyositis. J Rheumatol. 1993; 20:1399-1401.
52. Wiesenger GF, et al. Bene fi t of 6 months long-term physical training in polymyositis/dermatomyositis patients. Br J Rheumatol. 1998; 37(12):1338-1342.
53. Ichiki Y, Akiyama T, Shimozawa N, Suzuki Y, Kondo N, Kitajima Y. An extremely severe case of cutaneous calcinosis with juvenile dermatomyositis, and successful treatment with diltiazem. Br J Dermatol. 2001; 144(4):894-897.
54. Stringer E, Feldman BM. Advances in the treatment of juvenile dermatomyositis. Curr Opin Rheumatol. 2006; 18(5):503-506.
55. Frearson R, Cassidy T, Newton J. Polymyalgia rheumatica and temporal arteritis: evidence and guidelines for diagnosis and management in older people. Age Ageing. 2003; 32(4):370-374.
56. Michet CJ, Matteson EL. Polymyalgia rheumatica. BMJ. 2008; 336(7647):765.
57. Saad Ehab R., et al. Polymyalgia rheumatica. Kristine M. Lohr, et al., editor.

eMedicine. 26 Nov 2007. http://emedicine.medscape.com/article/330815-overview. Medscape. 31 Dec 2011.

58. Oh TH, Lim PA, Brander VA, Kaelin DL. Rehabilitation of orthopedic and rheumatologic disorders. 2. Connective tissue diseases. Arch Phys Med Rehabil. 2000; 81(3 Suppl 1):S60-6. quiz S78-86. Review.
59. Hunder G. Clinical manifestations of giant cell (temporal) arteritis. In: Rose BD, editor. UptoDate. Waltham, MA: UpToDate; 2012.
60. Weyland CM, Goronzy JJ. Giant-cell arteritis and polymyalgia rheumatica. Ann Intern Med. 2003; 139(6):505-515.
61. King TE. Treatment of pulmonary sarcoidosis with alternatives to glucocorticoids. In: Rose BD, editor. UptoDate. Waltham, MA: UpToDate; 2012.
62. Spruit MA, Wouters WFM, Goselink R. Rehabilitation programmes in sarcoidosis: a multidisciplinary approach. Sarcoidosis. 2010; 1:316-326.
63. Stubblefield M, O'Dell M. Cancer rehabilitation: principles and practice. New York: Demos Medical Publishing; 2004.
64. Carter GT. Rehabilitation management of peripheral neuropathy. Semin Neurol. 2005; 25(2):229-237.
65. Gorevic PD. Musculoskeletal manifestations of amyloidosis. In: Rose BD, editor. UptoDate. Waltham, MA: UpToDate; 2012.
66. Rajkumar V. Prognosis and treatment of immunoglobulin light chain (AL) amyloidosis and light and heavy chain deposition diseases. In: Rose BD, editor. UptoDate. Waltham, MA: UpToDate; 2012.
67. Dispenzieri A, et al. Eligibility for hematopoietic stem-cell transplantation for primary systemic amyloidosis is a favorable prognostic factor for survival. J Clin Oncol. 2001; 19(14):3350.
68. Schur PH, Wallace DJ. Diagnosis and differential diagnosis of systemic lupus erythematosus in adults. In: Rose BD, editor. UptoDate. Waltham, MA: UpToDate; 2012.
69. Petri M. Clinical research in systemic lupus erythematosus: immediate relevance to clinical practice. Int J Rheum Dis. 2011; 14:1-5.
70. Lalani TA, Kanne JP, Hat fi eld GA, Chen P. Imaging Findings in Systemic Lupus Erythematosus. Radiographics. 2004; 24:1069-1086.
71. Schur PH, Wallace DJ. Overview of the therapy and prognosis of systemic lupus erythematosus in adults. In: Rose BD, editor. UptoDate. Waltham, MA:

UpToDate; 2012.

72. Falk RJ, Schur PH, Appel GB. Clinical features and therapy of membranous lupus nephritis. In: Rose BD, editor. UptoDate. Waltham, MA: UpToDate; 2012.

73. Alpiner N, Oh TH, Hinderer SR, Brander VA. Rehabilitation in joint and connective tissues. 1. Systemic diseases. Arch Phys Med Rehabil. 1995; 76:S32-40.

74. Vichinsky EP. Clinical manifestations of sickle cell disease. In: Rose BD, editor. UptoDate. Waltham, MA: UpToDate; 2012.

75. Ivan Ramirez I. Sickle cell anemia: skeletal imaging. Choi, MJH, et al., editor. eMedicine. 15 July 2011. http://emedicine.medscape.com/article/413542-overview. Medscape. 5 May 2012.

76. Rodger GP. Speci fi c therapies for sickle cell disease. In: Rose BD, editor. UptoDate. Waltham, MA: UpToDate; 2012.

第 15 章　假肢

Gregory Burkard Jr., John-Ross Rizzo, Jeffrey Heckman, Jeffrey Cohen

1．**概述**

假肢行业处在不断的发展中。康复医师是治疗团队的领导者并将为截肢患者提供终身治疗。最重要的是，在选配假肢时要适应患者的需求和功能水平，以更好地改善患者的功能。另外，处理好患者的共患疾病也有利于提高其生活质量并保护残肢（图 15.1）。

2．**ISO 分类**

1989 年，国际标准组织（International Standards Organization，ISO）定义了描述假肢、矫形器使用和相关健康领域的名词术语。在此之前被人们接受的是源自美国的术语，采用关节“之上”“之下”或“通过”关节来描述截肢的位置[1]。ISO 命名系统用三个形容词取代了之前的截肢术语：经骨、关节离断和部分（表 15.1）。

3．**K 等级**

- 定义截肢患者康复治疗后活动能力的预期。耐用医疗设备区域载体（Durable Medical Equipment Regional Carrier，DMERC）K 码或医疗保险功能分类等级（Medicare's Functional Classification Level，MFCL）指数提供了用于描述截肢者借助假肢进行步行能力的方法。

- 评价 K 等级要依据很多因素，包括患者的既往史（包括既往使用假肢的情况，如果适用的话）、患者当前的状态（包括残肢的情况）、并存的医学问题以及患者对行走的渴望[2]。
- K 等级分类为医生提供了一个统一的评价和报告患者预期功能结果的方法，进而为患者选配适宜其潜在能力的假肢。K 等级是一个有效评价功能的方法，能够较好地反映截肢者的行走能力[2]（表 15.2）。

4．流行病学

据估计，2005 年每 190 个美国人中就会有 1 人至少失去一个肢体，而这个数字到 2050 年时将会翻一番[3]。这种增长与人口老龄化及糖尿病等其他一些影响血液循环疾病的增加有关[4]。这些数字应受到足够的重视，进而推出一些有效的项目和政策，来满足丧失肢体人们的健康需求和假肢服务[3]。

5．病因学

下肢残缺的主要病因是血管疾病（与血管有关）、创伤、恶性肿瘤和先天性缺失[5]。每年新增的下肢截肢患者大多数是由于血管系统的并发症导致的。

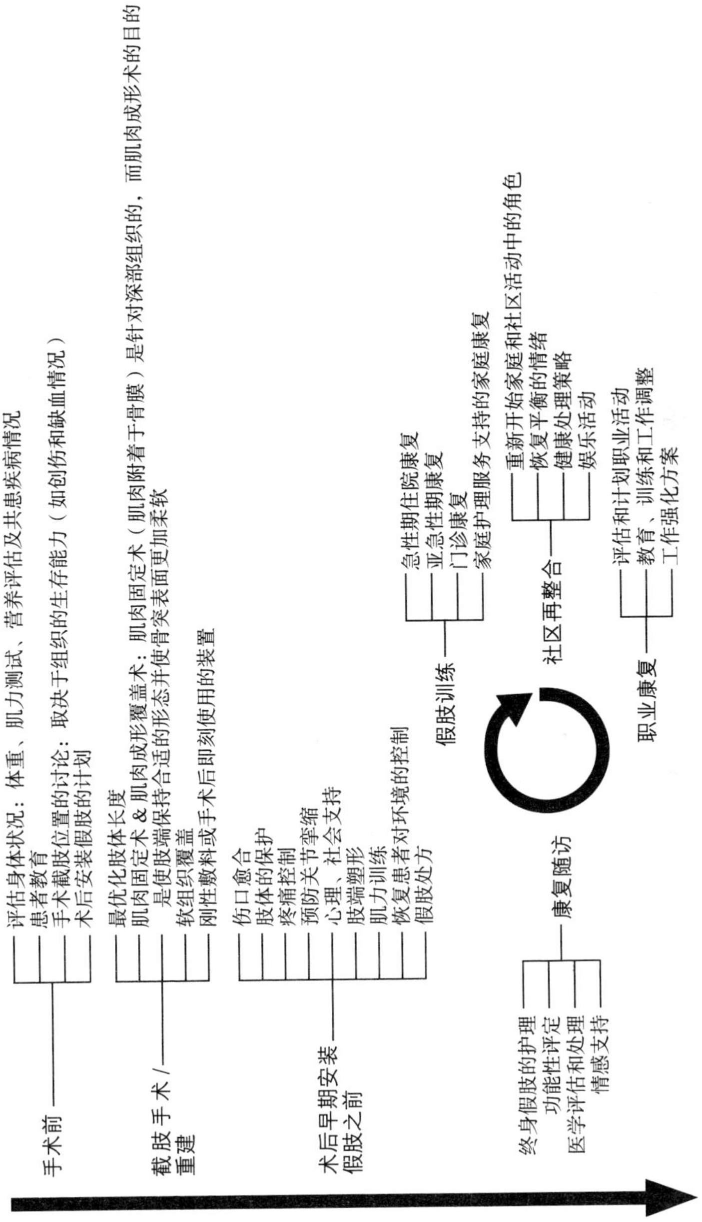

图 15.1　截肢不同时期的康复流程

表 15.1 截肢 ISO 分类：应用于假肢

描述	定义	示例
经骨	截肢经过长骨的纵轴。注意：如果两块骨骼相邻（如胫骨 / 腓骨），那么只须描述主要的或比较大的骨骼即可	经过胫骨的截肢
关节离断	截肢发生在两块长骨之间（经过关节的中心）	膝关节离断
部分	描述足部（或手部）及踝（或腕）关节远端的截肢	足部部分截肢

摘 自：Schuch, C.M. & Pritham, C.H. (1994). International Forum-International Standards Organization Terminology: Application to Prosthetics and Orthotics. *J Prosthet Orthot,* 6, 29. Reprinted by permission of the publisher

表 15.2 K 等级分类

K 等级	潜在能力
等级 0	没有安全行走或转移的能力或潜力 无论是否借助辅具，患者都不具有安全行走或转移的能力或潜力，即使佩戴假肢，也不能改善其生活质量或行动能力
等级 1	家庭内步行 在佩戴假肢的情况下，患者具有在水平地面上进行固定节奏转移或行走的能力或潜力，典型的受限和非受限性家庭内步行
等级 2	受限性社区内步行 患者具有通过低水平环境障碍的能力或潜力，如路边、台阶或不平整的地面，典型的受限性社区内步行
等级 3	社区内步行 患者具有在不同节奏下进行步行的能力或潜力。典型的社区内步行，具有通过大多数环境障碍的能力，除了简单的步行外，患者还能佩戴假肢进行一些职业性、治疗性或训练性的活动
等级 4	儿童、成人或运动员 患者佩戴支具下的运动能力或潜力已经超出了基本的移动范畴，可以展现出高冲击力、高强度或高能量的水平。属于典型的儿童、成人或运动员层面的假肢需求

HCFA，通用程序编码系统（common procedure coding system）

A. 缺血

造成下肢缺损的主要原因是血管疾病（约占 82%）[5]，美国每年约有 65 000 名成年患者因为血管疾病而行下肢截肢手术。血管疾病可以表现为急性动脉供血不足或进展性小血管闭塞，可导致褥疮、皮肤感染（蜂窝织炎）和骨骼感染（骨髓炎）。继发于血管疾病的下肢截肢最常见的病因是糖尿病并发症。最终，如果医疗措施无法控制软组织或骨骼的感染，或肌肉缺血导致的疼痛异常顽固的话，那么就须要进行截肢手术了。

B. 创伤

18% 的下肢截肢与创伤有关，主要的创伤事件包括车祸、摔伤或工业事故，多见于青年男性。肢体创伤可能会导致直接的肢体横断，或伴有神经损伤、软组织缺损和缺血的开放性骨折。如果可能，首先会考虑保肢技术，但是这样一来就须要进行多次手术操作，并且耗费大量的时间和金钱。即便如此，保留的肢体仍然可能会疼痛且不具功能，最终还是要进行截肢手术。

C. 恶性肿瘤

由于恶性肿瘤进行下肢截肢的患者比例仅为 0.9%。骨肉瘤是一种常见的可能导致肢体缺损的癌症。

D. 先天性原因

先天性肢体缺失占所有下肢缺失患者的 0.8%。先天性肢体缺失是由于妊娠早期某个肢体的全部或部分肢芽未能形成导致的。病因通常不明确，但是致畸物质如沙利度胺、放射线暴露以及母亲患有糖尿病是主要的危险因素。

6. 截肢后的并发症

截肢后有许多相关并发症，常见的包括切口痛、幻肢痛、挛缩、骨骼问题和皮肤并发症。选择一个合适的假肢对于减少这些并发症的发生至关重要，另外，还要教育患者进行适当的皮肤管理和假肢护理来防止问题的发生，并获得最大的舒适度。

A. **疼痛**

截肢后的疼痛可以归为切口痛和神经源性疼痛。切口痛可以继发于急性期的伤口愈合过程，慢性疼痛则继发于粘连和瘢痕组织。在伤口愈合过程中进行轻柔的按摩，可以减轻和防止皮肤和皮下组织的粘连。假肢和肢体残端之间的剪切力对肢体残端产生巨大的张力，固定的皮肤会对疼痛纤维产生牵张力，从而引发疼痛和不适感。

B. **幻肢痛**

幻肢痛是肢体疼痛的常见原因，但机制不清。研究表明约 2/3 的截肢患者在截肢后最初的半年内有幻肢痛。尽管许多患者在截肢后都会经历幻肢痛，但是这种疼痛会随时间的推移而逐渐减轻。幻肢痛与患者的年龄、性别、截肢位置或截肢的原因无关。尽管针对幻肢痛的机制提出了很多假说，但仍不清楚其真正原因。但是研究倾向于病因是多因素的，与周围神经系统和中枢神经系统的传入以及截肢前疼痛有关。可以通过多种方式作用于残肢来减轻截肢者的幻肢痛：假肢调整，感觉调节（TENS），训练，给予抗抑郁、抗惊厥、阿片类、曲马朵及麻醉等药物，或手术以及心理社会支持。

C. **挛缩**

肌肉和胶原纤维短缩会导致肢体处于屈曲状态，持续一段时间（4～7 天）以后就会发生挛缩。挛缩会导致 ROM 下降、疼痛和摩擦音。对挛缩的预防非常重要，以使残存肢体获得最大的功能。挛缩的防治方法包括合适的支具、被动和主动的 ROM 训练、牵伸以及药物。

D. **骨骼疼痛**

骨骼疼痛主要继发于骨刺和异位骨化。骨刺的生成是由于创伤或手术过程中骨膜剥离造成的。对其治疗可以通过调整假肢，甚至是手术切除。异位骨化是指软组织中出现过多的骨组织生长，通常发生于创伤性截肢。异位骨化的治疗包括放疗、药物如双膦酸盐类和手术切除。

E. **皮肤并发症**

由于残肢皮肤和假肢的直接接触，所以皮肤并发症在截肢患者中比较常见。功能性使用、摩擦和假肢材料所致的残肢多汗环境使得皮肤容易发生细菌和真菌感染，因此，监测皮肤感染的征象，并及时使用合理的抗生素和抗真菌药物至关重要。单纯的皮肤多汗或合并感染会导致皮肤损伤，因此，最优化假肢的舒适度，保持良好的肢体和假肢卫生，以及需要时使用止汗剂，都是必要的措施。装配不佳的假肢会打断静脉流出，导致残端阻塞综合征（肌肉硬性水肿、硬结和肢芽变色）和疣状增生。

7. **假肢管理的复杂性**

K 等级的分类可能会随着时间的推移而发生改变。新的假肢技术如微处理器控制的膝关节假肢与被动机械膝关节假肢相比，可以更好地控制膝关节。这种膝关节假肢的安全性和活动性更好，因此会使其功能上升至下一级 K 等级。比如，对于 K2 等级的截肢者，使用主动微处理器控制的膝关节假肢以后，其功能会提高，具有不同速度行走以及跨越多数环境障碍的能力，因此已经达到了 K3 等级。这些进步对于患者来讲是非常有益的，因为其安全性、功能性和灵活性都得到了提升。

下肢

1. **单侧骨盆切除术 / 髋关节离断**

髋关节离断术包括所有股骨大粗隆近端的截肢。当今使用的假肢是基于加拿大设计的，可以提供支撑相的稳定性以及摆动相髋和膝关节的屈曲。它是由一个模塑塑料插座构成的，包绕坐骨结节以承重，向上悬挂于髂嵴上，并包裹对侧骨盆来提供稳定性。伸髋绑带可以防止支撑相和摆动相中多余的髋关节屈曲。另外，髋部后方的保险杠可以阻止过伸。总体来讲，任何膝关节、小腿和踝足设备都可以应用。但是由于体重的下降，所以应用内骨骼可能更有益。截肢者可以从液压膝关节或站立支撑的锁定机制中获益，膝关节辅助伸展可以改善髋关节离断后导致的节奏下降。

2．AKA（膝关节以上截肢）

经过股骨的假肢主要包括五个组件：足踝组件、小腿组件、膝关节组件、接受腔和悬吊组件。足踝组件和小腿组件与BKA中使用的假肢相同，但是许多患者喜欢更好的稳定性，因此通常会选用单轴的足踝假肢以及轻质的小腿组件（内骨骼）。

A. AKA：膝关节组件：膝关节组件应该在支撑相的早中期提供支持，并在摆动相和坐位时提供屈曲。膝关节组件是通过联合以下一些或全部特征而达成这些功能的：

a. 轴：为连接残肢和小腿组件。

有两种连接方式——单轴和多中心轴膝关节组件。单轴膝关节组件可以围绕一个横向螺栓进行膝关节屈曲和伸展。这种设计容易维护，并且噪音较小。多中心轴膝关节组件较重且更稳定，但是比较昂贵，且需要额外维护。多中心设计类型适用于股骨残肢较短、膝关节离断或伸髋肌力弱的患者。

b. 摩擦机制：为在摆动相控制小腿/踝足组件。

摩擦机制既可以阻止摆动相早期（足尖抬离地面）膝关节部件的过度和急性屈曲，也可以阻止摆动相晚期（最终落地）膝关节部件的过度和急性伸展。这种摩擦机制可以是恒定不变的，也可以是可变的。恒定摩擦组件通过膝关节螺栓上的一对夹具在整个摆动相施加恒定的阻力。这种摩擦机制虽然设计简单，但是应用很广，价格低廉且容易调整和维护。可变摩擦组件在摆动相的早期和晚期会施加更大的摩擦来阻止足尖抬离地面和最终落地，而在摆动相中期会使摆动更平顺。这是通过滑动摩擦或填充摩擦机制达成的，填充物可以是气体（气压的）或油（液压的）。气压组件提供温和的阻力，最适用于中等活动能力的截肢者，但是体积较大，并且由于气体的可压缩性而不适用于高海拔地区。液压组件提供的阻力更大，所以最好应用于活动能力较强的患者（K3、K4）。

c. 伸展辅助装置：在摆动相末期辅助小腿伸展。

伸展辅助装置在摆动相晚期为截肢者提供额外的辅助，使患者能够在充分伸膝的情况下足跟落地。伸展辅助装置分为内部和外部两种类型。内部伸展辅助装置运用弹力带或弹簧，而外部伸展辅助装置运用弹力带，位于伸肌表面，与膝关节组件相连接。内部伸展辅助装置的噪声大，不易调节，多数流体阻力膝关节假肢含有内部伸展辅助弹簧。对于所有只能进行固定节奏行走的患者（K1 和 K2）建议选用一种伸展辅助装置，因为在摆动相末期，此类患者的膝关节动量有时不能产生足够的力量，以使膝关节能够充分伸直。

d. 稳定装置：通过在支撑相阻止屈曲来维持膝关节稳定。

有些膝关节组件会包含一个机械稳定装置，在支撑相早中期阻止膝关节屈曲，从而增加膝关节的稳定性，这可以通过手动锁定机制或重量激活摩擦制动器来达成。

- **手动锁定**就是一个弹簧销，在截肢者站立时锁定于完全伸直位。它可以在整个支撑相维持充分的伸膝状态，所以有时须要将假肢缩短 1 cm 来保持适当的离地距离。

这适用于家庭内步行的截肢者（K1），因为他们需要较长时间的站立。这也适用于在支撑相缺少适当的肌肉来稳定膝关节的截肢者。

- **重量激活摩擦制动器**是运用一个楔子。当截肢者在支撑相早期（膝关节屈曲必须小于 25°）将全部体重转移至假肢时，这个楔子就会入槽。这个组件比较沉重，并且每 3～6 个月须要进行一次常规维护。但是，许多 K1 和 K2 级别的患者都能从这种摩擦制动器中获益。

e. 伸展机制：在支撑相有个马达会伸展膝关节。

注意：假肢的选择应该依据患者的功能状态。医疗保险会覆盖一些膝关节假肢组件，如表 15.3 所示。

表 15.3　K 等级和医疗保险覆盖情况

K 等级	功能	医疗保险覆盖情况
K0	不能步行	所有假肢都不报销
K1 和 K2	固定节奏步行	恒定摩擦膝关节组件
K2 和 K3	固定到可变节奏步行，中等活动能力的截肢者	气体摩擦膝关节组件
K3 和 K4	可变节奏步行，活动能力非常高的截肢者	液体摩擦膝关节组件，微处理器控制的膝关节假肢

B. **AKA 接受腔**：经股骨接受腔的外框通常是硬质塑料，而内腔则是柔软的热塑材料（SINY 设计）。与原始的硬质接受腔相比，此种柔软的接受腔更为舒适（尤其坐位时），散热性更好，并且由于热塑材料遇热后可以再塑形，因此易于调整。但是，热塑材料的价格比较昂贵，而且耐用性相对较差，在明显应力作用下可能会撕裂。多数经股骨截肢者会有一个总的接触部件，两种接受腔形状——四边形接受腔（坐骨 - 臀肌负重）或窄内外侧（包容坐骨）接受腔。

a. 原始设计是四边形接受腔。它有四个不同的凸面来减轻肌腱的压力（由内到外分别为：内收肌、股直肌、臀大肌和腘绳肌），以及一个前向的凹面来保护敏感的股骨三角。大部分承重是由后方水平方向的架子完成的，因为这个架子可以支撑坐骨结节。前方和两侧的边缘要高出 3 英寸，以分散除股骨三角和残肢以外的后方的重量。在许多患者坐骨和耻骨区域的皮肤会有刺激感，坐位的时候会不舒服，并且也不美观。

b. 窄内外侧接受腔的内外侧窄于前后侧，并且将坐骨结节包含于接受腔之内。大部分承重是直接通过坐骨和耻骨下支的内侧面完成的。Lee 的研究发现，相对于四边形接受腔，坐骨包容型接受腔能够更均匀地分配压力，尤其是在接受腔的前壁和后壁。截肢者更喜欢窄内外侧接受腔提供的额外的支撑和舒适度。

C. **AKA 悬吊组件**

a. 吸盘悬吊

- **完全吸盘悬吊**：吸盘悬吊系统是最常用的悬吊系统，对于中长股骨残肢患者更为理想。此系统有一个单向排气阀，在支撑相时与残肢紧密贴合。此系统需要一个紧密贴合的接受腔，并且要求残肢外形良好而坚硬，来维持贴合状态。该系统被推荐用于活动能力较高的截肢者。这些患者拥有良好的下肢肌肉力量且双手灵巧，而对于心功能不全或平衡较差的患者则为禁忌。此系统使患者在无笨重的皮带或躯体绑带保护的情况下也能够行走。
- **部分吸盘悬吊**：作为完全吸盘悬吊的替代，其适用于不同大小肢体的患者，以及穿戴假肢困难的患者。此系统利用一个高压袜子来辅助穿戴假肢，但是这个袜子可能会漏气，所以患者需要一个额外的悬吊系统（Silesian 带）。

b. 绑带悬吊：患者可能也会用到一个绑带来支撑接受腔。

- **软带悬吊**：Silesian 带和完全弹性悬吊是两种软带悬吊系统。Silesian 带固定在对侧髂嵴上，穿戴容易，价格低廉且容易维护，常用于完全弹性悬吊不能提供足够的旋转控制的情况，不推荐用于髋关节不稳、外展肌力弱以及绑带部位皮肤异常（瘢痕和移植物等）的情况。完全弹性悬吊（total elastic suspension，TES）就是一个氯丁橡胶套，围绕假肢近端 8 英寸的范围，然后通过尼龙搭扣缠绕到腰部。这种悬吊系统非常舒适，并且能够很好地控制假肢，但是氯丁橡胶材料保存热量，且耐久性差，在活动中也容易滑动和旋转。
- **硬带悬吊**：硬带系统就是一个骨盆带，是由一个金属或塑料制成的单轴关节，搭配皮质或织物的带子构成。这种系统可以阻止假肢旋转，并提供骨盆内外侧的支撑。该系统也可以适应比较松弛的接受腔，且穿戴容易，但是比较笨重，影响坐位。它被推荐用于肥胖的患者、外展肌力弱以及残肢短小或外形不佳的患者。

3．膝关节离断：指经胫股关节或股骨远端皮质骨的截肢

优点：保留完整伸髋肌和屈髋肌的长的力臂，远端负重残肢和手术获益。

缺点：由于股骨髁比较突出，所以需要一个圆筒状的接受腔。

设计考虑：传统的接受腔是皮革材质的，前方会有一个搭扣或带子来辅助穿戴假肢。比较现代化的接受腔是成形聚酯材料的，上面会有开窗，而使穿戴更容易。接受腔通常会被设计成四边形，以限制旋转。为了使患者的舒适度达到最佳，有多种界面可以选择，如带吸力的凝胶衬垫、高压袜子、气囊和硅胶。通常情况下，如果接受腔贴合得比较紧密的话，也可以不需要悬吊系统。如果残肢可以完全承重，那么接受腔也没有必要延伸至坐骨结节。患者使用四杆多中心轴流体摩擦膝关节组件可以保证膝关节的稳定性，并改善坐位时的美观程度，因此能够获得最好的功能结果。这种多中心膝关节组件还可以使得摆动相的膝关节重心更靠近身体近端，足趾的离地间隙更大，因此更具有功能性。另外，最好选用单壁接受腔来减少接受腔的宽度，从而进一步改善外观。

4．BKA（膝关节以下截肢）

为了保证经胫骨截肢患者的舒适性和功能，重要的是要使残肢与接受腔的接触面积最大化，因为在更大的表面上才更容易使压力分布均匀。另外，保证假肢位置的准确，也就是保证肢体与接受腔的平衡也很重要，这就须要使用合适的悬吊系统，使得接受腔和足踝假肢作为一个整体进行工作。经胫骨假肢需要四个组件：悬吊组件、接受腔、小腿组件和足踝组件。

A. **BKA 悬吊**：经胫骨悬吊系统可以在摆动相将假肢维持在准确的位置上。为了满足患者的不同需求，有多种悬吊系统可以选择。

a. 髁上皮带悬吊：最基本的悬吊系统是髁上皮带。它是一条可调节的皮带或织物带，固定在接受腔的内侧和外侧。在后侧保护股骨髁的近端，在前侧固定于髌骨的上方。有叉带和腰带的髁上皮带悬吊适用于运动能力较强的截肢者。当下肢无地面支撑时，这些患者就需要额外的支撑，如爬山或爬梯子时。当不再需要额外支撑时，叉带和腰带悬吊也可以很容易地取下来。

b. 边缘悬吊系统：是将接受腔延长至股骨上髁以上。这种设计是考虑到保留突起股骨上髁的患者。他们希望假肢能够易于穿戴。这种设计就是髁上边缘悬吊，接受腔的内侧缘和外侧缘向上延伸后形成对股骨上髁的紧密贴合，但并不限制髌骨。另外一种类似的设计是髁上 / 髌骨上边缘悬吊，包含一个前侧的接受腔边缘，会限制髌骨的活动。这种悬吊系统主要适用于残肢较短而需要额外悬吊的患者，同时可以改善膝关节内外侧的控制。

c. 套袖悬吊：适用于大腿纤细且手功能较好的患者。它由氯丁橡胶、乳胶和其他弹性材料制作而成，可以作为主要的悬吊系统，或与其他悬吊系统联合使用，以获得额外的支撑。它不适用于残肢较短、内外侧支撑比较薄弱以及须要控制过伸的患者。

d. 吸盘悬吊：利用负压来保持残肢和接受腔之间的紧密贴合。当穿上接受腔时，带漏气阀门的硅胶衬里会与肢体形成吸力密封。吸盘悬吊可以是机械的或电动的。电动的悬吊是利用远端接受腔上的微型电泵来形成真空密封，主要用于残肢较短的患者，以及皮肤组织不能耐受剪切力的患者。Ferraro 的研究发现与机械悬吊相比，使用真空悬吊患者的跌倒发生率更低，皮肤问题更少，并且活动能力更强。膝关节稳定性不好或手功能较差的患者要小心。

e. 大腿束带悬吊：由绑在接受腔内外侧金属杆上的皮质束带构成，并且之间由单轴铰链连接。这种设计提供了最大程度的内外侧支撑，同时减少了传递到残肢上的压力。这种悬吊的缺点是时间长了以后大腿肌肉会出现失用性萎缩，比较笨重且不易穿戴。

B. BKA 接受腔：主要有两种接受腔的设计——髌腱承重和完全表面承重接受腔。

a. **髌腱承重接受腔**（patellar tendon-bearing socket，PTB）：是最久远也是应用最广的接受腔类型。手工模制的石膏接受腔通过内部的凸起来分散残肢压力承受区（髌腱和腓肠肌腹等）的压力，而减轻压力敏感区域的压力（腓骨头和腓总神经、胫骨髁，以及残留腓骨和胫骨的末端）。更现代化的方法是使用计算机辅助工艺来制作塑料的接受腔。

b. **完全表面承重接受腔**（total surface-bearing socket，TSB）：与 PTB 类似，只是通过减少支撑髌腱的前向凸起而将更多的压力均匀地分布于整个残肢。这种设计降低了膝关节前方的皮肤刺激。Hachisuka 发现与 PTB 相比，患者在主观上更喜欢 TSB，因为其更舒适，皮肤刺激更小，屈膝活动更大，以及更持久、耐用。虽然这是一种更好的设计，但是在应用上并不广泛，原因是由于肢体外形的改变使得紧密贴合比较困难。新一代的 TSB 是真空辅助接受腔系统，前景不错，但尚缺乏科学依据。

C. **BKA 小腿组件**：接受腔是通过一个坚硬的小腿组件与踝足假肢进行连接的。小腿组件的功能是保持下肢的长度，并将体重由接受腔传递到足部。小腿组件分为两种类型：内骨骼型和外骨骼型。

a. **内骨骼型小腿组件**是金属材质的，通常是钛的，称为框架。它有可调节的螺钉，可以在额状面和冠状面上调节小腿假肢，来改善步行的生物力学。该组件表面通常会包裹橡胶或其他类似皮肤的材料。

b. **外骨骼型小腿组件**通常由硬质材料（木头或塑料）制成，按照残留皮肤的形态进行设计。外骨骼型小腿组件更加耐用且便宜，但不能调节。更加先进的小腿组件系统包括减震装置和旋转装置。减震装置可以辅助患者进行快速行走，旋转装置通常用于狂热的高尔夫球手。他们会渴望继续参与这项运动。

D. **足踝组件**：足踝组件是假肢支撑地面的部分，它的作用是恢复足部的形态，并提供步行中需要的功能。足踝组件分为两种类型：无关节类型和有关节类型。

a. **无关节类型**：无关节或硬踝软跟（solid ankle cushion heel，SACH）设计是最常见的足部假肢。它的设计简单，没有踝关节，也不能活动，所以比较耐用、便宜且轻便。SACH适合在平整的表面上行走，并且比较耗能。

b. **有关节类型**：有关节足假肢可以改善足部的关节活动度，也会增加运动的成分，但是可增加跌倒的风险。此类型可分为单轴足假肢和多轴足假肢。单轴足假肢可以增加踝关节背屈和跖屈活动度，而多轴足假肢可以小幅增加各方向的被动活动范围（跖屈/背屈、内翻/外翻和旋转）。单轴足假肢主要用于活动能力较强的经胫骨截肢患者。他们可以上下许多级台阶。也可以用于经股骨截肢的患者。多轴足假肢适用于可以在不同类型表面活动的功能较好的截肢者，多轴足假肢一般比较重且价格更贵。

c. **储能足**：储能足适用于K3和K4水平的截肢者。他们可以进行跑、跳并能参加许多体育活动。这种足踝组件在步态周期的支撑相中期储存能量，然后在足部抬离地面时释放能量。它的优点是可以保存总的能量消耗，使患者参与活动的时间延长。已经有很多比较储能足和SACH的研究，但是却没有纳入临床效果的指标。尽管如此，许多患者还是更喜欢动力性假肢。不幸的是，足踝组件价格昂贵且难于调整。

5．TMA/部分足/脚趾

部分足假肢的作用是恢复足的功能以及前足的形态，使足部重量分布更均匀，避免局部压力过大。脚趾截肢的患者须要用到由软木或塑料泡沫制成的脚趾填料。不同的脚趾截肢会用到不同的带有足弓支撑的鞋垫。比如，小脚趾截肢由于不影响步态，所以只需脚趾填料即可；而大脚趾截肢则需要最大的支撑，因为大脚趾在步态周期的抬离期会发挥作用。

A. **经跖骨截肢**（transmetarsal amputation，TMA）：需要一个模制的接受腔来防止平足。接受腔会连接一个硬质的足底板，向远端延伸至正常的足趾长度。脚趾填料和衬垫可以起到杠杆的作用来改善脚趾抬离。另外一种设计是碳纤维板，放在带有脚趾填料的定制鞋垫的下方，会通过增加脚趾抬离时的力量而显著改善步态动力学。

B. **Lisfranc 关节离断**：是指跖跗关节处的截肢。这种截肢由于会丧失外在趾伸肌，因此足部会表现为跖屈的状态。患者会很好地适应定制的接受腔及连带的脚趾填料。另外，纵弓支撑也会带来益处。鞋子在设计时通常会带有一个摇杆，来辅助背屈并防止挛缩。

C. **Syme 截肢**：是指经踝的截肢，足跟垫与前方的皮肤相连接，起到残肢减震的作用。由于患者的双下肢不等长，因此，患者往往需要一个定制的假肢。根据患者的需求，医生可以为患者选择小腿接受腔或承重更多的髌腱承重接受腔。小腿接受腔有两种设计类型：弹性接受腔或侧方开口接受腔。弹性接受腔是流线型设计，适用于残肢形态较好的患者；而侧方开口接受腔主要适用于球形残肢的患者，易于假肢的穿戴。主要有四种与接受腔共同使用的 Syme 假肢工具：

a. **原始的 Syme 假肢**：皮质的接受腔、钢的侧杆以及单轴假肢足。由于舒适性较差以及能量转换的丧失，所以并未被用于临床。

b. **加拿大 Syme 假肢**：为塑料接受腔，连接一个改良的硬踝软跟（SACH）。接受腔是双片设计，后方有一个可拆卸的板子，目的是可以在球形残肢上进行穿戴。

c. **可拆卸窗口设计**：与加拿大 Syme 假肢类似，但窗口位于截肢的内侧，这样在跖屈和背屈时可以增加假肢的长度。

d. **柔韧后方增强 Syme 假肢**：为一种无窗的塑料接受腔，塑形后可以适应流线型的远端残肢。接受腔内填塞柔韧的衬料来增加额外的保护。这种单片设计使得假肢强度更大。

上肢

1. 肩胛带/肩关节离断（forequarter/shoulder disarticulation, F/S D）

上肢的假肢分为三类：身体动力系统、肌电系统和混合系统。要充分考虑假肢附件、接受腔构成和材料来使患者获得最大的功能。

A. F/S D 接受腔：

a. 开放框架设计或封闭的接受腔可以将假肢直接连接到胸部。开放框架的接受腔由铝、碳纤维或碳纤维增强塑料制成。框架设计的作用是稳定肩部，并且在最小化重量的同时利于散热。设计接受腔时要考虑各个方向的活动以及假肢的使用。盂肱关节仍然可以用传统的工艺塑形，尽管更现代的技术会运用激光进行表面扫描来最大化接受腔的贴合度。另外，可以运用动力贴合工艺进行接受腔的调整。

B. F/S D 悬吊：

a. 假肢是通过绑在接受腔前侧和后侧的胸带进行悬吊的。

C. F/S D 控制：

a. 身体动力或电缆操作系统须要最大化肩关节活动范围以维持假肢的功能。双侧肩胛骨外展控制肘关节屈曲和末端组件，而肩关节上抬用于锁住肘关节及解锁。

b. 肌电控制系统可以在一个稳定的平面上最好地适应患者的功能。它可以通过肌电图的监测来感知残肢肌肉的收缩，进而促进对于远端肢体的控制。

c. 混合系统是以上两者的联合。患者通过肌电系统控制肩关节，同时运用电缆锁定机制来控制肘部的活动。必须提供一个平台来安放 EMG，同时要保证肩关节的活动范围来最大化整体效果。

2．经肱骨 / 肘关节离断（TH/E D）

经肱骨或肘关节离断的患者力臂较长，这样肱骨就可以旋转，有利于最大化末端组件的控制。

A. **TH/E D 接受腔**：经肱骨截肢的患者须要运用双壁结构的接受腔。外侧壁延伸至肩峰，而内侧壁较为平坦，位于腋窝以下。内侧壁可以防止接受腔不经意的旋转。肘关节离断患者的接受腔更平、更宽，以更好地适应内外上髁。有一种考虑了患者残肢骨结构的更现代化的解剖流线型接受腔，已经证实可以增加旋转控制，需要的绑带更少，增加肢体的活动范围，并且可以改善患者的整体舒适度。比如，从肱骨中段到肢体远端压紧接受腔的前后壁可以同时改善旋转控制和屈曲 / 伸展。

B. **TH/E D 悬吊**：经肱骨或肘关节离断患者的悬吊系统是一个"8"字形的绑带或带有胸带的肩垫。

C. **TH/E D 肘关节组件**：肘关节组件由一个铰链和电缆系统组成，可以产生屈曲和伸展的动作。外部屈曲锁定肘关节组件适用于肘关节离断的情况，因为空间上会有局限，而内部屈曲锁定肘关节组件适用于经肱骨以及更近端的假肢。

D. **TH/E D 控制**：患者可以通过电缆、肌电或微型开关来控制肘关节及末端的组件。电缆激活的肘关节组件利用了肩关节和肩胛骨运动控制的双电缆系统。如果肘关节被锁定，双电缆系统激活后就会控制末端的组件。肌电控制如 Utah 上肢和 Utah 肘，是通过肱二头肌激活来控制肘关节屈曲，肱三头肌激活来控制肘关节伸展的。微型开关是通过一个按钮或拉杆来控制肘关节活动的，如 Boston 肘和 NY-Hosmer 电动肘。

3．经桡骨 / 腕关节离断（TR/W D）

所有的腕关节或更近端截肢的患者都会使用末端组件。它可能是被动或主动的组件。被动的组件没有功能性的成分，主要是美观的目的。而主动组件的目的是要替代手的抓握功能，主动组件的外观通常是钩状或手形的，可以随意张开（在实践中更常见）和关闭。钩子质轻，更耐用，便宜，并且在精细控制和良好视觉的基础上更容易抓持小的物体。

A. 腕部组件是由金属制成的，将末端组件连接在假肢上，腕部组件有三种设计类型：

a. 腕部摩擦组件通过摩擦阻力将末端组件固定于旋前或旋后位。

b. 腕部屈曲组件通常用于双侧截肢的患者，而且一般用在残肢较长的那一侧。它们主要是参与一些靠近身体中线的一些活动，比如刷牙和化妆打扮。Bertels 的研究发现屈曲 40° 位是日常生活中最舒适的体位，同时还发现这种设计有利于减少前臂、肩关节和躯干的代偿运动，是最节能的一种设计。

c. 腕部锁定组件可以进行末端组件的快速更换，对于须使用多种末端组件的患者来讲非常有益。

B. **TR/W D 接受腔**：经桡骨和腕关节离断患者的接受腔设计取决于残肢的长度和悬吊系统。所有的接受腔都是双层壁设计。内壁要与残肢形成紧密的贴合，而外壁则要塑形成对侧前臂的长度和形状。接受腔近端的后侧要延伸至鹰嘴，前侧要延伸至肘窝。John Miguelez 的研究发现，腕关节离断的患者最适合使用带有微排气阀的热塑吸盘式接受腔，研究中塑形后的接受腔可以压紧骨间软组织，而产生旋后和旋前的动作，同时在运动的全范围内都可以维持与残肢的紧密接触。他们发现患者可以获得更好的假肢功能和主观舒适性。

C. **TR/W D 悬吊**：经桡骨和腕关节离断患者的接受腔是通过三种不同的悬吊系统进行悬吊的：系带悬吊接受腔设计、自身悬吊接受腔设计和分裂接受腔设计。

a. 系带悬吊接受腔设计分为三个部分，包括肩部吊带（通常是一个“9”字形的带子），通过一个半套袖垫或肱三头肌垫与上臂相连，另外一端与接受腔相连。半套袖垫通常用于经桡骨截肢的患者，而肱三头肌垫用于桡骨远端的截肢患者。

- 系带悬吊的作用包括接受腔支撑，以及通过电缆传递肩胛骨和肩关节的活动来操控末端组件。有三种常用的系统：“8”字形、“9”字形和带有肩部跨带的绕胸吊带。吊带系统不需要肌电控制或静态末端组件。
- “8”字形吊带是上肢假肢最常用的吊带类型。
- 带有肩部跨带的绕胸吊带用于不能承载残肢重量或须要抬重物的患者。
- “9”字形吊带用于自身悬吊的经桡骨假肢，只须通过电缆进行控制。这种设计更轻，更舒适，并且由于其没有肩部跨带、套袖垫或肱三头肌垫，所以能够提供更大的肢体活动范围。

b. 自身悬吊接受腔设计是一种比较流行的设计类型。因为它相对来说不是那么笨重，也不限制肩关节的活动范围。不同的材料，比如硅胶囊、乳胶橡胶、弹性袖套或氯丁橡胶，会用于不同的解剖位置上（比如桡骨茎突上方、套袖和髁上），根据截肢的长度和动力或关节活动的需求来保证紧密贴合。

c. 分裂接受腔设计专门用于经桡骨截肢后残肢较短的情况，在制作时会使用升压肘关节铰链或锁定肘关节铰链。残肢与接受腔完全接触，残肢接受腔再通过铰链与前臂接受腔相连接，然后前臂接受腔再与腕部组件和末端组件相连接（表 15.4）。

表 15.4 经桡骨和腕关节离断患者肘关节铰链推荐

截肢	肘关节铰链	功能
腕关节离断——经桡骨长残肢	可屈曲肘关节铰链	保留随意旋前/旋后
经桡骨短残肢	单轴坚硬肘关节铰链	提供未定型
经桡骨特短残肢——ROM 受限	多中心坚硬肘关节铰链或带有升压肘关节铰链和锁定肘关节铰链的分裂接受腔	提供增加的活动范围

注意：肘关节铰链主要用于系带悬吊接受腔系统。应根据残肢长度和功能选用不同的铰链系统。

4. **部分手/手指**

部分手和手指的截肢占上肢截肢中的绝大多数，部分手和手指假肢应用的主要原因有三个：恢复抓握功能、美观和保护敏感易损伤区域（神经瘤和植皮）。义指还能保证拇指的对指功能。这些假肢可以利用静态和动态的构造来恢复手的抓握功能。Chris Lake 指出医生和修复专家在为患者选择部分手或手指假肢时应考虑四个主要目标：①保护残肢；②保持双手的活动能力；③恢复抓握功能；④美观且耐用。

静态部分手和手指假肢是由各种不同的橡胶制成的，当然最常用的是聚氯乙烯（polyvingylchloride，PVC），也可以选用一些更结实的材料，如不锈钢、外覆塑料的轻木或包裹聚氨酯泡沫的铝棒。电动控制的假肢会使用坚硬的材料，比较耐用，如预浸碳和纤维玻璃，硅胶可以起到保护的作用。

假肢实践

接下来将介绍两个处方模板，它将会使医生与其假肢团队的交流更加有效和高效。

上肢假肢处方

姓名:__________ 出生日期:__________ 职业:__________

就诊医生:__________ 处方医生:__________

诊断:__________ 截肢类型:__________

__________ 预后:__________

__________ 功能:__________

结构 / 假肢类型: 内骨骼__________ 外骨骼__________

肩关节离断:____ 肘关节以上:____ 肘关节以下:____ 腕关节离断:____ 部分手:____

肘关节以上 / 肩关节离断 **肘关节以下**

接受腔:	接受腔:	系带:	腕部组件:
测试接受腔:____	测试接受腔:____	"8" 字形:____	摩擦:____
肩罩:____	双壁:____	"9" 字形:____	内部:____
双壁:____	三壁:____	胸带:____	外部:____
可屈曲接受腔:____	髁上:____	固定交叉:____	快速断开:____
硬质框架:____	可屈曲接受腔:____	O 环:____	屈曲组件:____
吸盘:____	硬质框架:____	腰带:____	电动腕关节旋转:____
	吸盘:____	肩部跨带:____	
肘关节离断接受腔:			末端组件:__________
自身悬吊________	肘关节铰链:____	控制:____	被动手:__________
	屈曲型:____	身体动力:____	手形外观:__________
肩关节:________	单轴:____	单侧:____	钩子:__________
通用的(屈曲 / 内收):	多中心____	双侧:____	随意张开:__________
固定的:________	升压:____	走形放大器:	随意闭合:__________
	其他:____	外部动力:____	Greifer:__________
肘关节组件:________		拉线开关:____	Steeper:__________
被动摩擦:________	套袖:	肌电:	保护手套:__________
内部锁定:________	肱三头肌套袖:	单侧:____	其他:__________
外部锁定:________	肱三头肌垫:	双侧:____	
手动锁定:__________		按键开关:____	杂项:__________
推动控制:__________		比例控制:____	残端袜套:__________
屈曲弹簧辅助:__________		其他:____	外套:__________
外部动力:__________			
Utah:__________			内里:__________
Boston:__________			软泡沫:__________
其他:__________			硅胶:__________
			垫:__________
			预制:__________

特点 / 说明:__________

以上所开具设备为临床所需,以改善患者的安全和功能状态。

设备所需的时限:__________

日期:__________ 医生签字:__________

下肢假肢处方

姓名：__________________出生日期：________职业：_______________________

就诊医生：__________________________处方医生：_________________________

诊断：____________________________截肢类型：_________________________

______________________________预后：__________________________

______________________________功能：__________________________

构造：临时的____永久的____内骨骼____外骨骼____可调节的____

肩关节离断：____肘关节以上：____肘关节以下：____腕关节离断：___部分手：___

膝关节以上　　　　**膝关节以下**

接受腔：	膝关节：	接受腔：	鞋：
坐骨完全接触：___	手动膝关节锁定：___	PTB，完全接触：___	矫形鞋 / 皮靴：___
髋、膝关节离断：___	多中心，4 杆：___	内里材料：___	运动鞋：___
股四头肌完全接触：___	安全、站立控制：___	测试接受腔：___	手术：___
测试接受腔：___	液压摆动相：___	仅是接受腔替代：___	高帮旅游鞋：___
仅是接受腔替代：___	气压摆动相：___	其他：___	加厚鞋：___
可屈曲接受腔 & 硬质框架：		液压 SNS ：___	高头鞋：___
其他：___	微处理器控制：___	材料：___	踇外翻鞋垫：___
		热塑：___	鹿皮鞋：___
材料：___	踝足：___	薄板：___	后跟 / 鞋底翘起：___
热塑：___	轻质 SACH ：	其他：___	鞋底类型：___
薄板：___	单轴：___		其他：___
其他：___	Bock 动力：___	悬吊：___	
	Greisinger ：___	套袖：___	闭合类型：___
悬吊：___	多向屈曲：___	髌上楔形：___	绑带：___
完全吸盘：___	College Park ：___	髌上 / 髌骨上：	尼龙抵扣补丁：
硅胶吸盘：___	Seattle ：___	硅胶吸盘（3S）：	尼龙搭扣 D 环：
半吸盘：___	可屈曲足：___	定制的：___	
TES 带：___	其他：___	预制：___	定制足部支具：___
Silesian 带：___		弹性套袖：___	左侧：___
其他：___	杂项：___	其他：___	右侧：___
	毛衬里接受腔：___		可调节的：___
成分：	一个厚度的袜子：___	大腿束带：___	矫正：___
钛：___	尼龙外鞘：___	绑带：___	
不锈钢：___	残端压缩机：___	尼龙搭扣：___	材料：___
碳石墨：___	其他：___	膝关节：___	泡沫板：___
其他：_______________		其他：___	PPT ：___
			氯丁橡胶：___
		SYMES/ 部分足：___	聚丙烯：___
		详细说明：___	热塑软木：___
			其他：___

特点 / 说明：____

以上所开具设备为临床所需，以改善患者的安全和功能状态。

设备所需的时限：____

日期：________________________________医生签字：________________________

（李　涛　周谋望）

参考文献

1. Schuch CM, Pritham CH. International forum-international standards organization terminology: application to prosthetics and orthotics. J Prosthet Orthot. 1994; 6:29-33.
2. Gailey RS, Roach KE, Applegate EB, Cho B, Cunniffe B, Licht S, Maguire M, Nash MS. The amputee mobility predictor: an instrument to assess determinants of the lower-limb amputee's ability to ambulate. Arch Phys Med Rehabil. 2002; 83(5):613-622.
3. Ziegler GK, Mackenzie EJ, Ephraim PL, Travison TG, Brookmeyer R. Estimating the prevalence of limb loss in the United States: 2005 to 2050. Arch Phys Med Rehabil. 2008; 89:422-429.
4. Wild S, Roglic G, Green A, Sicree R, King H. Global prevalence of diabetes. Diabetes Care. 2004; 27:1047-1053.
5. Dillingham TR, Pezzin LE, MacKenzie EJ. Limb amputation and limb de fi ciency: Epidemiology and recent trends in the United States. South Med J. 2002; 95:875-883.
6. Boulton AJ, Kirsner RS, Vileikyte L. Clinical practice. Neuropathic diabetic foot ulcers. N Engl J Med. 2004;351:48-55.
7. Jensen T, Krebs B, Nielsen J, Rasmussen P. Phantom limb, phantom pain and stump pain in amputees during the fi rst 6 months following limb amputation. Pain. 1983; 17:243-256.
8. Jensen T, Krebs B, Nielsen J, Rasmussen P. Immediate and long-term phantom limb pain in amputees: Incidence, clinical characteristics and relationship to pre-amputation limb pain. Pain. 1985; 21:267-278.
9. Tan J. Practical manual of physical medicine and rehabilitation. China: Elsevier Inc., 2006. p. 660.
10. Hafner BJ, Smith DF. Differences in function and safely between medical Functional Classi fi cation Level 2 and 3 transfemoral amputees and the in fl uence of prosthetic knee joint control. J Rehabil Res Dev. 2009; 46(3): 417-433.
11. Lee VS, Solomonidis S, Spence WD. Stump-socket interface pressure as an aid to socket design in prosthesis for trans-femoral amputees-a preliminary study. Proc Inst Mech Eng H. 1997; 211:167-180.

12. Ferraro C. Outcomes study of transtibial amputees using elevated vacuum suspension in comparision with pin suspension. J Rehabil Res Dev. 2011; 23:78-81.
13. Gard SA, Konz RJ. The effect of a shock-absorbing pylon on the gait of persons with unilateral transtibial amputation. J Rehabil Res Dev. 2003; 40:109-124.
14. Tang S, Chen C, Chen M, Chen WP, Leong CP, Chu NK. Transmetatarsal amputation prosthesis with carbon- fi ber plate: enhanced gait function. Am J Phys Med Rehabil. 2004; 83:124-130.
15. Farnsworth T, Uellendahl J, Mikosz M, Miller L, Petersen B. Shoulder region socket considerations. J Prosthet Orthot. 2008; 20:93-106.
16. Farnsworth T. Trial fi ttings of upper-extremity prostheses. in-Motion. 2001; 11:33-35.
17. Andrew J. Transhumeral and elbow disarticulation anatomically contoured socket considerations. J Prosthet Orthot. 2008; 20:107-117.
18. Bertels T, Dipl-Ing, Schmalz T, Ludwigs E. Objectifying the functional advantages of prosthetic wrist fl exion. J Prosthet Orthot 2009; 21:74-79.
19. Miguelez J, Conyers D, Lang M, Dodson R, Gulick K. Transradial and wrist disarticulation socket considerations: case studies. J Prosthet Orthot. 2008; 20:118-125.
20. Lake C. Experience with electric prostheses for the partial hand presentation: an eight-year retrospective. Prosthet Orthot. 2009; 21:125-130.

第四部分

其他诊断和治疗

第 16 章　电生理诊断

Emerald Lin, Jason W. Siefferman, Joyce Ho

电生理检查作为体格检查的补充，能够对中枢神经系统、周围神经系统、神经肌肉接头和肌肉进行客观的评估。

神经传导检查

定义

潜伏期：从刺激至反应的时间。

运动神经传导的潜伏期是从刺激至波形起始（基线变化>2倍均值标准差）的时间。

感觉神经传导检查通常采用峰值潜伏期（peak latency）衡量，指从刺激至最大负性去极化的时间。

波幅：在肌肉或神经组织记录的电压（单位分别为 mV 或 μV）。

肌肉的波幅指波形起始至波峰的幅度，神经的波幅指波形起始至波峰或者波峰之间的幅度。

正常值应包括平均值和 2 倍标准差（standard deviation，SD）。

1．**运动神经传导检查**（motor nerve conduction studies，MNCS）

- R_1（黑色，记录电极），置于肌腹。
- R_2（红色，参考电极），置于远端的肌腱与骨附着处。

- 刺激电极采用阴极（-）位于阳极（+）远端的方法，重复给予电刺激并逐渐增加电流，直至波幅最大，潜伏期最短。
- 随后将刺激电极置于同一神经近端的体表标志处，R_1 和 R_2 不变，再给予重复刺激。
  - 测量两个刺激点之间的距离，用于计算神经传导速度（conduction velocity，CV）。
- 测量迟发反应（即 F- 波）时，须要将阴极和阳极颠倒后进行远端重复刺激（表 16.1）。

2．**感觉神经传导检查**（sensory nerve conduction studies, SNCS）
- 将 R_1 和 R_2 置于感觉神经走行处，间隔 4 cm（使波幅最大），R_1 置于近端。
- 刺激电极采用阴极位于阳极远端的方法，将阴极置于 R_1 近端 10 ~ 20 cm（因神经而异）。
- 将地线置于 R_1 和刺激电极之间。
- 将电流逐渐增加直至感觉神经动作电位（sensory nerve action potential，SNAP）最大并且尽量没有运动伪迹。
  - 脉宽（刺激的持续时间）由 0.1 ms 增加至 0.2 ms 或 0.5 ms，可使感觉神经优先活化（表 16.2、16.3、16.4、16.5）。

NCS 的缺点和解决方法

- 异常的神经支配或吻合术可能导致假阳性或假阴性结果。
- 皮肤温度：目标温度可参考 30 ℃（下肢）或 32 ℃（上肢）。
  - 温度降低：传导速度减慢（温度降低 1 ℃，速度降低 2.4 m/s），波幅增高，潜伏期延长。
- 皮肤阻抗：皮肤干净，无润肤露或润肤乳，可用乙醇、备皮贴或砂纸清洁皮肤。
- 电源干扰（60 Hz）：确保电线未交叉或缠结，关闭不使用的电器，

表 16.1　运动神经体表标志 [1,2]

神经	R_1（记录电极）	R_2（参考电极）	地线	远端刺激电极	近端刺激电极
正中神经	拇短展肌	第 1 掌指关节	手背	R_1 近端 8 cm，位于桡侧腕屈肌和掌长肌腱之间	肱二头肌腱内侧
尺神经	小指展肌	第 5 掌指关节	手背	腕尺侧，R_1 近端 8 cm	肘下：肱骨内上髁远端 4 cm 肘上：肘下刺激电极的近端 10 cm
桡神经	示指固有伸肌	第 5 指	手背	肱骨外上髁近端 6 cm 肱肌和肱桡肌之间的间隙	
腋神经	三角肌	肩峰	肩胛	Erb 点，即胸锁乳突肌锁骨头外侧、锁骨上部	–
肌皮神经	肱二头肌中点的远端	肘前窝的近端	肩后外侧	Erb 点	
腓神经	趾短伸肌	第 5 跖趾关节	足背	踝前方，R_1 近端 8 cm，胫前肌腱稍外侧	腓骨小头后下方
胫神经	拇趾展肌，足舟骨后下 1 cm	第 1 跖趾关节	足背	内踝后方，R_1 近端 8 cm	腘窝中部

表 16.2 感觉神经体表标志（逆向）[1]

神经	R_1	刺激部位
正中神经	中指近节指骨	14 cm（其中 7 cm 为手掌中线的长度）
尺神经	小指近节指骨	14 cm
尺神经背侧皮支	第 4~5 掌骨间隙	10 cm
桡神经	第 1 掌骨间隙	10 cm
前臂内侧皮神经	刺激电极远端 10 cm，与尺骨茎突成一条直线	肱二头肌腱与内上髁中间
前臂外侧皮神经	刺激电极远端 10 cm，与桡骨茎突成一条直线	肱二头肌腱与外上髁中间
股外侧皮神经[1]	髂前上棘下方 20 cm	髂前上棘内侧 1 cm、腹股沟韧带上方
腓浅神经	外踝与内踝连线的外 1/3	14 cm（腓骨前方）
隐神经	胫骨内侧缘、内踝上方 4 cm	14 cm（胫骨内侧缘）
腓肠神经	外踝后方	14 cm(小腿中点或稍外侧）

表 16.3 运动神经传导检查（MNCS）的正常值[2]

运动神经	远端潜伏期(ms）	波幅（mV）	传导速度(m/s）
正中神经	≤4.4	≥4.0	≥49
尺神经	≤3.3	≥6.0	≥49
尺神经穿过肘部的节段[2]		降低≤20%	差异≤10m/s
腓神经	≤6.5	≥2.0	≥44
胫神经	≤6.3	≥3.0	≥41

表 16.4 感觉神经传导检查（SNCS）的正常值[1,2]

感觉神经	峰值潜伏期（ms）	波幅（μV）
正中神经	≤3.5	≥20
尺神经	≤3.1	≥17
尺神经背侧皮支	≤2.5	≥8
桡神经	≤2.9	≥5
前臂内侧皮神经	≤3.2	≥5
前臂外侧皮神经	≤3.0	≥10
股外侧皮神经[1]	≤3.6	≥9.0*
腓浅神经	≤4.4	≥6
隐神经	≤4.4	≥4
腓肠神经	≤4.4	≥6

* 峰间波幅

表 16.5　迟发反应[1-3]

	技术	正常值	意义
H 反射（胫神经）	将 R_1 置于腘横纹与跟骨的中点，R_2 置于跟骨后方，阴极置于腘横纹中点	大多数人≤35.1 ms 双侧潜伏期之差≤1.5 ms 双侧波幅之差＜50% 须校正身高	S1 神经根 与牵张反射相关
H 反射（桡侧腕屈肌）	将 R_1 置于桡侧腕屈肌肌腹，通常肱骨内上髁与桡骨茎突的上 1/3 处，R_2 置于肱桡肌表面	大多数人≤18.9 ms 双侧潜伏期之差≤1.0 ms	C6、C7 神经根 与牵张反射相关
F 波	与上肢的拇短展肌或小指展肌、下肢的趾短伸肌或拇趾展肌 MNCS 的电极安置方法相同，但阴极 / 阳极相反	正中神经≤31 ms 尺神经≤32 ms 腓神经和胫神经≤56 ms	反映脊髓前角细胞（运动神经元胞体）传入 / 传出的电流

尽量使用专用电线，可使用 60 Hz 陷波。

- 波形有初始偏转：
  - R_1 可能离开了运动点。
  - 若仅在给予近端刺激时出现，可能存在侧支支配（即 Martin-Gruber 交通支）。
  - 容积传导至支配 R_1 邻近肌肉的其他神经。
- 影响 CMAP 或 SNAP 起始波形的刺激伪迹：
  - 沿固定的阴极旋转刺激电极。
  - 降低刺激强度。
- 不能得到波形：
  - 确保所有的电极连接于正确的通道。
  - 检查刺激电极。
  - 确保电极的安置和刺激部位正确。
  - 增加电流强度 / 脉宽（可代偿组织厚度或组织水肿等原因造成的波幅减小）。
  - 若波形较小，可降低增益。
  - 行 MNCS 时可尝试近端刺激。若出现波形，则考虑有神经吻合术史或异常的神经支配。
  - 行 SNCS 时应检查皮肤阻抗，或尝试其他神经。
- 损伤的时间不同也可能产生假阳性或假阴性结果。
  - 详见下一部分讨论的神经损伤分类

肌电图（electromyography，EMG）

- 肌肉针电极检查是记录肌纤维电活动的方法。
  - 有助于病变的定位诊断（肌肉或神经）。
  - 明确疾病是否为慢性过程、疾病的严重性及预后。
- 屏幕显示负性波向上，正性波向下。

- 正常的波形首先是正性波，随后是负性波，最后返回基线。有时越过基线并形成更高的波峰（负性波峰）再返回基线。

肌电图检查包括四部分

1．插入活动（肌肉处于静息状态）

- 针电极插入时的肌肉反应。
- **正常值**：电活动持续＜300 ms，随后为电静息（终板除外）。
- **增高**：300 ~ 500 ms[4] 代表细胞膜不稳定，可能为异常状态。
  - 与未受累的肌肉相比，在受累肌肉的针电极不移动的情况下拍打肌肉也可能导致波幅升高。
- **降低**：＜300 ms[4] 可见于脂肪化、纤维化或水肿的肌肉组织，或电解质异常。
  - 也可能提示针电极未置于肌肉组织（即置于结缔组织）。

2．自发活动（肌肉必须处于静息状态）

- **正常**：
  - 无电活动（即电静息）。
  - 终板电位见于神经肌肉接头，在此处行肌电图检查可导致疼痛。
    - 终板噪声（贝壳音）。
    - 终板棘波（类似于纤颤电位，表现为窄小的复合波，但终板棘波初始为负性波）。
- **异常**：
  - 纤颤电位（fibrillation potentials，Fibs）：首先是正性波，声音像“雨落屋顶”，提示失神经支配。
  - 正锐波（positive sharp waves，PSWs）：首先是正性波及延长的负性波，“低沉的砰砰声”，提示失神经支配。
  - 复合重复放电（complex repetitive discharges，CRDs）：为“机枪样”声音，提示慢性失神经支配。

  - 肌强直性放电：波幅和频率消长，声音像“俯冲轰炸机”，与各种肌强直有关。
  - 束颤电位：大而不规则的运动单位动作电位（motor unit action potential，MUAP）样放电，声音像“爆米花”[2]，由轴突介导，非常缓慢地放电，可能为正常或异常（结合其他结果判断）。
  - 肌颤搐性放电：节律性、丛集性、自发性、重复“进行性”放电（成组的纤颤电位）[2]，通常与放射性神经丛病有关。
  - 神经肌肉强直性放电：高频、逐渐降低、重复性放电，“砰砰”声，见于Isaac综合征，与重症肌无力、肿瘤性或炎症性脱髓鞘性多发性神经病及家族性神经肌肉强直有关[2]。
  - 肌痉挛性放电：高频、重复的MUAP放电，具有轻微的不规则性，可能属于良性（夜间或运动后肌肉痉挛）或与多种神经、内分泌、代谢性疾病有关[2]。
- 伪迹也可能来源于起搏器或外置电源。
  - 持续、规律出现的非生理性尖波。

3．**运动单位分析**

- 目标：评估单个Ⅰ型运动单位动作电位（motor unit action potentials，MUAP）。
- 当肌肉轻度活化时进行MUAP分析最佳。
  - 如果活化增强，将导致额外的Ⅰ型运动单位募集及最终的Ⅱ型运动单位募集。
  - 当出现Ⅱ型MUAP或累加的Ⅰ型MUAP时，不能进行单个Ⅰ型MUAP分析。
- 选取肌肉的4个区域进行检查，进针应缓慢。
  - 远处的MUAP波形较宽，声音低钝，而近处的MUAP较窄，声音清脆。
  - 正常的MUAP也可能类似于正锐波或远处的多相波。

    ○ 应缓慢进针，进针时可向各方向倾斜以寻找运动单位。
    ○ 上升期应＜500 μs[4]。
- 长期持续低强度收缩的患者通常较为困难。
    ○ 允许短暂休息（表 16.6）。

表 16.6　MUAP 分析的正常值 [2]

特征	正常	持续时间延长，波幅增高(神经源性病变)	持续时间缩短，波幅降低（肌源性病变）
波幅	100 μV ~ 2 mV	＞4 ~ 5 mV	＜2 mV
持续时间	5 ~ 15ms	正常或延长（＞15 ms）	缩短（＜5 ms）
位相计数	2~4或12%~35%多相波[3]	正常 / 多相波增加	多相波增加
频率	5 ~ 20 Hz	正常 / 增加	正常
募集	5 ~ 10 Hz	延迟出现 / 减少	早期出现

4．干扰相（interference pattern，IP）

- 最大程度的自主收缩。
- 正常：多个 MUAP 重叠并掩盖基线。
- 不完全性："栅栏样"，与募集减少有关。
    ○ 通常由神经源性病变所致。
    ○ 正常肌肉也可能出现不完全性干扰相，原因是自主或非自主性（疼痛和脑卒中等）肌肉活化减弱。

肌电图的难点 [1]

- 不能片面分析，阳性结果有助于明确诊断，但阴性结果不能排除可疑的诊断。
- **取样错误**
    ○ 同一神经根对肌肉不同区域的支配程度可能不同。
    ○ 肌肉的神经支配异常。
    ○ 可能未将针电极置于待检查的肌肉。
    ○ MUAP 记录太少（每一块肌肉常规记录 20 个 MUAP）。

- **技术性错误**
    - 可能将Ⅱ型或累加的Ⅰ型纤维误认为巨大的 MUAP。
    - 可能将远处的 MUAP 误认为多相波或正锐波。
    - 背景噪声或自主活动可能模糊或形似自发活动。
    - 瘢痕组织可能与自发活动有关。
- **时序性**
    - 急性期表现可能最晚于神经损伤后 21 天出现。
    - 慢性期表现可能于损伤后 3～6 月出现（表 16.7）。

上肢 NCS/EMG 检查的基本方法

NCS

SNCS：正中神经和尺神经，若怀疑桡神经病变或 C6 病变，应包括桡神经及桡神经浅支。

MNCS：正中神经和尺神经（包括近端和远端）。

EMG

- 可评估插入活动、自发活动、轻收缩时自主活动及大力收缩时干扰相及募集模式。

肌肉：拇短展肌（正中神经，T1>C8），小指展肌（尺神经，C8>T1），神经根病筛查——通常检查三角肌（C5/6，腋神经），肱二头肌（C5/6，肌皮神经），肱三头肌（C6～8，桡神经），桡侧腕屈肌（C7>C6，外侧束，正中神经），第 1 骨间背侧肌（C8/T1，尺神经最远端），颈部椎旁肌 [常用于检查自发活动和巨大 MUAP（3～4 mV）]。

要点

- 如果拇短展肌或第 1 骨间背侧肌（均为 C8/T1）阳性，可检查示指固有伸肌，明确 C8 神经根是否受累。

表 16.7　神经损伤分类（Seddon 分类）[4]

	神经失用	轴突断裂	神经断裂
病因	压迫性损伤	碾压伤	横断伤
特征	轴突完整，局部髓鞘受损	轴突连续性中断，结缔组织完整	轴突连续性中断，结缔组织破坏
NCS	传导阻滞：波幅 / 传导速度降低	不能传导	不能传导
病变处	正常	波幅 / 传导速度降低（>4 天后）	波幅 / 传导速度降低（>4 天后）
病变远端	解除压迫后能恢复	5 周后可见恢复	不能恢复
病变近端肌电图	无纤颤电位、正锐波，募集正常 / 减少	<2 周：正常 2～3 周：出现纤颤电位、正锐波，募集减少	<2 周：正常 2～3 周：出现纤颤电位、正锐波，募集减少
病变远端肌电图	无纤颤电位、正锐波，募集正常 / 减少	>4 天：出现纤颤电位、正锐波，募集减少 >5 周：可见神经再支配	>4 天：出现纤颤电位、正锐波，募集减少 无神经再支配

- 颈神经根病最常见于 C7 水平：此时肱三头肌和桡侧腕屈肌检查为阳性，而三角肌、肱二头肌、第 1 骨间背侧肌和拇短展肌检查阴性。
- C6 神经根病的常见表现是三角肌和肱二头肌检查阳性，而菱形肌或上述其他肌肉阴性。
- 如果三角肌和肱二头肌检查阳性，为明确是否仅有 C5 病变，可检查菱形肌（仅由 C5 支配）。

下肢 NCS/EMG 检查的基本方法

NCS

SNCS：腓浅神经和腓肠神经，若有下肢内侧皮肤感觉障碍，可检查隐神经。

MNCS：胫神经和腓神经（近端和远端），若有腓骨小头局部病变，应检查腓神经的膝上部分和膝下部分。若有下肢近端无力，应检查股神经。

迟发反应

H 反射：给予亚极量刺激可记录到 H 反射，可能是 S1 神经根病的最初征象。一旦出现异常，将持续存在。

F 波：给予超大刺激可记录到 F 波。仅用于弥漫性或均匀性脱髓鞘疾病，如腓骨肌萎缩症或吉兰 - 巴雷综合征。

EMG

肌肉：神经根病筛查——胫前肌（L4/L5，腓深神经）、内侧腓肠肌（S1、S2、胫神经）、股内斜肌（L2~4、股神经）、阔筋膜张肌 / 臀中肌（L4、L5、S1、臀上神经）、臀大肌（L5、S1、S2、臀下神经）、腰部椎旁肌［常用于检查自发活动和巨大 MUAP（3 ~ 4 mV）］。

要点

- 足下垂的原因很多（如脑卒中、L5 神经根病、坐骨神经损伤和腓神经损伤等）。
- L4 神经根病的常见表现是胫前肌、股内斜肌、阔筋膜张肌 / 臀中肌检查阳性，而上述其他肌肉为阴性。
- L5 神经根病的常见表现是胫前肌、阔筋膜张肌 / 臀中肌和臀大肌检查阳性，而上述其他肌肉阴性。
- 若怀疑弥漫性周围神经病，必须检查 3 个肢体。NCS 可能发现波幅降低，潜伏期延长，传导速度减慢。

用于疾病诊断的 NCS/EMG 方法

神经根病

由脊神经根损伤所致。

主诉：相应皮区疼痛或感觉异常，通常由脊柱放射至肢体，有或无支配的肌肉无力或感觉缺失。

病理生理学

- 损伤最常见于椎间孔（由椎间盘突出、骨质 / 韧带 / 滑膜增生肥厚、肿物、脊椎滑脱所致）。

解剖学：感觉神经元胞体位于椎间孔外侧的背根神经节（dorsal root ganglion，DRG）。背根神经节远端的神经纤维参与形成脊神经。

体格检查：相应肌肉无力 / 萎缩、皮区感觉障碍、痛觉减弱 / 痛觉过敏、反射减弱 / 消失、神经牵拉 / 神经刺激试验 [如直腿抬高试验、Slump 试验、交叉直腿抬高试验、压颈试验、肩外展试验（Bakody 征）] 阳性。

电生理检查

颈神经根病[5]

NCS

- 应对患肢进行至少 1 项 MNCS 和 1 项 SNCS，明确是否伴随其他神经病变。
- MNCS 或 SNCS 可选择正中神经或尺神经（仅限于须要排除严重的周围神经病时）。
- 也可能包括：
  - MNCS 或 SNCS 可同时检查正中神经和尺神经。
  - 若 1 项以上 NCS 异常或怀疑周围神经病，可进行其他神经（如胫神经或腓神经）NCS 检查。
  - 若怀疑 C7 神经根病，桡侧腕屈肌 H 反射可证实 C6 和 C7 神经根病变。
  - 颈神经根刺激有助于明确神经根病。
  - 如怀疑 C8 或 T1 神经根病，可进行正中神经 / 尺神经的 F 波检查。
- 必要时与对侧肢体进行比较。

EMG

- 应检查患肢的 5 块以上肌肉，应包括全部肌节及 1 个以上节段椎旁肌[6]。
- 应选择可疑神经根及不同的周围神经支配的 1 ~ 2 块肌肉进行检查。
- 若 EMG 存在异常，应检查至少 1 块对侧肢体肌肉（表 16.8）。

腰神经根病[8]

NCS

- 应对患肢进行至少 1 项 MNCS 和 1 项 SNCS，明确是否伴随其他神经病变。
- 可同时进行 MNCS（胫神经或腓神经）和 SNCS（腓肠神经）。
- 若 1 项以上 NCS 异常或怀疑周围神经病，应进行其他神经 NCS

检查。

- 应检查 H 反射（胫神经），其下降 / 消失可能是 S1 神经根病的早期征象。

EMG

- 选择 5 块以上患肢肌肉进行检查，应包括全部肌节及至少 1 个节段椎旁肌[9]。
- 应选择可疑神经根及不同周围神经支配的 1 ~ 2 块肌肉进行检查。

不推荐

- 腓神经 / 胫神经 F 波检查（敏感性低）。
- L5 或 S1 皮区 / 节段 SEP 检查。
- 对骶神经根病进行椎旁肌定位（表 16.9）。

表 16.8　周围神经和神经根支配的颈部肌肉[2, 7]

肌肉	神经	C5	C6	C7	C8	T1
菱形肌	肩胛背神经	++				
三角肌	腋神经	++	++			
肱二头肌	肌皮神经	++	++			
肱桡肌	桡神经	++	+++			
旋前圆肌	正中神经		++	++		
桡侧腕屈肌	正中神经		++	+++		
肱三头肌	桡神经		++	+++	+	
示指固有伸肌	骨间后神经			+	++	
尺侧腕屈肌	尺神经			+	+++	+
第 1 骨间背侧肌	尺神经			+	++	++
旋前方肌	骨间前神经				++	+
拇短展肌	正中神经				++	+++

表 16.9　周围神经和神经根支配的腰部肌肉 [2,7]

肌肉	神经	L4	L5	S1	S2
股内侧肌 / 股外侧肌	股神经	++	+		
腓骨长肌	腓浅神经	++	++	+	
胫前肌	腓深神经	++	+		
拇长伸肌	腓深神经	+	++	+	
股二头肌长头	坐骨神经（胫神经）		+	++	+
股二头肌短头	坐骨神经（腓神经）		+	++	+
内侧腓肠肌	胫神经		+	++	+
外侧腓肠肌	胫神经		+	++	+
阔筋膜张肌	臀上神经	+	++	+	
臀中肌	臀上神经	+	++	+	
臀大肌	臀下神经		+	++	++
梨状肌	支配梨状肌的神经			++	++

诊断标准

1. SNCS 正常。
2. MNCS 可能正常或波幅降低。
3. 相同神经根的不同神经支配的 2 块以上肌肉 EMG 结果 [5]。
4. 病变上下神经根支配的肌肉正常。

注意

- 合并周围神经病时难以诊断。
- 若不能进行 SNCS 且脊神经后根激惹征象（＋），可能难以鉴别腰神经丛病。
- H 反射仅有助于 S1 和 C7 神经根病变的诊断。

治疗：见肌肉骨骼系统章节。

腰椎管狭窄症

多节段、双侧神经根病。

主诉：神经源性跛行——腰椎后伸时（但也可见于腰椎前屈）出现

下肢烧灼性疼痛，前屈（或后伸）可缓解。血管性跛行的特点是改变姿势不能使疼痛症状减轻。

病理生理学

- 腰椎退行性变通常导致多节段的椎间孔或椎管受损。
  - 椎小关节 / 黄韧带肥厚时出现后伸受限。
  - 椎间盘突出时出现前屈受限。
- 神经根的血供受损。
- 单个节段椎间盘突出也可能压迫多个神经根。

体格检查：腰椎前凸曲度及后伸活动度消失，呈前屈姿势，伴或不伴双下肢无力和感觉障碍，反射减弱 / 消失，神经牵拉试验通常阴性。

电生理检查：双侧神经根病变的检查见前述。

诊断标准：多节段（通常为连续节段）、双侧神经根病变。

注意 [2]

- 腰骶椎管狭窄症 EMG 可能接近正常或完全正常，这是由于间歇性症状意味着不完全性神经受压，不会导致失神经变化。
- 可能难以鉴别老年人的轻度慢性远端多发性神经病与轻度慢性双侧 L5 ~ S1 神经根病（由于存在年龄相关的 NCV 和 SNAP 变化）。
- 鉴别诊断：周围神经病、慢性蛛网膜炎、血管性跛行及肌萎缩侧索硬化（ALS）。

治疗

- 物理治疗：手法治疗、步行、核心肌力训练 [10]。
- 手术治疗：个体化。
- 药物治疗：证据有限。

单神经病

注意：单神经病不仅限于下列疾病。若病变不符合下述疾病，应考虑其他可能。

正中神经病

腕管综合征

腕管内正中神经局部受压所致。

主诉：手部正中神经分布区的感觉异常、感觉倒错、疼痛（可向近端放射），通常夜间加重，伴手部及拇指肌肉无力。

病理生理学：可能是反复的压迫损伤所致。与蚓状肌（连于指屈肌腱，可侵占腕管空间）及腕管内肌腱代偿性肥厚相关。还可能与糖尿病、甲状腺功能减退、类风湿关节炎和妊娠有关。

解剖学

- 走行：在腕部前面，正中神经走行于掌长肌腱和桡侧腕屈肌腱之下。
- 腕管内的 10 个结构：肌腱（包括 4 个指浅屈肌腱、4 个指深屈肌腱、拇长屈肌腱）和正中神经。
- 感觉：仅手指感觉支穿过腕管。
  - 掌神经：拇指、示指、中指和环指桡侧半。
  - 掌神经皮支（司掌部感觉）自进入腕管之前发出。
- 运动：2LOAF——第 1、2 蚓状肌（lumbricals 1&2）、拇对掌肌（opponens pollicis）、拇短展肌（abductor pollicis brevis）和拇短屈肌（flexor pollicis brevis）浅部。

体格检查：感觉障碍（见主诉），拇短展肌（拇指在手掌垂直面的外展活动）无力，腕管区 Tinel 征（+），Phalen 征（+）；无神经根病变体征。

电生理检查

NCS

- 行患侧正中神经 SNCS。如有异常，进入下一步。
- 同侧尺神经或桡神经 SNCS，以及下列之一：
  - 正中神经 / 尺神经腕部 SNCS（7 cm）比较。
  - 正中神经 / 尺神经至环指 SNCS（14 cm）比较。
  - 桡神经 / 正中神经至拇指 SNCS（10 cm）比较。
  - 正中神经掌中部 SNCS（7 cm）与正中神经腕部 SNCS（14 cm）。
- 行正中神经 MNCS，如有异常，行同侧尺神经 MNCS。

EMG（可选）

- 可考虑拇短展肌或拇对掌肌用于鉴别神经失用与轴突损害，评估持续性轴突损害（自发电位）及恢复。
- 若怀疑合并其他病变（双卡综合征），或 SNCS 正常，也可考虑神经根病筛查。

诊断标准：（见表 16.10、表 16.11）

- 正中神经腕管部 MNCS 或 SNCS 异常，包括上述比较结果异常[11]。
- 拇短展肌或拇对掌肌 EMG 异常（可选）。

表 16.10 腕管综合征的诊断标准[11]

正中神经 / 尺神经 MNCS 远端潜伏期的差异	>1.2 ms
桡神经 / 正中神经至拇指 SNCS 潜伏期的差异	>0.5 ms
正中神经 / 尺神经至环指 SNCS 潜伏期的差异	>0.4 ms
掌中部：腕部	<1：2
正中神经 / 尺神经腕部的差异	>0.4 ms

表 16.11 腕管综合征的分级标准 [11]

分级	MNCS	SNCS	EMG
轻度	正常	延长（>4 ms）	正常
中度	延长（>4.5 ms）	延长	正常
重度 *	波幅降低（<5 mV）或消失	波幅降低（<10 μV）或消失	轴突损害

* 只需一项即为重度

注意

- Martin-Gruber 吻合（Martin-Gruber anastomosis，MGA，仅运动神经纤维）可能导致 CMAP 降低 / 提示轴突损害等假阳性结果。
  - 拇短展肌腕部 CMAP 降低，但肘部不会降低。
  - 肘部刺激由于尺神经纤维活化会导致偏转（+）。
  - 传导速度假性增加。
- C6 或 C7 神经根病可能与腕管综合征的感觉症状相似。
- 腕部损伤 / 前臂远端骨折可能有类似表现，应注意与腕管综合征相鉴别。

治疗 [12]

- 评估有无潜在的原发病，并给予治疗。
- 局部应用或口服 NSAIDs。
- 腕部中立位夹板固定，限制腕掌关节伸展，减轻蚓状肌萎缩。
- 皮质类固醇注射。
- 手术松解（长期效果最佳）[8]。
- 妊娠期宜保守治疗（分娩后有望缓解）。

骨间前神经病

正中神经运动支（司深部感觉，不是皮肤感觉）。

主诉：手部肌肉无力，可能有腕部疼痛。

病理生理学：创伤或压迫综合征。

解剖学

- 走行：正中神经在旋前圆肌远端发出（不支配旋前圆肌）。
- 感觉：无皮肤支。
- 运动：指深屈肌桡侧 1/2、拇长屈肌和旋前方肌。

体格检查：拇指和示指远端指间关节屈曲及前臂旋前无力，OK 征（+），无感觉障碍，须排除骨筋膜室综合征。

电生理检查[2]

NCS

- 正中神经 MNCS/SNCS 与腕管综合征的检查方法类似。
- 正中神经 MNCS 的针电极传感器置于旋前方肌。

EMG

- 至少进行下列一项检查：旋前方肌、拇长屈肌和指深屈肌。
- 上肢筛查应包括正中神经远端支配的肌肉及相同神经根（C8）支配的肌肉，以排除正中神经病和（或）C8 神经根病。

诊断标准

常规的正中神经 NCS 检查正常，骨间前神经支配肌肉的 EMG 异常。

注意：Martin-Gruber 吻合伴骨间前神经病可能出现手部检查异常。

治疗[13-15]

- 相对休息（避免引起疼痛的动作：屈肘、前臂旋前和抓握）。
- 药物（NSAIDs）。
- 制动 7～10 天。
- 逐渐进行屈肘肌、腕伸肌、旋前肌肉牵伸和肌力训练以及抓握练习。

- 若 6 ~ 8 周未见改善，可考虑手术减压。但是，在发病后 12 个月内都有自愈的可能。
- 肌腱移植的适应证因损伤水平、运动恢复质量需要、功能需要和术者的偏好而异。

桡神经病

主诉：抓握无力，上臂后侧 / 前臂 / 手背桡侧包括拇指、示指、中指和环指桡侧半的感觉障碍。

病理生理学：注射、压迫（助行杖、蜜月麻痹、Frohse 腱弓、腕表 / 手铐）、类风湿关节炎、Monteggia 骨折和铅中毒。

解剖学 [2]

- 神经支配：臂丛的全部 3 个神经干（C5-T1）→后束发出腋神经后变为桡神经。
- 走行：后束走行于上臂上部→臂后侧皮神经和臂外侧下皮神经、前臂后侧皮神经→肱三头肌和肘肌→螺旋沟→在 Frohse 弓支配肱桡肌、桡侧腕伸肌长头、旋后肌→外上髁远端→分支为桡浅神经（穿过伸肌支持带）和骨间后神经（见下述）。
- 感觉神经：上臂和前臂后侧，手背至拇指、示指、中指和环指桡侧半（不包括指尖）。
- 运动神经：肱三头肌和肘肌、肱桡肌、桡侧腕伸肌长头、旋后肌。

体格检查

- 助行杖压迫——桡神经支配的全部肌肉无力，由于失去肌腱固定导致抓握无力，上臂后侧、前臂和手背等部位感觉障碍。
- 螺旋沟压迫——肱三头肌和肘肌保留，中立位屈肘无力，垂腕，伸腕 / 伸指肌无力，失去肌腱固定导致抓握无力，上臂后侧 / 前臂 / 手背等部位感觉障碍。

• 桡神经浅支压迫——仅手背部单纯感觉异常。

电生理检查

NCS

• 患侧桡神经 SNCS，若异常：
  ○ 行对侧桡神经 SNCS。
  ○ 桡神经 / 正中神经至拇指 SNCS（10 cm）比较。
  ○ 桡神经至示指固有伸肌和（或）肱三头肌 MNCS。

EMG

• 筛查应包括示指固有伸肌 / 肱桡肌 / 肱三头肌及相同神经根支配的其他肌肉（尤其是 C7 神经根发出的不同周围神经，即正中神经支配的桡侧腕屈肌）。

诊断标准 [2]

螺旋沟：桡神经 SNAP 降低 / 消失，支配示指固有伸肌的远端桡神经 CMAP 波幅降低，肱三头肌 MNCS 正常，桡神经支配的全部肌肉（除肱三头肌 / 肘肌）EMG 正常。

腋窝：桡神经浅支 SNAP 降低，支配示指固有伸肌 / 肱三头肌的远端和近端桡神经 CMAP 波幅降低，桡神经支配的全部肌肉（包括肱三头肌 / 肘肌）EMG 正常。

注意：许多病变可导致垂腕：骨间后神经病，位于螺旋沟、腋窝的桡神经病变，臂丛神经后束病变，C7 神经根病，中枢神经系统病变 [2]。

治疗 [16]

• 作业治疗。
• 伸腕位夹板固定以提高手功能。
• 手术解除压迫。
• 肌腱移植。

骨间后神经病

桡神经的运动支（仅深感觉）。

主诉：腕和手指无力，伸肘肌力不受累，一些人主诉肘部疼痛。

病理生理学

- 创伤、压迫。
- 可见外上髁炎（Frohse 腱弓压迫导致）。

解剖学

- 走行：旋后肌近端发出分支并走行于 Frohse 腱弓之下。
- 感觉：无皮肤支。
- 运动：桡侧腕短伸肌、旋后肌、指总伸肌、小指伸肌、尺侧腕伸肌、拇长展肌、拇长 / 短伸肌和示指固有伸肌。

体格检查

- 局部肌肉无力，由于桡侧腕长伸肌不受累，所以通常尺侧伸腕肌肉无力较桡侧重。
- 腕中立位时伸肘、屈肘正常。
- 无皮肤感觉障碍。

电生理检查

NCS

- 桡神经至示指固有伸肌 MNCS。若异常，检查对侧。
- 桡神经 SNCS。

EMG

- 检查至少 2 块骨间后神经支配的肌肉。
- 怀疑桡神经病和（或）C7 或 C8 神经根病时，上肢筛查应包括肱桡肌 / 肱三头肌及非桡神经支配的其他肌肉。

诊断标准：桡神经至示指固有伸肌 MNCS 异常，仅骨间后神经支配肌肉 EMG 异常，桡神经 SNCS 正常。

治疗

- 部分失神经：低位损伤可采用指夹板。
- Frohse 腱弓压迫神经时进行手术松解 [15]。

尺神经病

主诉：肘管综合征：手尺侧半麻木，抓握无力；Guyon 管综合征：抓握无力，小指和环指麻刺感。

病理生理学：创伤、压迫（环形）、类风湿关节炎及迟发性尺神经麻痹。

解剖学

- 走行：自 C8、T1 发出→臂丛下干→内侧束→尺神经→ Struthers 腱弓→内上髁和鹰嘴之间的髁后沟→肘管→发出尺神经背侧皮支→ Guyon 管。
- 感觉：在 Guyon 管之前发出回返支支配小鱼际区，浅支继续走行于 Guyon 管内，司手指感觉（小指、环指尺侧半）。
- 运动：
  - 前臂（尺侧腕屈肌、指深屈肌尺侧半），支配尺侧腕屈肌的分支可能起自肘管近端或远端。
  - 小鱼际支穿过 Guyon 管支配小鱼际肌，深部运动支也穿过 Guyon 管支配几乎全部手部肌肉（除第 1、2 蚓状肌、拇对掌肌、拇短展肌、拇短屈肌由正中神经支配）。第 1 骨间背侧肌是其支配的最后一块肌肉。

体格检查：手部肌肉无力，骨间肌萎缩，屈腕时桡偏，爪形手，Froment 征（+），Wartenberg 征（+），肘管或腕尺管（即 Guyon 管）

Tinel 征（+）。

电生理检查[17]

NCS

- 尺神经 SNCS（14 cm）。
- 尺神经 MNCS：尺神经腕部、肘下部、肘上部刺激，小指展肌记录。
  - 屈肘 70° ~ 90° 。
  - 肘部两端的刺激点间隔约 10 cm。
  - 病变定位时应缓慢移动电极。
- 若尺神经 SNCS/MNCS 异常，应检查其他神经 NCS，以排除弥漫性病变。
- 若尺神经 MNCS 不足以确诊，应将电极置于第 1 骨间背侧肌，再次检查 MNCS。

EMG

- 第 1 骨间背侧肌及 1 块以上尺神经支配的位于病变远端的其他肌肉。
- 非尺神经的 C8 神经根 / 内侧束 / 下干支配的肌肉，以排除臂丛神经病。
- 颈部椎旁肌，以排除 C8/T1 神经根病。

诊断标准

- **肘管综合征**：异常的尺神经 MNCS/SNCS 包括尺神经背侧皮支 SNCS，肘部的神经传导速度降低 10 m/s，波幅或传导速度降低 20%，或传导速度 <50 m/s。尺神经支配的位于腕部以上和以下肌肉的 EMG 异常。
- **Guyon 管综合征**：尺神经 MNCS/SNCS 异常，但尺神经背侧皮支 SNCS 正常，尺神经支配的腕部以下（非以上）肌肉的 EMG 正常。

注意：如尺神经背侧皮支正常，不能完全排除近端尺神经病。

治疗 [18,19]：

保守治疗：

- 适用于轻中度神经病伴间歇性/持续性感觉缺失及无力，无肌肉消耗表现。中重度的稳定的神经病持续时间<6个月（中度指 NCS 出现传导阻滞，仅供参考）。老年或伴随其他疾病的患者。
- 日常生活活动中生物机械的改进。
- Guyon 管综合征：使用保持腕关节中立位的支具。
- 肘管综合征：采用质软的泡沫或毛巾卷保持夜间肘关节伸直。

手术治疗：

- 适用于无力及麻木持续 >6 个月，保守治疗无效，EMG 或 NCS 为中重度异常，症状和体征出现中重度进展，年轻或无伴随疾病的患者。
- 尺神经减压或移位。

股外侧皮神经病/感觉异常性股痛

主诉：大腿外侧麻木、麻刺或烧灼感。

病理生理学：反复微创伤、腰带、关节翳、妊娠、服装过紧造成的压迫，可能与肥胖、糖尿病、肿瘤和感染有关。

解剖学

- 走行：直接起自 L2、L3 神经根，越过髂肌向髂前上棘走行，并通过腹股沟韧带下方。
- 感觉：股外侧。
- 运动：无。

体格检查：神经压迫病因的体征，大腿外侧感觉障碍，无运动功能异常。

电生理检查

NCS

- 双侧股外侧皮神经 SNCS（可在腹股沟韧带以上或以下进行）。
- 如果股外侧皮神经 SNCS 异常，可考虑其他 SNCS 和（或）MNCS，以排除其他疾病（神经丛病和周围神经病）。

EMG（可选）

- L2/3 支配肌肉 EMG 以排除神经根病[4]。
  - 髂肌、股薄肌、长收肌、股内侧肌和胫前肌。
  - 椎旁肌。

诊断标准：股外侧皮神经 SNCS 异常。

注意

- 正常人难以记录到该反应。
- EMG 正常有助于排除其他更严重的疾病（即腰神经根病、神经丛病、糖尿病肌萎缩）。

治疗[20]

- 大多数病例能自发缓解。
- 穿宽松的衣服和（或）减肥。
- 加巴喷丁（或其他治疗神经病理性疼痛的药物）或 NSAIDs 止痛。
- 神经阻滞，皮质类固醇注射。
- 手术松解。

坐骨神经病[21]

主诉：下肢无力、麻木或麻痛，臀部疼痛并放射至下肢，足下垂。

病理生理学：压迫、创伤、医源性（髋关节置换术）、梨状肌压迫、妊娠；骨盆出口的压迫常影响腓神经纤维。

解剖学[4]

- 走行：L4、L5、S1、S2、S3 神经根→腰骶丛→通过坐骨大孔出骨盆，即坐骨神经（包括胫神经和腓神经部分）→分支为胫神经和腓总神经。
- 运动（大腿）：
  - 胫神经部分：腘绳肌（股二头肌长头、半腱肌、半膜肌和大收肌的一半）。
  - 腓神经部分：股二头肌短头。
- 感觉：小腿外侧（腓浅神经）、足背（腓深神经）和足底。

体格检查：坐骨神经分布区无力 / 感觉缺失，股四头肌肌力和膝反射保留。髋关节屈曲、内收、内旋可加重梨状肌综合征。

电生理检查

NCS

- 同侧胫神经和腓神经 MNCS，可与对侧相比。
- 同侧腓肠神经和腓浅神经 SNCS，可与对侧相比。
- 双侧胫神经 H 反射。

EMG

- 胫神经和腓神经支配的膝上和膝下肌肉（股二头肌短头由膝上的腓总神经支配；腓骨长肌由膝下的腓浅神经支配，腓肠内侧肌由膝下的胫神经支配）。
- L5/S1 神经根支配的坐骨神经分布区以外的至少 1 块肌肉（L5 神经根支配臀中肌和阔筋膜张肌；S1 神经根支配臀大肌），以排除神经丛病和神经根病。
- L5/S1 椎旁肌以排除神经根病。

诊断标准

- 腓神经和（或）胫神经 MNCS 异常（尤其是腓神经）。

- 腓肠神经 / 腓浅神经 SNCS 异常（尤其腓浅神经）且隐神经 SNCS 正常。
- 与对侧相比，H 反射延长。
- 胫神经和腓神经支配的膝下和膝上肌肉 EMG 异常。
- 下腰部椎旁肌和 L5/S1 神经根（非坐骨神经）支配肌肉 EMG 正常。

注意

- 须与神经根病和神经丛病鉴别。
- 即使损伤发生于坐骨神经，可能仅发现腓神经损伤的证据（由于腓神经较胫神经更易受损伤）。
  - 在这种情况下，股二头肌短头有助于明确坐骨神经损伤并排除神经根病（由于腓总神经是坐骨神经的分支）。

治疗

- 腘绳肌和梨状肌等下肢肌肉康复治疗。
- 手术松解压迫。

腓神经病 / 足下垂

主诉：足下垂伴小腿外侧和足背感觉障碍。

病理生理学：通常发生于腓骨颈，与创伤、牵拉、压迫、手术体位摆放和下肢交叉有关。

解剖学[2]

- 走行：L4 ~ S1 神经根→腰骶丛→坐骨神经（腓神经部分）→腓总神经至腓骨小头后面→分支为腓深神经和腓浅神经→腓深神经进入深部组织，并分支为足背内侧皮神经和足背中间皮神经。
  - 有 15% ~ 20% 的人有副腓神经，向后走行至外踝。
- 运动：腓深神经支配第三腓骨肌、胫前肌、趾长伸肌、拇长伸肌和趾短伸肌。

腓浅神经支配腓骨长肌和腓骨短肌。

- 感觉：腓深神经司第 1 趾和第 2 趾间隙的皮肤感觉。

腓浅神经司小腿中间外侧和下外侧、足背（除第 1 趾间隙）皮肤的感觉。

体格检查：腓骨颈触痛，Tinel 征（+），足背屈 / 外翻无力，上述区域感觉减弱或消失，代偿性步态（提髋或环行步态）。见表 16.12。

表 16.12 足下垂的损伤定位 [2]

			腓深神经	腓总神经	坐骨神经	腰骶丛	L5
肌肉无力	踝	背屈	+	+	+	+	+
		外翻		+	+	+	+
		内翻			+	+	+
	膝屈曲				+	+	+
	髋外展 / 后伸					+	+
感觉消失	第 1 趾间隙		+	+	+	+	+
	足背			+	+	+	+
	小腿外侧			+	+	+	+
	膝外侧				+	+	+
	足底				+	+	+
	大腿后侧					+	+
Tinel 征	腓骨颈		+	+	+		

电生理检查 [2]

NCS

- 腓深神经 MNCS，将针电极传感器置于趾短伸肌或胫前肌，刺激腓骨小头后侧和腘窝外侧。
- 腓浅神经 SNCS［顺向和（或）逆向］。
- 至少 1 项其他神经 MNCS 和 SNCS 显示无异常。

EMG

- 股二头肌短头，至少 1 块腓深神经支配的肌肉，至少 1 块腓浅神经支配的肌肉。
- 至少 1 块坐骨神经（非腓神经）支配的肌肉（表 16.9）。

诊断标准 [22]

- 仅腓总神经、腓深神经或腓浅神经 NCS 异常。
- 腓总神经、腓深神经或腓浅神经支配的至少 2 块肌肉 EMG 异常。
- 腓神经相同神经根的其他肌肉 EMG 正常。

注意

- 股二头肌短头异常将排除腰神经根病。
- 最常见的下肢单神经病。
- 腓总神经损伤偶然发生于腘窝，其最常见的原因是 Baker 囊肿 [23]。
- 须考虑足下垂的其他原因：脑损伤、脊髓损伤、L4/5 神经根病、腰骶神经丛病、糖尿病性周围神经病及多发性单神经病导致的神经梗死 [23]（表 16.13、表 16.14）。

治疗：若符合适应证，可手术松解 [4, 23] 和康复治疗。

胫神经病 / 跗管综合征

主诉：足 / 第 1 趾疼痛和麻木，踝周烧灼感，负重或夜间加重。

病理生理学：内踝屈肌支持带（跗管）压迫胫神经，通常与创伤、骨骼退行性变和结缔组织病有关。

解剖学 [4]

- 走行：胫神经（L4 ~ S2）→胫后神经（支配比目鱼肌）→内踝后侧→通过屈肌支持带下方及跗管（与拇长屈肌、趾长屈肌、胫后肌、动脉和静脉共同通过）→远端的胫神经→分支为足跟感觉神经和足底神经。

- 感觉：足跟感觉神经司足底皮肤感觉。
  - 足底内侧神经司第 1、2、3 趾和第 4 趾内侧半。
  - 足底外侧神经司第 4 趾外侧半和第 5 趾。
- 运动：足底内侧神经支配拇趾展肌、拇短屈肌和趾短屈肌。
  - 足底外侧神经支配小趾展肌。

体格检查：足底感觉减弱，小腿后侧及腓浅神经分布区感觉正常，跟腱反射正常，可出现足固有肌萎缩，跗管处 Tinel 征（+）。

电生理检查 [2, 24]

NCS

- 双侧胫神经 MNCS，将针电极传感器置于拇趾展肌和小趾展肌。
- 双侧足底内侧 / 外侧 SNCS。

EMG（作用有限、可选）[24]

- 拇趾展肌或小趾展肌。
- 胫神经支配的位于跗管近端的肌肉。

诊断标准 [24]

- 胫神经 MNCS 远端潜伏期延长。
- 足底内侧 / 外侧神经 NCS 的峰值潜伏期延长 / 传导速度减慢。
- 跗管处传导速度减慢和（或）足底内侧及外侧神经 SNCS 的 SNAP 降低或消失。

难点

- 技术难点：进行 SNCS 时需要针电极传感器。
- 正常人或老年人足固有肌 EMG 可能为（+）。
- 合并其他神经病变时难以诊断。

治疗 [23]

- 穿鞋时应注意减轻压迫，可使用矫形器。
- 局部应用或口服 NSAID。
- 注射皮质类固醇。
- 手术松解跗管压迫。

多发性神经病

- 为具有多种原因及临床表现的一大类系统性神经疾病谱。
- 重在明确原发疾病，因此，详细的病史和体格检查非常重要。

病理生理学

- 周围神经的轴突、髓鞘或血供可能受到影响。
- 可能由于炎症、自身免疫、副肿瘤、代谢、内分泌或其他系统性疾病所致。

体格检查：多种类型的无力和感觉消失，反射变化，没有锥体束征，可通过完整的系统回顾指导检查。体征具有多样性（表 16.13）。

电生理检查 [2, 25]

目标：明确受累的神经纤维类型（运动、感觉和自主神经），缩小鉴别诊断的范围（表 16.13、16.14）。

NCS（适用于大多数多发性神经病）

- SNCS：双侧腓肠神经和单侧尺神经，可选择双侧腓浅神经。
- MNCS：双侧腓神经，双侧胫神经，单侧尺神经，可选择单侧正中神经。
- F 波：双侧腓神经，单侧尺神经。
- 可考虑进行自主神经反应检查 [26]。

EMG

- 双侧上肢和单侧下肢的至少 1 块远端肌肉和至少 1 块近端

肌肉。

- 椎旁肌检查可提高敏感性。

诊断标准（表 16.13、16.14）

分类基于下列因素：

- 弥漫或局限。
- 近端或远端。
- 弥漫性或节段性。
- 感觉神经或运动神经或混合性。
- 轴索型或脱髓鞘性。
- 是否有自主神经受累。
- 对称性或非对称性（对称性通常不是完全的）。

定义：

- 脱髓鞘：NCV<70% 下限，不同程度的传导阻滞，若存在继发性轴索丢失，则 EMG 可出现正锐波和纤颤电位。
- 轴索损害：CMAP/SNAP 降低，EMG 出现失神经表现。

注意

- NCS 不能有效地检查小的感觉神经纤维和自主神经纤维。
- 皮肤钻取活检可能有助于诊断 [27]。
- 其他可参考糖尿病性多发性神经病 [25]。

治疗

- 治疗潜在病因。
- 保护皮肤，预防并发症。
- 感觉倒错：
    - 加巴喷丁 300 mg po qh，逐渐至 tid，并达到能耐受的有效剂量（最大剂量 3600 mg/d）。
    - 度洛西汀 30 mg po qd，2 周后可增至 60 mg。
    - 美金刚 5 mg po qh，2 周后增至 10 mg。

表 16.13 多发性神经病的临床类型

对称性*	无力	感觉消失	考虑的类型	举例
是	弥漫性	是	炎症性脱髓鞘性神经病	急性 / 慢性炎症性脱髓鞘性多发性神经根神经病（AIDP/CIDP）
是	远端	是	遗传性运动感觉神经病（HMSN）、代谢性疾病、中毒	腓骨肌萎缩症（CMT）、糖尿病、尿毒症
否	远端	是	多发性单神经病：血管炎、结节病、感染、多灶性获得性脱髓鞘性运动感觉神经病、遗传性压迫易感性神经病（HNPP）	HIV、糖尿病、带状疱疹、莱姆病、麻风病
否	远端	否	运动神经元病、多灶性运动神经病（MMN）	肌萎缩侧索硬化
否	弥漫性	是	糖尿病、肿瘤浸润或特发性多神经根病或神经丛病	糖尿病
是	无	远端感觉消失	代谢、中毒、感染、抗 -MAG 相关神经病、特发性	糖尿病、HIV
不定	不定	感觉性共济失调	副肿瘤、干燥综合征、中毒、特发性	抗 -Hu、磺胺、维生素 B_6 中毒、顺铂、依托泊苷、核苷类
自主神经受累为主			糖尿病、淀粉样变性、吉兰 - 巴雷综合征、卟啉病、特发性自主神经病	

* 对称性可能不准确

表 16.14 多发性神经病的电生理类型 [7]

系统性脱髓鞘性感觉运动性		
弥漫性脱髓鞘	*节段性脱髓鞘*	
遗传性运动感觉神经病 1 型、3 型、4 型，异染性脑白质营养不良，Krabbe 球状细胞脑白质营养不良，肾上腺髓质神经病，Tangier 病，脑腱黄瘤病，Cockayne 综合征，Refsum 病	遗传性压迫易感性神经病、急性 / 慢性炎症性脱髓鞘性多发性神经根神经病、运动神经元病、多灶性获得性脱髓鞘性运动感觉神经病、麻风病、白喉、HIV、莱姆病、淋巴瘤、Castelman 病、骨硬化性骨髓瘤、Waldenstrom 巨球蛋白血症、意义未明的单克隆免疫球蛋白病（MGUS）、肢端肥大症、甲状腺功能减退、门 - 腔静脉吻合术后	
系统性轴索型		
感觉 > 运动	*感觉运动混合性*	*运动 > 感觉*
遗传性感觉神经自主神经病（HSAN I~V），Friedrich 共济失调，脊髓小脑变性，维生素 E 缺乏，Aβ 脂蛋白血症，共济失调 - 毛细血管扩张，Fisher 综合征（AIDP 的特殊类型），肿瘤的远隔效应——抗 Hu 综合征，干燥综合征，特发性，系统性疾病的其他并发症 中毒：核苷类、长春新碱	遗传性：HMSN 2、脊髓小脑共济失调 血管炎：结节性多动脉炎（PAN）、Churg-Strauss 综合征、系统性红斑狼疮（SLE） 内分泌：肢端肥大症、甲状腺功能减退 营养缺乏：B_1、B_{12}、叶酸 感染：HIV、莱姆病 其他系统性疾病：淀粉样变性、副蛋白相关神经病、结节病、COPD 中毒：无水酒精、苯妥英、呋喃妥英、阿米替林、化疗药物、工业制剂、金属 AIDP（急性运动感觉轴索型神经病，AMSAN） 慢性特发性	HMSN 2，卟啉病，AIDP（急性运动轴索型神经病，AMAN），血管炎，中毒：己烷、胺碘酮、氯喹

续表

系统性脱髓鞘和轴索型感觉运动性	
糖尿病、尿毒症、CIDP、副蛋白性多发性神经病	
非系统性感觉运动性	
脱髓鞘性	*轴索型*
AIDP、CIDP、MMN、HIV	PAN、SLE、动脉粥样硬化
压迫性神经病	药物诱发
糖尿病，副肿瘤或肉芽肿浸润	HIV、CMV、莱姆病、带状疱疹、乙型/丙型病毒性肝炎

- 针对无力、平衡或步态障碍可进行物理治疗。

神经丛病

主诉：无力、感觉症状和感觉倒错（表 16.15）。

病理生理学：创伤、炎症、压迫。

解剖学：C5 ~ T1 神经根→3 个神经干（上干、中干及下干）→6 个神经股（3 前股及 3 后股）→3 个神经束（外侧束、后束及内侧束）→5 支主要神经（肌皮神经、腋神经、桡神经、正中神经及尺神经）。

体格检查：见下列诊断特异性部分和表 16.15。

电生理检查：（主要依赖于怀疑的病变部位）。

臂丛：

NCS

- 上干：病侧及对侧腋神经 MNCS、肌皮神经 MNCS、桡神经 MNCS/SNCS、正中神经至拇指 SNCS、前臂外侧皮神经 SNCS，病侧尺神经 SNCS、正中神经或尺神经 MNCS。
- 中干：双侧桡神经 MNCS/SNCS、正中神经 SNCS、H 反射，病侧正中神经 MNCS 和（或）病侧尺神经 MNCS/SNCS。
- 下干：双侧正中神经、尺神经 MNCS/SNCS/F 波、前臂内侧皮神经 SNCS。
- 外侧束：双侧肌皮神经 MNCS、正中神经 / 前臂外侧皮神经 SNCS、正中神经 H 反射，病侧尺神经 SNCS、正中神经或尺神经 MNCS。
- 内侧束：正中神经 / 尺神经 MNCS/SNCS/F 波、前臂内侧皮神经 SNCS。
- 后束：腋神经 MNCS、桡神经 MNCS/SNCS。

表 16.15 臂丛神经病[2, 28]

病变部位	主要来源	累及的肌肉	常见的 SNCS 变化	注意
全臂丛	全部	全部（前锯肌和菱形肌除外）	全部	前锯肌和菱形肌保留提示神经丛病的可能性远大于神经根病[2]
上干（UT）	C5/C6	肩胛上肌、肩胛下肌、小圆肌、三角肌、肱桡肌、肱二头肌、肱三头肌、旋前圆肌、桡侧腕屈肌、桡侧腕伸肌 [Erb 麻痹、Stinger 麻痹（暂时性）、Rucksack 麻痹]	正中神经 / 桡神经（拇指），前臂外侧皮神经（前臂外侧）	前锯肌和菱形肌是否受损能够区别神经丛病与神经根病[2] 康复治疗，间歇性夹板固定，活动限制[4]
中干（MT）	C7	旋前圆肌、桡侧腕屈肌、肱三头肌、肘肌、桡侧腕伸肌、指总伸肌、示指固有伸肌	正中神经 / 桡神经（示指和中指）	前锯肌是否受损能够区别神经丛病与神经根病[2]
下干（LT）	C8/T1 →尺神经	拇短展肌、拇长屈肌、旋前方肌、示指固有伸肌、拇短伸肌、尺侧腕伸肌、第 1 骨间背侧肌、小指展肌、拇收肌、指深屈肌（尺神经）、尺侧腕屈肌（Klumpke 麻痹）	尺神经（小指）、前臂内侧皮神经（前臂内侧）	对不完全性病变采用康复治疗，神经断裂时应手术探查[4]
外侧束	肌皮神经、正中神经 C6/C7 部分	肱二头肌、肱肌、旋前圆肌	正中神经（拇指、示指、中指），前臂外侧皮神经（前臂外侧）	

续表

后束	全部神经根→桡神经、腋神经、胸背神经	背阔肌、三角肌、大圆肌、小圆肌、肱三头肌、肘肌、肱桡肌、桡侧腕伸肌、指总伸肌、拇短伸肌、尺侧腕伸肌、示指固有伸肌	桡神经（全部）	须与完全性桡神经麻痹鉴别
内侧束	下干前股的延续，起自 C8/T1	拇短展肌、拇对掌肌、拇长屈肌、第 1 骨间背侧肌、拇收肌、小指展肌、尺侧腕屈肌、指深屈肌（尺侧）	尺神经（小指），前臂内侧皮神经（前臂内侧）	与下干病变相似，但桡神经 C8 纤维未受损

EMG

- 上干：选取 C5/6 神经根和不同周围神经支配的至少 3 块肌肉，应包括前锯肌 / 菱形肌且应为正常（胸长神经和肩胛背神经直接起自神经根），并对颈神经根病筛查的肌肉进行检查，以排除其他诊断。
- 中干：与 C7 神经根病筛查相同，应包括前锯肌且应为正常（胸长神经直接起自神经根）。
- 下干：与 C8/T1 神经根病的筛查相同。
- 外侧束：C5/6 神经根及不同周围神经支配的至少 3 块肌肉，应包括肩胛上肌或肩胛下肌且应为正常（肩胛上神经在外侧束形成前的神经干水平发出），并对颈神经根病筛查的肌肉进行检查，以排除其他诊断。
- 内侧束：与 C8/T1 神经根病筛查相同，包括 C8/ 桡神经支配的至少 1 块肌肉，如示指固有伸肌且应为正常。
- 后束：与颈神经根病筛查相同，包括桡神经和腋神经支配的至少 2 块肌肉及非后束支配的至少 1 块肌肉。
- 全部：同一水平及其以下 / 以上水平的椎旁肌。

腰骶丛 [2]：

NCS

- 腰丛（L1 ~ L4 神经根）：闭孔神经和股神经 MNCS 和 SNCS，股外侧皮神经 / 隐神经 SNCS。
- 腰骶丛 [L4 ~ S2（S3）神经根]：坐骨神经（胫神经和腓神经）MNCS 和 SNCS，腓肠神经和腓浅神经 SNCS。

EMG

- 腰丛：L1 ~ L4（上部神经根病筛查，即每一肢体至少 5 块肌肉）。
- 腰骶丛：L4 ~ S2（S3）（下部神经根病筛查）。

- 椎旁肌（L2～S1）。

诊断标准

- 损伤部位相应 NCS 异常。
- NCS 异常肌肉的 EMG 异常。
- 椎旁肌 EMG 正常有助于诊断，但非必需条件。

治疗：见表 16.15 及后述。

Parsonage Turnor 综合征 / 臂丛神经炎

也称神经痛性肌萎缩或臂丛肌萎缩。

主诉：突发肩痛伴明显无力，随后出现肌萎缩 [2]。

病理生理学：不明，通常发生于免疫系统激活或手术后，常为单相病程或自限性。若反复发作，则可能是遗传性疾病 [28]。

解剖学：臂丛呈不同程度受累，通常是单侧。具有以下神经病变倾向：胸长神经、肩胛上神经、腋神经和骨间前神经 [2, 29]。

体格检查：肩胛带无力、感觉消失及翼状肩胛等畸形。

诊断标准：胸长神经、骨间前神经、腋神经和（或）副神经的自发性活动，以及臂丛神经病的其他表现 [4]。

治疗 [4, 28]

- 可能自愈。
- 关节活动度训练及体位摆放可预防挛缩。

放射性神经丛病

主诉：进行性、无痛性肌肉无力伴上肢感觉异常，可发生于放疗数周甚至数年后。通常缓慢进展 [28,30]。

病理生理学：不明，可能由微血管缺血和软组织纤维化所致，最常见于乳腺癌治疗后 [29,30]。

解剖学：好发于上干 [4] 和外侧束 [28]。

体格检查：肌束颤动，三角肌、肱二头肌无力，感觉消失，水肿。

注意

- 常见肌颤搐放电和束颤电位。
- 须排除肿瘤复发侵袭所致。

治疗

- 一过型：短期应用皮质类固醇[30]，通常为自限性。
- 迟发型：无公认的治疗方案，一些证据支持应用抗凝药物[30-32]。
- 经皮神经电刺激（TENS）或脊髓后索电刺激[30, 33]。

胸廓出口综合征

主诉：动脉源性，如肢体缺血 / 坏死、隐痛 / 疲劳及发冷。

静脉源性：淤青、肿胀和疼痛。

神经源性：前臂尺侧疼痛和麻木，手固有肌萎缩。

病理生理学

- 神经源性：臂丛在离开肩部和腋窝进入上肢时受压。
- 血管源性：锁骨下动静脉和腋动静脉的压迫。
- 颈肋至第 1 肋之间的纤维带压迫下干（尤其 T1）。

解剖学：胸廓出口边界：第 1 肋、第 1 胸椎、锁骨、胸骨、前斜角肌与中斜角肌的间隙[34]。

体格检查

- 拇短展肌无力重于手固有肌，C8/T1 感觉障碍。
- 颈肋，第 1 肋，肌肉肥厚（斜角肌），纤维带。
- Adson 征（＋），Wright 过度外展征（＋），Roos 征（＋），肋锁试验（＋）。

电生理检查

- 单侧正中神经 / 尺神经 MNCS 和 SNCS。

- 双侧前臂内侧皮神经 SNCS。
- EMG 应包括拇短展肌。

诊断标准 [2]

- 尺神经和前臂内侧皮神经 SNAP 异常，正中神经 SNAP 相对保留。
- 正中神经 CMAP 异常，尺神经 CMAP 相对保留。
- C8/T1 支配肌肉 EMG 异常，正中神经支配肌肉 EMG 更为严重。
- 下颈部椎旁肌 EMG 正常。

难点：易与肘部或肘上尺神经病、累及内侧束的臂丛神经病及 C8/T1 神经根病混淆。

治疗

- 关节活动度训练，牵伸，肩胛稳定肌肉力量训练，利用体位的机制减轻压迫 [4, 35-36]。
- 切除颈肋，松解纤维带 [4]（但有医源性臂丛神经病的风险）[35]。

糖尿病性肌萎缩

也称近端糖尿病性神经病 / 神经丛病，或股神经病 [37]。

主诉

- 以盆腔深部 / 大腿近端严重疼痛起病，活动时加重。
- 随后疼痛缓解，仅有无力，主要是髋肌 / 股四头肌（下肢明显重于上肢和胸部）。
- 体重减轻，上楼困难（通常为双侧）[37-38]。

病理生理学：有争议。一种理论是神经滋养血管异常。更常见的另一种理论是与 2 型糖尿病相关，但与胰岛素抵抗的持续时间无关。

解剖学：累及上腰部神经根和周围神经（股神经、闭孔神经和腓神经）[38]，因此通常称为神经根神经丛病 [2]。

体格检查：大腿前和大腿内侧肌肉无力 / 萎缩，膝腱反射减弱 / 消失，L2 ~ L4 分布区感觉轻度减弱。

电生理检查

- 双下肢 MNCS 应考虑股神经、腓神经或胫神经。
- 双下肢 SNCS 应考虑隐神经、腓神经、腓肠神经。
- EMG 与下肢神经根病筛查相似。

诊断标准：根据 NCS、EMG 的检查结果 [28]。

- 轴索损害明显重于节段性脱髓鞘 [39]。
- NCS：CMAP（胫神经和腓神经）和 SNAP（腓肠神经）明显降低，CV 轻度减慢 [40]。
- EMG：失神经起始于近端肌肉和椎旁肌。
- 发病数月后可能出现远端和双侧受累。

难点

- 可能合并其他神经病变，如糖尿病性多发性神经病，造成诊断困难，可能难以与下列疾病鉴别 [38]：
  - 轻度的轴索为主的长度依赖性感觉运动多发性神经病。
  - 典型压迫部位的单神经病（即腕管综合征）。
  - 胸部 / 上腰部神经根病：相应椎旁肌的纤颤电位和正锐波增多。

注意

- 起始于下肢远端并不少见。
- 几乎全部病例均逐渐进展至对侧下肢及下肢远端 [38]。
- 常见自发性部分改善。

治疗：无明确证据 [38]。

- 控制血糖。
- 治疗神经病理性疼痛。

神经肌肉接头疾病

主诉：四肢近端肌肉、延髓支配肌和（或）眼外肌无力和极易疲劳，不伴精神疲劳、运动控制障碍或感觉障碍。

病理生理学

- 重症肌无力（myasthenia gravis，MG）：抗乙酰胆碱（ACh）受体抗体结合于突触后膜。
- Lambert-Eaton 肌无力综合征：抗体结合于突触前膜的电压门控 Ca^{2+}通道，抑制 ACh 释放。
  - 副肿瘤性通常见于小细胞肺癌；免疫球蛋白交叉反应。
- 肉毒毒素中毒：毒素黏附于 SNAP-25/ 小突触泡蛋白 / 突触融合蛋白，抑制突触小泡与突触前膜融合及释放 ACh。
- 先天性：ACh 合成 / 包裹缺陷，或 ACh 受体缺乏。

解剖学：钙内流→突触小泡迁移并与神经终板融合，释放 ACh 至突触间隙。突触后 ACh 受体使 Na^{+}通道开放并产生肌肉收缩。

体格检查

- 近端重于远端的病理性疲劳和无力（表 16.16）。
- 重症肌无力：眼睑下垂"冰袋"试验。将冰袋置于额部 4 ~ 5 min 可显著改善症状[2]。

表 16.16 神经肌肉接头疾病（临床特征）[4, 28, 41]

	重症肌无力	Lambert-Eaton 肌无力综合征	肉毒毒素中毒
部位	突触后	突触前	突触前
体格检查	易疲劳 通常为对称性，近端易受累。眼睑下垂伴向上凝视延长 延髓肌：说话带鼻音，口部肌肉无力，构音障碍	好发于下肢 休息后加重，活动（用力抓握）后改善	呼吸肌无力（潮气量）、延髓肌无力（构音障碍）、全身性瘫痪、静息心率降低、心率变异性降低

电生理检查[42-43]（表 16.17）

- 对相关神经进行 MNCS 及重复神经电刺激（repetitive nerve stimulation，RNS）。若异常，须进行其他神经 MNCS，评估有无其他疾病。
- 若可能，对 RNS 的神经进行 SNCS 检查，否则进行邻近神经 SNCS。

适用于重症肌无力的 RNS（根据临床表现而定）：

- 四肢 - 躯干肌：斜方肌、小指展肌和（或）其他受累肌肉。
- 延髓支配肌：肘肌和鼻肌。
- 眼外肌存在争议。

进行 RNS 时应遵循以下原则：

- 测试前 12 h 停用胆碱酯酶抑制剂（但必须保证安全）。
- 必要时肢体制动。
- 刺激频率为 2～5 Hz。
- 基线和运动后或强直收缩后立即给予 2～5 Hz 刺激，随后以 30～60 s 规律间隔给予刺激，持续 5 min。
- 尽量维持记录部位皮肤温度接近 35 ℃。

单纤维肌电图（SFEMG）：

- 若 RNS 正常，应对至少 1 块有症状的肌肉进行 SFEMG。
- 若第 1 块 SFEMG 正常，但高度临床可疑，应进行第 2 块 SFEMG。

SFEMG 结果判定：

- 可接受的肌纤维电位：波幅 >200 mV，上升时间 <300 μs。
- >10% 肌纤维电位对超出颤抖的正常范围、脉冲阻滞和（或）颤抖的平均值超过正常范围均为异常。

注意：小指展肌的 RNS 最简单但敏感性最差，面肌的敏感性最好但存在技术性困难[43]。

表 16.17　神经肌肉接头疾病（电生理诊断）[4,44]

检查	参数	重症肌无力（MG）	Lambert-Eaton 肌无力综合征	肉毒毒素中毒
MNCS	远端潜伏期	正常	正常	正常
	波幅	正常	降低 / 处于边界	降低 / 消失
	传导速度	正常	正常	正常
SNCS	峰值潜伏期、波幅	正常	正常	正常，交感皮肤反应降低 [41]
RNS（1）	2 ~ 5 Hz	至少 1 块肌肉 CMAP 第 4 或 5 波比第 1 波降低 >10%，且具有可重复性	至少 1 块肌肉 CMAP 第 4 或 5 波比第 1 波降低 >10%，且具有可重复性	至少 1 块肌肉 CMAP 第 4 或 5 波比第 1 波降低 >10%，且具有可重复性
RNS（2）	运动后或强直收缩后以 2 ~ 5 Hz 刺激 10 s（产生易化作用）	波幅恢复至基线或接近基线	波幅增高≥基线的 100%，且可重复	可能有或没有恢复
RNS（3）	运动后或强直收缩后以 2 ~ 5 Hz 刺激 60 s	CMAP 降低 >>10%	CMAP 降低 >>10%	CMAP 降低 >>10%
EMG	自发活动	正常	正常	纤颤电位，正锐波
	MUAP	MUAP 正常 / 不稳定	MUAP 正常 / 不稳定	急性：MUAP 正常 / 不稳定 慢性：MUAP 远端潜伏期和波幅增高
	干扰相	正常 / 干扰相减少，早期募集	正常 / 干扰相减少，早期募集	急性：正常 / 干扰相减少，早期募集 慢性：募集减少，电活动增多

续表

检查	参数	重症肌无力（MG）	Lambert-Eaton 肌无力综合征	肉毒毒素中毒
SFEMG		纤维密度增加，颤抖增加，阻滞	纤维密度增加，颤抖增加，阻滞	纤维密度增加，颤抖增加，阻滞
诊断标准		RNS（1）发现至少1块肌肉CMAP第4或5波比第1波降低>10%且可重复 RNS（2）发现波幅恢复至或接近基线	RNS（2）发现波幅增高≥100%基线且可重复	RNS（1）发现至少1块肌肉CMAP第4或5波比第1波降低>10%且可重复；EMG存在失神经表现
治疗		胸腺切除术，胆碱酯酶抑制剂（藤喜龙），皮质类固醇，免疫抑制剂，血浆置换，康复治疗	治疗恶性肿瘤，皮质类固醇，免疫抑制剂，血浆置换，胍类药物	支持治疗 肉毒毒素抗体（A、B、E型）仅能阻滞循环中的毒素

>> 表示远大于

诊断标准和治疗：请见表 16.17。

运动神经元病

肌萎缩侧索硬化[2]

为退行性疾病，进行性加重，通常为散发性，偶尔为遗传性，累及上运动神经元（upper motor neuron，UMN）和下运动神经元（lower motor neuron，LMN），以相同肌节受累为特征，有很多变异型。

主诉：隐匿性肢体远端无力，一些患者有感觉症状。

病理生理学：不明，上运动神经元和下运动神经元均受累。

体格检查：痉挛性和（或）弛缓性瘫痪，上运动神经元和下肢运动神经元损害的体征（反射增强或减弱），感觉正常。

电生理检查[2]

NCS/EMG 有助于明确下运动神经元是否受损并排除其他疾病[45]。

NCS：

- 单侧正中神经、尺神经、胫神经、腓神经 MNCS/F 波（多为病侧）。
- 单侧正中神经、尺神经和腓肠神经 SNCS。
- 双侧胫神经 H 反射。
- 可考虑对侧 MNCS。

EMG：

- 由不同神经和神经根支配的至少 3 块肌肉，应包括肢体远端和近端。
- 至少 3 块中胸部椎旁肌（避免颈或腰神经根）。
- 延髓支配肌：舌肌、咬肌、胸锁乳突肌、面肌中的 1～2 块肌肉。

诊断标准：具有失神经及再支配的征象。详见神经肌肉章节。

难点

- 鉴别诊断：颈椎管或腰椎管狭窄、周围神经病及神经肌肉接头疾病。
- 延髓肌检查异常可排除脊髓病变。

治疗：见神经肌肉章节。

- 利鲁唑（谷氨酸抑制剂）是唯一能延长生存期的药物[46]。
- 呼吸困难、构音障碍、营养障碍、肌肉骨骼疾病、疼痛、假性延髓性麻痹和疲劳无力的对症治疗，并给予心理社会咨询[47]。

脊髓灰质炎后综合征[4]

主诉：肌肉和关节疼痛，疲劳，尤其是曾受累的肌群无力，常发生于急性脊髓灰质炎后 25 ~ 30 年。

病理生理学：不明，可能由于正常的老化及永久性肌肉失神经支配所致。

体格检查：弥漫性非对称性无力伴下运动神经元体征（肌萎缩和肌束颤动）[48]。

电生理检查：根据鉴别诊断而不同，可考虑巨大 / 表面 EMG。

诊断标准

- NCS/EMG 无法对脊髓灰质炎的后遗表现和脊髓灰质炎后综合征进行鉴别，所以主要用于排除其他疾病[4, 49]。
- 欧洲神经病学联盟（European Federation of Neurological Societies，EFNS）特别工作组的标准[50]
  - 有脊髓灰质炎病史及残存运动神经元丢失的证据。
  - 急性脊髓灰质炎后至少 15 年间神经学及功能稳定。

- ○ 逐渐出现（极少为突发）新的无力及病理性疲劳症状并持续至少 1 年。
- ○ 排除可导致类似症状的其他疾病。

注意：常有临床正常区域的慢性运动神经元丢失表现（MUAP 波幅、持续时间增加）[48]。

治疗：以对症和支持治疗为主[48, 51,52]。

- 肌肉无力、疼痛及关节不稳定的支具治疗。
- 不引起疲劳的力量训练（低强度、每次持续数秒及变换休息间隔）[52]。

肌肉疾病

主诉：肌肉无力伴萎缩或肥厚，也可见以下表现[4]：

- 肌肉僵硬、痉挛及肌痛。
- 反射减弱、肌张力减低及感觉异常。
- 肌强直：肌肉自主收缩后无痛性松弛延迟。

分类

- 肌营养不良（Duchenne、Becker 及 Emery-Dreifuss 等）。
- 炎性（多发性肌炎、皮肌炎及包涵体肌炎）。
- 感染（HIV、弓形虫及旋毛虫）。
- 内分泌相关（甲状腺、肾上腺及甲状旁腺）。
- 药物 / 中毒（类固醇、酒精、秋水仙碱、齐多夫定、氯贝丁酯及他汀）。
- 代谢（糖原或脂质累积及线粒体代谢酶缺乏）。
- 先天性（中央核肌病、杆状体肌病及中央核肌管性肌病等）。
- 周期性瘫痪（低血钾、高血钾及近端血管性肌病）。

病理生理学：最常见的为遗传性、自身免疫或药物诱发。

解剖学：骨骼肌纤维受累，一些类型导致心肌（线粒体）受累，可影响从能量分解至能量消耗 / 细胞内能量产生的通路 / 反馈环路的不同位点。

体格检查：评估是否出现以下体征：

- 近端或远端无力。
- 肌强直或肌张力减低。
- 感觉消失及反射减弱。
- 特异性表现：
  - 皮肌炎：向阳征（上眼睑色素缺失）、Gottron 丘疹（掌指关节 / 近端指间关节的伸肌）、脱发及面部、胸部红斑。
  - 肌强直性肌萎缩：斧头状面容，额头脱发，精神发育迟滞。
  - 类固醇肌病：库欣样表现（水牛背、黑色棘皮及白内障）。
  - 甲状腺功能减退：黏液性水肿、皮肤干燥及毛发脱失。

电生理检查 [2, 4]

- NCS：包括上肢和下肢的运动和感觉神经。
  - 若 CMAP 降低，进行 10 s 极量运动并对 1 块远端肌肉重复检查。
  - 若存在疲劳症状，行 1 块近端肌肉和 1 块远端肌肉 RNS。
- EMG：
  - 至少单侧上肢和下肢的 2 块近端肌肉和 2 块远端肌肉。
  - 至少 1 块椎旁肌。
- 可考虑：
  - 定量 MUAP 分析：平均 1 块肌肉记录 20 个 MUAP。
  - SFEMG：若 EMG 和 RNS 正常，行 SFEMG 可排除神经肌肉接头疾病。
- 另一侧肢体不进行上述检查，用于活检（避免 EMG 肌病）。

诊断标准 [2, 4, 53-55]：见表 16.18。活检和基因检测通常须要精确的操作规范。活检时应选取未进行电生理检查的一侧肢体，避免针电极造成干扰。

注意

- 鉴别诊断应包括运动神经元病、运动神经病（副肿瘤性）、神经-肌肉接头疾病、CNS 病变（前分水岭区“桶中人”综合征）。
- MUAP 持续时间缩短和波幅降低也可见于神经肌肉接头疾病和轴突末梢疾病。
- 非肌肉疾病的新生运动单位的 MUAP 也可能出现多相波持续时间缩短、波幅降低。

电生理诊断报告

电生理诊断报告举例：

1. 描述检查结果。
2. 给出最符合的一元性诊断，遵循一种模式，不要过度诊断。有时由于并存的慢性病或技术性误差可能导致异常的结果。
3. 一位患者可能存在不止一种异常结果，如双重挤压综合征。

上肢检查报告（例）

运动神经传导检查

双侧正中神经和尺神经显示远端潜伏期正常 / 延长，波幅正常 / 降低，传导速度正常 / 减慢。

感觉神经传导检查

双侧正中神经和尺神经显示峰值潜伏期正常 / 延长，波幅正常 / 降低。

迟发反应

正中神经 F 波显示潜伏期正常 / 延长，双侧有 / 无明显差异。

表 16.18 肌肉疾病 [2, 4, 53-55]

肌病	分布	SNCS	MNCS	自发 EMG	肌强直 EMG	EMG 募集	EMG MUAP	实验室检查
炎性								
多发性肌炎	近端，可能心肌受累	正常	正常	Fib/PSW，CRD	近端	早期	D↓A↓	CK、LDH、醛缩酶升高
皮肌炎	近端，可能心肌受累	正常	正常	Fib/PSW，CRD	（+）	早期	D↓A↓	CK、LDH、醛缩酶升高
包涵体肌炎	远端（股四头肌、指深屈肌）	正常/波幅降低	正常/波幅降低	Fib/PSW，CRD	（–）	正常/早期/减少	D↓A↓或	CK 升高
肉瘤样肌病	近端＞远端（膈肌）	正常，可能合并神经病	正常，可能合并神经病	Fib/PSW	（–）	早期	D↓A↓	CK 升高
感染								
HIV 相关肌病	近端	正常或波幅降低，可能合并神经病	正常或波幅降低，可能合并神经病	Fib/PSW	（–）	早期	D↓A↓	正常
肌营养不良（非强直性）	近端，可能心肌受累	正常	正常或波幅降低	Fib/PSW，CRD（罕见）	（–）	早期	正常/D↓A↓	CK、醛缩酶升高
强直性肌营养不良	远端，可能心肌受累	正常	正常或波幅降低	Fib/PSW，CRD（罕见）	远端	早期	D↓A↓	正常/CK 增高、FSH 升高

续表

先天性肌强直	近端及远端，可能心肌受累	正常	正常	正常	近端及远端	正常	正常	CK 正常
药物中毒性肌病								
酒精性肌病	近端，可能心肌受累（股四头肌、腓肠肌）	正常，可能合并神经病	正常，可能合并神经病	Fib/PSW	（–）	早期	D↓A↓	CK 升高，肌红蛋白尿
他汀性肌病	近端	正常，可能合并神经病	正常，可能合并神经病	正常/Fib/PSW	（+/–）	早期	D↓A↓	CK 升高
类固醇肌病	近端（髋部肌肉）	正常	正常	正常/Fib/PSW	（–）	正常/早期	正常/D↓A↓	CK 正常
危重病性肌病	近端（颈肌、面肌）	正常	波幅降低	Fib/PSW	（–）	正常/早期/	D↓A↓	CK 升高
先天性	近端	正常	正常	Fib/PSW	近端及远端	早期	正常/D↓A↓	CK 正常
Pompe 病	近端（下肢）	正常	正常	Fib/PSW，CRD	近端（椎旁肌）	早期	D↓A↓	CK 升高
内分泌								
甲状腺功能减退	近端	正常，可能合并神经病	正常，可能合并神经病	正常，可能合并神经病	（+）	正常/早期	正常/D↓A↓	CK、TSH 升高

Fib，纤颤电位；PSW，正锐波；CRD 复合重复放电；D↓A↓，多相波持续时间缩短、波幅降低；D↑A↑，多相波持续时间延长，波幅升高；CK，肌酸激酶；LDH，乳酸脱氢酶；FSH，卵泡刺激素；TSH，促甲状腺激素

针电极 EMG

C5～T1 神经根支配的肌肉显示有/无异常的电活动。对异常的电活动进行描述。

印象

电生理检查（显著）异常/正常

- 没有……电生理表现
- 电生理检查结果最符合……
- 电生理检查结果不足以诊断……

诊断举例：

- 颈神经根病（急性/慢性/亚急性）（双侧/单侧）（多节段）。
- 周围神经病（弥漫性/局灶性、轴索型/脱髓鞘性，主要累及上肢/下肢）。
- 尺神经病（尺神经沟水平，符合肘管综合征）。
- 桡神经病（桡神经沟水平/远端）。
- 正中神经病（腕部水平，符合腕管综合征）。

下肢检查报告（例）

运动神经传导检查

双侧胫神经和腓神经显示远端潜伏期正常/延长，波幅正常/降低，传导速度正常/减慢。

感觉神经传导检查

双侧腓浅神经和腓肠神经显示峰值潜伏期正常/延长，波幅正常/降低。

迟发反应

双侧胫神经 H 反射显示潜伏期正常/延长，双侧有/无明显差异。

针电极 EMG

左侧 / 右侧胫神经、腓神经、股神经、臀上神经 / 臀下神经及 L2 ~ S2 神经根支配的肌肉显示有 / 无异常的电活动。

印象

电生理检查（显著）异常 / 正常

- 没有……电生理表现
- 电生理检查结果最符合……
- 电生理检查结果不足以诊断……

诊断举例：

- 腰骶神经根病（急性 / 慢性 / 亚急性）（双侧 / 单侧）（多节段）。
- 周围神经病（弥漫性 / 局灶性、轴索型 / 脱髓鞘性，主要累及上肢 / 下肢）。
- 坐骨神经 / 胫神经 / 腓神经病（位于……水平 / 远端）。

一般原则

- NCS/EMG 须在体格检查的基础之上进行。
- 若实际的异常结果与某种疾病不符，可以将结论写做“孤立的……结果可能与……相符”。
- NCV/EMG 检查有助于确定某个诊断，但阴性结果不能排除某个诊断。
- 患者可能存在不止一种异常结果，如双重挤压综合征。

收费

一些医师对询问病史和体格检查单独收费。但应注意这样收费可能仅报销咨询费或检查费。美国神经肌肉 & 电生理诊断医学协会（AANEM）的立场声明可能有所帮助[56-58]（表 16.19、16.20、16.21、16.22、16.23、16.24、16.25、16.26）。

表 16.19 NCS——四肢[57,59]

CPT	描述 / 必备条件
95907	1～2 神经传导检查
95908	3～4 神经传导检查
95909	5～6 神经传导检查
95910	7～8 神经传导检查
95911	9～10 神经传导检查
95912	11～12 神经传导检查
95913	13 及以上神经传导检查

1 项单独的传导检查包括 1 项感觉神经传导检查、1 项运动传导检查（有 / 无 F 波检查或有 / 无 H 反射检查）。若同一神经的多个部位被刺激或记录，每 1 种 NCS 检查仅计数 1 次。

目前 NCS 编码的组数与可进行的 NCS 数量相当，单项检查的数量相加即可明确需采用的编码。

表 16.20 反射[57]

CPT	描述 / 必备条件
95933	眼轮匝肌（瞬目）反射，采用电生理检查

表 16.21 针电极 EMG（与 NCS 同日进行）[56]

CPT	描述 / 必备条件
95885	部分肢体 EMG，与 NCS 共同进行
95886	完整肢体 EMG，与 NCS 共同进行 ——至少 5 块肌肉（可将椎旁肌计为 1 块肢体肌肉） ——至少 3 个周围神经或至少 4 个脊髓节段
95887	非肢体（即躯干）EMG，与 NCS 共同进行

对于部分和（或）完整肢体可按照多个单位收费（最多 4 个）。

每个未达到完整标准的肢体按照 1 个部分肢体单位收费

表 16.22　针电极 EMG（与 NCS 不同日进行）[57]

CPT	描述 / 必备条件
95860	1 个肢体伴或不伴相关椎旁区域
95861	2 个肢体伴或不伴相关椎旁区域
95863	3 个肢体伴或不伴相关椎旁区域
95864	4 个肢体伴或不伴相关椎旁区域
95870	1 个肢体或非肢体（即躯干）肌肉（单侧或双侧）的部分检查，除胸部椎旁肌、脑神经支配肌肉、括约肌以外

每个肢体至少检查 5 块肌肉（可将椎旁肌计为 1 块肢体肌肉）。

每个肢体必须评估至少 3 个周围神经或 4 个脊髓节段。

每个不符合上述标准的肢体计为 1 个 95870。

修订标准 59 将额外的肢体作为独立的肢体。

表 16.23　针电极 EMG——其他肌肉 [57]

CPT	描述 / 必备条件
95867	脑神经支配肌肉，单侧
95868	脑神经支配肌肉，双侧
95869	胸部椎旁肌（不包括 T1 或 T12）

最多 1 个

表 16.24　神经肌肉接头 EMG[57]

CPT	描述 / 必备条件
95872	使用单纤维电极的 EMG，对检查肌肉的任意 / 全部部位的颤抖、阻滞和 / 或纤维密度进行定量测量
95937	采用任意方法对每个神经进行神经肌肉接头检查（重复电刺激、成对电刺激）

表 16.25　化学去神经指导 [57]

CPT	描述 / 必备条件
95873	用于指导化学去神经的电刺激
95874	用于指导化学去神经的针电极 EMG

若涉及 1 个以上连续的躯体部分，应按照不同单位收费。

除化学去神经的编码（64612-64614）以外应分别列出。

编码 95873 和 95874 不应与 EMG 编码 95860-95870 共同收费。

编码 95873 和 95874 不应同时收费。

表 16.26 化学去神经 [57,59]

CPT	描述 / 必备条件
64612	面神经支配肌肉的化学去神经
64613	颈部肌肉的化学去神经
64614	肢体和 / 或躯干肌肉的化学去神经
64615	面神经、三叉神经、颈神经、副神经支配肌肉的化学去神经

不论注射或肌肉的数量，每个编码计为 1 个单位。
双侧检查时使用修订标准 50。
可按照 1 个以上编码收费，第 2、3 个检查采用 Modifier 51。

（祁文静 周谋望）

参考文献

1. Buschbacher RM. Manual of nerve conduction studies. New York, NY: Demos; 2000. p. 287. xiv.
2. Preston DC, Shapiro BE. Electromyography and neuromuscular disorders: clinical-electrophysiologic correlations. Boston: Butterworth-Heinemann; 1998. p. 581.
3. Wilbourn AJ, Aminoff MJ. AAEM minimonograph 32: the electrodiagnostic examination in patients with radiculopathies. American association of electrodiagnostic medicine. Muscle Nerve. 1998; 21(12):1612-31.
4. Freeman TL, et al. Electrodiagnostic medicine and clinical neuromuscular physiology. In: Cuccurullo SJ, editor. Physical medicine and rehabilitation board review. New York: Demos Medical Pub; 2010. p. 337-456.
5. So YT. Guidelines in electrodiagnostic medicine. Practice parameter for needle electromyographic evaluation of patients with suspected cervical radiculopathy. Muscle Nerve Suppl. 1999; 8:S209-21.
6. Dillingham TR, et al. Identi fi cation of cervical radiculopathies: optimizing the electromyographic screen. Am J Phys Med Rehabil. 2001; 80(2):84-91.
7. Dumitru D, Amato AA, Zwarts MJ. Electrodiagnostic medicine. 2nd ed. Philadelphia: Hanley & Belfus; 2002. p. 1524.
8. Cho SC, et al. Utility of electrodiagnostic testing in evaluating patients with lumbosacral radiculopathy: an evidence-based review. Muscle Nerve. 2010;

42(2):276-82.
9. Dillingham TR, et al. Identifying lumbosacral radiculopathies: an optimal electromyographic screen. Am J Phys Med Rehabil. 2000; 79(6):496-503.
10. Whitman JM, et al. A comparison between two physical therapy treatment programs for patients with lumbar spinal stenosis: a randomized clinical trial. Spine (Phila Pa 1976). 2006; 31(22):2541-2549.
11. Werner RA, Andary M. Electrodiagnostic evaluation of carpal tunnel syndrome. Muscle Nerve. 2011; 44(4):597-607.
12. Scott KR, Kothari MJ. Treatment of carpal tunnel syndrome. In: Basow DS, editor. UptoDate. Waltham, MA: UpToDate; 2011.
13. Chorley J. Elbow injuries in the young athlete. In: Basow DS, editor. UpToDate. Waltham, MA: UpToDate; 2011.
14. Posner MA. Compressive neuropathies of the median and radial nerves at the elbow. Clin Sports Med. 1990; 9(2):343.
15. Hunter JM, Mackin E, Callahan AD. Rehabilitation of the hand: surgery and therapy. 4th ed. St. Louis: Mosby; 1995.
16. Rutkove SB. Overview of upper extremity. In: Basow DS, editor. UpToDate. Waltham, MA: UpToDate; 2011.
17. Campbell WW. Guidelines in electrodiagnostic medicine. Practice parameter for electrodiagnostic studies in ulnar neuropathy at the elbow. Muscle Nerve Suppl. 1999; 8:171-205.
18. Doherty TJ. Ulnar neuropathy at the elbow and wrist. In: Basow DS, editor. UpToDate. Waltham, MA: UpToDate; 2011.
19. Sechrest RC. Guyon's canal syndrome. In: eORTHOPOD. Medical Multimedia Group, L.L.C; 2009-2011. http://www.eorthopod.com/content/guyons-canal-syndrome . Accessed 15 Feb 2011.
20. Anderson BC. Meralgia paresthetica. In: Basow DS, editor. UpToDate. Waltham, MA: UpToDate; 2011.
21. Wheeler SG, et al. Approach to the diagnosis and evaluation of low back pain in adults. In: Basow DS, editor. UpToDate. Waltham, MA: UpToDate; 2011.
22. Marciniak C, et al. Practice parameter: utility of electrodiagnostic techniques in evaluating patients with suspected peroneal neuropathy: an evidence-based review. Muscle Nerve. 2005; 31(4):520-527.
23. Rutkove SB. Overview of lower extremity peripheral nerve syndromes. In: Basow DS, editor. UpToDate. Waltham, MA: UpToDate; 2011.

24. Patel AT, et al. Usefulness of electrodiagnostic techniques in the evaluation of suspected tarsal tunnel syndrome: an evidence-based review. Muscle Nerve. 2005; 32(2):236-240.
25. Dyck PJ, Carter RE, Litchy WJ. Modeling nerve conduction criteria for diagnosis of diabetic polyneuropathy. Muscle Nerve. 2011; 44(3):340-345.
26. England JD, et al. Evaluation of distal symmetric polyneuropathy: the role of autonomic testing, nerve biopsy, and skin biopsy (an evidence-based review). Muscle Nerve. 2009; 39(1):106-115.
27. England JD, et al. Evaluation of distal symmetric polyneuropathy: the role of laboratory and genetic testing (an evidence-based review). Muscle Nerve. 2009; 39(1):116-125.
28. Ferrante MA. Brachial plexopathies: classi fi cation, causes, and consequences. Muscle Nerve. 2004; 30(5):547-568.
29. Visco CJ, Chimes GP. McLean course in electrodiagnostic medicine. New York: Demos Medical; 2011.
30. Kavanagh B. Complications of peripheral nerve irradiation. In: Basow DS, editor. UpToDate. Waltham, MA: UpToDate; 2011.
31. Soto O. Radiation-induced conduction block: resolution following anticoagulant therapy. Muscle Nerve. 2005; 31(5):642-645.
32. Glantz MJ, et al. Treatment of radiation-induced nervous system injury with heparin and warfarin. Neurology. 1994; 44(11):2020.
33. Schierle C, Winograd JM. Radiation-induced brachial plexopathy: review. Complication without a cure. J Reconstr Microsurg. 2004; 20(2):149-152.
34. Malanga GA, Nadler SF. Musculoskeletal physical examination: an evidencebased approach. USA: Elsevier; 2006.
35. Bromberg MB. Brachial plexus syndromes. In: Basow DS, editor. UpToDate. Waltham, MA: UpToDate; 2011.
36. Cuetter AC, Bartoszek DM. The thoracic outlet syndrome: controversies, overdiagnosis, overtreatment, and recommendations for management. Muscle Nerve. 1989; 12(5):410-419.
37. Watkins PJ. Clinical observations and experiments in diabetic neuropathy. Diabetologia. 1992; 35(1):2-11.
38. Twydell PT. Diabetic amyotrophy and idiopathic lumbosacral radiculoplexus neuropathy. In: Basow DS, editor. UpToDate. Waltham, MA: UpToDate; 2011.
39. Dyck P, James B, Windebank AJ. Diabetic and nondiabetic lumbosacral

radiculoplexus neuropathies: new insights into pathophysiology and treatment. Muscle Nerve. 2002; 25(4):477-491.

40. Dyck PJ, Norell JE, Dyck PJ. Microvasculitis and ischemia in diabetic lumbosacral radiculoplexus neuropathy. Neurology. 1999; 53(9):2113-2121.

41. Chen JT, et al. Botulism: heart rate variation, sympathetic skin responses, and plasma norepinephrine. Can J Neurol Sci. 1999; 26(2):123-126.

42. Costa J, et al. Repetitive nerve stimulation in myasthenia gravis-relative sensitivity of different muscles. Clin Neurophysiol. 2004;115(12):2776-2782.

43. Zambelis T, Kokotis P, Karandreas N. Repetitive nerve stimulation of facial and hypothenar muscles: relative sensitivity in different myasthenia gravis subgroups. Eur Neurol. 2011; 65(4):203-7. Epub 2011 Mar 17.

44. Chiou-Tan FY, Tim RW, Gilchrist JM. Practice parameter for repetitive nerve stimulation and single fi ber EMG evaluation of adults with suspected myasthenia gravis or Lambert-Eaton myasthenic syndrome: summary statement. Muscle Nerve. 2001; 24(9):1236-1238.

45. Brooks BR, et al. El escorial revisited: revised criteria for the diagnosis of amyotrophic lateral sclerosis. Amyotroph Lateral Scler Other Motor Neuron Disord. 2000; 1:293-299.

46. Miller RG, et al. Riluzole for amyotrophic lateral sclerosis (ALS)/motor neuron disease (MND). Cochrane Database Syst Rev. 2012 Mar 14; 3: CD 0001447.

47. Galvez-Jimenez N. Symptom-based management of amyotrophic lateral sclerosis. In: Basow DS, editor. UpToDate. Waltham, MA: UpToDate; 2011.

48. Simionescu L, Jubelt B. Post-polio syndrome. In: Basow DS, editor. UpToDate. Waltham, MA: UpToDate; 2011.

49. Trojan DA, Cashman NR. Post-poliomyelitis syndrome. Muscle Nerve. 2005; 31(1):6-19.

50. Farbu E, et al. EFNS guideline on diagnosis and management of post-polio syndrome. Report of an EFNS task force. Eur J Neurol. 2006; 13(8):795-801.

51. Gonzalez H, Olsson T, Borg K. Management of postpolio syndrome. Lancet Neurol. 2010; 9(6):634-642.

52. Jubelt B. Post-polio syndrome. Curr Treat Options Neurol. 2004; 6(2):87-93.

53. McDonald CM, et al. Myopathic disorders. In: Braddom RL, editor. Physical medicine & rehabilitation. Philadelphia: Saunders; 2007. p. 1099-1131.

54. Radcliffe KA, Campbell WW. Statin myopathy. Curr Neurol Neurosci Rep.

2008; 8(1):66-72.

55. Pestronk A. Myopathy. Neuromuscular disease center. 2011. http://neuromuscular. wustl.edu/index.html . Accessed 31 Aug 2011, 16 Dec 2011.
56. American_Association_of_Neuromuscular_and_Electrodiagnostic_Medicine. Coding Updates. 2011. http://www.aanem.org/Practice/Coding/Coding-Resources/Coding-Updates.aspx . Accessed 31 Dec 2011.
57. AANEM. Guidelines in electrodiagnostic medicine. Recommended policy for electrodiagnostic medicine. Muscle Nerve Suppl. 1999; 8:S91-105.
58. AANEM. Billing for same day evaluation and management and electrodiagnostic testing: position statement. 1999. http://www.aanem.org/getmedia/ daeab80f-7454-4222-838f-2ed91437c201/billing_for_same_day.pdf.aspx. Accessed 31 Dec 2011.
59. AANEM. CPT Changes Every EDX Provider Should Prepare For. 2012. Available from: http://www.aanem.org .

第 17 章　针灸

Shan Babeendran, John-Ross Rizzo, Alex Moroz

引言（图 17.1）

- 起源：中国。
- 分属领域：补充替代医疗（complementary and alternative medicine，CAM）
- 技术：
  - 将坚硬、纤细且不易折断的针刺入身体的不同穴位。
  - 运用不同的深度、角度和旋转方式。
  - 常同电刺激和艾灸一同使用。
- 用途：减轻疼痛，缓解哮喘、疲劳和胃肠道症状等。

历史

- 1965 年，中国展开了动物和人体实验以评估针灸的麻醉效果。
- 直到 1980 年，实验证实电针麻醉与内源性阿片肽系统相关。
- 日后，这一发现在包括小鼠、猴、大鼠和兔在内的多种实验动物身上证实，提示针刺麻醉在哺乳动物中普遍存在。
- 针灸可能可以激发人体的疼痛调节系统，调节有害介质的产生。
- 很多学说试图解释针刺麻醉的机制，以下是一种被广泛接受的生理学学说[1]：

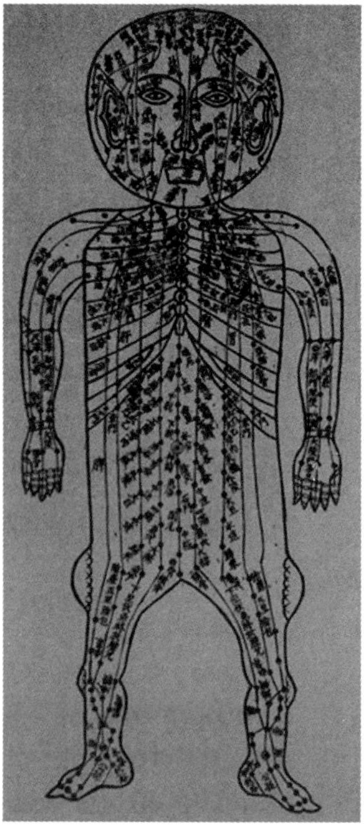

图 17.1 体表的穴位用以表示电荷在肌肉和器官之间的液体内巡行的假定位置

– 每个器官周围都有电场。
– 器官的电场是每一细胞电场的集合。
– 每一器官都有明显的电场并将这一电场传递至其表面。
– 筋膜和间质组织的液体是电磁介质。
– 体表的穴位或经脉用以表示电荷在肌肉和器官之间液体内巡行的假定位置或轨道。
– 体表传统表述为穴位的位置通常位于肌群之间，可以使电荷直接通过筋膜。

- 设备（图 17.2）：
  - 针相当于电极，通过针灸循环网络来影响电子流。
  - 施针的操作十分仔细，谨慎遵循托马斯·凯文的电热效应、双金属协同效应和电子转移原理。
  - 针刺用针由两个各自分开的金属部分螺旋组成：
    - 第一个螺旋为针体。
    - 第二个螺旋为针柄。
  - 当针刺入身体时，针尖比针柄的温度高。
  - 针柄的缠绕部分相当于一个辐射器。它保持着金属针相对较大的表面与空气接触，从而使金属针的温度梯度保持更长的时间。
  - 第二个金属螺旋的电磁效应使电荷梯度沿针体形成，并且与第一个螺旋紧密接触，形成了一种双金属电池。
  - 正极（针尖）插入间质组织的介质即穴位内，吸引负离子，直到电荷中和。
  - 针灸 10 ~ 15 min 后即达电荷平衡，即所谓的扩散效应（图 17.3）。

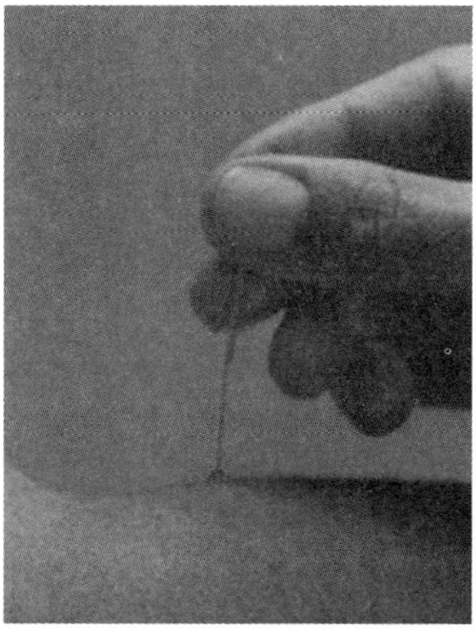

图 17.2　针刺入皮肤的示例

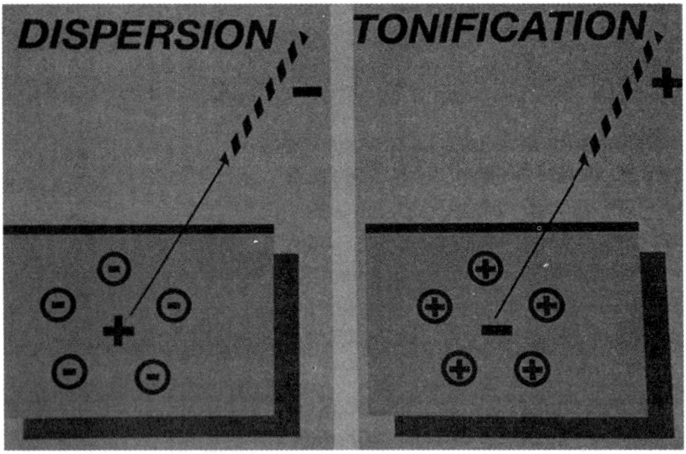

图 17.3 扩散效应和增补效应图示

– 若针柄被加热或有行针手法，针尖即变成正极，吸引负电荷。
– 加热的金属针在 60 min 后达到电荷平衡，即所谓的增补效应。
– 在一个针灸电极发生增补效应时，电子被聚集并沿着同一路径流向下一个发生扩散效应的电极处。如果这样持续下去，施针者就能通过使电子被募集并沿特定轨道运动的方式影响患者体内的电荷流动。

概述

• 针灸是一种大体安全的、逐步在各种疾病当中证明有效的替代医学。
• 风险：出血、感染和包括气胸在内的器官损伤。
  – 晕针是一种针灸少见的副作用，主要发生于患者第一次接受针灸治疗时。这是一种表现为出汗、潮红、管状视野甚至晕厥的血管迷走反应。
  – Macpherson 等于 2004 年在英国调查了 6348 名进行针灸治疗的

患者，其中 11% 出现了疲乏、局部疼痛和头痛等的副作用。

– Witt 等在德国对 229 230 名患者进行的另一项研究发现，9% 的患者出现了出血或血肿、疼痛或自主神经症状等的不良反应。

患者的评定

– 诊断评定

- ○ 开放式的病史搜集和查体。
- ○ 针对有关于特定脏腑的症状详细询问。
- ○ 快速回顾患者的症状。
- ○ 针对家庭成员健康状况的询问。
- ○ 针灸最初的评定应包括患者所有的症状不可偏废。问诊的目的即在于评定患者是否气血循行不畅、不畅的程度及造成不畅的脏腑和五行。

最初的接诊

- 最初的接诊有助于形成诊断的初步印象和制定初步的治疗方案。
- 患者疾病的程度应在接诊时确定，包括疾病侵及的五行和经络。
- 症状可能与相对应的经络内所运行的精气不足有关。
- 患者的症状，尤其是每日循环出现的症状，很可能与精气在每日不同时刻在不同经脉内巡行有关。
- 施针者可通过问诊辨别症状的脏腑、五行及阴阳状态，即所谓的辨证施治，对中医而言十分重要。
- 若患者出现多种症状，应解决主要矛盾，则其他问题常常迎刃而解。

体格检查

- 在最初接触患者时体格检查就开始了。与患者握手的力量、步态、姿势、皮肤颜色和语音语调等都为判断患者的状态提供了线索。
- 对身体某一特定器官的检查也是十分重要的。这常常见微知著地显示了器官的状态。最常用的特定器官检查包括舌诊、把脉和耳诊。

- **舌象** [1]
  - 舌的颜色、舌体、津液和舌苔等可以反映患者的身体状况。
  - 肾、心、肝、脾、肺和胃的健康与否均在口咽或舌上有体现。
  - 舌象每日或每周的改变可以提示疾病的进程。
  - 舌的表面可以反映出很多种疾病特有的征象。舌的上、中、下三分之一分别代表着人的上、中、下三部。
- **切诊** (图 17.4)
  - 提供了一种可以全面反映患者身体状况的方法。
  - 通过脉象连续的变化，切诊可以用来时时监测治疗的效果。
  - 切诊在桡动脉的连续的寸、关、尺三部进行。每一部的宽度为患者的一横指。切诊可以让医生了解患者体内器官之间的平衡状态。
  - 关部以桡骨茎突定位，其他两部分列在其近远两端，腕端为寸，肘端为尺。切诊手法亦可在很多针灸论著中找到。
  - 桡动脉切诊也可以由图示体现，并记载于很多针灸典籍之中。

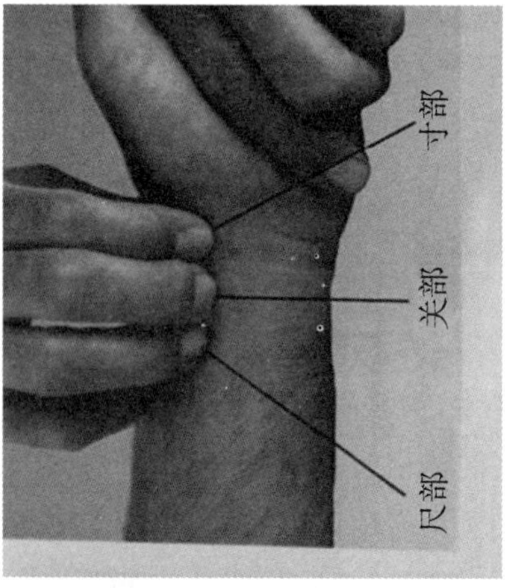

图 17.4　操作者对侧的手指在患者前臂背侧桡骨边缘处滑动进行切诊

- 温度：医生应在评定过程中注意异常的温度变化。骨骼肌肉系统的评定应包括肌肉结节、扳机点和任何皮下与肌肉间的条索。在设计治疗计划时每一个痛点都应考虑到。

针灸治疗（图 17.5）

- 医生根据触诊精确选择针刺点，每一个患者的针刺点都不同。针刺点的位置常被形容为距某体表标志多少“寸”。
- 针刺点的选择和针灸技术须要医生有丰富的经验。针灸用针一定要无菌，虽然感染的患者皮肤才须要消毒，但擦涂异丙基乙醇可以减轻患者对感染的恐惧感。
- 针刺首先要考虑的是减少患者的不适。针最初刺入皮肤时和达到合适的深度时最易产生针刺痛。
- 当针刺入合适的深度时须提、插、捻、转，直到患者有“得气”感。
  - “得气”是被用于形容刺入脉络的术语。患者可感到触电感或酸痛。“得气”对于针灸治疗有效十分重要。
- 有很多方法可以用于增加针灸补益和镇静的效果。最常用且易于接受的方法是顺着脉络巡行的方向弯曲毫针，缓慢提针并且缓慢匀速地顺时针旋转毫针。使针灸产生镇静效果的技术与以上相反。
- 患者的体位亦十分重要。施针者和受针者在治疗前都应处于尽可能舒适的体位。
- 进行治疗时，应告知患者可能产生 30 min 以上头昏或眩晕的感

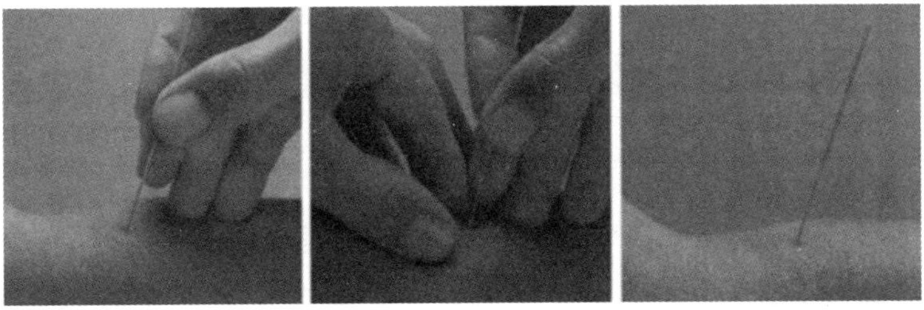

图 17.5　针灸示例

觉。在日后的治疗中这种感觉逐渐减轻。还应告知患者最初的治疗后可能出现以下现象：

– 症状逐渐减轻。
– 症状显著改善。
– 症状显著恶化。
– 没有改变。

针灸实践

– **头痛、偏头痛**：许多研究认为针灸对头痛的疗效不明确。一些研究认为有效而另一些则相反。很多研究证明针灸对于偏头痛与药物治疗一样有效。2009 年，Linde 等发现针灸有助于缓解张力性头痛。然而，两项大规模临床研究证实针灸和模拟针灸对于偏头痛的疗效没有差异。
– **颈痛**：Trinh 等于 2006 年通过一系列研究证实针灸缓解慢性颈痛比一些虚拟方式有效。但现有的研究治疗方案不同规模也较小，需要更多的研究提供更强的证据。
– **腰痛**：根据美国疼痛协会（American Pain Society）和美国物理治疗协会（American College of Physicians）2007 年的指南，针灸是物理治疗师应该考虑的在传统治疗无效时有效的腰痛替代疗法。早先的研究表明，添加针灸治疗比单纯进行传统治疗更有助于缓解慢性腰痛。

针灸病例示例

患者姓名：

出生日期：

咨询医师：

咨询医师电话（图 17.6）：

主要诊断：

简短病史：

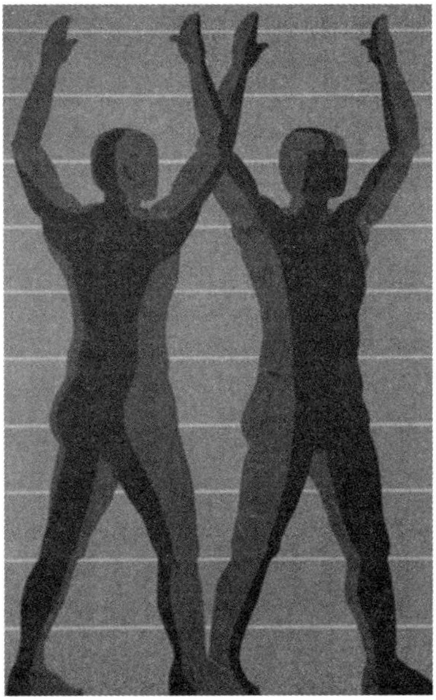

图 17.6　应用图例标明不适区域

主要既往史：

过敏：

依据症状轻重列出不是区域：

1.

2.

3.

患者治疗期望：

治疗现状或限制：

过去是否进行过针灸：

是否有针刺恐惧。治疗相关禁忌（圈出相关项）。极度虚弱——合并发热——局部皮肤感染——怀孕早期——服用抗凝药——出血性疾病病史——心脏起搏器（当运用电刺激时）

（张元鸣飞　周谋望）

参考文献：

1. Helms JM. Acupuncture energetics a clinical approach for physicians. 1st ed. Berkely, CA: Medical Acupuncture Publishers; 1995.
2. MacPherson H, Scullion T, Thomas K, Walters S. Patient reports of adverse events associated with acupuncture: a large scale prospective survey. Qual Saf Health Care. 2004; 13:349-355.
3. Witt CM, Pach D, Brinkhaus B, et al. Safety of acupuncture: results of a prospective observational study with 229, 230 patients and introduction of a medical information consent form. Forsch Komplementmed. 2009; 16(2):91-97.
4. Linde K, Allais G, Brinkhaus B, et al. Acupuncture for tension-type headache. Cochrane Database Syst Rev. 2009; (1):CD007587.
5. Trinh KV, Graham N, Gross AR, et al. Cervical overview group acupuncture for neck disorders. Cochrane Database Syst Rev. 2006; 3:CD004870.

第 18 章　康复医学常用药物

Christopher Sahler

** 本章介绍了一些在康复医学中常用的药物。尽管以下我们做出了用量推荐，但所有用量的使用应根据患者的伴发病及需要进行验证与调整。** 见表 18.1 ~ 18.9。

表 18.1 痉挛的药物治疗[1-2]

药物	作用方式	用量	副作用 / 注意
巴氯芬	– 中枢神经系统GABA-β受体激动剂，作用于突触前和突触后 – 减少兴奋性神经递质的释放	规格：10 mg，20 mg 片剂 – 起始用量为 5 mg/ 次，1 ~ 3 次 / 日（通常为 3 次 / 日） – 如果可以耐受，可每 3 日增加 5 ~ 15 mg **每日最大用量：**80 mg/d（20 mg，3 次 / 日）	**副作用：**乏力、眩晕、尿频、乏力、失眠、思维混乱、恶心、便秘、镇静、头痛、癫痫及视力减退 **警惕：** – 可降低癫痫发作的阈值 – 药物经肾排出体外，肾病患者需谨慎用药，可能需要减少用量 – 妊娠 - 致畸 巴氯芬戒断综合征： – 突然停药可能会导致癫痫发作、幻觉，和（或）痉挛反弹 – 可通过用量递减避免
巴氯芬鞘内注射	– 中枢神经系统GABA-β受体激动剂 – 减少兴奋性神经递质的释放	如果患者存在严重痉挛，保守治疗无效，可选择进行巴氯芬鞘内注射 起始用量 25 mg/d，逐渐加量至产生疗效，根据患者的需要以及对药物的耐受性，最高用量 200 mg/d 巴氯芬鞘内注射所需用量要低于口服用量。这有助于减少不良反应，如嗜睡和镇静	**副作用：**乏力、疲劳、思维混乱、便秘、镇静及心脏 - 呼吸抑制 **警惕：** 可降低癫痫发作的阈值，突然停药可能会导致癫痫发作、幻觉、痉挛反弹、心跳及呼吸骤停

续表

药物	作用方式	用量	副作用 / 注意
丹曲林	– 作用于梭内肌与梭外肌纤维 – 减少内质网钙释放	规格：25 mg、50 mg、100 mg – 起始用量每次 25 mg，1 次 / 日，7 日。如果需要此后可加量至每次 25 mg，3 次 / 日，7 日；然后每次 50 mg，3 次 / 日，7 日；然后每次 100 mg，3 次 / 日 **每日最大用量：**400 mg，分次服用	**副作用：**乏力、疲劳、嗜睡、头晕及腹泻 **警惕：**肝毒性 – 检查基础肝功能，并经常监测 注意： – 脑源性痉挛的用药选择 – 镇静作用较中枢神经系统药物轻
苯二氮䓬类 地西泮（安定） Klonopin（氯硝西泮）	– 作用于脑干、网状结构、脊髓 GABA-α – 增加 GABA 结合，增强突触前抑制	**地西泮** 规格：2 mg、5 mg、10 mg • 起始用量 2 ~ 5 mg/ 次，2 次 / 日 用量范围 2 ~ 10 mg/ 次，3 ~ 4 次 / 日 • 老年人起始用量 2.0 ~ 2.5 mg/ 次，1 次 / 日 **氯硝西泮** 规格：0.5 mg、1 mg、2 mg **起始用量：**每次 0.5 ~ 1 mg，每晚睡前服用 注意：用于减少夜间的痉挛、反射亢进及关节活动度受限	**副作用：**嗜睡、疲劳、共济失调、乏力、低血压、镇静及记忆障碍 **警惕：**耐受与依赖，滥用与依赖的可能性，中枢神经系统抑制 老年人慎用，因为他们可能更容易发生不良反应 肝肾功能障碍者慎用

续表

药物	作用方式	用量	副作用 / 注意
可乐定（catapress）	– 大脑、脑干及脊髓胶状质激动剂 – 抑制运动神经元短潜伏期；增强突触前抑制	规格： 口服制剂：0.1 mg、0.2 mg、0.3 mg 透皮贴剂：0.1 mg、0.2 mg、0.3 mg **口服**：起始用量 1 mg/ 次，2 次 / 日，如果可以耐受，可逐渐加量至每次 0.2 ~ 0.6 mg，2 次 / 日 **每日最大用量**：2.4 mg，分次服用 **透皮贴**：起始用量 1 贴 /7 日（相当于 0.1 mg/24h），如果需要，可增加用量至 3 贴 /7 日 备注：贴片须要 2 ~ 3 日起效，这段时期可能须叠加口服用药	**副作用**：心动过缓、低血压、抑郁、镇静、嗜睡 **警惕**：血压及脉搏监测 **注意**：停药可能会引起血压反弹性升高
替扎尼丁（盐酸替扎尼丁）	– 作用于脊髓与大脑的肾上腺素能受体 – 阻止脊髓中间神经元突触前释放兴奋性氨基酸；可促进甘氨酸释放，甘氨酸是一种抑制性神经递质	规格：2 mg、4 mg、6 mg – 起始用量 2 ~ 4 mg，没晚睡前服用 – 如果可以耐受，每 2 ~ 4 日增加 2 mg – 随着需要增加至每日 3 倍用量，频次可增加至 1 次 /6 ~ 8 h **每日最大用量**：如果没有肾问题，可高达 36 mg（通常最大用量为 18 mg）	**副作用**：口干、镇静、头晕及肌张力障碍 **警惕**：体位性低血压、幻觉 肝毒性（检查基础肝功能，并经常监测） 注意：片剂 vs 胶囊 片剂的吸收速度比胶囊快 80 倍

续表

药物	作用方式	用量	副作用 / 注意
美他沙酮	中枢神经系统抑制剂	规格：800 mg 起始用量 800 mg 片剂，1/2 ~ 1 片 / 次，1 ~ 4 次 / 日，必要时 **每日最大用量：**每次 800 mg，3 次 / 日	**副作用：**嗜睡、头晕、头痛、恶心、溶血性贫血及黄疸 **警惕：**用药史可诱发溶血性贫血，或其他类型贫血 肝肾功能不全者，因其尚未得到充分的研究 考虑监测肝功能 孕妇禁用

表 18.2 痉挛的注射药物治疗

药物	作用方式	用量	副作用 / 注意
肉毒素	– 不可逆地阻止神经肌肉接头处突触前释放乙酰胆碱 – A 型（保妥适）：分解 SNP-25 – B 型（Myobloc）：作用于突触泡蛋白	– 根据肌肉大小，1 ~ 12 个单位 /kg – 两次使用间隔不小于 3 个月 **每块肌肉的用量范围** 指深屈肌：30 ~ 50 U 指浅屈肌：30 ~ 50 U 桡侧腕屈肌：12.5 ~ 50 U 尺侧弯曲机：12.5 ~ 50 U 肱二头肌：100 ~ 200 U **3 个月时间窗内最大用量**：360 U，通常用量为 100 ~ 200 U **注意**：100 U 肉毒素通常溶于 2 ml 生理盐水，200 U 溶于 4 ml 生理盐水	**副作用**：力弱、过敏反应、呼吸困难、烧灼感、麻木、吞咽困难 **警惕**：反复应用会形成抗体，降低疗效；呼吸骤停（存在运动前呼吸问题的患者更常见） **三原则**： – 起效 =3 日（24 ~ 72 h） – 最大疗效 =2 ~ 3 周 – 持续时间 = 长达 3 个月 注意：用于上运动神经元痉挛，大多见于脊髓损伤、脑外伤及多发性硬化患者
苯酚	– 蛋白质水解剂 – 作用于外周神经及运动终板，使蛋白质变性，并破坏神经 - 肌肉接头	溶液： 每毫升 5% 溶液包含 50 mg 苯酚 每毫升 7% 溶液包含 70 mg 苯酚 推荐最大用量 30 mg/kg	**副作用**：疼痛、皮肤过敏、短暂性感觉异常和（或）麻木、血肿、外周神经病变、力弱 **警惕**：心律失常及血栓性静脉炎 注意：可能会有持续 6 ~ 12 个月的不可逆作用，血管内注射可能会产生永久性全身影响

表 18.3 肠道的药物治疗（口服）[3]

药物	作用方式	用量	副作用 / 警告
科拉切（多库酯钠）	– 大便软化剂 – 降低大便油水界面的表面张力	规格：50 mg、100 mg 起始用量每次 100 mg，口服，2 ~ 3 次 / 日，可根据需求加量 **每日最大用量**：50 ~ 300 mg，分次服用	**副作用**：绞痛、皮疹、低镁 起效：12 ~ 72 h
塞纳片 塞纳 -S（塞纳片 + 科拉切）	– 刺激肠道内壁 – 作用于肌间神经丛，并增加肠蠕动	规格：8.6 mg 起始用量 1 ~ 2 片 / 次，每日临睡前口服（或者每日上午需要排便时口服）。对于难治性患者，如果可以耐受，则增加用量，如果需要还可以 2 次 / 日服用 **每日最大用量**：4 片 / 次，2 次 / 日	**副作用**：电解质紊乱、抽搐、腹痛、恶心及呕吐 起效：8 h **警告**：过度使用可刺激结肠 注意：临睡前服用应会导致第二天晨起排便

续表

药物	作用方式	用量	副作用 / 警告
比沙可啶（乐可舒）	刺激肠蠕动；缓泻剂（促进水和电解质的分泌） 直接刺激平滑肌，可能作用于结肠壁内神经丛	规格：**肠溶片** 5 mg，**栓剂**：10 mg 肠溶片：起始用量每次 5 ~ 15 mg，口服，1 次 / 日 **每日最大用量**：高达 30 mg 栓剂：起始用量每次 10 mg，纳肛，1 次 / 日	**副作用**：腹痛和恶心，可能引起绞痛 口服起效：8 h 纳肛起效：0.5 ~ 1 h **口服注意**： 排便应发生在 15 ~ 60 min 以内，虽然可能需要长达 6 ~ 12 h 起效 整片吞服。不要碾碎、咀嚼或改变药片 不要在 1 h 内服用抗酸剂或乳制品，因为它们可改变药片外涂层，导致肠胃不适和 / 或恶心
乳果糖	– 结肠酸化剂 – 乳果糖的抑菌作用使 pH 呈酸性，从而抑制 NH_3 扩散入血 – 增加肠蠕动	规格：10g/15 ml 起始用量 15 ~ 30 ml，口服，1 次 严重情况可反复使用 3 次 / 日 **每日最大用量**：60 ml	**副作用**：过敏反应，腹胀、胀气、胃痛、腹泻、恶心和 / 或呕吐 起效：4 h 注意：该药还用于肝性脑病患者
聚乙二醇（Miralax，GoLytely）	– 渗透作用（吸收水分入肠道） – 降低粪便硬度，并增加排便次数	起始用量 17 g（1 大汤匙）粉末混入 4 ~ 8 盎司的水、果汁、苏打水、咖啡或茶中，1 次 / 日	**副作用**：恶心、腹胀、绞痛及胀气 注意：引起排便可能需要长达 2 ~ 4 日

续表

药物	作用方式	用量	副作用 / 警告
柠檬酸镁	– 渗透作用（吸收水分入肠道）	起始用量 150 ~ 240 ml，口服 1 次，如果需要，可重复服用 **每日最大用量**：300 ~ 350 mg，分次服用	**副作用**：心动过缓、低血压、恶心及嗜睡 起效：2 h 肾病患者慎用，可引起低镁 患者应空腹状态下饮用一整杯水或果汁，以促进吸收并防止并发症的发生 排便≤6 h
镁乳	– 渗透作用（吸收水分入肠道）	起始用量每次 15 ~ 30 ml，1 次 / 日，必要时口服（如果需要，用量可增加至 4 次 / 日） **每日最大用量**：每日 30 ~ 60 mL（根据浓度）	**副作用**：腹泻、脱水及电解质紊乱 起效：2 h 注意：在希望排便的时间之前 30 min ~ 6 h 饮用一整杯水
欧车前子（美达施）	通过提供额外的纤维，增加粪便体积	起始用量每次 1 汤匙 / 包，口服，1 ~ 3 次 / 日	**副作用**：腹胀、过敏反应、恶心、呕吐 起效：12 ~ 24 h 注意：服药后应饮用一整杯水
甲基纤维素（Citrucel）	通过提供额外的纤维，增加粪便体积	起始用量每次将 1 大汤匙药物溶于 8 盎司水中，1-3 次 / 日	**副作用**：过敏反应、腹痛、恶心或呕吐 注意：排便应在 12 ~ 72 h 发生

表 18.4 膀胱的药物治疗 [3]

药物	作用方式	用量	副作用 / 注意
氨甲酰甲胆碱（乌拉胆碱）	胆碱能毒蕈碱（M_2 与 M_3）受体激动剂→增加逼尿肌活性（收缩膀胱）	规格：5 mg、10 mg、25 mg、50 mg – 起始用量每次 5 ~ 10 mg，可增加至每次 50 mg/ 次，3 ~ 4 次 / 日，直至达到预期效果	**副作用**：腹部绞痛、腹泻、脸红、头痛、低血压、恶心、呕吐及尿急 **警惕**： 哮喘、冠状动脉病变、消化性溃疡、肠梗阻、甲状腺功能亢进、癫痫或帕金森病患者禁用 注意：用于治疗尿潴留
奥昔布宁（尿多灵）	中枢神经系统抗胆碱能作用 抑制毒蕈碱活性（M 受体拮抗剂），并松弛逼尿肌	规格：5 mg **速释制剂用量**：每次 5 mg，2 ~ 3 次 / 日 **长效制剂用量**：每次 5 mg，1 次 / 日	**副作用**：口干、眼睛干涩、头痛、视物模糊、便秘、躁动、思维混乱及嗜睡 **警惕**：青光眼患者禁用 慎用，以避免使用本药引起的尿潴留 注意：用于治疗尿失禁或尿频（神经源性膀胱）
托特罗定（Detrol） 酒石酸托特罗定(长效)	中枢神经系统抗胆碱能作用 抑制毒蕈碱活性（M 受体拮抗剂），并松弛逼尿肌	规格： **速释制剂**：1 mg、2 mg、4 mg **长效制剂**：2 mg、4 mg **速释制剂用量**：每次 2 mg，2 次 / 日，如果无法耐受可减量至 1 mg **长效制剂用量**：每次 2 mg，1 次 / 日，如果可以耐受，增量至每次 4 mg，1 次 / 日	**副作用**：口干、眼睛干涩、头痛、视物模糊、便秘、躁动、思维混乱及嗜睡 尿潴留、胃潴留以及窄角型青光眼患者禁用 **肝肾病变者慎用** 可用速释制剂每次 1 mg，2 次 / 日，长效制剂每次 2 mg，2 次 / 日 注意：用于治疗尿失禁

续表

药物	作用方式	用量	副作用 / 注意
坦索罗辛（Flomax）	α_1 肾上腺素能受体拮抗剂，松弛前列腺与膀胱颈平滑肌，使尿流率得到改善	规格：0.4 mg 起始用量每次 0.4 mg，每日临睡前口服，如果需要，2～4 周后可增加至 0.8 mg	**副作用**：体位性低血压，逆行射精 **警惕**： – 勿与硝酸甘油一起使用 – 含磺胺类物质（过敏） – 可诱发虹膜松弛综合征 注意：用于治疗膀胱出口梗阻
多沙唑嗪（可多华）	α_1 肾上腺素能受体拮抗剂，松弛前列腺与膀胱颈平滑肌，使尿流率得到改善	规格：1 mg、2 mg、4 mg、8 mg 起始用量每次 1 mg，口服，1 次 / 日，数周内可逐渐增量，直至达到预期效果 **每日最大用量**：8 mg	**副作用**：恶心、头痛、头晕及体位性低血压

表 18.5　促醒 / 认知的药物治疗 [4]

药物	作用方式	用量	副作用 / 注意
哌甲酯（利他林）	去甲肾上腺素与多巴胺再摄取抑制剂 拟交感神经剂	规格：5 mg、10 mg、20 mg 起始用量每次 5 mg，口服，2 次 / 日，如果可以耐受，可依需要增加用量 **每日最大用量**：60 mg，分为 2 ~ 3 次 / 日服用	**副作用**：失眠、头痛、厌食、心动过速、癫痫发作、视力模糊、紧张、焦虑、恶心、头晕及心悸 **警惕**： – 精神错乱 / 躁狂表现 – 心血管防护措施 – 生理依赖 – 横纹肌溶解症 注意：可通过将服药时间提前至早餐前和午餐前来避免失眠 用于治疗注意力不集中
金刚烷胺	多巴胺能 去甲肾上腺素能 5- 羟色胺能 弱 NMDA 受体拮抗剂，抗胆碱能药物	规格：100 mg 起始用量每次 50 ~ 150 mg，口服，2 次 / 日 **每日最大用量**：400 mg，分次服用	**副作用**：失眠、癫痫发作、恶心、网状青斑 **警惕**： – 与减药 / 停药相关的抗精神病药恶性综合征 – 心脏疾病慎用 – 肝肾损伤者慎用 注意：用于治疗脑损伤患者的淡漠

续表

药物	作用方式	用量	副作用 / 注意
莫达非尼（Provigil）	多巴胺能 去甲肾上腺素能	规格：100 mg，200 mg 起始用量 100 ~ 200 mg/d **每日最大用量：**每次 400 mg，1 次 / 日	**副作用：**多形性红斑、Stevens-Johnson 综合征、中毒性表皮坏死松解症、过敏反应、发热、咽痛、头痛及呕吐 心脏疾病患者慎用 注意：用于促醒
右旋安非他命（右旋苯丙胺）	多巴胺能 去甲肾上腺素能 多巴胺 -1 和 -2 受体激动剂；刺激释放	规格：5 mg、10 mg、15 mg 起始用量每次 5 mg，1 ~ 2 次 / 日，根据需要增加用量至达到预期影响 **每日最大用量：**40 mg，分 2 次 / 日服用	**副作用：**厌食症、心动过速、高热、精神错乱、头晕、高血压、头痛、视物模糊及焦虑 **警惕：** 高血压、青光眼、癫痫、甲状腺功能亢进、症状性心血管疾病患者禁用 心脏疾病慎用
托莫西汀（择思达）	选择性去甲肾上腺素再摄取抑制剂	规格：10 mg、18 mg、25 mg、40 mg、60 mg、80 mg、100 mg 起始用量每次 40 mg，1 次 / 日或每次 20 mg，2 次 / 日 **每日最大用量：**80 mg，分次服用	**副作用：**口干、失眠、腹痛、兴奋、恶心、尿潴留 / 排尿踌躇、焦虑、异常勃起 **警惕：** – 增加产生自杀念头的风险 – 使用 SSRI 类药物时慎用 心脏疾病慎用

续表

药物	作用方式	用量	副作用 / 注意
多奈哌齐（安理申）	胆碱能 中枢乙酰胆碱酯酶抑制剂	规格：5 mg、10 mg 起始用量每次 5 mg，每日临睡前服用 4 ~ 6 周后可增加用量至 10 mg **每日最大用量**：10 mg	**副作用**：心动过缓、恶心、呕吐、腹泻、食欲减退、肌肉痉挛、疲劳及失眠 **警惕**： 可引起嗜睡，故临睡前服用
美金刚（Namenda）	NMDA（N- 甲基 -D- 天门冬氨酸）受体拮抗剂	规格：5 mg、10 mg 起始用量每次 5 mg，1 次 / 日，服用 1 周，如果可以耐受，增加至每次 5 mg，2 次 / 日，服用 1 周，如果需要，可每周增加 5 mg	**副作用**：思维混乱、头痛、失眠、头晕、便秘、咳嗽、高血压、嗜睡及疲劳 **警惕**： – 年轻人可能发生锥体外系不良反应 有肝、肾损伤者慎用

表 18.6　躁动的药物治疗 [4]

药物	作用方式	用量	副作用 / 注意
典型抗精神病药 氟哌啶醇（Haldoperidol）	多巴胺受体拮抗剂（突触后阻滞 D_1 和 D_2 受体），减少激素释放	严重躁动时，起始用量 2 mg 肌肉注射 1 次 急性躁动发作时，可以每 30 min ~ 6 h 给予 2 ~ 10 mg，必要时肌内注射	**副作用：**静坐不能、低血压、便秘、口干、迟发性运动障碍及抗精神病药恶性综合征 **警惕：**心血管病变（可延长 QT 间期） 有肝、肾损伤者慎用 **脑损伤患者慎用：** 可严重损伤他们的认知功能
非典型抗精神病药 奥氮平（再普乐） 利培酮 齐拉西酮（Geodon） 喹硫平（思瑞康）	多巴胺受体拮抗剂 每种药物都可能有不同的机制	**奥氮平** 起始用量每次 2.5 mg，口服，1 次 / 日 **每日最大用量：**20 mg **利培酮** 起始用量 0.25 mg/d **每日最大用量：**8 mg **齐拉西酮** 起始用量 20 mg/d **每日最大用量：**160 mg **喹硫平** 起始用量每次 12.5 ~ 50 mg，1 次 /12 小时，必要时口服 **每日最大用量：**800 mg	**副作用：**镇静、体重增加、QT 间期延长、心肌炎、性功能副作用、静坐不能、锥体外系不良反应、白内障、抗精神病药恶性综合征、高血糖 **警惕：**再普乐。黑框警告，增加痴呆相关精神病老年人的死亡风险 **警惕：**心血管病变（可延长 QT 间期）

续表

药物	作用方式	用量	副作用 / 注意
β-受体阻滞剂 普萘洛尔	作用于 $β_1$ 和 $β_2$ 肾上腺素受体 非选择性阻滞剂	规格：10 mg、20 mg、40 mg 起始用量每次 10～20 mg，2～3 次 / 日 **常用每日最大用量：**240 mg	**副作用：**恶心 / 腹泻、支气管痉挛、心动过缓及低血压 **警惕：**可引起低血糖（$β_2$ 肾上腺素活动可刺激糖原分解） 注意： 通过血脑屏障 可用于治疗继发于脑外伤后自主神经功能障碍的心动过速 用于治疗脑损伤患者的躁动
抗癫痫药 卡马西平 丙戊酸钠		**卡马西平** 规格：100 mg、200 mg、300 mg 400～1600 mg/d 减少躁动 **丙戊酸钠** 规格：250 mg、500 mg 可减少躁动并改善行为	**副作用：**头晕、嗜睡、体重增加、青光眼、皮疹、肝毒性、结肠炎和运动障碍

表 18.7 失眠的药物治疗[3]

药物	作用方式	用量	副作用 / 注意
Trazadone	5- 羟色胺拮抗剂及再摄取抑制剂	规 格：50 mg、100 mg、150 mg、300 mg 起始用量每次 50 mg，每日临睡前服用 如果耐受，可增加用量至预期效果 **每日最大用量**：200 mg 用于促进睡眠	**副作用**：心律失常、视物模糊、异常勃起、头痛、口干、便秘、晕厥、QT 间期延长 警惕： – 不能突然停药 – 被 CYP3A4 代谢；抑制 CYP3A4 的物质（如葡萄汁）可使其聚集 同时服用 SSRI 类药物或 SNRI 类药物者慎用 不要用于肾损伤患者 肝损伤者慎用
唑吡坦（安必恩）	GABAA 受体激动剂 → 增强 GABA 作用	规格：50 mg、10 mg 起始用量每次 5 mg，每日临睡前口服，可根据需要增加用量	**副作用**：恶心 / 呕吐、幻觉、头痛、头晕、嗜睡、腹泻、便秘、异常梦境、口干及平衡失稳 注意： – 与耐受、依赖及失眠反弹相关 **老年人慎用，增加骨折以及因步态不稳而跌倒的风险（如果需要仅用 5 mg）**
艾司佐匹克隆（鲁尼斯坦）	非苯二氮䓬类催眠剂	规格：1 mg、2 mg、3 mg 起始用量每次 2 mg，每日临睡前口服，根据需要增加或减少用量	**副作用**：味觉异常、头痛、攻击性、躁动、行为改变；幻觉、记忆力或注意力改变、恶心、口干

续表

药物	作用方式	用量	副作用 / 注意
米氮平（瑞美隆）	α_2 肾上腺素和 5-羟色胺拮抗剂	规格：15 mg、30 mg、45 mg 起始用量每次 15 mg，每日临睡前口服 **每日最大用量**：45 mg	**副作用**：嗜睡、头晕、食欲增加、体重增加、躁动、幻觉、心动过速、恶心、呕吐、腹泻、协调障碍、思维混乱及头痛 老年患者也要考虑食欲增加的问题 勿与单胺氧化酶抑制剂共用 **警惕**： 与自杀倾向增加相关 **肝损伤者慎用**
喹硫平（思瑞康）	多巴胺及 5-羟色胺受体拮抗剂	规 格：25 mg、100 mg、150 mg、200 mg、300 mg 起始用量每次 12.5 ~ 50 mg，必要时每日临睡前口服	**副作用**：镇静、体重增加、QT 间期延长、心肌炎、性功能副作用、静坐不能、锥体外系不良反应、白内障、抗精神病药恶性综合征 因糖耐量增加导致高血糖 用于促进睡眠而产生副作用的可能性大时慎用 肝损伤者慎用 **警惕**：心血管病变（可延长 QT 间期） 促进睡眠是说明书以外的应用

表 18.8　癫痫的药物治疗 [3]

*** ***管理癫痫患者时，建议前往神经科进行咨询。除非经由神经科医生批准，否则不得开始使用这些药物。*** ***

药物	作用方式	用量	副作用 / 注意
左乙拉西坦（开浦兰）	抑制经突触的神经传导	规格：250 mg、500 mg、750 mg 起始用量 500 mg，口服，2 次 / 日，如果需要可以每两周增加一次用量 **每日最大用量：** 每次 1500 mg，2 次 / 日	**副作用：** 头痛、恶心、头晕、共济失调、复视、躁动、健忘、抑郁 有肾损伤者慎用 妊娠禁用
苯妥英钠（大仑丁）	稳定电压门控钠通道的失活状态	规格：100 mg 起始用量 100 mg/ 次，3 次 / 日	**副作用：** 水平性凝视性眼球震颤、镇静、共济失调及低血压 妊娠禁用：可致畸 心脏传导阻滞及窦性心动过缓者禁用 心血管疾病及老年时慎用 – 可能引起药物诱发狼疮 – 需要进行水平监测
丙戊酸（双丙戊酸钠片）	抑制 GABA 转氨酶，GABA 转氨酶可增加 GABA 浓度	规格：125 mg、250 mg、500 mg 起始用量 10～15 mg/（kg · d），分 2～3 次 / 日服用	**副作用：** 恶心 / 呕吐 / 腹泻，幻觉、头晕、体重增加、头痛 **禁忌证：** – 肝毒性 – 致畸：计划妊娠或妊娠妇女禁用 – 可导致胰腺炎 – 须要进行水平监测

续表

药物	作用方式	用量	副作用 / 注意
苯巴比妥	增加 GABA 浓度	规格：15 mg、30 mg、60 mg、100 mg 起始用量每次 60 mg，口服，1～3 次 / 日，可每 2～4 周增加 30 mg 至靶剂量 90～120 mg/d 维持用量：1～3 mg/（kg · d），分次服用	**副作用**：困倦、头晕、嗜睡、呼吸抑制、记忆改变、Stevens-Johnson 综合征，心动过缓，思维混乱 **警惕**： – 撤药反应可能 肝、肾损伤者慎用
莫拉三嗪（利必通）	作用于电压门控钠通道，减少谷氨酸释放	规格：25 mg、50 mg、100 mg、200 mg 起始用量每次 25 mg，口服，1 次 / 日。如果需要可每 1～2 周增加 25～50 mg 维持用量：100～500 mg/d，分次服用（2 次 / 日）	**副作用**：皮疹、肌痛、易发生淤斑、腹痛、恶心、思维混乱、头晕、协调障碍及疲劳 **警惕**： Stevens-Johnson 综合征 - 危及生命的皮疹 妊娠慎用
奥卡西平（曲莱）	阻滞电压门控钠通道，稳定神经细胞膜	规格：150 mg、300 mg、600 mg 起始用量每次 300 mg，2 次 / 日，如果需要可每周增加 600mg，直至获得预期效果 **每日最大用量**：2400 mg	**副作用**：低钠血症、全血细胞减少、过敏反应、头晕、嗜睡、头痛、恶心、呕吐、胃部不适及腹泻 **警惕**： 致畸 **肾损伤患者慎用** **监测低钠血症**（症状包括头痛、注意力难以集中、思维混乱、食欲不振、失稳、幻觉及癫痫发作）

续表

药物	作用方式	用量	副作用 / 注意
卡马西平（得理多）	稳定失活的电压门控钠通道	规格：片剂：200 mg 咀嚼片：100 mg 起始用量每次 200 mg，2 次 / 日，可每周增加 200 mg，直至获得预期效果 常用量：每次 800 ~ 1200 mg，3 ~ 4 次 / 日 **每日最大用量：**1600 mg，分次服用	**副作用：**过敏反应、头痛、思维混乱、躁动、头晕、嗜睡、镇静、恶心、呕吐、腹泻、便秘、中毒性表皮坏死松解症及 Stevens-Johnson 综合征 **相关：** 再生障碍性贫血、粒细胞缺乏及抗利尿激素分泌异常综合征

表 18.9 神经病理性疼痛的药物治疗

药物	作用方式	用量	副作用 / 注意
加巴喷丁（Neurontin）	尚未完全清楚，减少过多的神经元放电	规格：100 mg、300 mg、400 mg、600 mg、800 mg 起始用量每次 100 ~ 300 mg，口服，每日临睡前服用或 3 次 / 日 根据患者的伴发病、年龄及药物耐受能力 **每日最大用量**：3600 mg，分次服用 **肾病变及老年人慎用**	**副作用**：嗜睡、头晕、胃肠不适、腹泻、下肢水肿及体重增加 肾损伤及老年人慎用 注意：如果停药，可能需要逐渐减量，以防止不良反应的发生
普瑞巴林（乐瑞卡）	集中作用于背角电压门控钙离子通道，通过调节钙离子含量，减少过多的神经元放电	规格：25 mg、50 mg、75 mg、100 mg、150 mg、200 mg、225 mg、300 mg 起始用量每次 25 ~ 50 mg，根据患者情况，2 ~ 3 次 / 日 有效剂量为 150 mg **每日最大用量**：根据诊断（见下）450 ~ 60 mg **纤维肌痛**：450 mg，分为 2 次 / 日服用 **糖尿病周围神经病变**：300 mg，分为 3 次 / 日服用 其他神经病变：600 mg，分次服用	**副作用**：嗜睡、头晕、下肢水肿、血管性水肿、体重增加、视物模糊、思维混乱 肾病患者可能需要由较低用量开始 **老年人慎用，因为他们更易发生不良反应** 注意：如果停药，可能需要逐渐减量，以防止不良反应的发生

续表

药物	作用方式	用量	副作用 / 注意
欣百达（度洛西汀）	5- 羟色胺与去甲肾上腺素再摄取抑制剂	规格：20 mg、30 mg、60 mg 起始用量每次 30 mg，1 次 / 日，最大一顿餐中服用 如果需要，可在 1 个月后增加用量至每次 60 mg，1 次 / 日 开始服药 14 天后，应产生一些有益效果 老年人可起始于 20 mg **每日最大用量：** 慢性疼痛：每次 60 mg，1 次 / 日，或每次 30 mg，2 次 / 日 焦虑 / 抑郁：120 mg/d，分次服用 停药： 每 4 天减药一次 如果减药过快，可能发生反弹	**副作用：** 胃部不适、体重增加、体重下降、食欲不振、体位性低血压及性功能副作用 服用华法林时慎用 可能需要有肾病用量 监测肝功能 同时服用 SSRI 类药物、SNRI 类药物、曲坦类药物或其他可能影响 5- 羟色胺的药物时慎用（避免引起 5- 羟色胺综合征） 注意： 最好指导患者在最大一顿餐中服药，因其可引起胃部不适
Savella（米那普仑）	5- 羟色胺与去甲肾上腺素再摄取抑制剂	规格：12.5 mg、25 mg、50 mg、100 mg 起始用量每次 12.5 mg，1 次 / 日，服用 7 日；如果耐受可增加用量至每次 12.5 mg，2 次 / 日，服用 7 日；然后上午服用 25 mg，下午服用 12.5 mg。然后 25 mg/ 次，2 次 / 日。如果耐受目标用量每次 50 mg，2 次 / 日 然而，一些患者口服每次 25 mg，2 次 / 日即反应良好	**副作用：** 最初的几个星期内短暂出现恶心、便秘、潮热、多汗、心悸、高血压、呕吐、口干及心率加快 注意：指导患者在最大一顿餐中服药（恶心是最常见的并发症） 心血管疾病警告

续表

药物	作用方式	用量	副作用 / 注意
三环类抗抑郁药 Elavil（阿米替林） Pamelor（去甲替林）		规格： 阿米替林——10 mg、25 mg、50 mg、75 mg、100 mg、150 mg 去甲替林——10 mg、25 mg、50 mg、75 mg 阿米替林与去甲替林：起始用量每次 25 mg，每晚临睡前服用，如果需要可增加用量 **阿米替林每日最大用量**：100 ~ 150 mg	**副作用**：恶心、呕吐、嗜睡、头痛、口干、便秘、排尿困难、视物模糊、思维混乱及失稳 **心血管疾病患者及肝损伤患者慎用** **勿与单胺氧化酶抑制剂共用** 注意：看到临床效果可能需要 4 周

镇痛药（短效阿片类药物）

阿片类药物的作用方式：μ 型阿片受体激动剂。

阿片类药物的副作用：以下所有药物均可引起镇静、头晕、便秘、胃部不适、恶心、呕吐、皮肤瘙痒、出汗、瞳孔缩小及体位性低血压。

阿片类药物会影响下丘脑 – 垂体

男性：低睾酮，性欲减退，男性乳房发育症

女性：低激素输出→闭经、无排卵、泌乳减少

呼吸系统疾病患者慎用

如果患者在服用阿片类药物时出现疼痛，可考虑根据患者对药物的反应增加用量或频次。

所有服用阿片类药物的患者均应进行监测，以防止不良反应、过量及误用的发生。

药物	剂型	用量 / 注意
曲马朵（Ultram）	规格： 曲马多：50 mg 及通安：37.5/325 mg、50/500 mg（可能存在其他剂量） **还有长效剂型**	起始用量每次 50 mg，疼痛至必要时，可给予 1~2 片 / 次，1 次 /4 ~ 6 h **每日最大用量**：400 mg，分次服用 复方制剂也受对乙酰氨基酚含量的限制 **同时服用 SSRI 类药物、SNRI 类药物或其他可能影响 5– 羟色胺的药物时慎用** **可降低癫痫发作阈值** **注意：其他机制——抑制 5- 羟色胺再摄取**
可待因(泰诺 #3、泰诺 #4）	规格： **泰诺 #3**：300/30 mg **泰诺 #4**：300/60 mg **可待因**：15 mg、30 mg、60 mg	起始时服用泰诺 #3，1 片 / 次，疼痛至必要时口服，1 次 /4 ~ 6 h；如果为了适当地控制疼痛而需要更高的可待因用量时，可更换为泰诺 #4 **每日最大用量**：有限制因素的制剂为对乙酰氨基酚复合制剂 非复方可待因制剂用量没有上限
吗啡	规格：15 mg、30 mg **还有长效剂型**	起始用量 15 mg/ 次，疼痛至必要时口服，1 次 /4 ~ 6 h **每日最大用量**：用量没有上限，根据耐受情况及对疼痛的适当控制逐渐加量
氢可酮(维柯丁、耐而可）	规格： **耐而可**：5/325 mg、7.5/325 mg、10/325mg **维柯丁**：5/500 mg、7.5/500 mg、10/500 mg	起始用量 5/325 mg/ 次，疼痛至必要时口服，1 次 /4 ~ 6 h，根据需要增加用量 **每日最大用量**：有限制因素的制剂为对乙酰氨基酚复合制剂 注意：有些患者服用本药会有“兴奋”的感觉 **肝损伤患者要注意泰诺的用量**

续表

药物	剂型	用量 / 注意
羟考酮（Percocet）	规格： 羟考酮：5/325 mg、7.5/325 mg、10/325 mg 奥施康定：5 mg、10 mg、15 mg、30 mg **还有长效剂型**	起始用量每次 5/325 mg，疼痛至必要时服用，1 次 /4 ~ 6 h **每日最大用量：** 有限制因素的制剂为对乙酰氨基酚复合制剂 非复方羟考酮制剂用量没有上限 **注意：羟考酮 30 mg 应仅用于极少的情况，为适当控制疼痛而绝对必要时才能使用。勿用于可能误用的患者**
他喷他多（Nucynta）	规格：50 mg、75 mg、100 mg **还有长效剂型**	起始用量每次 50 mg，疼痛至必要时口服，1 次 /4 ~ 6 h，如果可以耐受且药效强度不足，可增加用量 **每日最高用量：**600 mg，分次服用 同时服用 SSRI 类药物、SNRI 类药物或其他可能影响 5- 羟色胺的药物时慎用（避免引起 5- 羟色胺综合征） 勿用于有呼吸问题、低血压、癫痫发作病史、肝及肾损伤（未透析）者 **副作用：**便秘、皮肤瘙痒、多汗症、发热、恶心、头痛、头晕及嗜睡 **注意：其他机制——去甲肾上腺素再摄取抑制剂**
羟吗啡酮（Opana）	规格：5 mg、10 mg **还有长效剂型**	起始用量 5 mg/ 次，疼痛至必要时服用，1 次 /4 ~ 6 h
氢吗啡酮（Dilaudid）	规格：4 mg、8 mg、16 mg **还有长效剂型**	起始用量 4 mg/ 次，疼痛至必要时服用，1 次 /4 ~ 6 h **每日最大用量：**没有用量上限，根据耐受情况及对疼痛的适当控制逐渐加量 **注意：勿用于对阿片类药物不耐受或高误用 / 滥用风险的患者**

（刘小燮　周谋望）

参考文献

1. Movement Disorder Virtual University http://www.mdvu.org/library/disease/spasticity/spa_mtop.asp.
2. Cuccurullo, Sara J, M.D. (2004). Physical Medicine and Rehabilitation Board Review. New York, NY: Demos Medical Publishing.
3. Epocrates Online Drugs [Internet]. San Mateo (CA): Epocrates, Inc. ©2011. [continuously updated; cited 2011 Jan 12]. Available from: http://www.epocrates.com .
4. The Journal of Family medicine Practice: Traumatic Brain Injury: Choosing Drugs to Assist Recovery. John Daniels. Vol. 5, No. 5/May 2006. http://www.jfponline.com/Pages.asp?AID=4135 .

索　引

G

H

J

K

L

M

N

P

Q

R

S

T

W

X

Y

Z